U0395921

- 2014年度广西高校科学技术研究项目“应用型医学英语翻译人才培养的理论基础与实践研究”（编号：ZD2014104）
- 2014年广西高等教育教学改革工程项目“民族地区医学院校应用型医学英语翻译人才培养模式的研究与实践”（编号：2014JGA196）
- 2014年广西高等教育教学改革工程项目“移动互联网时代基于微视频的护理英语教学研究与实践”（编号：2014JGB200）
- 广西教育科学“十二五”规划课题“广西民族地区医学院校护理英语课程资源开发研究”（编号：2013C065）

汉英基础医学词汇

主　编　韦祥刚　李培隆　李金艳
副主编　张　剑　江利娟　付超英　黄锦如
编　委　吴雪梅　陈晓兰　李芳娜　麦明耀
　　　　潘广琴　付　兴　林世科　林　俊
　　　　陈婉媛　张敬宽　梁丹婷　杨孟状

苏州大学出版社
Soochow University Press

图书在版编目(CIP)数据

汉英基础医学词汇/韦祥刚,李培隆,李金艳主编
—苏州:苏州大学出版社, 2015.9(2018.8 重印)
ISBN 978-7-5672-1447-7

Ⅰ.①汉… Ⅱ.①韦… ②李… ③李… Ⅲ.①医学-词汇-英、汉 Ⅳ.①R4-61

中国版本图书馆 CIP 数据核字(2015)第 200705 号

书　　名:汉英基础医学词汇

主　　编:韦祥刚　李培隆　李金艳
责任编辑:杨　华
封面设计:刘　俊

出版发行:苏州大学出版社(Soochow University Press)
社　　址:苏州市十梓街 1 号　邮编:215006
印　　装:宜兴市盛世文化印刷有限公司
网　　址:http://www.sudapress.com
E - mail:yanghua@suda.edu.cn
邮购热线:0512-67480030
销售热线:0512-67481020

开　　本:880mm×1230mm　1/32　印张:10.625　字数:390 千
版　　次:2015 年 9 月第 1 版
印　　次:2018 年 8 月第 3 次印刷
书　　号:ISBN 978-7-5672-1447-7
定　　价:29.80 元

前　言

随着全国大学英语教学改革的深入,以及教育部对医学院校临床医学认证工作的推进,医学院校的大学英语教学越来越强调学生专业英语能力的提高,以适应医学教育国际化的发展趋势。为帮助医学专业学生逐步从大学英语学习向医学学术英语方向的发展,同时配合医学院校临床医学认证工作的开展,我们特为医学专业学生和医护人员编写了这本《汉英基础医学词汇》。

本书共收录8500左右汉英词条,均为我国医学院校基础医学课程中的常用医学术语,由此保证每个词条的词汇复现和实用性。为了便于使用者在对外交流时使用规范的读音,每个词条都标注了国际音标。本书还打破了词典编撰音序排列的方法,按照基础医学的8门主干课程,对常用医学词汇进行分类整合编排,分别为病理学、生理学、病理生理学、生物化学、医学生物学、医学微生物学、系统解剖学和诊断学8个类别,每个大类下的词汇再按汉语拼音音序排列,这样的编排便于使用者分类学习和查阅医学词汇。词条中的圆括号用于可省略的汉字,如"白(细胞)三烯",方括号表示可替换的汉字,如"脓血[毒]症",斜杠表示一词多译,如"细胞外披/细胞衣"。此外,为增强本书的实用性,书后还增加了3个附录,分别为"带特殊符号的医学词汇""医学英语词汇常用前缀、后缀和复合词缀""医院、研究所、部门及科室名称英汉对照"。

在编写过程中,为保证所选词汇的规范性和准确性,我们参考了一些大型综合性英语词典、医学辞书和在线词典，如上海译文出版社的《英汉大词典》、人民卫生出版社的《精选汉英医学词汇》、广东科学技术出版社的《实用汉英医学词汇》、外语教学与研究出版社的《英汉汉英医学词典》、有道在线词典、金山词霸在线词典等。在此表示衷心的感谢！

本书的编写工作还得到了右江民族医学院有关领导、外语系教师和学生的大力支持和帮助，在此一并致谢！

韦祥刚

Email：xianggangw@ sina. com

2015 年 8 月

目 录

第一章 病理学

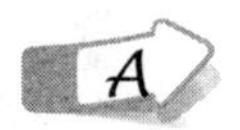

阿尔茨海默病	Alzheimer's disease, AD	/ˈæltshaɪməz dɪˈziːz/
阿米巴病	amebiasis	/ˌæmɪˈbaɪəsɪs/
阿米巴肺脓肿	amebic lung abscess	/əˈmiːbɪk lʌŋ ˈæbsɪs/
阿米巴肝脓肿	amebic liver abscess	/əˈmiːbɪk ˈlɪvə ˈæbsɪs/
阿米巴痢疾	amebic dysentery	/əˈmiːbɪk ˈdɪsəntrɪ/
阿米巴脑脓肿	amebic brain abscess	/əˈmiːbɪk breɪn ˈæbsɪs/
阿米巴肿	ameboma	/ˌæmiːˈbəʊmə/
阿绍夫细胞	Aschoff cell	/ˈɑːʃɒf sel/
癌	carcinoma	/ˌkɑːsɪˈnəʊmə/
癌基因	oncogene	/ˈɒŋkədʒiːn/
癌前病变	precancerous lesion	/ˌpriːˈkænsərəs ˈliːʒən/
癌前疾病	precancerous disease	/ˌpriːˈkænsərəs dɪˈziːz/
癌肉瘤	carcinosarcoma	/ˌkɑːsɪnəʊsɑːˈkəʊmə/
癌症	cancer	/ˈkænsə/
癌症干细胞	cancer stem cell	/ˈkænsə stem sel/
癌症性恶病质	cancer cachexia	/ˈkænsə kəˈkeksɪə/
凹陷性水肿	pitting edema	/ˈpɪtɪŋ ɪˈdiːmə/

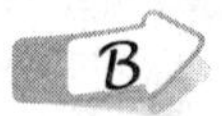

白色梗死	white infarct	/waɪt ɪnˈfɑːkt/
白色血栓	pale thrombus	/peɪl ˈθrɒmbəs/
白细胞边集	leukocytic margination	/ˌljuːkəˈsɪtɪk ˌmɑːdʒɪˈneɪʃən/
白细胞滚动	leukocyte rolling	/ˈljuːkəʊsaɪt ˈrəʊlɪŋ/

白细胞黏附缺陷	leukocyte adhesion deficiency, LAD	/ˈljuːkəʊsaɪt ədˈhiːʒən dɪˈfɪʃənsɪ/
白(细胞)三烯	leukotriene, LT	/ˌljuːkəʊˈtraɪiːn/
白细胞游[渗]出	transmigration	/ˌtrænzmaɪˈgreɪʃən/
白血病	leukemia	/ljuːˈkiːmɪə/
败血性梗死	septic infarct	/ˈseptɪk ɪnˈfɑːkt/
败血症	septicemia	/ˌseptɪˈsiːmɪə/
瘢痕	scar	/skɑː/
瘢痕疙瘩	keloid	/ˈkiːlɔɪd/
瘢痕旁肺气肿	paracicatricial emphysema	/ˌpærəˌsɪkəˈtrɪʃəl ˌemfɪˈsiːmə/
瓣膜关闭不全	valvular insufficiency	/ˈvælvjʊlə ˌɪnsəˈfɪʃənsɪ/
瓣膜狭窄	valvular stenosis	/ˈvælvjʊlə stɪˈnəʊsɪs/
包虫病	hydatid disease	/ˈhaɪdətɪd dɪˈziːz/
包裹	encapsulation	/ɪnˌkæpsəˈleɪʃən/
鲍曼囊	Bowman’s capsule	/ˈbəʊmənz ˈkæpsjuːl/
“爆米花”细胞	popcorn cell	/ˈpɒpkɔːn sel/
倍增时间	doubling time	/ˈdʌblɪŋ taɪm/
被动吸烟	passive smoke inhalation	/ˈpæsɪv sməʊk ˌɪnhəˈleɪʃən/
被膜	capsule	/ˈkæpsjuːl/
苯环己哌啶	phencyclidine	/fenˈsaɪklɪdiːn/
鼻窦炎	sinusitis	/ˌsaɪnəˈsaɪtɪs/
鼻咽癌	nasopharyngeal carcinoma	/ˌneɪzəʊfəˈrɪndʒɪəl ˌkɑːsɪˈnəʊmə/
鼻炎	rhinitis	/raɪˈnaɪtɪs/
比较基因组杂交	comparative genomic hybridization, CGH	/kəmˈpærətɪv dʒiːˈnəʊmɪk ˌhaɪbrɪdaɪˈzeɪʃən/
边缘区淋巴瘤	marginal zone lymphoma	/ˈmɑːdʒɪnəl zəʊn lɪmˈfəʊmə/
编织骨	woven bone	/ˈwəʊvən bəʊn/
变性	degeneration; denaturation	/dɪˌdʒenəˈreɪʃən/; /diːˌneɪtʃəˈreɪʃən/
变异性心绞痛	variant angina pectoris	/ˈveərɪənt ænˈdʒaɪnə ˈpektərɪs/
变质	alteration	/ˌɔːltəˈreɪʃən/

表皮生长因子	epidermal growth factor, EGF	/ˌepɪˈdɜːməl grəʊθ ˈfæktə/
槟榔肝	nutmeg liver	/ˈnʌtmeg ˈlɪvə/
并殖吸虫病	paragonimiasis	/ˌpærəˌgɒnɪˈmaɪəsɪs/
病毒癌基因	virus oncogene, v-onc	/ˈvaɪərəs ˈɒŋkədʒiːn/
病毒性肺炎	viral pneumonia	/ˈvaɪrəl njuːˈməʊnɪə/
病毒性肝炎	viral hepatitis	/ˈvaɪrəl ˌhepəˈtaɪtɪs/
病毒性心肌炎	viral myocarditis	/ˈvaɪrəl ˌmaɪəʊkɑːˈdaɪtɪs/
病理变化	pathological change	/ˌpæθəˈlɒdʒɪkəl tʃeɪndʒ/
病理性钙化	pathological calcification	/ˌpæθəˈlɒdʒɪkəl ˌkælsɪfɪˈkeɪʃən/
病理性色素沉着	pathological pigmentation	/ˌpæθəˈlɒdʒɪkəl ˌpɪgmənˈteɪʃən/
病理性萎缩	pathological atrophy	/ˌpæθəˈlɒdʒɪkəl ˈætrəfɪ/
病理学	pathology	/pəˈθɒlədʒɪ/
病因学	etiology	/ˌiːtɪˈɒlədʒɪ/
玻璃样化	hyalinization	/ˌhaɪəˌlɪnaɪˈzeɪʃən/
不典型类癌	atypical carcinoid, AC	/ˌeɪˈtɪpɪkəl ˈkɑːsɪnɔɪd/
不可逆性损伤	irreversible injury	/ˌɪrɪˈvɜːsəbl ˈɪndʒərɪ/
不稳定细胞	labile cell	/ˈleɪbaɪl sel/
不稳定性心绞痛	unstable angina pectoris	/ʌnˈsteɪbl ænˈdʒaɪnə ˈpektərɪs/

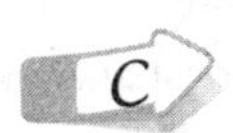

层粘连蛋白	laminin	/ˈlæmɪnɪn/
肠阿米巴病	intestinal amebiasis	/ɪnˈtestɪnəl ˌæmɪˈbaɪəsɪs/
肠上皮化生	intestinal metaplasia	/ɪnˈtestɪnəl ˌmetəˈpleɪzɪə/
肠外阿米巴病	extraintestinal amebiasis	/ˌekstrəɪnˈtestɪnəl ˌæmɪˈbaɪəsɪs/
超微结构病理学	ultrastructural pathology	/ˌʌltrəˈstrʌktʃərəl pəˈθɒlədʒɪ/
沉箱病/减压病	caisson disease	/ˈkeɪsən dɪˈziːz/
成人呼吸窘迫综合征	adult respiratory distress syndrome, ARDS	/ˈædʌlt ˈrespərətərɪ dɪˈstres ˈsɪndrəʊm/
成熟畸胎瘤	mature teratoma	/məˈtʃʊə ˌterəˈtəʊmə/
成体干细胞	adult stem cell	/ˈædʌlt stem sel/
成纤维细胞生长因子	fibroblast growth factor, FGF	/ˈfaɪbrəʊblæst grəʊθ ˈfæktə/

成瘾	addiction	/əˈdɪkʃən/
程序性细胞死亡	programmed cell death, PCD	/ˈprəʊgræmd sel deθ/
弛缓不能/失弛缓症	achalasia	/ˌækəˈleɪzɪə/
充血	hyperemia	/ˌhaɪpəˈriːmɪə/
重新程序化	reprogramming	/riːˈprəʊgræmɪŋ/
臭氧	ozone	/ˈəʊzəʊn/
出血	hemorrhage	/ˈhemərɪdʒ/
出血性梗死	hemorrhagic infarct	/ˌheməˈrædʒɪk ɪnˈfɑːkt/
出血性心包炎	hemorrhagic pericarditis	/ˌheməˈrædʒɪk ˌperɪkɑːˈdaɪtɪs/
出血性炎	hemorrhagic inflammation	/ˌheməˈrædʒɪk ˌɪnfləˈmeɪʃən/
初始 B 细胞	naive B cell	/naɪˈiːv biː sel/
穿胞作用	transcytosis	/trænsɪˈtəʊsɪs/
穿孔素	perforin	/ˈpɜːfərɪn/
传染性单核细胞增多症	infectious mononucleosis	/ɪnˈfekʃəs ˌmɒnəʊˌnjuːklɪˈəʊsɪs/
创伤愈合	wound healing	/wuːnd ˈhiːlɪŋ/
垂体功能亢进	hyperpituitarism	/ˌhaɪpəpɪˈtjuːɪtərɪzəm/
垂体腺癌	pituitary adenocarcinoma	/pɪˈtjuːɪtərɪ ˌædənəʊˌkɑːsɪˈnəʊmə/
垂体腺瘤	pituitary adenoma	/pɪˈtjuːɪtərɪ ˌædəˈnəʊmə/
垂体性巨人症	pituitary gigantism	/pɪˈtjuːɪtərɪ dʒaɪˈgæntɪzəm/
垂体性侏儒症	pituitary dwarfism	/pɪˈtjuːɪtərɪ ˈdwɔːfɪzəm/
雌二醇受体	estrogen receptor, ER	/ˈestrədʒən rɪˈseptə/
雌激素	estrogen	/ˈestrədʒən/

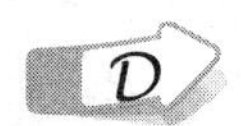

大肠癌	carcinoma of large intestine	/ˌkɑːsɪˈnəʊmə əv lɑːdʒ ɪnˈtestɪn/
大动脉移位	transposition of great artery	/ˌtrænspəˈzɪʃən əv greɪt ˈɑːtərɪ/
大汗腺化生	apocrine metaplasia	/ˈæpəkraɪn ˌmetəˈpleɪzɪə/

大麻	marijuana	/ˌmærɪjʊˈɑːnə/
大细胞神经内分泌癌	large cell neuroendocrine carcinoma, LCNEC	/lɑːdʒ sel ˌnjʊərəʊˈendəʊkraɪn ˌkɑːsɪˈnəʊmə/
大血管移位	transposition of great vessel	/ˌtrænspəˈzɪʃən əv greɪt ˈvesl/
大叶性肺炎	lobar pneumonia	/ˈləʊbə njuːˈməʊnɪə/
呆小病（克汀病）	cretinism	/ˈkretɪnɪzəm/
代偿性肥大	compensatory hypertrophy	/kəmˈpensətərɪ haɪˈpɜːtrəfɪ/
代偿性肺气肿	compensatory emphysema	/kəmˈpensətərɪ ˌemfɪˈsiːmə/
代偿性增生	compensatory hyperplasia	/kəmˈpensətərɪ ˌhaɪpəˈpleɪzɪə/
代谢综合征	metabolic syndrome, MS	/ˌmetəˈbɒlɪk ˈsɪndrəʊm/
单胺氧化酶抑制剂	monoamine oxidase inhibitor	/ˌmɒnəʊəˈmiːn ˈɒksɪdeɪs ɪnˈhɪbɪtə/
单纯疱疹病毒	herpes simplex virus, HSV	/ˈhɜːpiːz ˈsɪmpleks ˈvaɪərəs/
单纯型腺瘤	simple adenoma	/ˈsɪmpl ˌædəˈnəʊmə/
单纯性甲状腺肿	simple goiter	/ˈsɪmpl ˈgɔɪtə/
单纯性神经元萎缩	simple neuronal atrophy	/ˈsɪmpl njʊəˈrəʊnəl ˈætrəfɪ/
单纯性增生	simple hyperplasia	/ˈsɪmpl ˌhaɪpəˈpleɪzɪə/
单核细胞样 B 细胞	monocytoid B cell	/ˌmɒnəʊˈsaɪtɔɪd biː sel/
胆管炎	cholangitis	/ˌkɒlənˈdʒaɪtɪs/
胆红素	bilirubin	/ˌbɪlɪˈruːbɪn/
胆囊癌	carcinoma of gallbladder	/ˌkɑːsɪˈnəʊmə əv ˈgɔːlˌblædə/
胆囊炎	cholecystitis	/ˌkɒlɪsɪsˈtaɪtɪs/
胆石症	cholelithiasis	/ˌkɒlɪlɪˈθaɪəsɪs/
胆汁性肝硬化	biliary cirrhosis	/ˈbɪljərɪ sɪˈrəʊsɪs/
蛋白聚糖	proteoglycan	/ˌprəʊtɪəʊˈglaɪkæn/
蛋白尿	proteinuria	/ˌprəʊtiːˈnjʊərɪə/
蛋白质-能量营养不良	protein-energy malnutrition, PEM	/ˈprəʊtiːn ˈenədʒɪ ˌmælnjuːˈtrɪʃən/
蛋白质微阵列	protein microarray	/ˈprəʊtiːn ˈmaɪkrəʊəˈreɪ/
蛋白质芯片	protein chip	/ˈprəʊtiːn tʃɪp/

氮质血症	azotemia	/ˌæzəʊˈtiːmɪə/
导管内原位癌	intraductal carcinoma in situ	/ˌɪntrəˈdʌktəl ˌkɑːsɪˈnəʊmə ɪn ˈsɪtjuː/
低白蛋白血症	hypoalbuminemia	/ˌhaɪpəʊælˌbjuːmɪˈniːmɪə/
低氧诱导因子-1α	hypoxia inducible factor-1α, HIF-1α	/haɪˈpɒksɪə ɪnˈdjuːsəbl ˈfæktə wʌn ˈælfə/
地方性甲状腺肿	endemic goiter	/enˈdemɪk ˈgɔɪtə/
地方性砷中毒	endemic arsenic poisoning	/enˈdemɪk ˈɑːsənɪk ˈpɔɪzənɪŋ/
地方性心肌病	endemic cardiomyopathy	/enˈdemɪk ˌkɑːdɪəʊmaɪˈɒpəθɪ/
点突变	point mutation	/pɔɪnt mjuːˈteɪʃən/
点状坏死	spotty necrosis	/ˈspɒtɪ neˈkrəʊsɪs/
碘	iodine	/ˈaɪədiːn/
电离辐射	ionizing radiation	/ˈaɪənaɪzɪŋ ˌreɪdɪˈeɪʃən/
淀粉样变	amyloid change	/ˈæmɪlɔɪd tʃeɪndʒ/
淀粉样小体	corpora amylacea	/ˈkɔːpərə ˈæmɪleɪʃɪə/
凋亡	apoptosis	/ˌæpəpˈtəʊsɪs/
凋亡小体	apoptosis body	/ˌæpəpˈtəʊsɪs ˈbɒdɪ/
氡	radon	/ˈreɪdɒn/
动脉导管未闭	patent ductus arteriosus, PDA	/ˈpeɪtənt ˈdʌktəs ɑːˌtɪərɪˈəʊsəs/
动脉瘤	aneurysm	/ˈænjʊərɪzəm/
动脉石	arteriolith	/ɑːˈtɪərɪəˌlɪθ/
动脉性充血	arterial hyperemia	/ɑːˈtɪərɪəl ˌhaɪpəˈriːmɪə/
动脉血压	arterial blood pressure, ABP	/ɑːˈtɪərɪəl blʌd ˈpreʃə/
动脉硬化	arteriosclerosis	/ɑːˌtɪərɪəʊskləˈrəʊsɪs/
动脉中层钙化	arterial medial calcification	/ɑːˈtɪərɪəl ˈmiːdɪəl ˌkælsɪfɪˈkeɪʃən/
动脉粥样硬化	atherosclerosis, As	/ˌæθərəʊskləˈrəʊsɪs/
窦道	sinus	/ˈsaɪnəs/
毒血症	toxemia	/tɒkˈsiːmɪə/
端粒	telomere	/ˈteləmɪə/

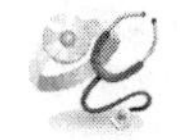

端粒酶	telomerase	/te'lɒməreɪs/
多发性大动脉炎	multiple aorto-arteritis；Takayasu's disease	/'mʌltɪpl eɪ'ɔːtə ˌɑːtə'raɪtɪs/；/tɑːkɑː'jɑːsuːz dɪ'ziːz/
多发性硬化症	multiple sclerosis，MS	/'mʌltɪpl sklə'rəʊsɪs/
多房的	multilocular	/ˌmʌltɪ'lɒkjʊlə/
多房棘球绦虫	Echinococcus multilocularis	/ɪˌkaɪnə'kɒkəs ˌmʌltɪˌlɒkjʊ'leɪrɪs/
多克隆的	polyclonal	/ˌpɒlɪ'kləʊnəl/
多器官功能衰竭	multiple system organ failure	/'mʌltɪpl 'sɪstəm 'ɔːgən 'feɪljə/
多态(性)	pleomorphism；polymorphism	/ˌpliːəʊ'mɔːfɪzəm/；/ˌpɒlɪ'mɔːfɪzəm/
多糖蛋白受体	glycoprotein Ib	/ˌglaɪkəʊ'prəʊtiːn/
惰性	inertia	/ɪ'nɜːʃɪə/

E

恶性黑色素瘤	malignant melanoma	/mə'lɪgnənt ˌmelə'nəʊmə/
恶性淋巴瘤	malignant lymphoma	/mə'lɪgnənt lɪm'fəʊmə/
恶性营养不良	malignant malnutrition；kwashiorkor	/mə'lɪgnənt ˌmælnjuː'trɪʃən/；/ˌkwɒʃɪ'ɔːkɔː/
恶性肿瘤	malignant tumor	/mə'lɪgnənt 'tjuːmə/
恶性转化	malignant transformation	/mə'lɪgnənt ˌtrænsfə'meɪʃən/
二尖瓣关闭不全	mitral insufficiency；mitral incompetence	/'maɪtrəl ɪnsə'fɪʃənsɪ/；/'maɪtrəl ɪn'kɒmpɪtəns/
二尖瓣狭窄	mitral stenosis，MS	/'maɪtrəl stɪ'nəʊsɪs/
二期愈合	healing by second intention；secondary healing	/'hiːlɪŋ baɪ 'sekənd ɪn'tenʃən/；/'sekəndərɪ 'hiːlɪŋ/

F

发病机制	pathogenesis	/ˌpæθə'dʒenɪsɪs/
发绀	cyanosis	/ˌsaɪə'nəʊsɪs/
发育不良	dysplasia	/dɪs'pleɪzɪə/
反常性栓塞	paradoxical embolism	/ˌpærə'dɒksɪkəl 'embəlɪzəm/

反流性肾病	reflux nephropathy	/ˈriːflʌks nɪˈfrɒpəθɪ/
反流性食管炎	reflux esophagitis	/ˈriːflʌks iːˌsɒfəˈdʒaɪtɪs/
反应性胶质化	reactive astrogliosis	/rɪˈæktɪv ˌæstrəʊglaɪˈəʊsɪs/
反应性淋巴结炎	reactive lymphadenitis	/rɪˈæktɪv lɪmˌfædɪˈnaɪtɪs/
反转录病毒	retrovirus	/ˌretrəʊˈvaɪərəs/
防御素	defensin;alexin	/dɪˈfensɪn/;/əˈleksɪn/
房间隔缺损	atrial septal defect,ASD	/ˈeɪtrɪəl ˈseptəl ˈdiːfekt/
非编码 RNA	non-coding RNA	/ˌnɒnˈkəʊdɪŋ ɑː en eɪ/
非典型腺瘤	atypical adenoma	/eɪˈtɪpɪkəl ˌædəˈnəʊmə/
非典型增生	atypical hyperplasia	/eɪˈtɪpɪkəl ˌhaɪpəˈpleɪzɪə/
非粉刺型导管内癌	noncomedone intraductal carcinoma	/nɒnˈkɒmɪdəʊn ˌɪntrəˈdʌktəl ˌkɑːsɪˈnəʊmə/
非霍奇金淋巴瘤	non-Hodgkin's lymphoma,NHL	/nɒnˈhɒdʒkɪnz lɪmˈfəʊmə/
非浸润性癌	noninvasive carcinoma	/ˌnɒnɪnˈveɪsɪv ˌkɑːsɪˈnəʊmə/
非细菌性赘疣状心内膜炎	nonbacterial verrucous endocarditis	/ˌnɒnbækˈtɪərəl veˈruːkəs ˌendəʊkɑːˈdaɪtɪs/
非胰岛素依赖型糖尿病	non-insulin-dependent diabetes mellitus,NIDDM	/nɒnˈɪnsjʊlɪn dɪˈpendənt ˌdaɪəˈbiːtiːz meˈlaɪtəs/
非肿瘤性增殖	non-neoplastic proliferation	/nɒnˌniːəʊˈplæstɪk prəʊˌlɪfəˈreɪʃən/
肥达反应	Widal reaction,WR	/wɪdəl rɪˈækʃən/
肥大	hypertrophy	/haɪˈpɜːtrəfɪ/
肥大细胞增生症	mastocytosis	/ˌmæstəʊsaɪˈtəʊsɪs/
肥厚性心肌病	hypertrophic cardiomyopathy,HCM	/ˌhaɪpəˈtrɒfɪk ˌkɑːdɪəʊmaɪˈɒpəθɪ/
肥胖症	obesity	/əʊˈbiːsətɪ/
肺癌	carcinoma of the lung	/ˌkɑːsɪˈnəʊmə əv ðə lʌŋ/
肺尘埃沉着病	pneumoconiosis	/ˌnjuːməʊˌkəʊnɪˈəʊsɪs/
肺沉着病	silicosis	/ˌsɪlɪˈkəʊsɪs/
肺动脉栓塞	pulmonary embolism	/ˈpʌlmənərɪ ˈembəlɪzəm/
肺囊性纤维化	pulmonary cystic fibrosis	/ˈpʌlmənərɪ ˈsɪstɪk faɪˈbrəʊsɪs/
肺泡性肺气肿	alveolar emphysema	/ælˈvɪələ ˌemfɪˈsiːmə/

肺气肿	pulmonary emphysema	/ˈpʌlmənərɪ ˌemfɪˈsiːmə/
肺肉质变	pulmonary carnification	/ˈpʌlmənərɪ ˌkɑːnɪfɪˈkeɪʃən/
肺吸虫病	paragonimiasis	/ˌpærəˌgɒnɪˈmaɪəsɪs/
肺腺泡	pulmonary acinus	/ˈpʌlmənərɪ ˈæsɪnəs/
肺型并殖吸虫病	pulmonary type paragonimiasis	/ˈpʌlmənərɪ taɪp ˌpærəˌgɒnɪˈmaɪəsɪs/
肺炎	pneumonia	/njuːˈməʊnɪə/
费城染色体	Philadelphia chromosome, Ph	/ˌfɪləˈdelfɪə ˈkrəʊməsəʊm/
分化	differentiation	/ˌdɪfərenʃɪˈeɪʃən/
分化程度	degree of differentiation	/dɪˈgriː əv ˌdɪfərenʃɪˈeɪʃən/
分级	grade	/greɪd/
分类	classification	/ˌklæsɪfɪˈkeɪʃən/
分期	stage	/steɪdʒ/
分子病理学	molecular pathology	/məʊˈlekjʊlə pəˈθɒlədʒɪ/
粉刺癌	comedocarcinoma	/kɒˌmiːdəʊkɑːsɪˈnəʊmə/
风湿病	rheumatism	/ˈruːmətɪzəm/
风湿热	rheumatic fever	/ruːˈmætɪk ˈfiːvə/
风湿性动脉炎	rheumatic arteritis	/ruːˈmætɪk ˌɑːtəˈraɪtɪs/
风湿性关节炎	rheumatic arthritis	/ruːˈmætɪk ɑːˈθraɪtɪs/
风湿性全心炎	rheumatic pancarditis	/ruːˈmætɪk ˌpænkɑːˈdaɪtɪs/
风湿性心包炎	rheumatic pericarditis	/ruːˈmætɪk ˌperɪkɑːˈdaɪtɪs/
风湿性心肌炎	rheumatic myocarditis	/ruːˈmætɪk ˌmaɪəʊkɑːˈdaɪtɪs/
风湿性心内膜炎	rheumatic endocarditis	/ruːˈmætɪk ˌendəʊkɑːˈdaɪtɪs/
风湿性心脏炎	rheumatic carditis	/ruːˈmætɪk kɑːˈdaɪtɪs/
蜂窝织炎	phlegmonous inflammation	/ˈflegmənəs ˌɪnfləˈmeɪʃən/
氟化物	fluoride	/ˈflʊəraɪd/
氟中毒	fluorosis	/flʊəˈrəʊsɪs/
福尔马林	formalin	/ˈfɔːməlɪn/
腐蚀性胃炎	corrosive gastritis	/kəˈrəʊsɪv gæˈstraɪtɪs/
附壁血栓	mural thrombus	/ˈmjʊərəl ˈθrɒmbəs/

附壁血栓形成	mural thrombosis	/ˈmjʊərəl θrɒmˈbəʊsɪs/
复杂性增生	complex hyperplasia	/ˈkɒmpleks ˌhaɪpəˈpleɪzɪə/
副肿瘤综合征	paraneoplastic syndrome	/ˌpærəˌniːəˈplæstɪk ˈsɪndrəʊm/
富于淋巴细胞型	lymphocyte-rich, LR	/ˈlɪmfəʊsaɪt rɪtʃ/
腹膜假黏液瘤	pseudomyxoma peritoneal	/ˌsjuːdəʊmɪkˈsəʊmə ˌperɪtəʊˈniːəl/

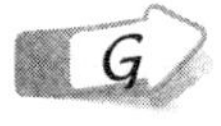

钙蛋白酶	calpain	/ˈkælpeɪn/
钙化	calcification	/ˌkælsɪfɪˈkeɪʃən/
干酪样坏死	caseous necrosis	/ˈkeɪsɪəs neˈkrəʊsɪs/
干性坏疽	dry gangrene	/draɪ ˈgæŋgriːn/
肝豆状核变性	hepatolenticular degeneration	/ˌhepətəlenˈtɪkjʊlə dɪˌdʒenəˈreɪʃən/
肝肾综合征	hepatorenal syndrome	/ˌhepətəʊˈriːnəl ˈsɪndrəʊm/
肝外胆管癌	extrahepatic cholangiocarcinoma	/ˌekstrəhɪˈpætɪk kəʊˌlændʒɪəʊˌkɑːsɪˈnəʊmə/
肝(小)静脉闭塞症	veno-occlusive disease	/ˌviːnəʊ əˈkluːsɪv dɪˈziːz/
肝硬化	cirrhosis of liver	/sɪˈrəʊsɪs əv ˈlɪvə/
感染性心内膜炎	infective endocarditis, IE	/ɪnˈfektɪv ˌendəʊkɑːˈdaɪtɪs/
干细胞	stem cell	/stem sel/
高安动脉炎	Takayasu's arteritis	/tɑːkɑːˈjɑːsuːz ˌɑːtəˈraɪtɪs/
高催乳素血症	hyperprolactinemia	/ˌhaɪpəˌprəʊlæktɪˈniːmɪə/
高度侵袭性	highly aggressive	/ˈhaɪlɪ əˈgresɪv/
高血压	hypertension; high blood pressure, HBP	/ˌhaɪpəˈtenʃən/; /haɪ blʌd ˈpreʃə/
高血压病	hypertensive disease; essential hypertension	/ˌhaɪpəˈtensɪv dɪˈziːz/; /ɪˈsenʃəl ˌhaɪpəˈtenʃən/
高血压脑病	hypertensive encephalopathy	/ˌhaɪpəˈtensɪv enˌsefəˈlɒpəθɪ/
高血压危象	hypertensive crisis	/ˌhaɪpəˈtensɪv ˈkraɪsɪs/
高血压性心脏病	hypertensive heart disease	/ˌhaɪpəˈtensɪv hɑːt dɪˈziːz/

高胰岛素血症	hyperinsulinemia	/ˌhaɪpəˌɪnsjʊlɪˈniːmɪə/
高脂血症	hyperlipidemia	/ˌhaɪpəˌlɪpɪˈdiːmɪə/
格子细胞	gitter cell	/ˈgɪtə sel/
镉	cadmium	/ˈkædmɪəm/
镉结合蛋白	cd-binding protein	/siːˈdiː ˈbaɪndɪŋ ˈprəʊtiːn/
梗死	infarction	/ɪnˈfɑːkʃən/
汞	mercury	/ˈmɜːkjʊrɪ/
钩端螺旋体病	leptospirosis	/ˌleptəʊspaɪˈrəʊsɪs/
孤立性心肌炎	isolated myocarditis	/ˈaɪsəleɪtɪd ˌmaɪəʊkɑːˈdaɪtɪs/
骨连接素	osteonectin	/ˌɒstɪəʊˈnektɪn/
骨桥蛋白	osteopontin	/ˌɒstɪəʊˈpɒntɪn/
骨肉瘤	osteosarcoma	/ˌɒstɪəʊsɑːˈkəʊmə/
骨髓增生异常综合征	myelodysplastic syndrome, MDS	/ˌmaɪəˌləʊdɪsˈplæstɪk ˈsɪndrəʊm/
骨髓增生性肿瘤	myeloproliferative neoplasm, MPN	/ˌmaɪələʊprəʊˈlɪfəreɪtɪv ˈniːəʊplæzəm/
骨折	bone fracture	/bəʊn ˈfræktʃə/
冠状动脉性猝死	sudden coronary death	/ˈsʌdən ˈkɒrənərɪ deθ/
冠状动脉粥样硬化	coronary atherosclerosis	/ˈkɒrənərɪ ˌæθərəʊskləˈrəʊsɪs/
冠状动脉粥样硬化性心脏病	coronary atherosclerotic heart disease, CAHD	/ˈkɒrənərɪ ˌæθərəʊskləˈrɒtɪk hɑːt dɪˈziːz/
管型	cast	/kɑːst/
管状绒毛状腺瘤	tubulovillous adenoma	/ˌtjuːbjʊˈlʌvɪləs ˌædəˈnəʊmə/
管状腺瘤	tubular adenoma; canalicular adenoma	/ˈtjuːbjʊlə ˌædəˈnəʊmə/; /ˌkænəˈlɪkjʊlə ˌædəˈnəʊmə/
胱天蛋白酶	caspase	/ˈkæspəz/
光化学反应	photochemical reaction	/ˌfəʊtəʊˈkemɪkəl rɪˈækʃən/
硅肺结核病	silicotuberculosis	/ˌsɪlɪkəʊtjuːˌbɜːkjʊˈləʊsɪs/
硅肺性空洞	silicotic cavity	/ˌsɪlɪˈkɒtɪk ˈkævətɪ/
硅结节	silicotic nodule	/ˌsɪlɪˈkɒtɪk ˈnɒdjuːl/
鬼影细胞	ghost cell	/gəʊst sel/
过度治疗	overtreatment	/ˌəʊvəˈtriːtmənt/
过敏毒素	anaphylatoxin	/ˌænəˌfɪləˈtɒksɪn/

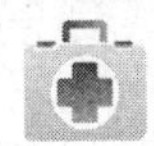

过敏性心肌炎	hypersensitivity myocarditis	/ˌhaɪpəˌsensɪˈtɪvətɪ ˌmaɪəʊkɑːˈdaɪtɪs/

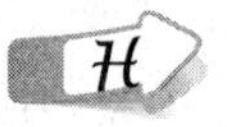

海绵状脑病	spongiform encephalopathy	/ˈspʌndʒɪfɔːm enˌsefəˈlɒpəθɪ/
海蛇头(海蛇头状脐周静脉曲张)	caput medusae	/ˈkæpət mɪˈdjuːziː/
含铁小结	siderotic nodule	/ˌsɪdəˈrɒtɪk ˈnɒdjuːl/
含铁血黄素	hemosiderin	/ˌhiːməʊˈsɪdərɪn/
含铁血黄素沉着症	hemosiderosis	/ˈhiːməʊˌsɪdəˈrəʊsɪs/
耗竭性凝血障碍病	consumption coagulopathy	/kənˈsʌmpʃən kəʊˌægjʊˈlɒpəθɪ/
合体(细胞)滋养层	syncytiotrophoblast	/sɪnˌsɪtɪəˈtrɒfəblæst/
核固缩	pyknosis	/pɪkˈnəʊsɪs/
核溶解	karyolysis	/ˌkærɪˈɒlɪsɪs/
核碎裂	karyorrhexis	/ˌkærɪəˈreksɪs/
褐色硬化	brown induration	/braʊn ˌɪndjʊˈreɪʃən/
黑色素	melanin	/ˈmelənɪn/
横纹肌瘤	rhabdomyoma	/ˌræbdəʊmaɪˈəʊmə/
横纹肌肉瘤	rhabdomyosarcoma	/ˈræbdəʊˌmaɪəʊsɑːˈkəʊmə/
红色梗死	red infarct	/red ɪnˈfɑːkt/
红色神经元	red neuron	/red ˈnjʊərɒn/
红色血栓	red thrombus	/red ˈθrɒmbəs/
喉癌	laryngeal carcinoma	/ˌlærɪnˈdʒiːəl ˌkɑːsɪˈnəʊmə/
花生四烯酸	arachidonic acid, AA	/əˌrækɪˈdɒnɪk ˈæsɪd/
华支睾吸虫	Clonorchis sinensis	/kləʊˈnɔːkɪs saɪˈnensɪs/
华支睾吸虫病	clonorchiasis	/ˌkləʊnɔːˈkaɪəsɪs saɪˈnensɪs/
化脓性心包炎	purulent pericarditis	/ˈpjʊərʊlənt ˌperɪkɑːˈdaɪtɪs/
化脓性炎	suppurative / purulent inflammation	/ˈsʌpjʊərətɪv/ ˈpjʊərʊlənt ˌɪnfləˈmeɪʃən/
化生	metaplasia	/ˌmetəˈpleɪzɪə/

化学细胞素	chemokine	/ˌkeməʊˈkiːn/
坏疽	gangrene	/ˈgæŋgriːn/
坏死	necrosis	/neˈkrəʊsɪs/
坏死后性肝硬化	postnecrotic cirrhosis	/ˌpəʊstneˈkrɒtɪk sɪˈrəʊsɪs/
环境和营养病理学	environmental and nutritional pathology	/ɪnˌvaɪərənˈmentəl ənd njʊˈtrɪʃənəl pəˈθɒlədʒɪ/
环境和营养性疾病	environmental and nutritional disease	/ɪnˌvaɪərənˈmentəl ənd njʊˈtrɪʃənəl dɪˈziːz/
环境污染	environmental pollution	/ɪnˌvaɪərənˈmentəl pəˈluːʃən/
环形红斑	erythema annular；erythema iris	/ˌerɪˈθiːmə ˈænjʊlə/；/ˌerɪˈθiːmə ˈaɪərɪs/
环状梗死	circumferential infarction	/səˌkʌmfəˈrenʃəl ɪnˈfɑːkʃən/
缓激肽	bradykinin	/ˌbrædɪˈkaɪnɪn/
黄曲霉毒素	aflatoxin	/ˌæfləˈtɒksɪn/
混合细胞型	mixed cellularity，MC	/mɪkst ˌseljʊˈlærətɪ/
混合血栓	mixed thrombus	/mɪkst ˈθrɒmbəs/
活性氧类物质	activated oxygen species，AOS	/ˈæktɪveɪtɪd ˈɒksɪdʒən ˈspiːʃiːz/
活组织检查	biopsy	/ˈbaɪɒpsɪ/
获得性免疫缺陷综合征	acquired immuno-deficiency syndrome，AIDS	/əˈkwaɪəd ˌɪmjʊnəʊdɪˈfɪʃənsɪ ˈsɪndrəʊm/
霍奇金淋巴瘤	Hodgkin's lymphoma，HL	/ˈhɒdʒkɪnz lɪmˈfəʊmə/
霍奇金氏病	Hodgkin's disease，HD	/ˈhɒdʒkɪnz dɪˈziːz/
霍奇金细胞	Hodgkin's cell	/ˈhɒdʒkɪnz sel/

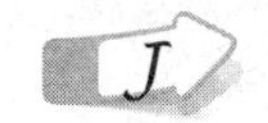

机化	organization	/ˌɔːgənaɪˈzeɪʃən/
机会性感染	opportunistic infection	/ˌɒpətjuːˈnɪstɪk ɪnˈfekʃən/
肌成纤维细胞	myofibroblast	/ˌmaɪəʊˈfaɪbrəblæst/
肌成纤维细胞样细胞	myofibroblast-like cell	/ˌmaɪəʊˈfaɪbrəblæst laɪk sel/
积脓	empyema	/ˌempaɪˈiːmə/
基底细胞癌	basal cell carcinoma	/ˈbeɪsəl sel ˌkɑːsɪˈnəʊmə/

基因表达谱	expression profile	/ɪkˈspreʃən ˈprəʊfaɪl/
基因扩增	gene amplification	/dʒiːn ˌæmplɪfɪˈkeɪʃən/
基因芯片	gene chip	/dʒiːn tʃɪp/
基质溶素	stromelysin	/strəmˈlaɪzɪn/
基质细胞蛋白	matricellular protein	/məˌtrɪˈseljʊlə ˈprəʊtiːn/
畸胎瘤	teratoma	/ˌterəˈtəʊmə/
激光捕获显微切割	laser capture microdissection, LCM	/ˈleɪzə ˈkæptʃə ˌmaɪkrəʊdɪˈsekʃən/
激光扫描共焦显微镜	laser scanning confocal microscopy, LSCM	/ˈleɪzə ˈskænɪŋ kɒnˈfəʊkəl maɪˈkrɒskəpɪ/
激素	hormone	/ˈhɔːməʊn/
激素替代疗法	hormonal replacement therapy	/hɔːˈməʊnəl rɪˈpleɪsmənt ˈθerəpɪ/
急进型高血压	accelerated hypertension	/əkˈseləreɪtɪd ˌhaɪpəˈtenʃən/
急进性肾小球肾炎	rapidly progressive glomerulonephritis, RPGN	/ˈræpɪdlɪ prəʊˈgresɪv glɒˌmerjʊləʊnɪˈfraɪtɪs/
急进性肾炎综合征	rapidly progressive nephritic syndrome	/ˈræpɪdlɪ prəʊˈgresɪv nɪˈfrɪtɪk ˈsɪndrəʊm/
急性出血性坏死性肠炎	acute hemorrhagic enteritis, AHE	/əˈkjuːt ˌheməˈrædʒɪk ˌentəˈraɪtɪs/
急性出血性胃炎	acute hemorrhagic gastritis	/əˈkjuːt ˌheməˈrædʒɪk gæˈstraɪtɪs/
急性刺激性胃炎	acute irritant gastritis	/əˈkjuːt ˈɪrɪtənt gæˈstraɪtɪs/
急性单纯性阑尾炎	acute simple appendicitis	/əˈkjuːt ˈsɪmpl əˌpendɪˈsaɪtɪs/
急性蜂窝织炎性阑尾炎	acute phlegmonous appendicitis	/əˈkjuːt ˈflegmənəs əˌpendɪˈsaɪtɪs/
急性蜂窝织炎性胃炎	acute phlegmonous gastritis	/əˈkjuːt ˈflegmənəs gæˈstraɪtɪs/
急性感染性胃炎	acute infective gastritis	/əˈkjuːt ɪnˈfektɪv gæˈstraɪtɪs/
急性感染性心内膜炎	acute infective endocarditis	/əˈkjuːt ɪnˈfektɪv ˌendəʊkɑːˈdaɪtɪs/
急性坏疽性阑尾炎	acute gangrenous appendicitis	/əˈkjuːt ˈgæŋgrɪnəs əˌpendɪˈsaɪtɪs/
急性酒精中毒	acute alcoholism	/əˈkjuːt ˈælkəhɒlɪzəm/

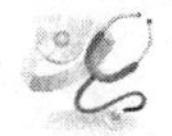

急性淋巴(母)细胞白血病	acute lymphoblastic leukemia, ALL	/əˈkjuːt ˌlɪmfəˈblæstɪk ljuːˈkiːmɪə/
急性弥漫性增生性肾小球肾炎	acute diffuse proliferative glomerulonephritis	/əˈkjuːt dɪˈfjuːs prəʊˌlɪfəˈreɪtɪv glɒˌmerjʊləʊnɪˈfraɪtɪs/
急性气管支气管炎	acute tracheobronchitis	/əˈkjuːt ˌtreɪkɪəʊbrɒŋˈkaɪtɪs/
急性全身粟粒性结核病	acute systemic miliary tuberculosis	/əˈkjuːt sɪˈstemɪk ˈmɪljərɪ tjuːˌbɜːkjʊˈləʊsɪs/
急性肾炎综合征	acute nephritic syndrome	/əˈkjuːt nɪˈfrɪtɪk ˈsɪndrəʊm/
急性肾盂肾炎	acute pyelonephritis	/əˈkjuːt ˌpaɪələʊnɪˈfraɪtɪs/
急性髓系白血病	acute myeloid leukaemia	/əˈkjuːt ˈmaɪəlɔɪd ljuːˈkiːmɪə/
急性髓系白血病及其相关前体细胞肿瘤	acute myeloid leukaemia and related precursor neoplasm	/əˈkjuːt ˈmaɪəlɔɪd ljuːˈkiːmɪə ənd rɪˈleɪtɪd ˌpriːˈkɜːsə ˈniːəʊplæzəm/
急性细菌性心内膜炎	acute bacterial endocarditis	/əˈkjuːt bækˈtɪərɪəl ˌendəʊkɑːˈdaɪtɪs/
急性细支气管炎	acute bronchiolitis	/əˈkjuːt ˌbrɒŋkɪəˈlaɪtɪs/
急性心包炎	acute pericarditis	/əˈkjuːt ˌperɪkɑːˈdaɪtɪs/
急性药物性间质性肾炎	acute drug-induced interstitial nephritis	/əˈkjuːt drʌg ɪnˈdjuːst ˌɪntəˈstɪʃəl nɪˈfraɪtɪs/
疾病实体	disease entity	/dɪˈziːz ˈentətɪ/
棘球蚴病	echinococcosis	/ɪˌkaɪnəˈkɒkɒsɪs/
挤压	compression	/kəmˈpreʃən/
计量病理学	quantitative pathology	/ˈkwɒntɪtətɪv pəˈθɒlədʒɪ/
继发性肾小球疾病	secondary glomerular disease	/ˈsekəndərɪ glɒˈmerjʊlə dɪˈziːz/
继发肿瘤	secondary tumor	/ˈsekəndərɪ ˈtjuːmə/
寄生虫病	parasitosis	/ˌpærəsaɪˈtəʊsɪs/
夹层动脉瘤	dissecting aneurysm	/dɪˈsektɪŋ ˈænjʊərɪzəm/
家族性高胆固醇血症	familial hypercholesterolemia	/fəˈmɪljəl ˌhaɪpəkəˌlestərɒˈliːmɪə/
甲基苯丙胺/去氧麻黄碱	methamphetamine	/ˌmeθæmˈfetəmiːn/
甲醛	formaldehyde	/fɔːˈmældɪhaɪd/
甲状腺癌	thyroid carcinoma	/ˈθaɪrɔɪd ˌkɑːsɪˈnəʊmə/
甲状腺功能减退	hypothyroidism	/ˌhaɪpəʊˈθaɪrɔɪdɪzəm/

甲状腺功能亢进	hyperthyroidism	/ˌhaɪpəˈθaɪrɔɪdɪzəm/
甲状腺球蛋白	thyroglobulin, TG	/ˌθaɪrəʊˈglɒbjʊlɪn/
甲状腺腺瘤	thyroid adenoma	/ˈθaɪrɔɪd ˌædəˈnəʊmə/
假结核结节	pseudotubercle	/ˌsjuːdəʊˈtjuːbɜːkl/
假膜性炎	pseudomembranous inflammation	/ˌsjuːdəʊˈmembrənəs ˌɪnfləˈmeɪʃən/
假黏液瘤	pseudomyxoma	/ˌsjuːdəʊmɪkˈsəʊmə/
假性动脉瘤	false aneurysm; pseudoaneurysm	/fɔːls ˈænjʊərɪzəm/ /ˌsjuːdəʊˈænjʊərɪzəm/
假肿瘤性病变	pseudoneoplastic lesion	/ˌsjuːdəʊˌniːəʊˈplæstɪk ˈliːʒən/
尖锐湿疣	condyloma acuminatum	/ˌkɒndɪˈləʊmə əˌkjuːmɪˈneɪtəm/
间变	anaplasia	/ˌænəˈpleɪzɪə/
间变性肿瘤	anaplastic tumor	/ˌænəˈplæstɪk ˈtjuːmə/
间充质干细胞	mesenchymal stem cell, MSC	/mesˈeŋkɪməl stem sel/
间歇性跛行	intermittent claudication	/ˌɪntəˈmɪtənt ˌklɔːdɪˈkeɪʃən/
间质	stroma	/ˈstrəʊmə/
间质性肺气肿	interstitial emphysema	/ˌɪntəˈstɪʃəl ˌemfɪˈsiːmə/
间质性肺炎	interstitial pneumonia	/ˌɪntəˈstɪʃəl njuːˈməʊnɪə/
减压病	decompression sickness	/ˌdiːkəmˈpreʃən ˈsɪknɪs/
腱生蛋白	tenascin	/ˈtenæsɪn/
浆液性囊腺瘤	serous cystadenoma	/ˈsɪərəs ˌsɪstædəˈnəʊmə/
浆液性乳头状囊腺瘤	serous papillary cystadenoma	/ˈsɪərəs pəˈpɪlərɪ ˌsɪstædəˈnəʊmə/
浆液性心包炎	serous pericarditis	/ˈsɪərəs ˌperɪkɑːˈdaɪtɪs/
浆液性炎	serous inflammation	/ˈsɪərəs ˌɪnfləˈmeɪʃən/
降钙素	calcitonin, CT	/ˌkælsɪˈtəʊnɪn/
交叉性栓塞	crossed embolism	/krɒst ˈembəlɪzəm/
交感性眼炎	sympathetic ophthalmitis	/ˌsɪmpəˈθetɪk ˌɒfθəlˈmaɪtɪs/
交界性	borderline	/ˈbɔːdəlaɪn/
交界性恶性肿瘤	borderline malignancy	/ˈbɔːdəlaɪn məˈlɪgnənsɪ/
交界性肿瘤	borderline tumor	/ˈbɔːdəlaɪn ˈtjuːmə/
胶样癌	colloid carcinoma	/ˈkɒlɔɪd ˌkɑːsɪˈnəʊmə/

胶样型腺瘤	colloid adenoma	/ˈkɒlɔɪd ˌædəˈnəʊmə/
胶原病	collagen disease	/ˈkɒlədʒən dɪˈziːz/
胶原蛋白	collagen	/ˈkɒlədʒən/
胶质瘤	glioma	/glaɪˈəʊmə/
角弓反张	opisthotonus	/ˌɒpɪsˈθɒtənəs/
角化珠	keratin pearl	/ˈkerətɪn pɜːl/
脚下垂	foot drop	/fʊt drɒp/
接触抑制	contact inhibition	/ˈkɒntækt ˌɪnhɪˈbɪʃən/
结缔组织病	connective tissue disease	/kəˈnektɪv ˈtɪʃjuː dɪˈziːz/
结构异型性	architectural atypia	/ˌɑːkɪˈtektʃərəl eɪˈtɪpɪə/
结核病	tuberculosis	/tjuːˌbɜːkjʊˈləʊsɪs/
结核分枝杆菌	Mycobacterium tuberculosis	/ˌmaɪkəʊbækˈtɪərɪəm tjuːˌbɜːkjʊˈləʊsɪs/
结核杆菌	tubercle bacillus	/ˈtjuːbəkl bəˈsɪləs/
结核结节	tubercle	/ˈtjuːbəkl/
结核瘤	tuberculoma	/tjuːˌbɜːkjʊˈləʊmə/
结节性多动脉炎	polyarteritis nodosa	/ˌpɒlɪˌɑːtəˈraɪtɪs nəʊˈdəʊsə/
结节性甲状腺肿	nodular goiter	/ˈnɒdjʊlə ˈgɔɪtə/
结节性淋巴细胞为主型霍奇金淋巴瘤	nodular lymphocyte-predominant Hodgkin's lymphoma, NLPHL	/ˈnɒdjʊlə ˈlɪmfəʊsaɪt prɪˈdɒmɪnənt ˈhɒdʒkɪnz lɪmˈfəʊmə/
结节硬化型	nodular sclerosis, NS	/ˈnɒdjʊlə skləˈrəʊsɪs/
结节状的	nodular	/ˈnɒdjʊlə/
解剖病理学	anatomical pathology	/ˌænəˈtɒmɪkəl pəˈθɒlədʒɪ/
戒断综合征	abstinence syndrome	/ˈæbstɪnəns ˈsɪndrəʊm/
浸润	invasion; infiltration	/ɪnˈveɪʒən/; /ˌɪnfɪlˈtreɪʃən/
浸润性	infiltrating	/ɪnˈfɪltreɪtɪŋ/
浸润性癌	invasive carcinoma	/ɪnˈveɪsɪv ˌkɑːsɪˈnəʊmə/
浸润性导管癌	invasive ductal carcinoma	/ɪnˈveɪsɪv ˈdʌktəl ˌkɑːsɪˈnəʊmə/
浸润性生长	invasive growth	/ɪnˈveɪsɪv grəʊθ/
浸润性小叶癌	invasive lobular carcinoma	/ɪnˈveɪsɪv ˈlɒbjʊlə ˌkɑːsɪˈnəʊmə/

经典型霍奇金淋巴瘤	classical Hodgkin's lymphoma, CHL	/ˈklæsɪkəl ˈhɒdʒkɪnz lɪmˈfəʊmə/
精原细胞瘤	seminoma	/ˌsemɪˈnəʊmə/
静脉石	phlebolith	/ˈflebəlɪθ/
静脉性充血	venous hyperemia	/ˈviːnəs ˌhaɪpəˈriːmɪə/
镜影细胞	mirror image cell	/ˈmɪrə ˈɪmɪdʒ sel/
酒精性肝病	alcoholic liver disease	/ælkəˈhɒlɪk ˈlɪvə dɪˈziːz/
酒精性肝炎	alcoholic hepatitis	/ˌælkəˈhɒlɪk ˌhepəˈtaɪtɪs/
酒精性肝硬化	alcoholic cirrhosis	/ˌælkəˈhɒlɪk sɪˈrəʊsɪs/
酒精性心肌病	alcoholic cardiomyopathy	/ˌælkəˈhɒlɪk ˌkɑːdɪəʊmaɪˈɒpəθɪ/
酒精中毒	alcoholism	/ˈælkəhɒlɪzəm/
局限性肠炎	regional enteritis	/ˈriːdʒənəl ˌentəˈraɪtɪs/
巨大肥厚性胃炎	giant hypertrophic gastritis	/ˈdʒaɪənt ˌhaɪpəˈtrɒfɪk gæˈstraɪtɪs/
巨大食管症	megaesophagus	/ˌmegəɪˈsɒfəgəs/
巨人症	gigantism	/dʒaɪˈgæntɪzəm/
巨细胞神经内分泌癌	giant cell neuroendocrine carcinoma, GCNEC	/ˈdʒaɪənt sel ˌnjʊərəʊˈendəkrɪn ˌkɑːsɪˈnəʊmə/
巨细胞性动脉炎	giant cell arteritis	/ˈdʒaɪənt sel ˌɑːtəˈraɪtɪs/
巨细胞性甲状腺炎	giant cell thyroiditis	/ˈdʒaɪənt sel ˌθaɪrɔɪˈdaɪtɪs/
巨幼细胞贫血	megaloblastic anemia	/ˌmegləʊˈblæstɪk əˈniːmɪə/
聚合酶链反应	polymerase chain reaction, PCR	/ˈpɒlɪməreɪz tʃeɪn rɪˈækʃən/
军团菌性肺炎	Legionella pneumonia	/ˌliːdʒəˈnelə njuːˈməʊnɪə/
菌血症	bacteremia	/ˌbæktəˈriːmɪə/

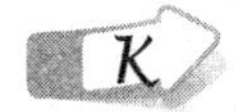

卡他	catarrh	/kəˈtɑː/
颗粒性室管膜炎	ependymal granulation	/eˈpendɪməl ˌgrænjʊˈleɪʃən/
可卡因	cocaine	/kəʊˈkeɪn/
可逆性损伤	reversible injury	/rɪˈvɜːsəbl ˈɪndʒərɪ/
克隆的	clonal	/ˈkləʊnəl/

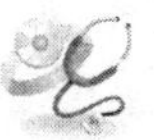

克隆能力	clonality	/kləʊˈnælɪtɪ/
克山病	Keshan disease, KD	/ˈkiːʃæn dɪˈziːz/
空洞	cavity	/ˈkævətɪ/
空气栓塞	air embolism	/eə ˈembəlɪzəm/
狂犬病	rabies	/ˈreɪbiːz/
狂犬病病毒	rabies virus	/ˈreɪbiːz ˈvaɪərəs/
溃疡	ulcer	/ˈʌlsə/
溃疡性结肠炎	ulcerative colitis	/ˈʌlsəreɪtɪv kɒˈlaɪtɪs/
溃疡状	ulcerative	/ˈʌlsəreɪtɪv/
扩张性心肌病	dilated cardiomyopathy, DCM	/daɪˈleɪtɪd ˌkɑːdɪəʊmaɪˈɒpəθɪ/

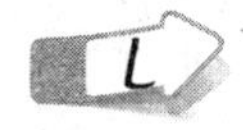

阑尾黏液囊肿	appendiceal mucocele	/ˌəpenˈdɪsɪəl ˈmjuːkəsiːl/
阑尾炎	appendicitis	/əˌpendɪˈsaɪtɪs/
老化	aging	/ˈeɪdʒɪŋ/
老化和损伤性萎缩	atrophy due to aging and injury	/ˈætrəfɪ djuː tʊ ˈeɪdʒɪŋ ənd ˈɪndʒərɪ/
老年斑	senile plaque	/ˈsiːnaɪl plɑːk/
老年性肺气肿	senile emphysema	/ˈsiːnaɪl ˌemfɪˈsiːmə/
雷诺现象	Raynaud phenomenon	/reɪˈnəʊ fɪˈnɒmɪnən/
类癌	carcinoid	/ˈkɑːsɪnɔɪd/
类癌综合征	carcinoid syndrome	/ˈkɑːsɪnɔɪd ˈsɪndrəʊm/
类白血病反应	leukemoid reaction	/ljuːˈkiːmɔɪd rɪˈækʃən/
类风湿小结	rheumatoid nodule	/ˈruːmətɔɪd ˈnɒdjuːl/
类风湿因子	rheumatoid factor, RF	/ˈruːmətɔɪd ˈfæktə/
类脂质沉积症	lipoidosis	/ˌlɪpɔɪˈdəʊsɪs/
离心性肥大	eccentric hypertrophy	/ɪkˈsentrɪk haɪˈpɜːtrəfɪ/
粒细胞肉瘤	granulocytic sarcoma	/ˌgrænjʊləʊˈsɪtɪk sɑːˈkəʊmə/
良性	benign	/bɪˈnaɪn/
良性高血压	benign hypertension	/bɪˈnaɪn ˌhaɪpəˈtenʃən/
良性前列腺增生	benign prostatic hyperplasia	/bɪˈnaɪn prɒˈstætɪk ˌhaɪpəˈpleɪzɪə/

中文	English	音标
良性肿瘤	benign tumor	/bɪˈnaɪn ˈtjuːmə/
临床病理讨论	clinical pathological conference, CPC	/ˈklɪnɪkəl ˌpæθəˈlɒdʒɪkəl ˈkɒnfərəns/
淋巴道转移	lymphatic metastasis	/lɪmˈfætɪk məˈtæstæsɪs/
淋巴管瘤	lymphangioma	/lɪmˌfændʒɪˈəʊmə/
淋巴结反应性增生	reactive hyperplasia of lymph node	/rɪˈæktɪv ˌhaɪpəˈpleɪzɪə əv lɪmf nəʊd/
淋巴上皮病变	lympho-epithelial lesion	/ˈlɪmfəʊ ˌepɪˈθiːlɪəl ˈliːʒən/
淋巴细胞减少型	lymphocyte depletion, LD	/ˈlɪmfəʊsaɪt dɪˈpliːʃən/
淋巴样组织	lymphoid tissue	/ˈlɪmfɔɪd ˈtɪʃjuː/
淋巴组织肿瘤	lymphoid neoplasm	/ˈlɪmfɔɪd ˈniːəʊplæzəm/
鳞状上皮和柱状上皮交界处	epithelium and squamocolumnar junction	/ˌepɪˈθiːlɪəm ənd ˌskweɪməˈkəlʌmnə ˈdʒʌŋkʃən/
鳞状细胞癌	squamous cell carcinoma	/ˈskweɪməs sel ˌkɑːsɪˈnəʊmə/
流式细胞术	flow cytometry, FCM	/fləʊ saɪˈtɒmətrɪ/
流行性脑脊髓膜炎	epidemic cerebrospinal meningitis	/ˌepɪˈdemɪk ˌserɪbrəʊˈspaɪnəl ˌmenɪnˈdʒaɪtɪs/
硫酸肝素	heparin sulfate	/ˈhepərɪn ˈsʌlfeɪt/
硫酸皮肤素	dermatan sulfate	/ˈdɜːmətən ˈsʌlfeɪt/
硫酸软骨素	chondroitin sulfate	/kɒnˈdrəʊɪtɪn ˈsʌlfeɪt/
瘤巨细胞	tumor giant cell	/ˈtjuːmə ˈdʒaɪənt sel/
瘤样病变	tumor-like lesion	/ˈtjuːmə laɪk ˈliːʒən/
漏出液	transudate	/ˈtrænsjʊdeɪt/
瘘管	fistula	/ˈfɪstjʊlə/
滤过膜	filtering membrane	/ˈfɪltərɪŋ ˈmembreɪn/
滤泡癌	follicular carcinoma	/fəˈlɪkjʊlə ˌkɑːsɪˈnəʊmə/
滤泡性淋巴瘤	follicular lymphoma, FL	/fəˈlɪkjʊlə lɪmˈfəʊmə/
绿色瘤	chloroma	/klɔːˈrəʊmə/
卵巢甲状腺肿	struma ovarii	/ˈstruːmə ˌəʊvəˈriː/
卵黄囊瘤	yolk sac tumor	/jəʊk sæk ˈtjuːmə/

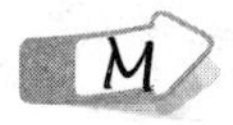

麻风	leprosy	/ˈleprəsɪ/
慢性肥厚性胃炎	chronic hypertrophic gastritis	/ˈkrɒnɪk ˌhaɪpəˈtrɒfɪk gæˈstraɪtɪs/
慢性酒精中毒	chronic alcoholism	/ˈkrɒnɪk ˈælkəhɒlɪzəm/
慢性粒细胞白血病	chronic myelogenous leukemia, CML	/ˈkrɒnɪk ˌmaɪəˈlɒdʒɪnəs ljuːˈkiːmɪə/
慢性淋巴细胞性甲状腺炎	chronic lymphocytic thyroiditis	/ˈkrɒnɪk ˌlɪmfəˈsɪtɪk ˌθaɪrɔɪˈdaɪtɪs/
慢性浅表性胃炎	chronic superficial gastritis	/ˈkrɒnɪk ˌsjuːpəˈfɪʃəl gæˈstraɪtɪs/
慢性缺血性心脏病	chronic ischemic heart disease	/ˈkrɒnɪk ɪsˈkemɪk hɑːt dɪˈziːz/
慢性肾小球肾炎	chronic glomerulonephritis	/ˈkrɒnɪk glɒˌmerjʊləʊnɪˈfraɪtɪs/
慢性肾炎综合征	chronic nephritic syndrome	/ˈkrɒnɪk nɪˈfrɪtɪk ˈsɪndrəʊm/
慢性肾盂肾炎	chronic pyelonephritis	/ˈkrɒnɪk ˌpaɪələʊnɪˈfraɪtɪs/
慢性嗜酸性粒细胞白血病	chronic eosinophilic leukemia, CEL	/ˈkrɒnɪk ˌiːəsɪnəˈfɪlɪk ljuːˈkiːmɪə/
慢性萎缩性胃炎	chronic atrophic gastritis	/ˈkrɒnɪk æˈtrɒfɪk gæˈstraɪtɪs/
慢性胃炎	chronic gastritis	/ˈkrɒnɪk gæˈstraɪtɪs/
慢性纤维性甲状腺炎	chronic fibrous thyroiditis	/ˈkrɒnɪk ˈfaɪbrəs ˌθaɪrɔɪˈdaɪtɪs/
慢性心包炎	chronic pericarditis	/ˈkrɒnɪk ˌperɪkɑːˈdaɪtɪs/
慢性硬化性肾小球肾炎	chronic sclerosing glomerulonephritis	/ˈkrɒnɪk skləˈrəʊsɪŋ glɒˌmerjʊləʊnɪˈfraɪtɪs/
慢性淤血	chronic congestion	/ˈkrɒnɪk kənˈdʒestʃən/
慢性支气管炎	chronic bronchitis	/ˈkrɒnɪk brɒŋˈkaɪtɪs/
慢性中性粒细胞白血病	chronic neutrophilic leukemia, CNL	/ˈkrɒnɪk ˌnjuːtrəˈfɪlɪk ljuːˈkiːmɪə/
慢性子宫颈炎	chronic cervicitis	/ˈkrɒnɪk ˌsɜːvɪˈsaɪtɪs/
慢性阻塞性肺疾病	chronic obstructive pulmonary disease, COPD	/ˈkrɒnɪk əbˈstrʌktɪv ˈpʌlmənərɪ dɪˈziːz/

猫抓病	cat-scratch disease	/ˈkæt skrætʃ dɪˈziːz/
毛细血管扩张	telangiectasia	/tɪˌlændʒɪekˈteɪzɪə/
毛细血管袢	capillary tuft	/kəˈpɪlərɪ tʌft/
梅毒	syphilis	/ˈsɪfɪlɪs/
梅毒瘤	syphiloma	/ˌsɪfɪˈləʊmə/
煤烟	soot	/sʊt/
门脉性肝硬化	portal cirrhosis	/ˈpɔːtəl sɪˈrəʊsɪs/
弥漫性大 B 细胞淋巴瘤	diffuse large B cell lymphoma, DLBCL	/dɪˈfjuːs lɑːdʒ biː sel lɪmˈfəʊmə/
弥漫性毒性甲状腺肿	diffuse toxic goiter	/dɪˈfjuːs ˈtɒksɪk ˈgɔɪtə/
弥漫性非毒性甲状腺肿	diffuse nontoxic goiter	/dɪˈfjuːs nɒnˈtɒksɪk ˈgɔɪtə/
弥漫性间质性心肌炎	diffuse interstitial myocarditis	/dɪˈfjuːs ˌɪntəˈstɪʃəl ˌmaɪəʊkɑːˈdaɪtɪs/
弥漫性胶样甲状腺肿	diffuse colloid goiter	/dɪˈfjuːs ˈkɒlɔɪd ˈgɔɪtə/
弥漫性神经内分泌系统	diffuse neuroendocrine system, DNES	/dɪˈfjuːs ˌnjʊərəʊˈendəʊkraɪn ˈsɪstəm/
弥漫性增生性甲状腺肿	diffuse hyperplastic goiter	/dɪˈfjuːs ˌhaɪpəˈplæstɪk ˈgɔɪtə/
弥散性血管内凝血	disseminated intravascular coagulation, DIC	/dɪˈsemɪneɪtɪd ˌɪntrəˈvæskjʊlə kəʊˌægjʊˈleɪʃən/
糜烂	erosion	/ɪˈrəʊʒən/
免疫病理(学)	immunopathology	/ˌɪmjʊnəʊpəˈθɒlədʒɪ/
免疫反应性心肌炎	myocarditis due to immune-mediated reaction	/ˌmaɪəʊkɑːˈdaɪtɪs djuː tʊ ɪˈmjuːn ˈmiːdɪeɪtɪd rɪˈækʃən/
免疫监视	immunosurveillance	/ˌɪmjʊnəʊsəˈveɪləns/
免疫缺陷病	immunodeficiency disease	/ˌɪmjʊnəʊdɪˈfɪʃənsɪ dɪˈziːz/
免疫细胞化学	immunocytochemistry, ICC	/ˌɪmjʊnəʊˌsaɪtəʊˈkemɪstrɪ/
免疫组织化学	immunohistochemistry, IHC	/ˌɪmjʊnəʊˌhɪstəʊˈkemɪstrɪ/
命名	nomenclature	/nəˈmenklətʃə/

膜攻击复合物	membrane attack complex, MAC	/ˈmembreɪn əˈtæk ˈkɒmpleks/
膜相关肝素样分子	membrane-associated heparin-like molecule	/ˈmembreɪn əˈsəʊʃɪeɪtɪd ˈhepərɪn laɪk ˈmɒlɪkjuːl/
膜性肾小球病	membranous glomerulopathy	/ˈmembrənəs glɒˌmerjʊˈlɒpəθɪ/
膜增生性肾小球肾炎	membranoproliferative glomerulonephritis, MPGN	/ˈmembrənəprəˌlɪfəˈreɪtɪv glɒˌmerjʊləʊnɪˈfraɪtɪs/
木材烟雾	wood smoke	/wʊd sməʊk/
木乃伊细胞	mummified cell	/ˈmʌmɪfaɪd sel/

N

纳博特囊肿	Nabothian cyst	/nəˈbəʊθɪən sɪst/
男性乳腺发育	gynecomastia	/ˌgaɪnɪkəʊˈmæstɪə/
囊腺瘤	cystadenoma	/sɪsˌtædəˈnəʊmə/
囊状的	cystic	/ˈsɪstɪk/
囊状动脉瘤	sacculated aneurysm	/ˈsækjʊleɪtɪd ˈænjʊrɪzəm/
囊状水瘤	cystic hygroma	/ˈsɪstɪk haɪˈgrəʊmə/
脑出血	brain hemorrhage; cerebral hemorrhage	/breɪn ˈhemərɪdʒ/; /ˈserɪbrəl ˈhemərɪdʒ/
脑积水	hydrocephalus	/ˌhaɪdrəʊˈsefələs/
脑膜瘤	meningioma	/mɪˌnɪndʒɪˈəʊmə/
脑膜炎	meningitis	/ˌmenɪnˈdʒaɪtɪs/
脑软化	softening of brain	/ˈsɒfnɪŋ əv breɪn/
脑疝	cerebral hernia	/ˈserɪbrəl ˈhɜːnɪə/
脑水肿	brain edema	/breɪn ɪˈdiːmə/
内分泌系统	endocrine system	/ˈendəʊkraɪn ˈsɪstəm/
内分泌性肥大	endocrine hypertrophy	/ˈendəʊkraɪn haɪˈpɜːtrəfɪ/
内分泌性萎缩	atrophy due to loss of endocrine stimulation	/ˈætrəfɪ djuː tʊ lɒs əv ˈendəʊkraɪn ˌstɪmjʊˈleʃən/
内分泌性增生	endocrine hyperplasia	/ˈendəʊkraɪn ˌhaɪpəˈpleɪzɪə/
内胚窦瘤	endodermal sinus tumor	/ˌendəʊˈdɜːməl ˈsaɪnəs ˈtjuːmə/

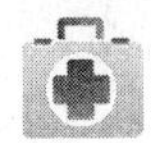

内皮细胞前期细胞	endothelial progenitor cell, EPC	/ˌendəʊˈθiːlɪəl prəʊˈdʒenɪtə sel/
内皮抑素	endostatin	/enˈdʌstætɪn/
内切核酸酶	endogenous nuclease	/enˈdɒdʒənəs ˈnjuːklɪeɪs/
尼氏体	Nissl body	/ˈnɪsəl ˈbɒdɪ/
逆行(性)栓塞	retrograde embolism	/ˈretrəʊgreɪd ˈembəlɪzəm/
黏附反应	adhesion	/ədˈhiːʒən/
黏附性糖蛋白	adhesive glycoprotein	/ədˈhiːsɪv ˌglaɪkəʊˈprəʊtiːn/
黏集反应	aggregation	/ˌægrɪˈgeɪʃən/
黏膜白斑	leukoplakia	/ˌljuːkəʊˈpleɪkɪə/
黏膜相关淋巴组织	mucosa associated lymphoid tissue, MALT	/mjuːˈkəʊsə əˈsəʊʃɪeɪtɪd ˈlɪmfɔɪd ˈtɪʃjuː/
黏液癌	mucinous carcinoma	/ˈmjuːsɪnəs ˌkɑːsɪˈnəʊmə/
黏液(性)水肿	myxedema	/ˌmɪksəˈdiːmə/
黏液性囊腺瘤	mucinous cystadenoma	/ˈmjuːsɪnəs sɪstædəˈnəʊmə/
黏液样变	mucoid degeneration	/ˈmjuːkɔɪd dɪˌdʒenəˈreɪʃən/
念珠菌病	candidiasis	/ˌkændɪˈdaɪəsɪs/
尿崩症	diabetes insipidus	/ˌdaɪəˈbiːtiːz ɪnˈsɪpɪdəs/
尿毒症	uremia	/jʊˈriːmɪə/
尿路上皮癌	urothelial carcinoma	/ˌjʊərəʊˈθiːlɪəl ˌkɑːsɪˈnəʊmə/
凝固性坏死	coagulation necrosis	/kəʊˌægjʊˈleɪʃən neˈkrəʊsɪs/
凝集素	lectin	/ˈlektɪn/
凝血酶	thrombin	/ˈθrɒmbɪn/
凝血细胞反应素	thrombospondin	/ˌθrɒmbəʊˈspɒndɪn/
脓血[毒]症	pyemia	/paɪˈiːmɪə/
脓液	pus	/pʌs/
脓肿	abscess	/ˈæbsɪs/

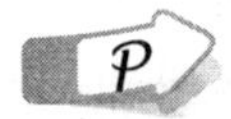

膀胱输尿管反流	vesicoureteral reflux	/ˈvesɪkəʊjʊəˈriːtərəl ˈriːflʌks/
膀胱炎	cystitis	/sɪˈstaɪtɪs/
泡状核细胞癌	vesicular nucleus cell carcinoma	/vɪˈsɪkjʊlə ˈnjuːklɪəs sel ˌkɑːsɪˈnəʊmə/

胚胎干细胞	embryonic stem cell, ESC	/ˌembrɪˈɒnɪk stem sel/
胚胎型腺瘤	embryonal adenoma	/ˈembrɪənəl ˌædəˈnəʊmə/
胚胎性癌	embryonal carcinoma	/ˈembrɪənəl ˌkɑːsɪˈnəʊmə/
佩吉特病	Paget's disease	/ˈpædʒɪts dɪˈziːz/
膨胀性生长	expansile growth	/ɪkˈspænsaɪl grəʊθ/
皮下结节	subcutaneous nodule	/ˌsʌbkjuːˈteɪnjəs ˈnɒdjuːl/
皮样囊肿	dermoid cyst	/ˈdɜːmɔɪd sɪst/
皮质醇增多症	hypercortisolism	/ˌhaɪpəˈkɔːtɪˌsəʊlɪzəm/
贫血性梗死	anemic infarct	/əˈniːmɪk ɪnˈfɑːkt/
平滑肌瘤	leiomyoma	/ˌlaɪəʊmaɪˈəʊmə/
平滑肌肉瘤	leiomyosarcoma	/ˌlaɪəʊˌmaɪəʊsɑːˈkəʊmə/
葡萄胎	hydatidiform mole	/ˌhaɪdəˈtɪdɪfɔːm məʊl/
普通病理学	general pathology	/ˈdʒenərəl pəˈθɒlədʒɪ/

骑跨性栓塞	saddle embolism	/ˈsædl ˈembəlɪzəm/
气体栓塞	gas embolism	/gæs ˈembəlɪzəm/
气性坏疽	gas gangrene	/gæs ˈgæŋgriːn/
憩室	diverticulum	/ˌdaɪvəˈtɪkjʊləm/
铅	lead	/liːd/
铅线	lead line	/liːd laɪn/
前列环素	prostacyclin	/ˌprɒstəˈsaɪklɪn/
前列腺癌	prostatic cancer	/prɒˈstætɪk ˈkænsə/
前列腺素	prostaglandin, PG	/ˌprɒstəˈglændɪn/
前列腺特异性抗原	prostatic-specific antigen, PSA	/prɒˈstætɪk spəˈsɪfɪk ˈæntɪdʒən/
潜水员病	diver disease	/ˈdaɪvə dɪˈziːz/
腔隙状坏死	lacuna	/ləˈkjuːnə/ (*pl.* lacunae)
强直性脊柱炎	ankylosing spondylitis	/ˈæŋkɪləʊsɪŋ ˌspɒndɪˈlaɪtɪs/
桥接坏死	bridging necrosis	/ˈbrɪdʒɪŋ neˈkrəʊsɪs/
切除修复	excision repair	/ɪkˈsɪʒən rɪˈpeə/
亲和性	tropism	/ˈtrəʊpɪzəm/

侵袭性	aggressiveness	/əˈgresɪvnəs/
侵袭性葡萄胎	invasive mole	/ɪnˈveɪsɪv məʊl/
曲霉病	aspergillosis	/æˌspɜːdʒɪˈləʊsɪs/
趋化因子	chemotactic factor; chemokine	/ˌkeməʊˈtæktɪk ˈfæktə/; /ˌkeməʊˈkiːn/
趋化作用	chemotaxis	/ˌkeməˈtæksɪs/
去神经性萎缩	atrophy due to loss of innervation	/ˈætrəfɪ djuː tʊ lɒs əv ˌɪnɜːˈveɪʃən/
全腺泡型肺气肿	panacinar emphysema	/ˌpænəˈsɪnə ˌemfɪˈsiːmə/
全血细胞减少	pancytopenia	/pænˌsaɪtəˈpiːnɪə/
醛固酮过多症	hyperaldosteronism	/ˌhaɪpərælˈdɒstərəʊnɪzəm/
缺血	ischemia	/ɪsˈkiːmɪə/
缺血性脑病	ischemic encephalopathy	/ɪsˈkemɪk enˌsefəˈlɒpəθɪ/
缺血性心脏病	ischemic heart disease, IHD	/ɪsˈkemɪk hɑːt dɪˈziːz/
缺氧	hypoxia	/haɪˈpɒksɪə/

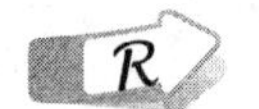

RB 基因	RB gene	/ɑː biː dʒiːn/
染色体转位	chromosomal translocation	/ˌkrəʊməˈsəʊməl ˌtrænsləʊˈkeɪʃən/
人类白细胞抗原	human leukocyte antigen, HLA	/ˈhjuːmən ˈljuːkəʊsaɪt ˈæntɪdʒən/
人类免疫缺陷病毒	human immuno-deficiency virus, HIV	/ˈhjuːmən ˌɪmjʊnəʊdɪˈfɪʃənsɪ ˈvaɪərəs/
人绒毛膜促性腺激素	human chorionic gonadotropin, HCG	/ˈhjuːmən ˌkɔːrɪˈɒnɪk ˌgɒnədəˈtrɒpɪn/
人乳头瘤病毒	human papilloma virus, HPV	/ˈhjuːmən ˌpæpɪˈləʊmə ˈvaɪərəs/
人体病理学	human pathology	/ˈhjuːmən pəˈθɒlədʒɪ/
绒毛膜癌	choriocarcinoma	/ˌkɔːrɪəʊˌkɑːsɪˈnəʊmə/
绒毛状	villous	/ˈvɪləs/
绒毛状腺瘤	villous adenoma	/ˈvɪləs ˌædəˈnəʊmə/
溶解性坏死	lytic necrosis	/ˈlɪtɪk neˈkrəʊsɪs/

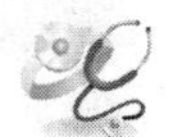

融合性支气管肺炎	confluent broncho-pneumonia	/ˈkɒnfluənt ˌbrɒŋkəʊ-njuːˈməʊnɪə/
肉瘤	sarcoma	/sɑːˈkəʊmə/
肉瘤样癌	sarcomatoid carcinoma	/sɑːˈkəʊmətɔɪd ˌkɑːsɪˈnəʊmə/
肉芽肿性甲状腺炎	granulomatous thyroiditis	/ˌgrænjʊˈlɒmətəs ˌθaɪrɔɪˈdaɪtɪs/
肉芽肿性炎	granulomatous inflammation	/ˌgrænjʊˈlɒmətəs ˌɪnfləˈmeɪʃən/
肉芽组织	granulation tissue	/ˌgrænjʊˈleɪʃən ˈtɪʃjuː/
乳头状的	papillary	/pəˈpɪlərɪ/
乳头状癌	papillary carcinoma	/pəˈpɪlərɪ ˌkɑːsɪˈnəʊmə/
乳头状瘤	papilloma	/ˌpæpɪˈləʊmə/
乳头状囊腺癌	papillary cystadeno-carcinoma	/pəˈpɪlərɪ sɪsˌtædənəʊ-ˌkɑːsɪˈnəʊmə/
乳溢-闭经综合征	galactorrhea-amenorrhea syndrome	/gəˌlæktəˈriːə eɪˌmenəˈriːə ˈsɪndrəʊm/
软骨肉瘤	chondrosarcoma	/ˌkɒndrəʊsɑːˈkəʊmə/
软脑膜炎	leptomeningitis	/ˌleptəʊˌmenɪnˈdʒaɪtɪs/

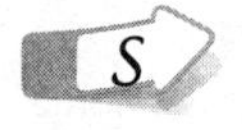

S

扫描电子显微镜	scanning electron microscope, SEM	/ˈskænɪŋ ɪˈlektrɒn ˈmaɪkrəʊskəʊp/
杀伤和降解	killing and degradation	/ˈkɪlɪŋ ənd ˌdegrəˈdeɪʃən/
沙粒小体	psammoma body	/sæˈməʊmə ˈbɒdɪ/
伤寒	typhoid fever	/ˈtaɪfɔɪd ˈfiːvə/
伤寒肉芽肿	typhoid granuloma	/ˈtaɪfɔɪd ˌgrænjʊˈləʊmə/
伤寒小结	typhoid nodule	/ˈtaɪfɔɪd ˈnɒdjuːl/
上皮肌上皮岛	epi-myoepithelial island	/ˌepɪ ˌmaɪəʊˌepɪˈθiːlɪəl ˈaɪlənd/
上皮-间质转化	epithelial-mesenchymal transition, EMT	/ˌepɪˈθiːlɪəl mesˈeŋkɪməl trænˈzɪʃən/
上皮内癌	intraepithelial carcinoma	/ˌɪntrəˌepɪˈθiːlɪəl ˌkɑːsɪˈnəʊmə/
上皮内瘤变	intraepithelial neoplasia	/ˌɪntrəˌepɪˈθiːlɪəl ˌniːəʊˈplæzɪə/
上皮样细胞	epithelioid cell	/ˌepɪˈθiːlɪɔɪd sel/
烧瓶状溃疡	flask shaped ulcer	/flɑːsk ʃeɪpt ˈʌlsə/

少尿	oliguria	/ˌɒlɪˈgjʊərɪə/
少突胶质细胞	oligodendrocyte	/ˌɒlɪgəʊˈdendrəsaɪt/
砷	arsenic	/ˈɑːsənɪk/
砷中毒	arsenic poisoning	/ˈɑːsənɪk ˈpɔɪzənɪŋ/
神经斑	neuritic plaque	/ˌnjʊəˈrɪtɪk plɑːk/
神经多肽 Y	neuropeptide Y, NPY	/ˌnjʊərəˈpeptaɪd waɪ/
神经胶质	neuroglia	/njʊəˈrɒglɪə/
神经鞘瘤	neurilemoma	/ˌnjʊərɪlemˈəʊmə/
神经纤维瘤	neurofibroma	/ˌnjʊərəʊfaɪˈbrəʊmə/
神经元	neuron	/ˈnjʊərɒn/
肾病综合征	nephrotic syndrome	/nɪˈfrɒtɪk ˈsɪndrəʊm/
肾单位	nephron	/ˈnefrɒn/
肾母细胞瘤	nephroblastoma	/ˌnefrəʊblæsˈtəʊmə/
肾内反流	intrarenal reflux	/ˌɪntrəˈriːnəl ˈriːflʌks/
肾乳头坏死	renal papillary necrosis	/ˈriːnəl pəˈpɪlərɪ neˈkrəʊsɪs/
肾上腺内副神经节瘤	intra-adrenal paraganglioma	/ˌɪntrə əˈdriːnəl ˌpærə-ˌgæŋglɪˈəʊmə/
肾上腺皮质腺瘤	adrenocortical adenoma	/əˌdriːnəʊˈkɔːtɪkəl ˌædəˈnəʊmə/
肾细胞癌	renal cell carcinoma	/ˈriːnəl sel ˌkɑːsɪˈnəʊmə/
肾小球	glomerulus	/glɒˈmerjʊləs/
肾小球病	glomerulopathy	/glɒˌmerjʊˈlɒpəθɪ/
肾小球基膜	glomerular basement membrane, GBM	/glɒˈmerjʊlə ˈbeɪsmənt ˈmembreɪn/
肾小球肾炎	glomerulonephritis	/glɒˌmerjʊləʊnɪˈfraɪtɪs/
肾盂积脓	pyonephrosis	/ˌpaɪəʊnɪˈfrəʊsɪs/
肾盂肾炎	pyelonephritis	/ˌpaɪələʊnɪˈfraɪtɪs/
肾综合征出血热	hemorrhagic fever with renal syndrome, HFRS	/ˌheməˈrædʒɪk ˈfiːvə wɪð ˈriːnəl ˈsɪndrəʊm/
渗出	exudation	/ˌeksjuːˈdeɪʃən/
渗出物	exudate	/ˈeksjuːdeɪt/
生理性萎缩	physiological atrophy	/ˌfɪzɪəˈlɒdʒɪkəl ˈætrəfɪ/
生物芯片技术	biochip technique	/ˈbaɪəʊtʃɪp tekˈniːk/

生物信息学	bioinformatics	/ˈbaɪəʊˌɪnfəˈmætɪks/
生物学行为	biologic behavior	/ˌbaɪəʊˈlɒdʒɪk bɪˈheɪvjə/
生芽	budding	/ˈbʌdɪŋ/
生长分数	growth fraction	/grəʊθ ˈfrækʃən/
生长抑素瘤	somatostatinoma	/ˌsɒmətəʊˌstætɪˈnəʊmə/
生长因子	growth factor	/grəʊθ ˈfæktə/
尸体解剖	autopsy	/ˈɔːtɒpsɪ/
失用性萎缩	atrophy due to decreased workload	/ˈætrəfɪ djuː tʊ dɪˈkriːst ˈwɜːkləʊd/
施万鞘瘤	schwannoma	/ʃwɑːˈnəʊmə/
湿性坏疽	moist gangrene	/mɔɪst ˈgæŋgriːn/
石棉肺	asbestosis	/ˌæzbesˈtəʊsɪs/
识别及附着	recognition and attachment	/ˌrekəgˈnɪʃən ənd əˈtætʃmənt/
实验病理学	experimental pathology	/ɪkˌsperɪˈmentəl pəˈθɒlədʒɪ/
实验胚胎学	epigenetics	/ˌepɪdʒəˈnetɪks/
实质	parenchyma	/pəˈreŋkɪmə/
食管癌	carcinoma of esophagus	/ˌkɑːsɪˈnəʊmə əv iːˈsɒfəgəs/
食管扩张	dilatation of esophagus	/ˌdaɪləˈteɪʃən əv iːˈsɒfəgəs/
食管狭窄	stenosis of esophagus	/stɪˈnəʊsɪs əv iːˈsɒfəgəs/
视网膜母细胞瘤	retinoblastoma	/ˌretɪnəʊblæsˈtəʊmə/
室管膜瘤	ependymoma	/eˌpendɪˈməʊmə/
室管膜细胞	ependymal cell	/eˈpendɪməl sel/
室间隔缺损	ventricular septal defect, VSD	/venˈtrɪkjʊlə ˈseptəl dɪˈfekt/
室内空气污染	indoor air pollution	/ˈɪndɔː eə pəˈluːʃən/
适应	adaptation	/ˌædæpˈteɪʃən/
释放反应	release reaction	/rɪˈliːs rɪˈækʃən/
嗜铬细胞	chromaffin cell	/krəʊˈmæfɪn sel/
嗜铬细胞瘤	pheochromocytoma	/ˌfiːəˌkrəʊməsaɪˈtəʊmə/
嗜酸细胞型腺瘤	acidophilic cell type adenoma	/ˌæsɪdəʊˈfɪlɪk sel taɪp ˌædəˈnəʊmə/
嗜银细胞	argentaffin cell	/ɑːˈdʒentəfɪn sel/

噬神经细胞现象	neuronophagia	/ˌnjʊərɒnəʊˈfeɪdʒɪə/
瘦素/瘦蛋白	leptin	/ˈleptɪn/
树胶样肿	gumma	/ˈgʌmə/
数字病理学	digital pathology	/ˈdɪdʒɪtəl pəˈθɒlədʒɪ/
数字切片	digital slide	/ˈdɪdʒɪtəl slaɪd/
栓塞	embolism	/ˈembəlɪzəm/
栓塞性脓肿	embolic abscess	/emˈbɒlɪk ˈæbsɪs/
栓子	embolus	/ˈembələs/
水变性	hydropic degeneration	/haɪˈdrɒpɪk dɪˌdʒenəˈreɪʃən/
水肿	edema	/ɪˈdiːmə/
苏木素-伊红	hematoxylin and eosin, HE	/ˌhiːməˈtɒksɪlɪn ənd ˈiːəʊsɪn/
宿主抗移植物反应	host versus graft reaction, HVGR	/həʊst ˈvɜːsəs grɑːft rɪˈækʃən/
酸性气溶胶	acid aerosol	/ˈæsɪd ˈeərəʊsɒl/
髓过氧化物酶	myeloperoxidase, MPO	/ˌmaɪələʊpəˈrɒksɪdeɪs/
髓母细胞瘤	medulloblastoma	/məˌdʌləʊˌblæsˈtəʊmə/
髓鞘样结构	myelin figure	/ˈmaɪəlɪn ˈfɪgə/
髓系肉瘤	myeloid sarcoma	/ˈmaɪəlɔɪd sɑːˈkəʊmə/
髓样癌	medullary carcinoma	/ˈmedələrɪ ˌkɑːsɪˈnəʊmə/
髓样组织	myeloid tissue	/ˈmaɪəlɔɪd ˈtɪʃjuː/
碎片状坏死	piecemeal necrosis	/ˈpiːsmiːl neˈkrəʊsɪs/
损伤	injury	/ˈɪndʒərɪ/
梭形动脉瘤	fusiform aneurysm	/ˈfjuːzɪfɔːm ˈænjʊərɪzəm/
缩窄性心包炎	constrictive pericarditis	/kənˈstrɪktɪv ˌperɪkɑːˈdaɪtɪs/

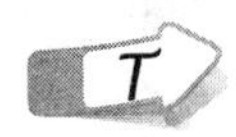

胎儿型腺瘤	fetal adenoma	/ˈfiːtəl ˌædəˈnəʊmə/
胎盘部位滋养细胞肿瘤	placental site trophoblastic tumor	/pləˈsentəl saɪt ˌtrɒfəʊˈblæstɪk ˈtjuːmə/
胎盘催乳素	human placental lactogen, HPL	/ˈhjuːmən pləˈsentəl ˈlæktədʒen/
弹性蛋白	elastin	/ɪˈlæstɪn/

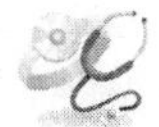

探针	probe	/prəʊb/
碳氧血红蛋白	carboxyhemoglobin	/kɑːˈbɒksɪˌhiːməˈgləʊbɪn/
糖胺聚糖	glycosaminoglycan	/ˌglaɪkəʊsəˌmiːnəʊˈglaɪkæn/
糖尿病	diabetes mellitus	/ˌdaɪəˈbiːtiːz ˈmelɪtəs/
糖尿病性心肌病	diabetes mellitus cardiomyopathy	/ˌdaɪəˈbiːtiːz ˈmelɪtəs ˌkɑːdɪəʊmaɪˈɒpəθɪ/
糖皮质激素	glucocorticoid	/ˌgluːkəʊˈkɔːtɪkɔɪd/
糖原沉积症	glyeogenosis	/ˌglaɪkəʊdʒɪˈnəʊsɪs/
套细胞淋巴瘤	mantle cell lymphoma, MCL	/ˈmæntl sel lɪmˈfəʊmə/
特发性巨细胞性心肌炎	idiopathic giant cell myocarditis	/ˌɪdɪəˈpæθɪk ˈdʒaɪənt sel ˌmaɪəʊkɑːˈdaɪtɪs/
特发性肾上腺萎缩	idiopathic adrenal atrophy	/ˌɪdɪəˈpæθɪk əˈdriːnəl ˈætrəfɪ/
特发性心肌炎	idiopathic myocarditis	/ˌɪdɪəˈpæθɪk ˌmaɪəʊkɑːˈdaɪtɪs/
特发性血小板增多症	essential thrombocythemia, ET	/ɪˈsenʃəl ˌθrɒmbəʊsaɪˈθiːmɪə/
特异性心肌病	specific cardiomyopathy, SCM	/spəˈsɪfɪk ˌkɑːdɪəʊmaɪˈɒpəθɪ/
梯状带	DNA ladder	/diː en eɪ ˈlædə/
体视学	stereology	/ˌstɪərɪˈɒlədʒɪ/
调理素	opsonin	/ˈɒpsənɪn/
调理素作用	opsonization	/ˌɒpsənɪˈzeɪʃən/
透明变性	hyaline degeneration	/ˈhaɪəlɪn dɪˌdʒenəˈreɪʃən/
透明血栓	hyaline thrombus	/ˈhaɪəlɪn ˈθrɒmbəs/
透明质酸素	hyaluronan	/ˌhaɪəˌlʊrənæn/
透射电子显微镜	transmission electron microscope, TEM	/trænsˈmɪʃən ɪˈlektrɒn ˈmaɪkrəʊskəʊp/
吞入	engulfment	/ɪnˈgʌlfmənt/
吞噬溶酶体	phagolysosome	/fægəˈlɪsəˌsəʊm/
吞噬体	phagosome	/ˈfægəsəʊm/
吞噬作用	phagocytosis	/ˌfægəʊsaɪˈtəʊsɪs/
吞咽困难	dysphagia	/dɪsˈfeɪdʒɪə/
脱髓鞘	demyelination	/diːˌmaɪəlɪˈneɪʃən/

脱羧基并转变为胺类物质	amine precursor uptake and decarboxylation, APUD	/ˈæmɪn ˌpriːˈkɜːsə ˈʌpteɪk ənd ˈdiːkɑːˌbɒksɪˈleɪʃən/

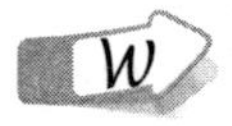

外科病理学	surgical pathology	/ˈsɜːdʒɪkəl pəˈθɒlədʒɪ/
外胚层	ectoderm	/ˈektədɜːm/
外生性生长	exophytic growth	/ˌeksəʊˈfɪtɪk grəʊθ/
外周T细胞淋巴瘤(非特殊类型)	peripheral T cell lymphoma, not otherwise specified, PTCL-NOS	/pəˈrɪfərəl tiː sel lɪmˈfəʊmə, nɒt ˈʌðəwaɪz ˈspesɪfaɪd/
蜿蜒性动脉瘤	serpentine aneurysm	/ˈsɜːpəntaɪn ˈænjʊərɪzəm/
腕下垂	wristdrop	/ˈrɪstdrɒp/
微动脉瘤	microaneurysm	/ˌmaɪkrəʊˈænjʊərɪzəm/
微梗死灶	microinfarct	/ˌmaɪkrəʊˈɪnfɑːkt/
微粒	particulate	/pəˈtɪkjʊlət/
微嵌合现象	microchimerism	/ˌmaɪkrəʊkɪˈmɪərɪzəm/
微小癌	microcarcinoma	/ˌmaɪkrəʊˌkɑːsɪˈnəʊmə/
微小浸润性鳞状细胞癌	microinvasive squamous cell carcinoma	/ˌmaɪkrəʊɪnˈveɪsɪv ˈskeɪməs sel ˌkɑːsɪˈnəʊmə/
微血栓	microthrombus	/ˌmaɪkrəʊˈθrɒmbəs/
围生期心肌病	peripartum cardiomyopathy	/ˌperɪˈpɑːtəm ˌkɑːdɪəʊmaɪˈɒpəθɪ/
尾蚴性皮炎	cercarial dermatitis	/sɜːˈkeɪrɪəl ˌdɜːməˈtaɪtɪs/
萎缩	atrophy	/ˈætrəfɪ/
卫氏并殖吸虫	Paragonimus westermani	/ˌpærəˈgɒnɪməs ˈwɪstəmənɪ/
卫星现象	satellitosis	/ˌsætəlaɪˈtəʊsɪs/
未成熟性畸胎瘤	immature teratoma	/ˌɪməˈtʃʊə ˌterəˈtəʊmə/
未分化癌	undifferentiated carcinoma	/ʌnˌdɪfəˈrenʃɪeɪtɪd ˌkɑːsɪˈnəʊmə/
胃癌	carcinoma of stomach	/ˌkɑːsɪˈnəʊmə əv ˈstʌmək/
胃肠间质瘤	gastrointestinal stromal tumor, GIST	/ˌgæstrəʊɪnˈtestɪnəl ˈstrəʊməl ˈtjʊːmə/
胃促生长激素	ghrelin	/ˈgrelɪn/

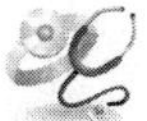

胃食管反流病	gastroesophageal reflux disease	/ˌgæstrəʊɪˌsɒfəˈdʒiːəl ˈriːflʌks dɪˈziːz/
胃炎	gastritis	/gæˈstraɪtɪs/
稳定细胞	stable cell	/ˈsteɪbl sel/
稳定性心绞痛	stable angina pectoris	/ˈsteɪbl ænˈdʒaɪnə ˈpektərɪs/
无尿	anuria	/əˈnjʊərɪə/
无性细胞瘤	dysgeminoma	/dɪsˌdʒɜːmɪˈnəʊmə/

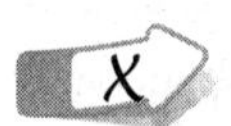

吸烟	tobacco use	/təˈbækəʊ juːz/
息肉样的	polypoid	/ˈpɒlɪpɔɪd/
系膜毛细血管性肾小球肾炎	mesangial capillary glomerulonephritis	/mesˈændʒɪəl kəˈpɪlərɪ glɒˌmerjʊləʊnɪˈfraɪtɪs/
系统病理学	systemic pathology	/sɪˈstemɪk pəˈθɒlədʒɪ/
系统性红斑狼疮	systemic lupus erythematosus, SLE	/sɪˈstemɪk ˈljuːpəs ˌerɪθiːməˈtəʊsəs/
细胞癌基因	cellular oncogene	/ˈseljʊlə ˈɒŋkədʒiːn/
细胞病理学	cytopathology; cell(ular) pathology	/ˌsaɪtəʊpəˈθɒlədʒɪ/; /ˈsel(jʊlə) pəˈθɒlədʒɪ/
细胞老化	cellular aging	/ˈseljʊlə ˈeɪdʒɪŋ/
细胞黏附分子	cell adhesion molecule, CAM	/sel ədˈhiːʒən ˈmɒlɪkjuːl/
细胞水肿	cellular swelling	/ˈseljʊlə ˈswelɪŋ/
细胞外基质	extracellular matrix, ECM	/ˌekstrəˈseljʊlə ˈmeɪtrɪks/
细胞信号转导	cell(ular) signal transduction	/ˈsel(jʊlə) ˈsɪgnəl trænzˈdʌkʃən/
细胞学	cytology	/saɪˈtɒlədʒɪ/
细胞因子	cytokine	/ˈsaɪtəʊkaɪn/
细胞周期	cell cycle	/sel ˈsaɪkl/
细胞周期蛋白	cyclin	/ˈsaɪklɪn/
细胞周期蛋白 E	cyclin E	/ˈsaɪklɪn iː/
细胞周期蛋白依赖性激酶	cyclin-dependent kinase, CDK	/ˈsaɪklɪn dɪˈpendənt ˈkaɪneɪs/

细胞周期蛋白依赖性激酶抑制物	cyclin-dependent kinase inhibitor, CKI	/ˈsaɪklɪn dɪˈpendənt ˈkaɪneɪs ɪnˈhɪbɪtə/
细胞滋养层细胞	cylotrophoblast	/ˌsaɪtəʊˈtrɒfəblæst/
细菌通透性增加蛋白	bacterial permeability-increasing protein, BPI	/bækˈtɪərɪəl ˌpɜːmɪəˈbɪlətɪ ɪnˈkriːsɪŋ ˈprəʊtiːn/
细菌性痢疾	bacillary dysentery	/bəˈsɪlərɪ ˈdɪsəntrɪ/
细菌性心肌炎	bacterial myocarditis	/bækˈtɪərɪəl ˌmaɪəʊkɑːˈdaɪtɪs/
细粒棘球绦虫	Echinococcus granulosis	/ɪˌkaɪnəˈkɒkəs ˌgrænjʊˈləʊsɪs/
细针穿刺	fine needle aspiration, FNA	/faɪn ˈniːdl æspəˈreɪʃən/
细支气管肺泡癌	bronchioloalveolar carcinoma, BAC	/ˌbrɒŋkɪˌəʊləælˈvɪələ ˌkɑːsɪˈnəʊmə/
细支气管周围炎	peribronchiolitis	/ˌperɪˌbrɒŋkɪəʊˈlaɪtɪs/
先天性心脏病	congenital heart disease	/kənˈdʒenɪtəl hɑːt dɪˈziːz/
先天性心脏畸形	congenital heart deformity	/kənˈdʒenɪtəl hɑːt dɪˈfɔːmətɪ/
纤连蛋白	fibronectin	/ˌfaɪbrəʊˈnektɪn/
纤溶酶原激活物的抑制因子	inhibitor of plasminogen activator, PAIs	/ɪnˈhɪbɪtə əv plæzˈmɪnədʒən ˈæktɪveɪtə/
纤维斑块	fibrous plaque	/ˈfaɪbrəs plɑːk/
纤维囊性变	fibrocystic change	/ˌfaɪbrəʊˈsɪstɪk tʃeɪndʒ/
纤维蛋白坏死	fibrinoid necrosis	/ˈfaɪbrɪnɔɪd neˈkrəʊsɪs/
纤维蛋白及浆液纤维蛋白心包炎	fibrinous and serofibrinous pericarditis	/ˈfaɪbrɪnəs ənd ˌsɪərəʊˈfaɪbrɪnəs ˌperɪkɑːˈdaɪtɪs/
纤维蛋白溶酶	plasmin	/ˈplæzmɪn/
纤维蛋白血栓	fibrinous thrombus	/ˈfaɪbrɪnəs ˈθrɒmbəs/
纤维蛋白炎	fibrinous inflammation	/ˈfaɪbrɪnəs ˌɪnfləˈmeɪʃən/
显微切割	microdissection	/ˌmaɪkrəʊdɪˈsekʃən/
限制型心肌病	restrictive cardio-myopathy, RCM	/rɪˈstrɪktɪv ˌkɑːdɪəʊmaɪˈɒpəθɪ/
陷窝细胞	lacunar cell	/ləˈkjuːnə sel/
腺癌	adenocarcinoma	/ˌædənəʊˌkɑːsɪˈnəʊmə/
腺瘤	adenoma	/ˌædəˈnəʊmə/
腺泡中央型肺气肿	centriacinar emphysema	/ˌsentrɪˈæsɪnə ˌemfɪˈsiːmə/

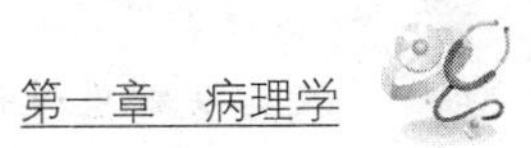

腺泡周围型肺气肿	periacinar emphysema	/ˌpɪərɪˈæsɪnə ˌemfɪˈsiːmə/
向心性肥大	concentric hypertrophy	/kənˈsentrɪk haɪˈpɜːtrəfɪ/
象皮病	elephantiasis	/ˌelɪfənˈtaɪəsɪs/
消化性溃疡病	peptic ulcer disease	/ˈpeptɪk ˈʌlsə dɪˈziːz/
小动脉硬化	arteriolosclerosis	/ɑːˌtɪərɪəˌəʊləʊskləˈrəʊsɪs/
小胶质细胞结节	microglial nodule	/maɪˈkrɒglɪəl ˈnɒdjuːl/
小舞蹈病	chorea minor	/kɒˈrɪə ˈmaɪnə/
小细胞癌	small cell carcinoma, SCC	/smɔːl sel ˌkɑːsɪˈnəʊmə/
小叶片(状)的	lobular	/ˈlɒbjʊlə/
小叶性肺炎	lobular pneumonia	/ˈlɒbjʊlə njuːˈməʊnɪə/
小叶原位癌	lobular carcinoma in situ	/ˈlɒbjʊlə ˌkɑːsɪˈnəʊmə ɪn ˈsɪtjuː/
心瓣膜病	valvular vitium of heart	/ˈvælvjʊlə ˈvɪtɪəm əv hɑːt/
心包炎	pericarditis	/ˌperɪkɑːˈdaɪtɪs/
心肌病	cardiomyopathy	/ˌkɑːdɪəʊmaɪˈɒpəθɪ/
心肌梗死	myocardial infarction, MI	/ˌmaɪəʊˈkɑːdɪəl ɪnˈfɑːkʃən/
心肌纤维化	myocardial fibrosis	/ˌmaɪəʊˈkɑːdɪəl faɪˈbrəʊsɪs/
心肌心包炎	myopericarditis	/ˌmaɪəʊˌperɪkɑːˈdaɪtɪs/
心肌炎	myocarditis	/ˌmaɪəʊkɑːˈdaɪtɪs/
心绞痛	angina pectoris	/ænˈdʒaɪnə ˈpektərɪs/
心内膜心肌纤维化	endomyocardial fibrosis	/ˌendəʊˌmaɪəʊˈkɑːdɪəl faɪˈbrəʊsɪs/
心身疾病	psychosomatic disease	/ˌsaɪkəʊsəʊˈmætɪk dɪˈziːz/
心室壁瘤	ventricular aneurysm	/venˈtrɪkjʊlə ˈænjʊərɪzəm/
心衰细胞	heart failure cell	/hɑːt ˈfeɪljə sel/
心脏黏液瘤	cardiac myxoma	/ˈkɑːdɪæk mɪkˈsəʊmə/
新生儿肺透明膜病	hyaline membrane disease of newborn	/ˈhaɪəlɪn ˈmembreɪn dɪˈziːz əv ˈnjuːbɔːn/
新生儿呼吸窘迫综合征	neonatal respiratory distress syndrome, NRDS	/ˌniːəʊˈneɪtəl ˈrespərətərɪ dɪˈstres ˈsɪndrəʊm/
新型隐球菌	Cryptococcus neoformans	/ˌkrɪptəˈkɒkəs ˌniːəʊˈfɔːmənz/
新血管生成	neovascularization	/ˌniːəʊˌvæskjʊləraɪˈzeɪʃən/
星形胶质细胞	astrocyte	/ˈæstrəsaɪt/

性病	venereal disease	/vəˈnɪərɪəl dɪˈziːz/
性传播疾病	sexually transmitted disease, STD	/ˈsekʃʊəlɪ trænzˈmɪtɪd dɪˈziːz/
性索间质肿瘤	sex cord-stromal tumor	/seks kɔːd ˈstrəʊməl ˈtjuːmə/
性早熟症	precocious puberty	/prɪˈkəʊʃəs ˈpjuːbətɪ/
胸膜斑	pleural plaque	/ˈplʊərəl plɑːk/
胸膜间皮瘤	pleural mesothelioma	/ˈplʊərəl ˌmesəʊˌθiːlɪˈəʊmə/
雄激素	androgen	/ˈændrədʒən/
修复	repair	/rɪˈpeə/
虚拟切片	virtual slide	/ˈvɜːtʃʊəl slaɪd/
选择素	selectin	/səˈlektɪn/
选择性蛋白尿	selective proteinuria	/sɪˈlektɪv ˌprəʊtiːˈnjʊərɪə/
血道转移	hematogenous metastasis	/ˌhiːməˈtɒdʒɪnəs məˈtæstəsɪs/
血管瘤	hemangioma	/hɪˌmændʒɪˈəʊmə/
血管免疫母细胞性 T 细胞淋巴瘤	angioimmunoblastic T cell lymphoma, AITL	/ˌændʒɪəʊɪˌmjʊnəʊˈblæstɪk tiː sel lɪmˈfəʊmə/
血管母细胞	angioblast	/ˈændʒɪəʊˌblæst/
血管内皮生长因子	vascular endothelial growth factor, VEGF	/ˈvæskjʊlə ˌendəʊˈθiːlɪəl grəʊθ ˈfæktə/
血管肉瘤	angiosarcoma	/ˌændʒɪəʊsɑːˈkəʊmə/
血管生成	angiogenesis	/ˌændʒɪəʊˈdʒenɪsɪs/
血管生成拟态	vasculogenic mimicry	/ˌvæskjʊləʊˈdʒenɪk ˈmɪmɪkrɪ/
血管生成因子	angiogenesis factor	/ˌændʒɪəʊˈdʒenɪsɪs ˈfæktə/
血管系膜	mesangium	/mesˈændʒɪəm/
血管抑素	angiostatin	/ˌændʒɪəʊˈstætɪn/
血管翳	pannus	/ˈpænəs/
血管重构	vascular remodeling, VR	/ˈvæskjʊlə ˌriːˈmɒdəlɪŋ/
血尿	hematuria	/ˌhiːməˈtjʊərɪə/
血尿素氮	blood urea nitrogen, BUN	/blʌd jʊˈriːə ˈnaɪtrədʒən/
血色素沉着病	hemochromatosis	/ˌhiːməʊˌkrəʊməˈtəʊsɪs/
血栓	thrombus	/ˈθrɒmbəs/
血栓调节素	thrombomodulin	/ˌθrɒmbəʊˈmɒdjʊlɪn/

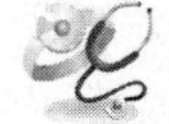

血栓栓塞	thromboembolism	/ˌθrɒmbəʊˈembəlɪzəm/
血栓形成	thrombosis	/θrɒmˈbəʊsɪs/
血栓烷 A_2	thromboxane A_2, TXA_2	/θrɒmˈbɒkseɪn eɪ tuː/
血吸虫病	schistosomiasis	/ˌʃɪstəsəʊˈmaɪəsɪs/
血小板激活因子	platelet activating factor, PAF	/ˈpleɪtlɪt ˈæktɪveɪtɪŋ ˈfæktə/
血小板源性生长因子	platelet derived growth factor, PDGF	/ˈpleɪtlɪt dɪˈraɪvd grəʊθ ˈfæktə/
血压	blood pressure, BP	/blʌd ˈpreʃə/
血液的高凝性	blood hypercoagulability	/blʌd ˌhaɪpəkəʊˌægjʊləˈbɪlɪtɪ/
血肿	hematoma	/ˌheməˈtəʊmə/
循环免疫复合物性肾炎	nephritis caused by circulating immune complex	/nɪˈfraɪtɪs kɔːzd baɪ ˈsɜːkjʊleɪtɪŋ ɪˈmjuːn ˈkɒmpleks/
蕈样肉芽肿病	mycosis fungoides, MF	/maɪˈkəʊsɪs fʌŋˈgɔɪdiːz/

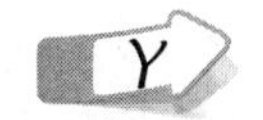

压迫性萎缩	atrophy due to pressure	/ˈætrəfɪ djuː tʊ ˈpreʃə/
亚急性甲状腺炎	subacute thyroiditis	/ˌsʌbəˈkjuːt ˌθaɪrɔɪˈdaɪtɪs/
亚细胞结构病理学	subcellular structure pathology	/ˌsʌbˈseljʊlə ˈstrʌktʃə pəˈθɒlədʒɪ/
咽炎	pharyngitis	/ˌfærɪnˈdʒaɪtɪs/
严重急性呼吸综合征	severe acute respiratory syndrome, SARS	/sɪˈvɪə əˈkjuːt ˈrespərətərɪ ˈsɪndrəʊm/
炎症	inflammation	/ˌɪnfləˈmeɪʃən/
炎症介质	inflammatory mediator	/ɪnˈflæmətərɪ ˈmiːdɪeɪtə/
炎症性肠病	inflammatory bowel disease, IBD	/ɪnˈflæmətərɪ ˈbaʊəl dɪˈziːz/
盐皮质激素	mineralocorticoid	/ˌmɪnərələʊˈkɔːtɪkɔɪd/
演进	progression	/prəʊˈgreʃən/
羊水栓塞	amniotic fluid embolism	/ˌæmnɪˈɒtɪk ˈfluːɪd ˈembəlɪzəm/
摇头丸	ecstasy	/ˈekstəsɪ/
药物不良反应	adverse drug reaction	/ˈædvɜːs drʌg rɪˈækʃən/
药物滥用	drug abuse	/drʌg əˈbjuːs/

药物性心肌病	drug-induced cardiomyopathy	/drʌg ɪnˈdjuːst ˌkɑːdɪəʊmaɪˈɒpəθɪ/
液化性坏死	liquefactive necrosis	/ˌlɪkwɪˈfæktɪv neˈkrəʊsɪs/
一期愈合	healing by first intention	/ˈhiːlɪŋ baɪ fɜːst ɪnˈtenʃən/
一氧化氮	nitric oxide, NO	/ˈnaɪtrɪk ˈɒksaɪd/
胰岛素依赖型糖尿病	insulin-dependent diabetes mellitus, IDDM	/ˈɪnsjʊlɪn dɪˈpendənt ˌdaɪəˈbiːtiːz ˈmelɪtəs/
胰岛细胞瘤	islet cell tumor	/ˈaɪlɪt sel ˈtjuːmə/
胰腺癌	carcinoma of pancreas	/ˌkɑːsɪˈnəʊmə əv ˈpæŋkrɪəs/
胰腺炎	pancreatitis	/ˌpæŋkrɪəˈtaɪtɪs/
移行带	transformation zone	/ˌtrænsfəˈmeɪʃən zəʊn/
移行上皮肿瘤	transitional cell tumor	/trænˈzɪʃənəl sel ˈtjuːmə/
移行细胞癌	transitional cell carcinoma	/trænˈzɪʃənəl sel ˌkɑːsɪˈnəʊmə/
移植	transplantation	/ˌtrænsplɑːnˈteɪʃən/
移植物抗宿主病	graft versus host disease, GVHD	/grɑːft ˈvɜːsəs həʊst dɪˈziːz/
移植物抗宿主反应	graft versus host reaction, GVHR	/grɑːft ˈvɜːsəs həʊst rɪˈækʃən/
遗传变异	genetic variation	/dʒɪˈnetɪk ˌveərɪˈeɪʃən/
遗传病理学	genetic pathology	/dʒɪˈnetɪk pəˈθɒlədʒɪ/
遗传性疾病	hereditary disease	/hɪˈredɪtərɪ dɪˈziːz/
遗传性肿瘤综合征	inherited cancer syndrome	/ɪnˈherɪtɪd ˈkænsə ˈsɪndrəʊm/
乙型肝炎病毒	hepatitis B virus, HBV	/ˌhepəˈtaɪtɪs biː ˈvaɪərəs/
异基因移植	allotransplantation	/æləʊˌtrænsplɑːnˈteɪʃən/
异位内分泌综合征	ectopic endocrine syndrome	/ekˈtɒpɪk ˈendəʊkraɪn ˈsɪndrəʊm/
异型	atypia	/eɪˈtɪpɪə/
异型增生	atypical hyperplasia	/eɪˈtɪpɪkəl ˌhaɪpəˈpleɪzɪə/
异质性	heterogeneity	/ˌhetərəʊdʒəˈniːɪtɪ/
异种移植	heterotransplantation	/ˌhetərəʊtrænsˌplɑːnˈteɪʃən/
抑素	chalone	/ˈkæləʊn/
隐蔽抗原	sequestered antigen	/sɪˈkwestəd ˈæntɪdʒən/

隐匿性癌	occult carcinoma	/ɒˈkʌlt ˌkɑːsɪˈnəʊmə/
隐球菌病	cryptococcosis	/ˌkrɪptəʊkɒˈkəʊsɪs/
印戒细胞	signet-ring cell	/ˈsɪgnɪt rɪŋ sel/
印戒细胞癌	signet-ring cell carcinoma	/ˈsɪgnɪt rɪŋ sel ˌkɑːsɪˈnəʊmə/
荧光漂白恢复技术	fluorescence redistribution after photobleaching, FRAP	/ˌflʊəˈresəns ˌriːdɪstrɪˈbjuːʃən ˈɑːftə ˌfəʊtəʊˈbliːtʃɪŋ/
荧光原位杂交	fluorescence in situ hybridization, FISH	/ˌflʊəˈresəns ɪn ˈsɪtjuː ˌhaɪbrɪdaɪˈzeɪʃən/
营养不良	malnutrition	/ˌmælnjuːˈtrɪʃən/
营养不良性钙化	dystrophic calcification	/dɪsˈtrɒfɪk ˌkælsɪfɪˈkeɪʃən/
营养不良性萎缩	atrophy due to inadequate nutrition	/ˈætrəfɪ djuː tʊ ɪnˈædɪkwət njʊˈtrɪʃən/
营养不良性消瘦	marasmus	/məˈræzməs/
营养性疾病	nutritional disease	/njʊˈtrɪʃənəl dɪˈziːz/
硬化	sclerosis	/skləˈrəʊsɪs/
硬化性腺病	sclerosing adenosis	/skləˈrəʊsɪŋ ˌædəˈnəʊsɪs/
硬脑膜炎	pachymeningitis	/ˌpækɪˌmenɪnˈdʒaɪtɪs/
永久性细胞	permanent cell	/ˈpɜːmənənt sel/
疣状癌	verrucous carcinoma	/veˈruːkəs ˌkɑːsɪˈnəʊmə/
疣状胃炎	gastritis verrucosa	/gæˈstraɪtɪs veruːˈkəʊsə/
疣状赘生物	verrucous vegetation	/veˈruːkəs ˌvedʒɪˈteɪʃən/
游走性脉管炎	migratory phlebitis	/ˈmaɪgrətərɪ fləˈbaɪtɪs/
有丝分裂象	mitotic figure	/maɪˈtɒtɪk ˈfɪgə/
右室心肌病	right ventricular cardiomyopathy	/raɪt venˈtrɪkjʊlə ˌkɑːdɪəʊmaɪˈɒpəθɪ/
诱导性多能干细胞	induced pluripotent stem cell, IPSC	/ɪnˈdjuːst plʊəˈrɪpətənt stem sel/
淤血	congestion	/kənˈdʒestʃən/
淤血性出血	congestive hemorrhage	/kənˈdʒestɪv ˈhemərɪdʒ/
淤血性肝硬化	congestive liver cirrhosis	/kənˈdʒestɪv ˈlɪvə sɪˈrəʊsɪs/
淤血性水肿	congestive edema	/kənˈdʒestɪv ɪˈdiːmə/
淤血性硬化	congestive sclerosis	/kənˈdʒestɪv skləˈrəʊsɪs/

瘀斑	ecchymosis	/ˌekɪˈməʊsɪs/
瘀点	petechia	/pɪˈtiːkɪə/
淤滞	stasis	/ˈsteɪsɪs/
原癌基因	protooncogene, pro-onc	/ˌprəʊtəʊˈɒŋkədʒiːn/
原发复合征	primary complex	/ˈpraɪmərɪ ˈkɒmpleks/
原发生性肝癌	primary carcinoma of the liver	/ˈpraɪmərɪ ˌkɑːsɪˈnəʊmə əv ðə ˈlɪvə/
原发性骨髓纤维化	primary myelofibrosis, PMF	/ˈpraɪmərɪ ˌmaɪələʊfaɪˈbrəʊsɪs/
原发性颗粒性萎缩肾	primary granular atrophy of the kidney	/ˈpraɪmərɪ ˈgrænjʊlə ˈætrəfɪ əv ðə ˈkɪdnɪ/
原发性肾小球肾炎	primary glomerulo-nephritis	/ˈpraɪmərɪ glɒˌmerjʊləʊnɪˈfraɪtɪs/
原发肿瘤	primary tumor	/ˈpraɪmərɪ ˈtjuːmə/
原位 PCR	in situ PCR	/ɪn ˈsɪtjuː piː siː ɑː/
原位癌	carcinoma in situ, CIS	/ˌkɑːsɪˈnəʊmə ɪn ˈsɪtjuː/
原位杂交	in situ hybridization, ISH	/ɪn ˈsɪtjuː ˌhaɪbrɪdaɪˈzeɪʃən/
远距离分泌的	telecrine	/ˈteliːkrɪn/
孕酮受体	progesterone receptor, PR	/prəʊˈdʒestərəʊn rɪˈseptə/

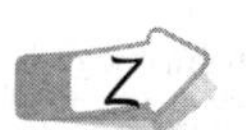

再生	regeneration	/rɪˌdʒenəˈreɪʃən/
再通	recanalization	/riːˌkænəlaɪˈzeɪʃən/
脏层上皮细胞	visceral epithelial cell	/ˈvɪsərəl ˌepɪˈθiːlɪəl sel/
增生	hyperplasia	/ˌhaɪpəˈpleɪzɪə/
增生	proliferation	/prəʊˌlɪfəˈreɪʃən/
粘连性纵隔心包炎	adhesive mediastino-pericarditis	/ədˈhiːsɪv ˌmiːdɪˌæstɪnəʊ-ˌperɪkɑːˈdaɪtɪs/
真性红细胞增多症	polycythaemia vera, PV	/ˌpɒlɪsaɪˈθiːmɪə ˈverə/
诊断病理学	diagnostic pathology	/ˌdaɪəgˈnɒstɪk pəˈθɒlədʒɪ/
镇痛药性肾炎	analgesic nephritis	/ˌænælˈdʒiːsɪk nɪˈfraɪtɪs/
震颤(性)麻痹	paralysis agitans	/pəˈrælɪsɪs ˈædʒɪtəns/

整合素	integrin	/ɪnˈtegrɪn；ˈɪntəgrɪn/
支气管肺炎	bronchopneumonia	/ˌbrɒŋkəʊnjuːˈməʊnɪə/
支气管扩张症	bronchiectasis	/ˌbrɒŋkɪˈektəsɪs/
支气管哮喘	bronchial asthma	/ˈbrɒŋkɪəl ˈæsmə/
肢端肥大症	acromegaly	/ˌækrəʊˈmegəlɪ/
脂肪变性	fatty change；steatosis	/ˈfætɪ tʃeɪndʒ/；/ˌstɪəˈtəʊsɪs/
脂肪坏死	fat necrosis	/fæt neˈkrəʊsɪs/
脂肪浸润	fatty infiltration	/ˈfætɪ ˌɪnfɪlˈtreɪʃən/
脂肪瘤	lipoma	/lɪˈpəʊmə/
脂肪肉瘤	liposarcoma	/ˌlɪpəʊsɑːˈkəʊmə/
脂肪栓塞	fat embolism	/fæt ˈembəlɪzəm/
脂褐素	lipofuscin	/ˌlɪpəʊˈfʌsɪn/
脂尿	lipiduria	/ˌlɪpɪˈdjʊərɪə/
脂纹	fatty streak	/ˈfætɪ striːk/
脂性肾病	lipoid nephrosis	/ˈlɪpɔɪd nɪˈfrəʊsɪs/
直接蔓延	direct spreading	/dɪˈrekt ˈspredɪŋ/
职业暴露	occupational exposure	/ɒkjʊˈpeɪʃənəl ɪkˈspəʊʒə/
职业及环境暴露污染	occupational and environmental exposing pollution	/ɒkjʊˈpeɪʃənəl ənd ɪnˌvaɪərənˈmentəl ɪkˈspəʊzɪŋ pəˈluːʃən/
职业病	occupational disease	/ɒkjʊˈpeɪʃənəl dɪˈziːz/
指端硬化	sclerodactyly	/ˌsklərəʊˈdæktəlɪ/
治疗性药物损伤	injury by therapeutic drug	/ˈɪndʒərɪ baɪ ˌθerəˈpjuːtɪk drʌg/
致癌物	carcinogen	/kɑːˈsɪnədʒən/
致瘤因子	tumorigenic agent	/ˌtjuːmərɪˈdʒenɪk ˈeɪdʒənt/
致突变原	mutagen	/ˈmjuːtədʒən/
致心律失常性右室心肌病	arrhythmogenic right ventricular cardio-myopathy，ARVC	/əˌrɪðməˈdʒenɪk raɪt venˈtrɪkjʊlə ˌkɑːdɪəʊmaɪˈɒpəθɪ/
中草药肾病	Chinese herb nephropathy	/ˌtʃaɪˈniːz hɜːb nɪˈfrɒpəθɪ/
中心母细胞	centroblast，CB	/ˈsentrəʊˌblæst/

中心细胞	centrocyte, CC	/ˈsentrəʊˌsaɪt/
中心细胞样细胞	centrocyte-like cell	/ˈsentrəʊˌsaɪt laɪk sel/
中央性染质溶解	central chromatolysis	/ˈsentrəl ˌkrəʊməˈtɒlɪsɪs/
肿块	mass	/mæs/
肿瘤	tumor; neoplasm	/ˈtjuːmə/; /ˈniːəʊplæzəm/
肿瘤病毒	tumor virus	/ˈtjuːmə ˈvaɪərəs/
肿瘤干细胞	tumor stem cell	/ˈtjuːmə stem sel/
肿瘤启动细胞	tumor initiating cell, TIC	/ˈtjuːmə ɪˈnɪʃɪeɪtɪŋ sel/
肿瘤胎儿抗原	oncofetal antigen	/ˌɒŋkəʊˈfiːtəl ˈæntɪdʒən/
肿瘤特异性抗原	tumor-specific antigen	/ˈtjuːmə spəˈsɪfɪk ˈæntɪdʒən/
肿瘤相关抗原	tumor-associated antigen	/ˈtjuːmə əˈsəʊʃɪeɪtɪd ˈæntɪdʒən/
肿瘤形成	neoplasia	/ˌniːəʊˈpleɪzɪə/
肿瘤性增殖	neoplastic proliferation	/ˌniːəʊˈplæstɪk prəʊˌlɪfəˈreɪʃən/
肿瘤性转化	neoplastic transformation	/ˌniːəʊˈplæstɪk ˌtrænsfəˈmeɪʃən/
肿瘤学	oncology	/ɒŋˈkɒlədʒɪ/
肿瘤抑制基因	tumor suppressor gene	/ˈtjuːmə səˈpresə dʒiːn/
种植性转移	transcoelomic metastasis	/ˌtrænzkəˈeləmɪk məˈtæstəsɪs/
舟状动脉瘤	navicular aneurysm	/nəˈvɪkjʊlə ˈænjʊrɪzəm/
粥样斑	atheroma	/ˌæθəˈrəʊmə/
粥样斑块	atheromatous plaque	/ˌæθəˈrɒmətəʊs plɑːk/
轴突小球	axonal spheroid	/ˈæksənəl ˈsfɪərɔɪd/
蛛网膜下腔出血	subarachnoid hemorrhage	/ˌsʌbəˈræknɔɪd ˈhemərɪdʒ/
主动脉瓣关闭不全	aortic valve insufficiency	/eɪˈɔːtɪk vælv ˌɪnsəˈfɪʃənsɪ/
主动脉瓣狭窄	aortic valve stenosis	/eɪˈɔːtɪk vælv stɪˈnəʊsɪs/
主动脉狭窄	coarctation of aorta	/ˌkəʊɑːkˈteɪʃən əv eɪˈɔːtə/
转分化	transdifferentiation	/ˌtrænsdɪfərenʃɪˈeɪʃən/
转化生长因子	transforming growth factor, TGF	/trænsˈfɔːmɪŋ grəʊθ ˈfæktə/
转录因子	transcription factor	/trænˈskrɪpʃən ˈfæktə/
转移	metastasis	/məˈtæstəsɪs/
转移性钙化	metastatic calcification	/ˌmetəˈstætɪk ˌkælsɪfɪˈkeɪʃən/
转移性脓肿	metastatic abscess	/ˌmetəˈstætɪk ˈæbsɪs/

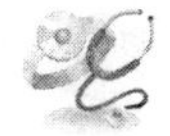

转移性肿瘤	metastatic tumor	/ˌmetəˈstætɪk ˈtjuːmə/
着色过度	hyperchromasia	/ˌhaɪpɜːkrəʊˈmeɪsɪə/
滋养层细胞疾病	gestational trophoblastic disease, GTD	/dʒeˈsteɪʃənəl ˌtrɒfəʊˈblæstɪk dɪˈziːz/
子宫颈癌	cervical carcinoma	/ˈsɜːvɪkəl ˌkɑːsɪˈnəʊmə/
子宫颈上皮内瘤变	cervical intraepithelial neoplasia, CIN	/ˈsɜːvɪkəl ˈɪntrəˌepɪˈθiːlɪəl ˌniːəʊˈpleɪzɪə/
子宫颈上皮异型	cervical epithelial dysplasia	/ˈsɜːvɪkəl ˌepɪˈθiːlɪəl dɪsˈpleɪzɪə/
子宫颈腺癌	cervical adenocarcinoma	/ˈsɜːvɪkəl ˌædənəʊˌkɑːsɪˈnəʊmə/
子宫颈原位癌	carcinoma in situ (of cervix)	/ˌkɑːsɪˈnəʊmə ɪn ˈsɪtjuː (əv ˈsɜːvɪks)/
子宫内膜腺癌	endometrial adenocarcinoma	/ˌendəʊˈmiːtrɪəl ˌædənəʊˌkɑːsɪˈnəʊmə/
子宫内膜异位［症］	adenomyosis	/ˌædənəʊmaɪˈəʊsɪs/
子宫内膜异位症	endometriosis	/ˌendəʊˌmiːtrɪˈəʊsɪs/
子宫内膜增生症	endometrial hyperplasia	/ˌendəʊˈmiːtrɪəl ˌhaɪpəˈpleɪzɪə/
子宫平滑肌瘤	leiomyoma of uterus	/ˌlaɪəʊmaɪˈəʊmə əv ˈjuːtərəs/
紫癜	purpura	/ˈpɜːpjʊərə/
自分泌的	autocrine	/ˈɔːtəʊkrɪn/
自身免疫病	autoimmune disease	/ˌɔːtəʊɪˈmjuːn dɪˈziːz/
自身免疫耐受	immune tolerance	/ɪˈmjuːn ˈtɒlərəns/
自身免疫性溶血性贫血	autoimmune hemolytic anemia	/ˌɔːtəʊɪˈmjuːn ˌhiːməˈlɪtɪk əˈniːmɪə/
自噬	autophagy	/ɔːˈtɒfədʒɪ/
自体移植(术)	autoplastic transplantation	/ˌɔːtəʊˈplæstɪk ˌtrænsplɑːnˈteɪʃən/
自吞	engulfing	/ɪnˈgʌlfɪŋ/
自我更新	self-renewal	/self rɪˈnjuːəl/
自由基	free radical	/friː ˈrædɪkəl/
自主性	autonomy	/ɔːˈtɒnəmɪ/
纵隔心包炎	mediastinopericarditis	/ˌmiːdɪˌæstɪnəʊˌperɪkɑːˈdaɪtɪs/
足突	foot process; pedicel	/fʊt ˈprəʊses/;/ˈpedɪsəl/

足细胞	podocyte	/ˈpɒdəsaɪt/
阻塞性肺气肿	obstructive emphysema	/əbˈstrʌktɪv ˌemfɪˈsiːmə/
组胺	histamine	/ˈhɪstəmiːn/
组织病理学	histopathology	/ˌhɪstəʊpəˈθɒlədʒɪ/
组织化学	histochemistry	/ˌhɪstəʊˈkemɪstrɪ/
组织细胞坏死性淋巴结炎	histiocytic necrotizing lymphadenitis	/ˌhɪstɪəʊˈsaɪtɪk ˈnekrətaɪzɪŋ lɪmˌfædɪˈnaɪtɪs/
组织芯片	tissue chip	/ˈtɪʃjuː tʃɪp/
组织型纤溶酶原激活剂[物]	tissue type plasminogen activator, t-PA	/ˈtɪʃjuː taɪp plæzˈmɪnədʒən ˈæktɪveɪtə/
组织学分类	histological classification	/ˌhɪstəˈlɒdʒɪkəl ˌklæsɪfɪˈkeɪʃən/

第二章　生理学

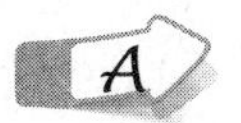

氨基甲酰血红蛋白	carbaminohemoglobin	/kɑːˌbæmɪnəʊˌhiːməʊˈgləʊbɪn/
暗电流	dark current	/dɑːk ˈkʌrənt/
暗视觉	scotopic vision	/skɒˈtɒpɪk ˈvɪʒən/
暗适应	dark adaptation	/dɑːk ˌædæpˈteɪʃən/

B

巴宾斯基征	Babinski's sign	/bəˈbɪnskɪz saɪn/
靶器官	target organ	/ˈtɑːgɪt ˈɔːgən/
靶细胞	target cell	/ˈtɑːgɪt sel/
靶组织	target tissue	/ˈtɑːgɪt ˈtɪʃjuː/
白细胞	leucocyte/leukocyte; white blood cell, WBC	/ˈljuːkəsaɪt/; /waɪt blʌd sel/
白细胞渗出	leukopedesis	/ˌljuːkəʊˈpedɪsɪs/
半规管	semicircular canal	/ˌsemɪˈsɜːkjʊlə kəˈnæl/
包钦格复合体	Botzinger's complex	/ˈbɒtsɪngəz ˈkɒmpleks/
胞体	soma	/ˈsəʊmə/
胞吐	exocytosis	/ˌeksəʊsaɪˈtəʊsɪs/
饱和(度)	saturation	/ˌsætʃəˈreɪʃən/
饱中枢	satiety center	/səˈtaɪətɪ ˈsentə/
爆式促进活性	burst-promoting activity, BPA	/bɜːst prəˈməʊtɪŋ ækˈtɪvətɪ/
背侧呼吸组	dorsal respiratory group	/ˈdɔːsəl ˈrespərətərɪ gruːp/
本体感觉	proprioceptive sense	/ˌprəʊprɪəʊˈseptɪv sens/
本体感受器	proprioceptor	/ˌprəʊprɪəʊˈseptə/

苯乙醇胺氨位甲基转移酶	phenylethanolamine N-methyltransferase, PNMT	/ˌfenɪlˌeθənəʊˈlæmiːn en ˌmeθɪlˈtrænsfəreɪs/
比顺应性	specific compliance	/spəˈsɪfɪk kəmˈplaɪəns/
辨别阈	differential threshold	/ˌdɪfəˈrenʃəl ˈθreʃhəʊld/
标准对数视力表	standard logarithmic visual chart	/ˈstændəd ˌlɒgəˈrɪðmɪk ˈvɪʒʊəl tʃɑːt/
表层温度	shell temperature	/ʃel ˈtempərətʃə/
表面蛋白	peripheral protein	/pəˈrɪfərəl ˈprəʊtiːn/
波尔效应	Bohr effect	/bɔː ɪˈfekt/
波阻断	alpha blocking	/ˈælfə blɒkɪŋ/
勃起	erection	/ɪˈrekʃən/
搏功	stroke work, SW	/strəʊk wɜːk/
补呼气量	expiratory reserve volume	/ɪkˈspaɪərətərɪ rɪˈzɜːv ˈvɒljuːm/
补吸气量	inspiratory reserve volume	/ɪnˈspaɪərətərɪ rɪˈzɜːv ˈvɒljuːm/

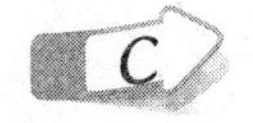

C

残气量	residual volume	/rɪˈzɪdjʊəl ˈvɒljuːm/
长度-张力关系曲线	length-tension relationship	/leŋθ ˈtenʃən rɪˈleɪʃənʃɪp/
长反馈	long-loop feedback	/lɒŋ luːp ˈfiːdbæk/
长期调节	long-term regulation	/lɒŋ tɜːm ˌregjʊˈleɪʃən/
长时程压抑	long-term depression, LTD	/lɒŋ tɜːm dɪˈpreʃən/
长时程增强	long-term potentiation, LTP	/lɒŋ tɜːm pəʊˌtenʃɪˈeɪʃən/
长吸式呼吸	apneusis	/æpˈnjuːsɪs/
肠激酶	enterokinase	/ˌentərəʊˈkaɪneɪs/
肠-胰岛轴	entero-insular axis	/ˌentərəʊˈɪnsjʊlə ˈæksɪs/
超常期	supranormal period	/ˌsjuːprəˈnɔːməl ˈpɪərɪəd/
超短反馈	ultra-short-loop feedback	/ˈʌltrə ʃɔːt luːp ˈfiːdbæk/
超极化	hyperpolarization	/ˌhaɪpəˌpəʊləraɪˈzeɪʃən/
超射	overshoot	/ˌəʊvəˈʃuːt/
超速驱动压抑	overdrive suppression	/ˌəʊvəˈdraɪv səˈpreʃən/

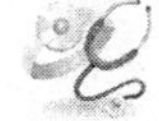

潮气容积	tidal volume, VT	/ˈtaɪdəl ˈvɒljuːm/
陈述性记忆	declarative memory	/dɪˈklærətɪv ˈmemərɪ/
成分输血	blood component therapy	/blʌd kəmˈpəʊnənt ˈθerəpɪ/
成纤维细胞生长因子	fibroblast growth factor, FGF	/ˈfaɪbrəʊblæst grəʊθ ˈfæktə/
惩罚系统	punishment system	/ˈpʌnɪʃmənt ˈsɪstəm/
重调定	reset	/ˌriːˈset/
重吸收	reabsorption	/ˌriːəbˈsɔːpʃən/
出胞	exocytosis	/ˌeksəʊsaɪˈtəʊsɪs/
触点	touch point	/tʌtʃ pɔɪnt/
触发区	trigger zone	/ˈtrɪgə zəʊn/
触觉	touch sensation	/tʌtʃ senˈseɪʃən/
触觉阈	tactile sensation threshold	/ˈtæktaɪl senˈseɪʃən ˈθreʃhəʊld/
传入侧支性抑制	afferent collateral inhibition	/ˈæfərənt kɒˈlætərəl ˌɪnhɪˈbɪʃən/
喘息样呼吸	gasping	/ˈgɑːspɪŋ/
垂体门静脉系统	hypophysial portal system	/ˌhaɪpəʊˈfɪzɪəl ˈpɔːtəl ˈsɪstəm/
雌二醇	estradiol, E2	/ˌestrəˈdaɪɒl/
雌激素	estrogen	/ˈestrədʒən/
雌三醇	estriol, E3	/ˈestrɪɒl/
雌酮	estrone	/ˈestrəʊn/
刺激	stimulus	/ˈstɪmjʊləs/
促激素	tropic hormone	/ˈtrɒpɪk ˈhɔːməʊn/
促甲状腺激素	thyroid-stimulating hormone	/ˈθaɪrɔɪd ˈstɪmjʊleɪtɪŋ ˈhɔːməʊn/
促甲状腺素释放激素	thyrotropin-releasing hormone	/θaɪrəʊˈtrəʊpɪn rɪˈliːsɪŋ ˈhɔːməʊn/
促卵泡激素	follicle-stimulating hormone	/ˈfɒlɪkl ˈstɪmjʊleɪtɪŋ ˈhɔːməʊn/
促肾上腺皮质激素	adrenocorticotropic hormone	/əˌdriːnəʊˌkɔːtɪkəʊˈtrɒpɪk ˈhɔːməʊn/
促肾上腺皮质激素释放激素	corticotrophin-releasing hormone	/ˌkɔːtɪkəʊˈtrɒfɪn rɪˈliːsɪŋ ˈhɔːməʊn/
促胃液素	gastrin	/ˈgæstrɪn/

促性腺激素释放激素	gonadotrophin-raleasing hormone	/ˌgɒnədəˈtrɒfɪn rɪˈliːsɪŋ ˈhɔːməʊn/
促胰液素	secretin	/sɪˈkriːtɪn/
催产素	oxytocin, OXT	/ˌɒksɪˈtəʊsɪn/
催乳素	prolactin	/prəʊˈlæktɪn/
催乳素释放抑制因子	prolactin release-inhibiting factor	/prəʊˈlæktɪn rɪˈliːs ɪnˈhɪbɪtɪŋ ˈfæktə/
催乳素释放因子	prolactin-releasing factor	/prəʊˈlæktɪn rɪˈliːsɪŋ ˈfæktə/

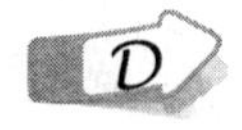

呆小症	cretinism	/ˈkretɪnɪzəm/
代偿性间歇	compensatory pause	/kəmˈpensətərɪ pɔːz/
戴尔原则	Dale principle	/deɪl ˈprɪnsəpl/
单胺氧化酶	monoamine oxidase, MAO	/ˌmɒnəʊəˈmiːn ˈɒksɪdeɪs/
单纯扩散	simple diffusion	/ˈsɪmpl dɪˈfjuːʒən/
单收缩	single twitch	/ˈsɪŋgl twɪtʃ/
胆钙化醇	cholecalciferol	/ˌkəʊlɪkælˈsɪfərɒl/
胆碱能神经元	cholinergic neuron	/ˌkəʊlɪˈnɜːdʒɪk ˈnjʊərɒn/
胆碱能受体	cholinergic receptor	/ˌkəʊlɪˈnɜːdʒɪk rɪˈseptə/
胆碱能纤维	cholinergic fibre	/ˌkəʊlɪˈnɜːdʒɪk ˈfaɪbə/
胆汁	bile	/baɪl/
蛋白激酶 A	protein kinase A, PKA	/ˈprəʊtiːn ˈkaɪneɪs eɪ/
蛋白激酶 C	protein kinase C, PKC	/ˈprəʊtiːn ˈkaɪneɪs siː/
蛋白耦联受体	G protein coupled receptor	/dʒiː ˈprəʊtiːn ˈkʌpld rɪˈseptə/
蛋白质 C	protein C, PC	/ˈprəʊtiːn siː/
等长收缩	isometric contraction	/ˌaɪsəʊˈmetrɪk kənˈtrækʃən/
等容收缩期	period of isovolumic contraction	/ˈpɪərɪəd əv ˌaɪsəʊvəˈljuːmɪk kənˈtrækʃən/
等容舒张期	period of isovolumic relaxation	/ˈpɪərɪəd əv ˌaɪsəʊvəˈljuːmɪk ˌriːlækˈseɪʃən/
等渗溶液	isosmotic solution	/ˌaɪsɒsˈmɒtɪk səˈluːʃən/

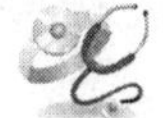

等张溶液	isotonic solution	/ˌaɪsəʊˈtɒnɪk səˈluːʃən/
等张收缩	isotonic contraction	/ˌaɪsəʊˈtɒnɪk kənˈtrækʃən/
低常期	subnormal period	/ˌsʌbˈnɔːməl ˈpɪərɪəd/
低氧习服	acclimatization to hypoxia	/əˌklaɪmətaɪˈzeɪʃən tʊ haɪˈpɒksɪə/
递质共存	neurotransmitter co-existence	/ˌnjʊərəʊtrænsˈmɪtə ˌkəʊɪgˈzɪstəns/
第二体表感觉区	somatic sensory area 2, S2	/səʊˈmætɪk ˈsensərɪ ˈeərɪə tuː/
第二信号系统	second signal system	/ˈsekənd ˈsɪgnəl ˈsɪstəm/
第二信使	second messenger	/ˈsekənd ˈmesɪndʒə/
第一体表感觉区	somatic sensory area 1, S1	/səʊˈmætɪk ˈsensərɪ ˈeərɪə wʌn/
第一信号系统	first signal system	/fɜːst ˈsɪgnəl ˈsɪstəm/
第一信使	first messenger	/fɜːst ˈmesɪndʒə/
电紧张性扩布	eletrotonic propagation	/ɪˌlektrəˈtɒnɪk ˌprɒpəˈgeɪʃən/
电突触	electrical synapse	/ɪˈlektrɪkəl ˈsaɪnæps/
电突触传递	electrical synaptic transmission	/ɪˈlektrɪkəl sɪˈnæptɪk trænzˈmɪʃən/
电压门控性离子通道	voltage-gated ion channel	/ˈvəʊltɪdʒ ˈgeɪtɪd ˈaɪən ˈtʃænəl/
顶体反应	acrosome reaction	/ˈækrəʊsəʊm rɪˈækʃən/
动脉血压	arterial blood pressure, ABP	/ɑːˈtɪərɪəl blʌd ˈpreʃə/
动纤毛	kinocilium	/ˌkɪnəʊˈsɪlɪəm/
动作电位	action potential, AP	/ˈækʃən pəʊˈtenʃəl/
毒蕈碱受体	muscarinic receptor	/ˌmʌskəˈrɪnɪk rɪˈseptə/
短反馈	short-loop feedback	/ʃɔːt luːp ˈfiːdbæk/
短期调节	short-term regulation	/ʃɔːt tɜːm ˌregjʊˈleɪʃən/
对比色学说	opponent color theory	/əˈpəʊnənt ˈkʌlə ˈθɪərɪ/
对侧伸肌反射	crossed extensor reflex	/krɒst ɪkˈstensə ˈriːfleks/
多巴胺	dopamine, DA	/ˈdəʊpəmiːn/
多肽	polypeptide	/ˌpɒlɪˈpeptaɪd/

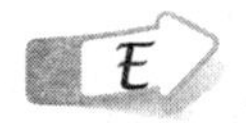

儿茶酚 O-甲基转换酶	catechol O-methyltransferase, COMT	/ˈkætəkɒl əʊ ˌmeθɪlˈtrænsfəreɪs/
儿茶酚胺	catecholamine	/ˌkætɪˈkəʊləmiːn/
耳砂	otoconium	/ˌəʊtəʊˈkəʊnɪəm/
耳石	otolith	/ˈəʊtəlɪθ/
耳蜗	cochlea	/ˈkɒklɪə/
耳蜗内电位	endocochlear potential	/ˌendəʊˈkɒklɪə pəʊˈtenʃəl/
耳蜗微音器电位	cochlea microphonic potential, CM	/ˈkɒklɪə ˌmaɪkrəˈfɒnɪk pəʊˈtenʃəl/
二碘酪氨酸	diiodotyrosine, DIT	/ˌdaɪaɪˌəʊdəʊtaɪˈrəʊsiːn/
二磷酸磷脂酰肌醇	phosphatidylinositol bisphosphate, PIP_2	/ˌfɒsfəˌtaɪdəlɪˈnɒsɪtɒl bɪsˈfɒsfeɪt/
二磷酸腺苷	adenosine diphosphate, ADP	/əˈdenəsiːn daɪˈfɒsfeɪt/
二酰甘油	diacylglycerol, DG	/daɪˌæsɪlˈglɪsərɒl/
二棕榈酰卵磷脂	dipalmitoyl phosphatidyl choline	/ˌdaɪpælmɪˈtɔɪl ˌfɒsfəˈtaɪdɪl ˈkəʊliːn/

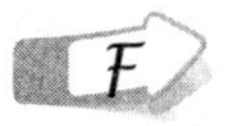

发绀	cyanosis	/ˌsaɪəˈnəʊsɪs/
发汗	sweating	/ˈswetɪŋ/
发生器电位	generator potential	/ˈdʒenəreɪtə pəʊˈtenʃəl/
翻正反射	righting reflex	/ˈraɪtɪŋ ˈriːfleks/
反馈	feedback	/ˈfiːdbæk/
反射	reflex	/ˈriːfleks/
反射弧	reflex arc	/ˈriːfleks ɑːk/
反向转运	antiport	/ˌæntɪˈpɔːt/
反应	reaction	/rɪˈækʃən/
非陈述性记忆	nondeclarative memory	/nɒndɪˈklærətɪv ˈmemərɪ/
非弹性阻力	non-elastic resistance	/nɒnɪˈlæstɪk rɪˈzɪstəns/

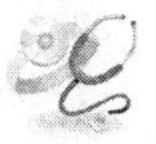

非蛋白呼吸商	non-protein respiratory quotient, NPRQ	/nɒnˈprəʊtiːn ˈrespərətərɪ ˈkwəʊʃənt/
非寒战产热	non-shivering thermogenesis	/nɒnˈʃɪvərɪŋ ˌθɜːməʊˈdʒenɪsɪs/
非联合型学习	nonassociative learning	/ˌnɒnəˈsəʊʃjətɪv ˈlɜːnɪŋ/
非牛顿液	non-Newtonian fluid	/nɒn njuːˈtəʊnɪən ˈfluːɪd/
非特异投射系统	nonspecific projection system	/ˌnɒnspəˈsɪfɪk prəʊˈdʒekʃən ˈsɪstəm/
非条件反射	unconditioned reflex	/ˌʌnkənˈdɪʃənd ˈriːfleks/
非突触性化学传递	non-synaptic chemical transmission	/nɒnsɪˈnæptɪk ˈkemɪkəl trænzˈmɪʃən/
非胰岛素依赖型糖尿病	non-insulin-dependent diabetes mellitus, NIDDM	/nɒnˈɪnsjʊlɪn dɪˈpendənt ˌdaɪəˈbiːtiːz meˈlaɪtəs/
肥胖基因	obese gene	/əʊˈbiːs dʒiːn/
肺表面活性物质	pulmonary surfactant	/ˈpʌlmənərɪ sɜːˈfæktənt/
肺换气	pulmonary ventilation	/ˈpʌlmənərɪ ˌventɪˈleɪʃən/
肺活量	vital capacity, VC	/ˈvaɪtəl kəˈpæsətɪ/
肺扩散容量	diffusing capacity of lung	/dɪˈfjuːsɪŋ kəˈpæsətɪ əv lʌŋ/
肺扩张反射	pulmonary inflation reflex	/ˈpʌlmənərɪ ɪnˈfleɪʃən ˈriːfleks/
肺内压	intrapulmonary pressure	/ˌɪntrəˈpʌlmənərɪ ˈpreʃə/
肺泡表面张力	pulmonary surface tension	/ˈpʌlmənərɪ ˈsɜːfɪs ˈtenʃən/
肺泡通气量	alveolar ventilation	/ælˈvɪələ ˌventɪˈleɪʃən/
肺泡无效腔	alveolar dead space	/ælˈvɪələ ded speɪs/
肺牵张反射	pulmonary stretch reflex	/ˈpʌlmənərɪ stretʃ ˈriːfleks/
肺容积	pulmonary volume	/ˈpʌlmənərɪ ˈvɒljuːm/
肺容量	pulmonary capacity	/ˈpʌlmənərɪ kəˈpæsətɪ/
肺顺应性	lung compliance	/lʌŋ kəmˈplaɪəns/
肺通气	pulmonary ventilation	/ˈpʌlmənərɪ ˌventɪˈleɪʃən/
肺通气量	pulmonary ventilation volume	/ˈpʌlmənərɪ ˌventɪˈleɪʃən ˈvɒljuːm/
肺萎陷反射	pulmonary deflation reflex	/ˈpʌlmənərɪ dɪˈfleɪʃən ˈriːfleks/

肺总量	total lung capacity,TLC	/ˈtəʊtəl lʌŋ kəˈpæsətɪ/
分节运动	segmentation contraction	/ˌsegmenˈteɪʃən kənˈtrækʃən/
分解代谢	catabolism	/kəˈtæbəlɪzəm/
分泌	secretion	/sɪˈkriːʃən/
分娩	parturition	/ˌpɑːtjʊəˈrɪʃən/
峰电位	spike potential	/spaɪk pəʊˈtenʃəl/
辐辏反射	convergence reflex	/kənˈvɜːdʒəns ˈriːfleks/
负反馈	negative feedback	/ˈnegətɪv ˈfiːdbæk/
负后电位	negative after-potential	/ˈnegətɪv ˈɑːftə pəʊˈtenʃəl/
复极[化]	repolarization	/riːˌpəʊləraɪˈzeɪʃən/
复视	diplopia	/dɪˈpləʊpɪə/
副交感神经系统	parasympathetic nervous system	/ˌpærəˌsɪmpəˈθetɪk nɜːvəs ˈsɪstəm/
腹侧呼吸组	ventral respiratory group	/ˈventrəl ˈrespərətərɪ gruːp/
腹式呼吸	abdominal breathing	/æbˈdɒmɪnəl ˈbriːðɪŋ/

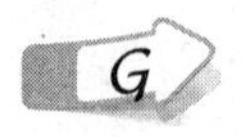

钙调蛋白	calmodulin,CaM	/kælˈmɒdjuːlɪn/
钙结合蛋白	calcium-binding protein, CaBP	/ˈkælsɪəm ˈbaɪndɪŋ ˈprəʊtiːn/
肝素	heparin	/ˈhepərɪn/
感觉	sensation	/senˈseɪʃən/
感觉辨别阈	sensory discrimination threshold	/ˈsensərɪ dɪˌskrɪmɪˈneɪʃən ˈθreʃhəʊld/
感觉器官	sense organ	/sens ˈɔːgən/
感觉失语症	sensory aphasia	/ˈsensərɪ əˈfeɪzɪə/
感觉阈值	sensory threshold	/ˈsensərɪ ˈθreʃhəʊld/
感受器电位	receptor potential	/rɪˈseptə pəʊˈtenʃəl/
感音性耳聋	sensorineural hearing loss,SHL	/ˌsensərɪˈnjʊərəl hɪərɪŋ lɒs/
睾酮	testosterone	/tesˈtɒstərəʊn/
功能性作用	functional action	/ˈfʌŋkʃənəl ˈækʃən/

功能残气量	functional residual capacity	/ˈfʌŋkʃənəl rɪˈzɪdjʊəl kəˈpæsətɪ/
谷氨酸	glutamic acid, Glu	/gluːˈtæmɪk ˈæsɪd/
骨传导	bone conduction	/bəʊn kənˈdʌkʃən/
管-球反馈	tubulo-glomerular feedback, TGF	/ˌtjuːbjuːləʊ glɒˈmerjʊlə ˈfiːdbæk/
惯性阻力	inertial resistance	/ɪˈnɜːʃjəl rɪˈzɪstəns/
光感受器	photoreceptor	/ˌfəʊtəʊrɪˈseptə/
过性外向电流	transient outward current	/ˈtrænzɪənt ˈaʊtwəd ˈkʌrənt/

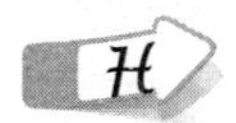

寒战产热	shivering thermogenesis	/ˈʃɪvərɪŋ ˌθɜːməʊˈdʒenɪsɪs/
合成代谢	anabolism	/əˈnæbəˌlɪzəm/
河豚毒	tetrodotoxin, TTX	/ˌtetrəʊdəʊˈtɒksɪn/
核心温度	core temperature	/kɔː ˈtempərətʃə/
赫-布反射	Hering-Breuer reflex	/ˈherɪŋ ˈbrɔɪə ˈriːfleks/
黑素细胞	melanocyte; melanophore	/ˈmelənəʊsaɪt/; /ˈmelənəʊfɔː/
亨廷顿病	Huntington's disease; Huntington's chorea	/ˈhʌntɪŋtənz dɪˈziːz/; /ˈhʌntɪŋtənz kɒˈrɪə/
红细胞	erythrocyte	/ɪˈrɪθrəʊsaɪt/
红细胞沉降率	erythrocyte sedimentation rate, ESR	/ɪˈrɪθrəʊsaɪt ˌsedɪmenˈteɪʃən reɪt/
红细胞叠连	rouleau	/ruːˈləʊ/
红细胞生成素	erythropoietin	/ɪˌrɪθrəʊˈpɔɪətɪn/
红藻氨酸	kainic acid, KA	/ˈkeɪnɪk ˈæsɪd/
后电位	after potential	/ˈɑːftə pəʊˈtenʃəl/
后发放	after discharge	/ˈɑːftə dɪsˈtʃɑːdʒ/
后负荷	afterload	/ˈɑːftələʊd/
呼气	expiration	/ˌekspɪˈreɪʃən/
呼吸	respiration	/ˌrespəˈreɪʃən/
呼吸节律	respiratory rhythm	/ˈrespərətərɪ ˈrɪðəm/
呼吸困难	dyspnea	/ˈdɪspnɪə/

呼吸膜	respiratory membrane	/ˈrespərətərɪ ˈmembreɪn/
呼吸商	respiratory quotient, RQ	/ˈrespərətərɪ ˈkwəʊʃənt/
呼吸调节中枢	pneumotaxic center	/ˌnjuːməˈtæksɪk ˈsentə/
呼吸运动	respiratory movement	/ˈrespərətərɪ ˈmuːvmənt/
呼吸中枢	respiratory center	/ˈrespərətərɪ ˈsentə/
壶腹嵴	crista ampullaris	/ˈkrɪstə ˌæmpjʊˈlærɪs/
壶腹帽	cupula	/ˈkjuːpjʊlə/
化学感受器	chemoreceptor	/ˌkeməʊrɪˈseptə/
化学门控性离子通道	chemically-gated ion channel	/ˈkemɪkəlɪ geɪtɪd ˈaɪən ˈtʃænəl/
化学性突触	chemical synapse	/ˈkemɪkəl ˈsaɪnæps/
化学性消化	chemical digestion	/ˈkemɪkəl daɪˈdʒestʃən/
环鸟苷酸	cyclic guanosine monophosphate, cGMP	/ˈsaɪklɪk ˈgwɑːnəsiːn ˌmɒnəʊˈfɒsfeɪt/
环腺苷酸	cyclic adenosine monophosphate, cAMP	/ˈsaɪklɪk əˈdenəsiːn ˌmɒnəʊˈfɒsfeɪt/
换能作用	transducer function	/trænzˈdjuːsə ˈfʌŋkʃən/
黄体	corpus luteum	/ˈkɔːpəs ˈluːtɪəm/
黄体期	luteal phase	/ˈluːtɪəl feɪz/
黄体生成素	luteinizing hormone, LH	/ˈluːtɪɪnaɪzɪŋ ˈhɔːməʊn/
回避系统	avoidance system	/əˈvɔɪdəns ˈsɪstəm/
回返性抑制	recurrent inhibition	/rɪˈkʌrənt ˌɪnhɪˈbɪʃən/
霍尔登效应	Haldane effect	/ˈhɔːldeɪn ɪˈfekt/

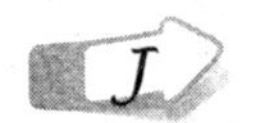

机械刺激感受器	mechanoreceptor	/ˌmekənəʊrɪˈseptə/
机械门控性离子通道	mechanically-gated ion channel	/mɪˈkænɪkəlɪ ˈgeɪtɪd ˈaɪən ˈtʃænəl/
机械性消化	mechanic digestion	/mɪˈkænɪk daɪˈdʒestʃən/
肌紧张	muscle tonus	/ˈmʌsl ˈtəʊnəs/
肌肉的收缩能力	contractility	/ˌkɒntrækˈtɪlətɪ/
肌丝滑动学说	sliding filament hypothesis	/ˈslaɪdɪŋ ˈfɪləmənt haɪˈpɒθɪsɪs/

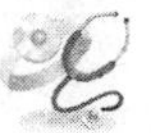

肌小节	sarcomere	/ˈsɑːkəmɪə/
肌原纤维	myofibril	/ˌmaɪəʊˈfaɪbrɪl/
基本电节律	basic electrical rhythm, BER	/ˈbeɪsɪk ɪˈlektrɪkəl ˈrɪðəm/
基础代谢	basal metabolism	/ˈbeɪsəl məˈtæbəlɪzəm/
基础代谢率	basal metabolism rate, BMR	/ˈbeɪsəl məˈtæbəlɪzəm reɪt/
基底神经节	basal ganglia	/ˈbeɪsəl ˈgæŋglɪə/
激动剂	agonist	/ˈægənɪst/
激素	hormone	/ˈhɔːməʊn/
激肽	kinin	/ˈkaɪnɪn/
集落刺激因子	colony stimulating factor, CSF	/ˈkɒlənɪ ˈstɪmjʊleɪtɪŋ ˈfæktə/
脊髓小脑	spinocerebellum	/ˌspaɪnəʊˌserɪˈbeləm/
脊髓休克	spinal shock	/ˈspaɪnəl ʃɒk/
继发性主动转运	secondary active transport	/ˈsekəndərɪ ˈæktɪv trænsˈpɔːt/
甲状旁腺激素	parathyroid hormone, PTH	/ˌpærəˈθaɪrɔɪd ˈhɔːməʊn/
甲状腺过氧化物酶	thyroperoxidase, TPO	/ˌθaɪrəʊpərɒkˈsɪdeɪs/
甲状腺激素	thyroid hormone, TH	/ˈθaɪrɔɪd ˈhɔːməʊn/
甲状腺球蛋白	thyroglobulin, TG	/ˌθaɪrəʊˈglɒbjʊlɪn/
甲状腺素结合前白蛋白	thyroxine-binding prealbumin, TBPA	/θaɪˈrɒksiːn ˈbaɪndɪŋ ˌpriːˈælbjʊmɪn/
甲状腺素结合球蛋白	thyroxine-binding globulin, TBG	/θaɪˈrɒksiːn ˈbaɪndɪŋ ˈglɒbjʊlɪn/
减慢充盈期	period of reduced filling	/ˈpɪərɪəd əv rɪˈdjuːst ˈfɪlɪŋ/
减慢射血期	period of slow ejection	/ˈpɪərɪəd əv sləʊ ɪˈdʒekʃən/
简化眼	reduced eye	/rɪˈdjuːst aɪ/
健忘症	amnesia	/æmˈniːzjə/
腱反射	tendon reflex	/ˈtendən ˈriːfleks/
腱器官	tendon organ	/ˈtendən ˈɔːgən/
奖赏系统	reward system	/rɪˈwɔːd ˈsɪstəm/

降钙素	calcitonin,CT	/ˌkælsɪˈtəʊnɪn/
降钙素基因相关肽	calcitonin-gene-related peptide,CGRP	/ˌkælsɪˈtəʊnɪn dʒiːn rɪˈleɪtɪd ˈpeptaɪd/
交感神经系统	sympathetic nervous system	/ˌsɪmpəˈθetɪk ˈnɜːvəs ˈsɪstəm/
交感-肾上腺髓质系统	sympathetic-adrenal medulla system;sympatho-adrenomedullary system	/ˌsɪmpəˈθetɪk əˈdriːnəl meˈdʌlə ˈsɪstəm/;/ˈsɪmpɜːθəʊ-əˌdrenəʊˈmedjʊlərɪ ˈsɪstəm/
交互抑制	reciprocal inhibition	/rɪˈsɪprəkəl ˌɪnhɪˈbɪʃən/
交联学说	cross-linkage theory	/krɒs ˈlɪŋkɪdʒ ˈθɪərɪ/
胶体渗透压	colloid osmotic pressure	/ˈkɒlɔɪd ɒzˈmɒtɪk ˈpreʃə/
胶质细胞	glial cell	/ˈglaɪəl sel/
阶梯现象	staircase phenomenon	/ˈsteəkeɪs fɪˈnɒmɪnən/
接头	junction	/ˈdʒʌŋkʃən/
拮抗剂	antagonist	/ænˈtægənɪst/
解剖无效腔	anatomical dead space	/ˌænəˈtɒmɪkəl ded speɪs/
紧密型	tense form	/tens fɔːm/
紧张性收缩	tonic contraction	/ˈtɒnɪk kənˈtrækʃən/
近点	near point	/nɪə pɔɪnt/
近视	myopia	/maɪˈəʊpɪə/
近髓肾单位	juxtamedullary nephron	/ˌdʒʌkstəmeˈdʌlərɪ ˈnefrɒn/
近日节律[昼夜节律]	circadian rhythm	/sɜːˈkeɪdɪən ˈrɪðəm/
晶体渗透压	crystal osmotic pressure	/ˈkrɪstəl ɒzˈmɒtɪk ˈpreʃə/
晶状体	lens	/lenz/
精氨酸血管升压素	arginine vasopressin,AVP	/ˈɑːdʒɪnaɪn ˌveɪzəʊˈpresɪn/
精子	sperm	/spɜːm/
精子获能	capacitation of spermatozoa	/kəˌpæsɪˈteɪʃən əv ˌspɜːmətəʊˈzəʊə/
竞争性抑制	competitive inhibition	/kəmˈpetətɪv ˌɪnhɪˈbɪʃən/
静态顺应性	static compliance	/ˈstætɪk kəmˈplaɪəns/
静息电位	resting membrane potential	/ˈrestɪŋ ˈmembreɪn pəʊˈtenʃəl/

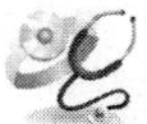

静纤毛	stereocilium	/ˌsterɪəʊˈsɪlɪəm/
局部电流	local current	/ˈləʊkəl ˈkʌrənt/
局部电位	local potential	/ˈləʊkəl pəʊˈtenʃəl/
局部反应	local response	/ˈləʊkəl rɪsˈpɒns/
局部兴奋	local excitation	/ˈləʊkəl ˌeksaɪˈteɪʃən/
咀嚼	mastication	/ˌmæstɪˈkeɪʃən/
巨人症	gigantism	/dʒaɪˈgæntɪzəm/
巨噬细胞	macrophage	/ˈmækrəʊfeɪdʒ/
绝对不应期	absolute refractory period, ARP	/ˈæbsəljuːt rɪˈfræktərɪ ˈpɪərɪəd/
觉醒	wakefulness	/ˈweɪkfʊlnɪs/

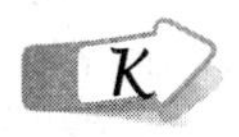

抗利尿激素	antidiuretic hormone, ADH	/ˌæntɪˌdaɪjʊəˈretɪk ˈhɔːməʊn/
柯蒂器	organ of Corti	/ˈɔːgən əv ˈkɔːtiː/
咳嗽反射	cough reflex	/kɒf ˈriːfleks/
可塑变形性	plastic deformation	/ˈplæstɪk ˌdiːfɔːˈmeɪʃən/
可塑性	plasticity	/plæˈstɪsətɪ/
控制论	cybernetics	/ˌsaɪbəˈnetɪks/
控制系统	control system	/kənˈtrəʊl ˈsɪstəm/
跨膜电位	transmembrane potential	/ˌtrænzˈmembreɪn pəʊˈtenʃəl/
快波睡眠	fast wave sleep	/fɑːst weɪv sliːp/
快反应细胞	fast response cell	/fɑːst rɪˈspɒns sel/
快速充盈期	period of rapid filling	/ˈpɪərɪəd əv ˈræpɪd ˈfɪlɪŋ/
快速射血期	period of rapid ejection	/ˈpɪərɪəd əv ˈræpɪd ɪˈdʒekʃən/
快速眼球运动睡眠	rapid eye movement sleep, REMS	/ˈræpɪd aɪ ˈmuːvmənt sliːp/
扩散速率	diffusion rate	/dɪˈfjuːʒən reɪt/

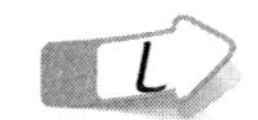

老视	presbyopia	/ˌprezbɪˈəʊpɪə/

冷觉	cold sense; cold sensation	/kəʊld sens/;/kəʊld senˈseɪʃən/
离子泵	ion pump	/ˈaɪən pʌmp/
离子通道	ligand-gated ion channel	/ˈlɪgənd geɪtɪd ˈaɪən ˈtʃænəl/
立体视觉	stereoscopic vision	/ˌsterɪəʊˈskɒpɪk ˈvɪʒən/
联想型学习	associative learning	/əˈsəʊʃjətɪv ˈlɜːnɪŋ/
裂脑	split brain	/splɪt breɪn/
临界融合频率	critical fusion frequency, CFF	/ˈkrɪtɪkəl ˈfjuːʒən ˈfriːkwənsɪ/
磷酸二酯酶	phosphodiesterase, PDE	/ˌfɒsfəʊdaɪˈestəreɪs/
磷酸肌酸	creatine phosphate, CP	/ˈkriːətiːn ˈfɒsfeɪt/
磷脂酶 A_2	phospholipase A_2, PL A_2	/ˌfɒsfəʊˈlɪpeɪs eɪ tuː/
磷脂酶 C	phospholipase C, PL C	/ˌfɒsfəʊˈlɪpeɪs siː/
流畅失语症	fluent aphasia	/ˈfluːənt əˈfeɪzjə/
滤过分数	filtration fraction	/fɪlˈtreɪʃən ˈfrækʃən/
滤过平衡	filtration equilibrium	/fɪlˈtreɪʃən ˌiːkwɪˈlɪbrɪəm/
氯转移	chloride shift	/ˈklɔːraɪd ʃɪft/
卵巢周期	ovarian cycle	/əʊˈveərɪən ˈsaɪkl/
卵母细胞成熟抑制因子	oocyte maturation inhibitor, OMI	/ˈəʊəsaɪt ˌmætjʊˈreɪʃən ɪnˈhɪbɪtə/
卵泡期	follicular phase	/fəˈlɪkjʊlə feɪz/

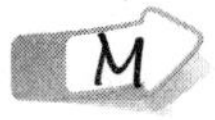

脉压	pulse pressure	/pʌls ˈpreʃə/
慢波电位	slow wave	/sləʊ weɪv/
慢波睡眠	slow wave sleep	/sləʊ weɪv sliːp/
慢反应细胞	slow response cell	/sləʊ rɪˈspɒns sel/
盲点	blind spot	/blaɪnd spɒt/
毛细血管前括约肌	precapillary sphincter	/ˌpriːkəˈpɪlərɪ ˈsfɪŋktə/
每搏输出量	stroke volume, SV	/strəʊk ˈvɒljuːm/
每分功	minute work	/ˈmɪnɪt wɜːk/
迷路	labyrinth	/ˈlæbərɪnθ/

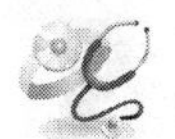

糜蛋白酶	chymotrypsin	/ˌkaɪməʊˈtrɪpsɪn/
糜蛋白酶原	chymotrypsinogen	/ˌkaɪməʊtrɪpˈsɪnədʒən/
泌乳	lactation	/lækˈteɪʃən/
免疫调节	immunoregulation	/ˌɪmjʊnəʊˌregjʊˈleɪʃən/
明视觉	photopic vision	/fəʊˈtɒpɪk ˈvɪʒən/
膜盘	membranous disk	/ˈmembrənəs dɪsk/

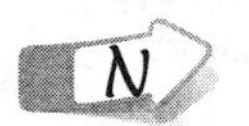

钠泵	sodium pump	/ˈsəʊdɪəm pʌmp/
脑-肠肽	brain-gut peptide	/breɪn gʌt ˈpeptaɪd/
脑电图	electroencephalogram, EEG	/ɪˌlektrəʊenˈsefələgræm/
脑脊液	cerebrospinal fluid, CSF	/ˌserɪbrəʊˈspaɪnəl ˈfluːɪd/
内分泌的	endocrine	/ˈendəʊkraɪn/
内分泌系统	endocrine system	/ˈendəʊkraɪn ˈsɪstəm/
内呼吸	internal respiration	/ɪnˈtɜːnəl ˌrespəˈreɪʃən/
内环境	internal environment	/ɪnˈtɜːnəl ɪnˈvaɪərənmənt/
内淋巴	endolymph	/ˈendəʊlɪmf/
内淋巴电位	endolymphatic potential	/ˌendəʊlɪmˈfætɪk pəʊˈtenʃəl/
内皮舒张因子	endothelium-derived relaxing factor, EDRF	/ˌendəʊˈθiːlɪəm dɪˈraɪvd rɪˈlæksɪŋ ˈfæktə/
内皮素	endothelin, ET	/ˌendəʊˈθiːlɪn/
内皮缩血管因子	endothelium-derived vasoconstrictor factor, EDVF	/ˌendəʊˈθiːlɪəm dɪˈraɪvd ˌveɪzəʊkənˈstrɪktə ˈfæktə/
内向整流	inward rectification	/ˈɪnwəd ˌrektɪfɪˈkeɪʃən/
内因子	intrinsic factor	/ɪnˈtrɪnsɪk ˈfæktə/
内源性凝血途径	intrinsic pathway	/ɪnˈtrɪnsɪk ˈpɑːθweɪ/
内脏感受器	visceral receptor	/ˈvɪsərəl rɪˈseptə/
内脏痛	visceral pain	/ˈvɪsərəl peɪn/
能量代谢	energy metabolism	/ˈenədʒɪ məˈtæbəlɪzəm/
能量代谢率	energy metabolism rate	/ˈenədʒɪ məˈtæbəlɪzəm reɪt/

逆三碘甲状腺原氨酸	reverse T_3, rT_3	/rɪˈvɜːs tiː θriː/
黏度	viscosity	/vɪˈskɒsətɪ/
黏液(性)水肿	myxedema	/ˌmɪksəˈdiːmə/
黏滞阻力	viscous resistance	/ˈvɪskəs rɪˈzɪstəns/
鸟苷酸环化酶	guanylate cyclase, GC	/ˈgwɑːnəleɪt ˈsaɪkleɪs/
鸟苷酸结合蛋白	guanine nucleotide-binding regulatory protein	/ˈgwɑːniːn ˈnjuːklɪətaɪd ˈbaɪndɪŋ ˈregjʊlətərɪ ˈprəʊtiːn/
尿崩症	diabetes insipidus	/ˌdaɪəˈbiːtiːz ɪnˈsɪpɪdəs/
尿失禁	urinary incontinence	/ˈjʊərɪnərɪ ɪnˈkɒntɪnəns/
尿素的再循环	urea recirculation	/ˈjʊərɪə ˌriːsɜːkjʊˈleɪʃən/
尿潴留	urinary retention	/ˈjʊərɪnərɪ rɪˈtenʃən/
凝集反应	agglutination	/əˌgluːtɪˈneɪʃən/
凝血酶	thrombin	/ˈθrɒmbɪn/
凝血时间	coagulation time, CT	/kəʊˌægjʊˈleɪʃən taɪm/
凝血因子	coagulation factor	/kəʊˌægjʊˈleɪʃən ˈfæktə/
牛顿液	Newtonian fluid	/njuːˈtəʊnɪən ˈfluːɪd/

呕吐	vomiting	/ˈvɒmɪtɪŋ/

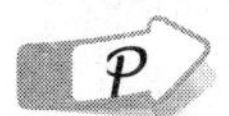

帕金森病	Parkinson's disease	/ˈpɑːkɪnsənz dɪˈziːz/
排卵	ovulation	/ˌɒvjʊˈleɪʃən/
排卵期	ovulatory phase	/ˈɒvjʊlətərɪ feɪz/
旁分泌的	paracrine	/ˈpærəkraɪn/
胚泡	blastocyst	/ˈblæstəʊsɪst/
喷嚏反射	sneeze reflex	/sniːz ˈriːfleks/
皮层脑电图	electrocorticogram, ECoG	/ɪˌlektrəʊˈkɔːtɪkəgræm/
皮层小脑	corticocerebellum	/ˈkɔːtɪkəʊˌserɪˈbeləm/
皮层诱发电位	cortical evoked potential	/ˈkɔːtɪkəl ɪˈvəʊkt pəʊˈtenʃəl/

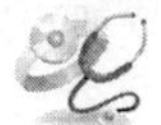

皮层运动区	cortical motor area	/ˈkɔːtɪkəl ˈməʊtə ˈeərɪə/
皮质醇	cortisol	/ˈkɔːtɪsɒl/
皮质类固醇结合球蛋白	corticosteroid-binding globulin, CBG	/ˌkɔːtɪkəʊˈstɪərɔɪd ˈbaɪndɪŋ ˈglɒbjʊlɪn/
皮质肾单位	cortical nephron	/ˈkɔːtɪkəl ˈnefrɒn/
皮质酮	corticosterone	/ˌkɔːtɪˈkɒstərəʊn/
平静呼吸	eupnea	/juːpˈnɪə/
平均动脉压	mean arterial pressure	/miːn ɑːˈtɪərɪəl ˈpreʃə/

期前收缩	premature systole	/ˌpreməˈtʃʊə ˈsɪstəlɪ/
期前兴奋	premature excitation	/ˌpreməˈtʃʊə ˌeksaɪˈteɪʃən/
气传导	air conduction	/eə kənˈdʌkʃən/
气道阻力	airway resistance	/ˈeəweɪ rɪˈzɪstəns/
气胸	pneumothorax	/ˌnjuːməʊˈθɔːræks/
牵涉痛	referred pain	/rɪˈfɜːd peɪn/
牵张反射	stretch reflex	/stretʃ ˈriːfleks/
前包钦格复合体	pre-Botzinger complex	/priːˈbɒtsɪŋgə ˈkɒmpleks/
前负荷	preload	/priːˈləʊd/
前馈	feedforward	/ˈfiːdˌfɔːwəd/
前列腺素	prostaglandin, PG	/ˌprɒstəˈglændɪn/
前庭器官	vestibular organ	/veˈstɪbjʊlə ˈɔːgən/
前庭小脑	vestibulocerebellum	/veˈstɪbjʊləʊˌserɪˈbeləm/
前庭自主神经反应	vestibular autonomic reaction	/veˈstɪbjʊlə ˌɔːtəʊˈnɒmɪk rɪˈækʃən/
强化	reinforcement	/ˌriːɪnˈfɔːsmənt/
强直后增强	posttetanic potentiation	/ˌpəʊstɪˈtænɪk pəʊˌtenʃɪˈeɪʃən/
强直收缩	tetanus	/ˈtetənəs/
抢先占领	capture	/ˈkæptʃə/
清除率	clearance, C	/ˈklɪərəns/
情绪	emotion	/ɪˈməʊʃən/
球-管平衡	glomerulo-tubular balance	/glɒˈmerjʊləʊ ˈtjuːbjʊlə ˈbæləns/

球囊	saccule	/ˈsækjuːl/
球旁器	juxtaglomerular apparatus	/ˌdʒʌkstəglɒˈmerjʊlə ˌæpəˈreɪtəs/
屈肌反射	flexor reflex	/ˈfleksə ˈriːfleks/
趋化性	chemotaxis	/ˌkeməˈtæksɪs/
趋化因子	chemotactic factor; chemokine	/ˌkeməʊˈtæktɪk ˈfæktə/; /ˌkeməʊˈkiːn/
趋向系统	approach system	/əˈprəʊtʃ ˈsɪstəm/
去大脑强直	decerebrate rigidity	/diːˈserɪbrət rɪˈdʒɪdətɪ/
去获能因子	decapacitation factor	/ˌdiːkəˌpæsɪˈteɪʃən ˈfæktə/
去极化	depolarization	/diːˌpəʊləraɪˈzeɪʃən/
去甲肾上腺素	norepinephrine, NE; noradrenaline, NA	/ˌnɔːrepɪˈnefrɪn/; /ˌnɔːrəˈdrenəliːn/
去抑制	disinhibition	/ˌdɪsɪnhɪˈbɪʃən/
醛固酮	aldosterone	/ælˈdɒstərəʊn/
醛固酮诱导蛋白	aldosterone-induced protein	/ælˈdɒstərəʊn ɪnˈdjuːst ˈprəʊtiːn/

R

热觉	warmth-sense	/wɔːmθ sens/
人工呼吸	artificial respiration	/ˌɑːtɪˈfɪʃəl ˌrespəˈreɪʃən/
人类刺激甲状腺免疫球蛋白	human thyroid-stimulating immunoglobulin, HTSI	/ˈhjuːmən ˈθaɪrɔɪd ˈstɪmjʊleɪtɪŋ ˌɪmjʊnəʊˈglɒbjʊlɪn/
人类白细胞抗原	human leukocyte antigen, HLA	/ˈhjuːmən ˈljuːkəʊsaɪt ˈæntɪdʒən/
人绒毛膜促性腺激素	human chorionic gonadotropin, HCG	/ˈhjuːmən ˌkɔːrɪˈɒnɪk ˌgɒnədəˈtrɒpɪn/
人绒毛膜生长素	human chorionic somatomammotropin, HCS	/ˈhjuːmən ˌkɔːrɪˈɒnɪk ˌsəʊmətəˈmæməʊˌtrəʊpɪn/
妊娠	pregnancy	/ˈpregnənsɪ/
容受性舒张	receptive relaxation	/rɪˈseptɪv ˌriːlækˈseɪʃən/
溶剂拖曳	solvent drag	/ˈsɒlvənt dræg/
融合现象	fusion phenomenon	/ˈfjuːʒən fɪˈnɒmɪnən/

蠕动	peristalsis	/ˌperɪˈstælsɪs/
乳糜微粒	chylomicron, CM	/ˌkaɪləʊˈmaɪkrɒn/
入胞作用	endocytosis	/ˌendəʊsaɪˈtəʊsɪs/
闰绍细胞	Renshaw cells	/ˈrenʃɔː selz/

S

三碘甲腺原氨酸	triiodothyronine, T3	/traɪˌaɪədəʊˈθaɪrəniːn/
三磷鸟苷	guanosine triphosphate, GTP	/ˈɡwɑːnəsiːn traɪˈfɒsfeɪt/
三磷酸肌醇	inositol triphosphate, IP_3	/ɪˈnəʊsɪtɒl traɪˈfɒsfeɪt/
三磷酸腺苷	adenosine triphosphate, ATP	/əˈdenəsiːn traɪˈfɒsfeɪt/
三原色学说	trichromatic theory	/ˌtraɪkrəʊˈmætɪk ˈθɪərɪ/
散光	astigmatism	/əˈstɪɡmətɪzəm/
色觉	color vision	/ˈkʌlə ˈvɪʒən/
色盲	color blindness	/ˈkʌlə ˈblaɪdnɪs/
色弱	color weakness	/ˈkʌlə ˈwiːknɪs/
伤害性感受器	nociceptor	/ˌnəʊsɪˈseptə/
上调	up regulation	/ʌp regjʊˈleɪʃən/
上皮细胞生长因子	epidermal growth factor, EGF	/ˌepɪˈdɜːməl ɡrəʊθ ˈfæktə/
射精	ejaculation	/ɪˌdʒækjʊˈleɪʃən/
射血分数	ejection fraction	/ɪˈdʒekʃən ˈfrækʃən/
摄食中枢	feeding center	/ˈfiːdɪŋ ˈsentə/
深吸气量	inspiratory capacity, IC	/ɪnˈspaɪərətərɪ kəˈpæsətɪ/
神经冲动	nerve impulse	/nɜːv ˈɪmpʌls/
神经垂体	neurohypophysis	/ˌnjʊərəʊhaɪˈpɒfɪsɪs/
神经递质	neurotransmitter	/ˌnjʊərəʊˌtrænzˈmɪtə/
神经调节	nervous regulation	/ˈnɜːvəs ˌregjʊˈleɪʃən/
神经调质	neuromodulator	/ˌnjʊərəʊˈmɒdjʊleɪtə/
神经分泌(作用)	neurosecretion	/ˌnjʊərəʊsɪˈkriːʃən/
神经肌肉接头	neuromuscular junction	/ˌnjʊərəʊˈmʌskjʊlə ˈdʒʌŋkʃən/

神经激素	neurohormone	/ˌnjʊərəʊˈhɔːməʊn/
神经胶质	neuroglia	/njʊəˈrɒglɪə/
神经生长因子	nerve growth factor, NGF	/nɜːv grəʊθ ˈfæktə/
神经肽	neuropepride	/ˌnjʊərəˈpeptaɪd/
神经肽 Y	neuropeptide Y	/ˌnjʊərəˈpeptaɪd waɪ/
神经-体液调节	neurohumoral regulation	/ˌnjʊərəʊˈhjuːmərəl ˌregjʊˈleɪʃən/
神经纤维	nerve fiber	/nɜːv ˈfaɪbə/
神经元	neuron	/ˈnjʊərɒn/
肾单位	nephron	/ˈnefrɒn/
肾上腺皮质	adrenal cortex	/əˈdriːnəl ˈkɔːteks/
肾上腺素	adrenaline, A; epinephrine, E	/əˈdrenəlɪn/; /ˌepɪˈnefrɪn/
肾上腺素能受体	adrenergic receptor	/ˌædrəˈnɜːdʒɪk rɪˈseptə/
肾上腺髓质	adrenal medulla	/əˈdriːnəl meˈdʌlə/
肾素-血管紧张素-醛固酮系统	renin-angiotensin-aldosterone system, RAAS	/ˈriːnɪn ˌændʒɪəʊˈtensɪn ælˈdɒstərəʊn ˈsɪstəm/
肾糖阈	renal threshold for glucose	/ˈriːnəl ˈθreʃhəʊld fɔː ˈgluːkəʊs/
肾-体液控制系统	renal-body fluid system	/ˈriːnəl ˈbɒdɪ ˈfluːɪd ˈsɪstəm/
肾小球滤过	glomerular filtration	/glɒˈmerjʊlə fɪlˈtreɪʃən/
肾小球滤过率	glomerular filtration rate, GFR	/glɒˈmerjʊlə fɪlˈtreɪʃən reɪt/
渗透脆性	osmotic fragility	/ɒzˈmɒtɪk frəˈdʒɪlətɪ/
渗透性利尿	osmotic diuresis	/ɒzˈmɒtɪk ˌdaɪjʊəˈriːsɪs/
渗透压	osmotic pressure	/ɒzˈmɒtɪk ˈpreʃə/
渗透压感受器	osmoreceptor	/ˌɒzməʊrɪˈseptə/
生长激素	growth hormone, GH	/grəʊθ ˈhɔːməʊn/
生长激素释放激素	growth hormone releasing hormone, GHRH	/grəʊθ ˈhɔːməʊn rɪˈliːsɪŋ ˈhɔːməʊn/
生长激素释放抑制激素	growth hormone-release inhibiting hormone, GHRIH	/grəʊθ ˈhɔːməʊn rɪˈliːs ɪnˈhɪbɪtɪŋ ˈhɔːməʊn/

生长激素抑制素	somatostatin, SS	/ˌsəʊmətəˈstætɪn/
生长调节素	somatomedin, SM	/ˌsəʊmətəˈmiːdɪn/
生电泵	electrogenic pump	/ɪˌlektrəˈdʒenɪk pʌmp/
生电系统	electrogenic system	/ɪˌlektrəˈdʒenɪk ˈsɪstəm/
生理无效腔	physiological dead space	/ˌfɪzɪəˈlɒdʒɪkəl ded speɪs/
生理学	physiology	/ˌfɪzɪˈɒlədʒɪ/
生命	life	/laɪf/
生物电	bioelectricity	/ˌbaɪəʊɪˌlekˈtrɪsətɪ/
生物节律	biorhythm	/ˈbaɪəʊˌrɪðəm/
生殖	reproduction	/ˌriːprəˈdʌkʃən/
失读症	alexia	/eɪˈleksɪə/
失写症	agraphia	/eɪˈgræfɪə/
食物的热价	thermal equivalent of food	/ˈθɜːməl ɪˈkwɪvələnt əv fuːd/
始段	initial segment	/ɪˈnɪʃəl ˈsegmənt/
视蛋白	opsin	/ˈɒpsɪn/
视杆细胞	retinal rod cell	/ˈretɪnəl rɒd sel/
视后像	after image	/ˈɑːftə ˈɪmɪdʒ/
视角	visual angle	/ˈvɪʒʊəl ˈæŋgl/
视觉	vision	/ˈvɪʒən/
视敏度	visual acuity	/ˈvɪʒʊəl əˈkjuːətɪ/
视前区/下丘脑前部	preoptic/anterior hypothalamus, PO/AH	/priːˈəʊptɪk/ ænˈtɪərɪə ˌhaɪpəʊˈθæləməs/
视网膜	retina	/ˈretɪnə/
视野	visual field	/ˈvɪʒʊəl fiːld/
视锥细胞	cone cell	/kəʊn sel/
视紫红质	rhodopsin	/rəʊˈdɒpsɪn/
适宜刺激	adequate stimulus	/ˈædɪkwət ˈstɪmjʊləs/
适应现象	adaptation	/ˌædæpˈteɪʃən/
适应性	adaptability	/əˌdæptəˈbɪlətɪ/
收缩期	systole	/ˈsɪstəlɪ/
收缩压	systolic pressure	/sɪˈstɒlɪk ˈpreʃə/

受精	fertilization	/ˌfɜːtɪlaɪˈzeɪʃən/
受体	receptor	/rɪˈseptə/
受体介导入胞	receptor-mediated endocytosis	/rɪˈseptə ˈmiːdɪeɪtɪd ˌendəʊsaɪˈtəʊsɪs/
瘦素/瘦蛋白	leptin	/ˈleptɪn/
疏松型	relaxed form	/rɪˈlækst fɔːm/
舒张期	diastole	/daɪˈæstəlɪ/
舒张压	diastolic pressure	/ˌdaɪəˈstɒlɪk ˈpreʃə/
输血	blood transfusion	/blʌd trænsˈfjuːʒən/
树突	dendrite	/ˈdendraɪt/
衰老	aging	/ˈeɪdʒɪŋ/
双氢睾酮	dihydrotestosterone, DHT	/daɪˌhaɪdrəʊtesˈtɒstərəʊn/
双眼视觉	binocular vision	/baɪˈnɒkjʊlə ˈvɪʒən/
双重痛觉	dual pain	/ˈdjuːəl peɪn/
水利尿	water diuresis	/ˈwɔːtə ˌdaɪjʊəˈriːsɪs/
水中毒	water intoxication	/ˈwɔːtə ɪnˌtɒksɪˈkeɪʃən/
睡眠	sleep	/sliːp/
顺应性	compliance	/kəmˈplaɪəns/
四碘甲腺原氨酸	tetraiodothyronine, T_4	/ˌtetrəˌaɪəʊdəˈθaɪrəniːn/
松果体	pineal body	/ˈpɪnɪəl ˈbɒdɪ/
缩胆收缩素	cholecystokinin, CCK	/ˌkəʊlɪˌsɪstəʊˈkaɪnɪn/

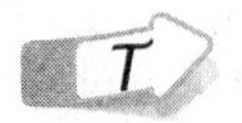

肽能纤维	peptidergic fiber	/ˌpeptaɪˈdɜːdʒɪk ˈfaɪbə/
弹性阻力	elastic resistance	/ɪˈlæstɪk rɪˈzɪstəns/
碳酸酐酶	carbonic anhydrase	/kɑːˈbɒnɪk ænˈhaɪdreɪs/
碳氧血红蛋白	carboxyhemoglobin	/kɑːˌbɒksɪˈhiːməˌgləʊbɪn/
糖蛋白	glycoprotein	/ˌglaɪkəʊˈprəʊtiːn/
糖皮质激素	glucocorticoid	/ˌgluːkəʊˈkɔːtɪkɔɪd/
糖脂	glycolipid, GL	/ˌglaɪkəʊˈlɪpɪd/
特殊动力效应	specific dynamic effect, SDE	/spəˈsɪfɪk daɪˈnæmɪk ɪˈfekt/

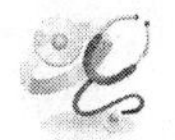

特异投射系统	specific projection system	/spəˈsɪfɪk prəˈdʒekʃən ˈsɪstəm/
特征频率	characteristic frequency, CF	/ˌkærəktəˈrɪstɪk ˈfriːkwənsɪ/
疼痛	pain	/peɪn/
体腔壁痛	parietal pain	/pəˈraɪɪtəl peɪn/
体温	body temperature	/ˈbɒdɪ ˈtempərətʃə/
体液调节	humoral regulation	/ˈhjuːmərəl ˌregjʊˈleɪʃən/
调定点	set point	/set pɔɪnt/
调制作用	modulation	/ˌmɒdjʊˈleɪʃən/
跳跃式传导	saltatory conduction	/ˈsæltətərɪ kənˈdʌkʃən/
铁蛋白	ferritin	/ˈferɪtɪn/
听觉	hearing	/ˈhɪərɪŋ/
听阈	hearing threshold	/ˈhɪərɪŋ ˈθreʃhəʊld/
通道	channel	/ˈtʃænəl/
通道运输	channel transport	/ˈtʃænəl trænsˈpɔːt/
通气/血流比值	ventilation/perfusion ratio	/ˌventɪˈleɪʃən/pəˈfjuːʒən ˈreɪʃɪəʊ/
通透性	permeability	/ˌpɜːmɪəˈbɪlətɪ/
同向转运	symport	/ˈsɪmpɔːt/
瞳孔调节反射	pupillary accommodation reflex	/ˈpjuːpɪlərɪ əˌkɒməˈdeɪʃən ˈriːfleks/
瞳孔对光反射	pupillary light reflex	/ˈpjuːpɪlərɪ laɪt ˈriːfleks/
瞳孔近反射	near reflex of the pupil	/nɪə ˈriːfleks əv ðə ˈpjuːpəl/
痛觉	pain sensation; pain sense	/peɪn senˈseɪʃən/; /peɪn sens/
突触	synapse	/sɪˈnæps/
突触传递	synaptic transmission	/sɪˈnæptɪk trænzˈmɪʃən/
突触后电位	postsynaptic potential, PSP	/ˌpəʊstsɪˈnæptɪk pəʊˈtenʃəl/
突触后抑制	postsynaptic inhibition	/ˌpəʊstsɪˈnæptɪk ˌɪnhɪˈbɪʃən/
突触前受体	presynaptic receptor	/ˌpriːsɪˈnæptɪk rɪˈseptə/
突触前抑制	presynaptic inhibition	/ˌpriːsɪˈnæptɪk ˌɪnhɪˈbɪʃən/
突触小体	synaptic knob	/sɪˈnæptɪk nɒb/

褪黑素	melatonin, MT	/ˌmeləˈtəʊnɪn/
吞噬	phagocytosis	/ˌfægəʊsaɪˈtəʊsɪs/
吞咽	swallowing	/ˈswɒləʊɪŋ/
吞饮	pinocytosis	/ˌpɪnəʊsaɪˈtəʊsɪs/
脱氢表雄酮	dehydroepiandrosterone, DHEA	/diːˌhaɪdrəʊˌepɪænˈdrɒstərəʊn/
脱氧皮质酮	deoxycorticosterone	/diːˌɒksɪˌkɔːtɪkəʊˈsterəʊn/
椭圆囊	utricle	/ˈjuːtrɪkl/
唾液	saliva	/səˈlaɪvə/
唾液淀粉酶	salivary amylase	/ˈsælɪvərɪ ˈæmɪleɪz/

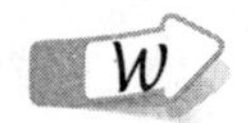

外分泌的	exocrine	/ˈeksəkraɪn/
外呼吸	external respiration	/ɪkˈstɜːnəl ˌrespəˈreɪʃən/
外环境	external environment	/ɪkˈstɜːnəl ɪnˈvaɪərənmənt/
外淋巴	perilymph	/ˈperɪlɪmf/
外源性凝血途径	extrinsic pathway	/ekˈstrɪnsɪk ˈpɑːθweɪ/
外周化学感受器	peripheral chemoreceptor	/pəˈrɪfərəl ˌkeməʊrɪˈseptə/
上行激活系统	ascending activating system	/əˈsendɪŋ ˈæktɪveɪtɪŋ ˈsɪstəm/
微循环	microcirculation	/ˌmaɪkrəʊˌsɜːkjʊˈleɪʃən/
味觉	gustatory sensation	/ ˈgʌstətərɪ senˈseɪʃən/
味觉泪反射	gustolacrimal reflex	/ˌgʌstəʊˈlækrɪməl ˈriːfleks/
味觉性发汗	gustatory sweating	/ˈgʌstətərɪ ˈswetɪŋ/
味蕾	taste bud	/teɪst bʌd/
胃肠激素	gut hormone	/gʌt ˈhɔːməʊn/
胃蛋白酶	pepsin	/ˈpepsɪn/
胃蛋白酶原	pepsinogen	/pepˈsɪnədʒən/
胃排空	gastric emptying	/ˈgæstrɪk ˈemptɪɪŋ/
温度感受器	thermoreceptor	/ˌθɜːməʊrɪˈseptə/
稳态	homeostasis	/ˌhəʊmɪəʊˈsteɪsɪs/
舞蹈症	chorea	/kɒˈrɪə/

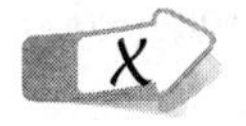

吸气	inspiration	/ˌɪnspəˈreɪʃən/
吸气切断机制	inspiratory off-switch mechanism	/ɪnˈspaɪərətərɪ ɒf swɪtʃ ˈmekənɪzəm/
吸收	absorption	/əbˈsɔːpʃən/
习惯化	habituation	/həˌbɪtjʊˈeɪʃən/
细胞毒性T淋巴细胞	cytotoxic T lymphocyte, CTL	/ˌsaɪtəˈtɒksɪk tiː ˈlɪmfəʊsaɪt/
细胞毒性T细胞	cytotoxic T cell, TC	/ˌsaɪtəˈtɒksɪk tiː sel/
减量调节	down regulation	/daʊn ˌregjʊˈleɪʃən/
下丘脑-垂体束	hypothalamo-hypophyseal tract	/ˌhaɪpəʊˌθæləməʊ ˌhaɪpəʊˈfɪzɪəl trækt/
下丘脑神经垂体系统	hypothalamo-neurohypophyseal system	/ˌhaɪpəʊˈθæləməʊ ˌnjʊərəʊˌhaɪpəʊˈfɪzɪəl ˈsɪstəm/
下丘脑调节肽	hypothalamic regulatory peptide, HRP	/ˌhaɪpəʊθəˈlæmɪk ˈregjʊlətərɪ ˈpeptaɪd/
下丘脑-腺垂体-睾丸轴	hypothalamus-adenohypophysis-testes axis	/ˌhaɪpəʊˈθæləməs ˌædənəʊhaɪˈpɒfɪsɪs ˈtestiːz ˈæksɪs/
下丘脑-腺垂体-卵巢轴	hypothalamus-adenohypophysis-ovaries axis	/ˌhaɪpəʊˈθæləməs ˌædənəʊhaɪˈpɒfɪsɪs ˈəʊvərɪs ˈæksɪs/
下丘脑-腺垂体系统	hypothalamo-adenohypophysis system	/ˌhaɪpəʊˌθæləməʊ ˌædənəʊhaɪˈpɒfɪsɪs ˈsɪstəm/
纤溶酶原激活物	plasminogen activator, PA	/plæzˈmɪnədʒən ˈæktɪveɪtə/
纤溶酶原激活物抑制物-1	plasminogen activator inhibitor type-1, PAI-1	/plæzˈmɪnədʒən ˈæktɪveɪtə ɪnˈhɪbɪtə taɪp wʌn/
纤维蛋白	fibrin	/ˈfaɪbrɪn/
纤维蛋白溶解	fibrinolysis	/ˌfaɪbrɪˈnɒlɪsɪs/
纤维蛋白溶酶	plasmin	/ˈplæzmɪn/
纤维蛋白溶酶原	plasminogen	/plæzˈmɪnədʒən/
纤维蛋白原	fibrinogen, Fg	/faɪˈbrɪnədʒən/
腺垂体	adenohypophysis	/ˌædənəʊhaɪˈpɒfɪsɪs/
腺苷酸环化酶	adenylate [adenylyl] cyclase, AC	/əˈdenɪleɪt (ˈeɪdɪnɪlɪl) ˈsaɪkleɪs/

相对不应期	relative refractory period	/ˈrelətɪv rɪˈfræktərɪ ˈpɪərɪəd/
消化	digestion	/daɪˈdʒestʃən/
消退	regression	/rɪˈgreʃən/
小脑性共济失调	cerebellar ataxia	/ˌserɪˈbelə əˈtæksɪə/
心电图	electrocardiogram, ECG	/ɪˌlektrəʊˈkɑːdɪəʊgræm/
心动周期	cardiac cycle	/ˈkɑːdɪæk ˈsaɪkl/
心房钠尿肽	atrial natriuretic peptide, ANP	/ˈeɪtrɪəl ˌnetrɪjʊəˈretɪk ˈpeptaɪd/
心房音	atrial sound	/ˈeɪtrɪəl saʊnd/
心肌收缩能力	cardiac contractility	/ˈkɑːdɪæk ˌkɒntrækˈtɪlətɪ/
心力储备	cardiac reserve	/ˈkɑːdɪæk rɪˈzɜːv/
心排血量	cardiac output	/ˈkɑːdɪæk ˈaʊtpʊt/
心室功能曲线	ventricular function curve	/venˈtrɪkjʊlə ˈfʌŋkʃən kɜːv/
心室顺应性	ventricular compliance	/venˈtrɪkjʊlə kəmˈplaɪəns/
心音	heart sound	/hɑːt saʊnd/
心音图	phonocardiogram	/ˌfəʊnəʊˈkɑːdɪəgræm/
心指数	cardiac index, CI	/ˈkɑːdɪæk ˈɪndeks/
新陈代谢	metabolism	/məˈtæbəlɪzəm/
新生儿呼吸窘迫综合征	neonatal respiratory distress syndrome, NRDS	/ˌniːəʊˈneɪtəl ˈrespərətərɪ dɪˈstres ˈsɪndrəʊm/
兴奋	excitation	/ˌeksaɪˈteɪʃən/
兴奋性	excitability	/ɪkˌsaɪtəˈbɪlətɪ/
兴奋性突触后电位	excitatory postsynaptic potential, EPSP	/ekˈsaɪtətərɪ ˌpəʊstsɪˈnæptɪk pəˈtenʃəl/
行波	travelling wave	/ˈtrævəlɪŋ weɪv/
行为调节	behavioural regulation	/bɪˈheɪvjərəl ˌregjʊˈleɪʃən/
性成熟	sexual maturity	/ˈsekʃʊəl məˈtʃʊərətɪ/
性高潮	climax	/ˈklaɪmæks/
性激素结合球蛋白	sex hormone-binding globulin, SHBG	/seks ˈhɔːməʊn ˈbaɪndɪŋ ˈglɒbjʊlɪn/
性交	coitus	/ˈkəʊɪtəs/
性兴奋	sexual excitation	/ˈsekʃʊəl eksaɪˈteɪʃən/
性行为	sexual behaviour	/ˈsekʃʊəl bɪˈheɪvjə/

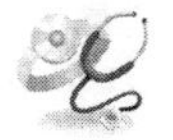

性欲	sexual desire	/ˈsekʃʊəl dɪˈzaɪə/
胸膜腔	pleural cavity	/ˈplʊərəl ˈkævətɪ/
胸膜腔内压	intrapleural pressure	/ˌɪntrəˈplʊərəl ˈpreʃə/
胸式呼吸	thoracic breathing; thoracic respiration; costal breathing	/θɔːˈræsɪk ˈbriːðɪŋ/; /θɔːˈræsɪk ˌrespəˈreɪʃən/; /ˈkɒstəl ˈbriːðɪŋ/
胸腺刺激素	thymostimulin	/θaɪməʊˈstɪmjʊlɪn/
胸腺生长激素	thymocrescin	/ˌθaɪməʊˈkresɪn/
胸腺素	thymosin; extrasin; thymin	/ˈθaɪməsɪn/; /eksˈtrɑːsɪn/; /ˈθaɪmɪn/
雄酮	androsterone	/ænˈdrɒstərəʊn/
雄烯二酮	androstenedione	/ˌændrəˌstiːnˈdaɪəʊn/
雄性激素	androgenic hormone; male sex hormone	/ˌændrəˈdʒenɪk ˈhɔːməʊn/; /meɪl seks ˈhɔːməʊn/
嗅觉	olfactory sensation	/ɒlˈfæktərɪ senˈseɪʃən/
嗅上皮	olfactory epithelium	/ɒlˈfæktərɪ ˌepɪˈθiːlɪəm/
悬浮稳定性	suspension stability	/səˈspenʃən stəˈbɪlətɪ/
血管紧张素Ⅱ	angiotensinⅡ, AngⅡ	/ˌændʒɪəʊˈtensɪn tuː/
血管紧张素Ⅲ	angiotensinⅢ, AngⅢ	/ˌændʒɪəʊˈtensɪn θriː/
血管升压素	vasopressin, VP	/ˌveɪzəʊˈpresɪn/
血红蛋白	hemoglobin, HB	/ˌhiːməʊˈgləʊbɪn/
血浆	blood plasma	/blʌd ˈplæzmə/
血浆蛋白	plasma protein	/ˈplæzmə ˈprəʊtiːn/
血量	blood volume; volume of blood	/blʌd ˈvɒljuːm/; /ˈvɒljuːm əv blʌd/
血流动力学	hemodynamics	/ˌhiːməʊdaɪˈnæmɪks/
血流切率	shear rate	/ʃɪə reɪt/
血脑脊液屏障	blood-cerebrospinal fluid barrier	/blʌd ˌserɪbrəʊˈspaɪnəl ˈfluːɪd ˈbærɪə/
血脑屏障	blood brain barrier	/blʌd breɪn ˈbærɪə/
血清	blood serum	/blʌd ˈsɪərəm/
血栓烷 A_2	thromboxane A_2, TXA_2	/θrɒmˈbɒkseɪn eɪ tuː/
血细胞	hemocyte	/ˈheməʊsaɪt/

血细胞比容	hematocrit, HCT	/ˈhemətəʊkrɪt/
血小板聚集	platelet aggregation	/ˈpleɪtlɪt ˌægrɪˈgeɪʃən/
血小板生成素	thrombopoietin, TPO	/ˌθrɒmbəʊpɔɪˈiːtɪn/
血型	blood group; blood type	/blʌd gruːp/; /blʌd taɪp/
血压	blood pressure, BP	/blʌd ˈpreʃə/
血液	blood	/blʌd/
血液黏度	blood viscosity	/blʌd vɪˈskɒsətɪ/
血液凝固	blood coagulation; blood clotting	/blʌd kəʊˌægjʊˈleɪʃən/; /blʌd ˈklɒtɪŋ/

Y

压觉	pressure sensation	/ˈpreʃə senˈseɪʃən/
压力性利尿	pressure diuresis	/ˈpreʃə ˌdaɪjʊəˈriːsɪs/
亚型	subtype	/ˈsʌbtaɪp/
烟碱样受体	nicotinic receptor	/ˌnɪkəˈtɪnɪk rɪˈseptə/
延迟整流钾通道	delayed rectifier K channel	/dɪˈleɪd ˈrektɪfaɪə keɪ ˈtʃænəl/
盐皮质激素	mineralocorticoid	/ˌmɪnərələʊˈkɔːtɪkɔɪd/
盐酸	hydrochloric acid	/ˌhaɪdrəʊˈklɒrɪk ˈæsɪd/
眼震	nystagmus	/nɪˈstægməs/
氧的利用系数	utilization coefficient of oxygen	/ˌjuːtɪlaɪˈzeɪʃən ˌkəʊɪˈfɪʃənt əv ˈɒksɪdʒən/
氧合(作用)	oxygenation	/ˌɒksɪdʒəˈneɪʃən/
氧合血红蛋白	hemoferrum; oxyhemoglobin	/ˌhiːməʊˈferəm/; /ˌɒksɪˈhiːməʊˌgləʊbɪn/
氧化	oxidation; oxidize	/ˌɒksɪˈdeɪʃən/; /ˈɒksɪdaɪz/
氧解离曲线	oxygen dissociation curve	/ˈɒksɪdʒən dɪˌsəʊʃɪˈeɪʃən kɜːv/
氧热价	thermal equivalent of oxygen	/ˈθɜːməl ɪˈkwɪvələnt əv ˈɒksɪdʒən/
氧中毒	oxygen intoxication; oxygen toxicity	/ˈɒksɪdʒən ɪnˌtɒksɪˈkeɪʃən/; /ˈɒksɪdʒən tɒkˈsɪsətɪ/
夜盲症	nyctalopia	/ˌnɪktəˈləʊpɪə/
液体镶嵌模型	fluid mosaic model	/ˈfluːɪd məʊˈzeɪɪk ˈmɒdəl/

液相入胞	fluid-phase endocytosis	/ˈfluːɪd feɪz ˌendəʊsaɪˈtəʊsɪs/
一侧优势	laterality cerebral dominance	/ˌlætəˈrælətɪ ˈserɪbrəl ˈdɒmɪnəns/
一碘酪氨酸	monoiodotyrosine, MIT	/ˌmɒnəʊaɪˌəʊdəˈtaɪərəsiːn/
胰蛋白酶	trypsin	/ˈtrɪpsɪn/
胰蛋白酶原	trypsinogen	/trɪpˈsɪnədʒən/
胰岛素	insulin	/ˈɪnsjʊlɪn/
胰岛素抵抗	insulin resistance	/ˈɪnsjʊlɪn rɪˈzɪstəns/
胰岛素受体底物	insulin receptor substrate, IRS	/ˈɪnsjʊlɪn rɪˈseptə ˈsʌbstreɪt/
胰岛素样生长因子	insulin-like growth factor, IGF	/ˈɪnsjʊlɪn laɪk grəʊθ ˈfæktə/
胰岛素依赖型糖尿病	insulin-dependent diabetes mellitus, IDDM	/ˈɪnsjʊlɪn dɪˈpendənt ˌdaɪəˈbiːtiːz ˈmelɪtəs/
胰淀粉酶	pancreatic amylase	/ˌpæŋkrɪˈætɪk ˈæmɪleɪz/
胰多肽	pancreatic polypeptide, PP	/ˌpæŋkrɪˈætɪk ˌpɒlɪˈpeptaɪd/
胰高血糖素	glucagon	/ˈgluːkəgən/
胰脂肪酶	pancreatic lipase	/ˌpæŋkrɪˈætɪk ˈlɪpeɪs/
遗传程序学说	genetic program theory	/dʒɪˈnetɪk ˈprəʊgræm ˈθɪərɪ/
遗忘症	amnesia	/æmˈniːzjə/
乙酰胆碱	acetylcholine, ACh	/ˌæsɪtaɪlˈkəʊliːn/
异相睡眠	paradoxical sleep	/ˌpærəˈdɒksɪkəl sliːp/
抑胃肽	glucose-dependent insulinotropic peptide	/ˈgluːkəʊs dɪˈpendənt ˌɪnsjʊlɪnəʊˈtrɒpɪk ˈpeptaɪd/
抑制	inhibition	/ˌɪnhɪˈbɪʃən/
抑制区	inhibitory area	/ɪnˈhɪbɪtərɪ ˈeərɪə/
抑制素	inhibin	/ɪnˈhɪbɪn/
抑制性突触后电位	inhibitory postsynaptic potential, IPSP	/ɪnˈhɪbɪtərɪ ˌpəʊstsɪˈnæptɪk pəʊˈtenʃəl/
易化扩散	facilitated diffusion	/fəˈsɪlɪteɪtɪd dɪˈfjuːʒən/
易化区	facilitatory region	/fəˈsɪlɪteɪtərɪ ˈriːdʒən/
意向性震颤	intentional tremor	/ɪnˈtenʃənəl ˈtremə/
应激反应	stress response	/stres rɪˈspɒns/

应急反应	emergency reaction; fight-flight reaction	/ɪˈmɜːdʒənsɪ rɪˈækʃən/; /faɪt flaɪt rɪˈækʃən/
营养性作用	trophic action	/ˈtrɒfɪk ˈækʃən/
用力肺活量	forced vital capacity, FVC	/fɔːst ˈvaɪtəl kəˈpæsətɪ/
用力呼气量	forced expiratory volume, FEV	/fɔːst ɪkˈspaɪərətərɪ ˈvɒljuːm/
用力呼吸	forced breathing	/fɔːst ˈbriːðɪŋ/
优势半球	dominant hemisphere	/ˈdɒmɪnənt ˈhemɪˌsfɪə/
有效不应期	effective refractory period	/ɪˈfektɪv rɪˈfræktərɪ ˈpɪərɪəd/
有效滤过压	effective filtration pressure, EFP	/ɪˈfektɪv fɪlˈtreɪʃən ˈpreʃə/
阈电位	threshold potential, TP	/ˈθreʃhəʊld pəʊˈtenʃəl/
阈强度	threshold intensity	/ˈθreʃhəʊld ɪnˈtensətɪ/
阈值	threshold value	/ˈθreʃhəʊld ˈvæljuː/
原发性主动转运	primary active transport	/ˈpraɪmərɪ ˈæktɪv trænsˈpɔːt/
远点	far point	/fɑː pɔɪnt/
远距离分泌的	telecrine	/ˈteliːkrɪn/
远视	hyperopia; far sight	/ˌhaɪpəˈrəʊpɪə/; /fɑː saɪt/
月经	menstruation; menses	/ˌmenstrʊˈeɪʃən/; /ˈmensiːz/
月经周期	menstrual cycle	/ˈmenstrʊəl ˈsaɪkl/
允许作用	permissive action	/pəˈmɪsɪv ˈækʃən/
孕酮	progesterone, P	/prəʊˈdʒestərəʊn/
运动单位	motor unit	/ˈməʊtə ˈjuːnɪt/
运动性失语症	motor aphasia	/ˈməʊtə əˈfeɪzjə/
运动柱	motor column	/ˈməʊtə ˈkɒləm/

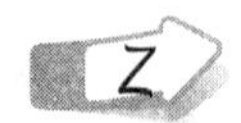

载黑素细胞激素	melanophore-stimulating hormone	/ˈmelənəʊfɔː ˈstɪmjʊleɪtɪŋ ˈhɔːməʊn/
载黑素细胞激素释放因子	melanophore-stimulating hormone releasing factor	/ˈmelənəʊfɔː ˈstɪmjʊleɪtɪŋ ˈhɔːməʊn rɪˈliːsɪŋ ˈfæktə/
载黑素细胞激素抑制因子	melanophore-stimulating hormone release-inhibiting factor	/ˈmelənəʊfɔː ˈstɪmjʊleɪtɪŋ ˈhɔːməʊn rɪˈliːs ɪnˈhɪbɪtɪŋ ˈfæktə/

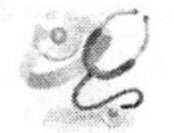

载体转运	carrier transport	/ˈkærɪə trænsˈpɔːt/
再生性循环	regenerative circulation	/rɪˈdʒenəreɪtɪv ˌsɜːkjʊˈleɪʃən/
针刺镇痛	acupuncture analgesia	/ˈækjʊˌpʌŋktʃə ˌænælˈdʒiːzjə/
震颤(性)麻痹	paralysis agitans	/pəˈrælɪsɪs ˈædʒɪtəns/
整合蛋白	integral protein	/ˈɪntɪgrəl ˈprəʊtiːn/
正常起搏点	pacemaker	/ˈpeɪsˌmeɪkə/
正反馈	positive feedback	/ˈpɒzətɪv ˈfiːdbæk/
正后电位	positive after-potential	/ˈpɒzətɪv ˈɑːftə pəʊˈtenʃəl/
肢端肥大症	acromegaly	/ˌækrəʊˈmegəlɪ/
致敏(作用)	sensitization	/ˌsensɪtaɪˈzeɪʃən/
滞后现象	hysteresis	/ˌhɪstəˈriːsɪs/
中枢化学感受器	central chemoreceptor	/ˈsentrəl ˌkeməʊrɪˈseptə/
中枢吸气活动发生器	central inspiratory activity generator	/ˈsentrəl ɪnˈspaɪərərɪ ækˈtɪvətɪ ˈdʒenəreɪtə/
中枢延搁	central delay	/ˈsentrəl dɪˈleɪ/
中心静脉压	central venous pressure, CVP	/ˈsentrəl ˈviːnəs ˈpreʃə/
轴浆运输	axoplasmic transport	/ˌæksəˈplæzmɪk trænsˈpɔːt/
轴流	axial flow	/ˈæksɪəl fləʊ/
轴丘	axon hillock	/ˈæksɒn ˈhɪlək/
轴突	axon; neurite	/ˈæksɒn/; /ˈnjʊəraɪt/
轴突反射	axon reflex	/ˈæksɒn ˈriːfleks/
侏儒症	dwarfism; midgetism	/ˈdwɔːfɪzəm/; /ˈmɪdʒɪtɪzəm/
珠蛋白	globin	/ˈgləʊbɪn/
主动转运	active transport	/ˈæktɪv trænsˈpɔːt/
转导蛋白	transducin	/trænzˈdjuːsɪn/
转铁蛋白	transferrin	/trænsˈferɪn/
转运体	transporter	/trænsˈpɔːtə/
状态反射	attitudinal reflex	/ˌætɪˈtjuːdɪnəl ˈriːfleks/
着床	nidation	/naɪˈdeɪʃən/
姿势反射	postural reflex	/ˈpɒstʃərəl ˈriːfleks/
自发电位	spontaneous potential	/spɒnˈteɪnɪəs pəʊˈtenʃəl/

自分泌的	autocrine	/ˈɔːtəʊkrɪn/
自律性	auto-rhythmicity	/ˈɔːtəʊ rɪðˈmɪsətɪ/
自身调节	autoregulation	/ɔːtəʊˌregjʊˈleɪʃən/
自身受体	autoreceptor	/ˌɔːtəʊrɪˈseptə/
自我刺激	self-stimulation	/self ˌstɪmjʊˈleɪʃən/
自由基学说	free radial theory	/friː ˈrædɪəl ˈθɪərɪ/
自主神经系统	autonomic nervous system	/ˌɔːtəʊˈnɒmɪk ˈnɜːvəs ˈsɪstəm/
组织换气	tissue gas exchange	/ˈtɪʃjuː gæs ɪksˈtʃeɪndʒ/
最大呼气流速容积	maximum expiratory flow volume	/ˈmæksɪməm ɪkˈspaɪərətərɪ fləʊ ˈvɒljuːm/
最大呼气中期流速率	maximum mid-expiratory flow rate	/ˈmæksɪməm ˌmɪdɪkˈspaɪərətərɪ fləʊ reɪt/
最大可听阈	maximal auditory threshold	/ˈmæksɪməl ˈɔːdɪtərɪ ˈθreʃhəʊld/
最大随意通气	maximal voluntary ventilation, MVV	/ˈmæksɪməl ˈvɒləntərɪ ventɪˈleɪʃən/

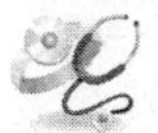

第三章　病理生理学

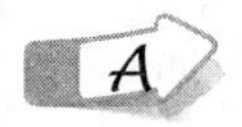

A

阿-斯综合征	Adams-Stokes syndrome	/ˈædəmz stəʊks ˈsɪndrəʊm/
安乐死	euthanasia	/ˌjuːθəˈneɪzɪə/
氨基丁三醇	tromethamine, THAM	/trəˈmeθəmiːn/
氨基酸失衡学说	amino acid imbalance hypothesis	/əˈmiːnəʊ ˈæsɪd ɪmˈbæləns haɪˈpɒθɪsɪs/
氨中毒学说	ammonia intoxication hypothesis	/əˈməʊnɪə ɪnˌtɒksɪˈkeɪʃən haɪˈpɒθɪsɪs/

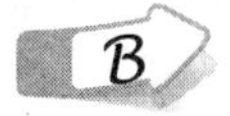

B

白细胞介素-10	interleukin-10	/ˌɪntəˈljuːkɪn ten/
白细胞致热原	leukocyte pyrogen	/ˈljuːkəsaɪt ˈpaɪrədʒən/
胞红蛋白	cytoglobin, CGB	/ˌsaɪtəˈgləʊbɪn/
胞内分泌	intracrine	/ˈɪntrəkrɪn/
本胆烷醇酮	etiocholanolone	/ˌiːtɪəʊkəʊˈlænələʊn/
苯乙醇胺	phenylethanolamine	/ˌfenɪlˌeθənəʊˈlæmiːn/
边缘	margination	/ˌmɑːdʒɪˈneɪʃən/
边缘皮层	limbic cortex	/ˈlɪmbɪk ˈkɔːteks/
边缘系统	limbic system	/ˈlɪmbɪk ˈsɪstəm/
标准碳酸氢盐	standard bicarbonate, SB	/ˈstændəd baɪˈkɑːbənɪt/
表[现]型	phenotype	/ˈfiːnətaɪp/
濒死期	agonal stage	/ˈægənəl steɪdʒ/
丙酮酸脱氢酶	pyruvate dehydrogenase	/paɪˈruːveɪt diːˈhaɪdrədʒəneɪz/
病理生理学	pathophysiology	/ˌpæθəʊˌfɪzɪˈɒlədʒɪ/
不完全康复	incomplete recovery	/ˌɪnkəmˈpliːt rɪˈkʌvərɪ/

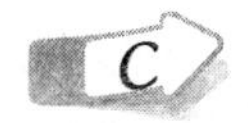

叉头蛋白	forkhead helix box, Fox	/ˈfɔːkhed ˈhiːlɪks bɒks/
肠易激综合征	irritable bowel syndrome, IBS	/ˈɪrɪtəbəl ˈbaʊəl ˈsɪndrəʊm/
肠源性发绀	enterogenous cyanosis	/ˌentəˈrɒdʒɪnəs ˌsaɪəˈnəʊsɪs/
超负荷性心肌肥大	overloading hypertrophy	/ˌəʊvəˈləʊdɪŋ haɪˈpɜːtrəfɪ/
痴呆	dementia	/dɪˈmenʃɪə/
充血性心力衰竭	congestive heart failure	/kənˈdʒestɪv hɑːt ˈfeɪljə/
重组人生长激素	recombinant human growth hormone, RHGH	/rɪˈkɒmbɪnənt ˈhjuːmən grəʊθ ˈhɔːməʊn/
出血性脑血管疾病	hemorrhagic cerebrovascular disease	/ˌheməˈrædʒɪk ˌserɪbrəʊˈvæskjʊlə dɪˈziːz/
创伤后应激障碍	post-traumatic stress disorder, PTSD	/ˌpəʊst trɔːˈmætɪk stres dɪsˈɔːdə/
创伤性休克	traumatic shock	/trɔːˈmætɪk ʃɒk/
促凋亡因子	binding interface database, Bid	/ˈbaɪndɪŋ ˈɪntəfeɪs ˈdeɪtəˌbeɪs/

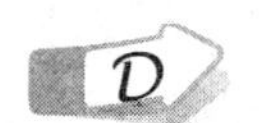

代谢性碱中毒	metabolic alkalosis	/ˌmetəˈbɒlɪk ˌælkəˈləʊsɪs/
代谢性酸中毒	metabolic acidosis	/ˌmetəˈbɒlɪk ˌæsɪˈdəʊsɪs/
代谢组学	metabonomics	/ˌmetəˈbɒnɒmɪks/
单纯型酸碱平衡紊乱	simple acid-base disturbance	/ˈsɪmpl ˈæsɪd beɪs dɪˈstɜːbəns/
单基因病	monogenic disease	/ˌmɒnəʊˈdʒenɪk dɪˈziːz/
胆固醇逆转运	reverse cholesterol transport, RCT	/rɪˈvɜːs kəˈlestərɒl træns ˈpɔːt/
胆固醇酯转运蛋白	cholesterol ester transfer protein, CETP	/kəˈlestərɒl ˈestə trænsˈfɜː ˈprəʊtiːn/
胆红素-UDP 葡糖醛酸基转移酶	bilirubin UDP-glucuronyl transferase, bilirubin-UGT	/ˌbɪlɪˈruːbɪn juː diː piː gluːˈkjʊərənəl ˈtrænsfəreɪs/
蛋白激酶 A	protein kinase A, PKA	/ˈprəʊtiːn ˈkaɪneɪs eɪ/
蛋白激酶 B	protein kinase B, PKB	/ˈprəʊtiːn ˈkaɪneɪs biː/

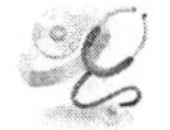

蛋白质组学	proteomics	/ˌprəʊtɪˈɒmɪks/
氮质血症	azotemia	/ˌæzəˈtiːmɪə/
等渗尿	isosthenuria	/ˌaɪsɒsθəˈnjʊərɪə/
等渗性脱水	isotonic dehydration	/ˌaɪsəʊˈtɒnɪk ˌdiːhaɪˈdreɪʃən/
等压点	equal pressure point, EPP	/ˈiːkwəl ˈpreʃə pɔɪnt/
等张性缺氧	isotonic hypoxia	/ˌaɪsəʊˈtɒnɪk haɪˈpɒksɪə/
低动力型休克	hypodynamic shock	/ˌhaɪpəʊdaɪˈnæmɪk ʃɒk/
低动力性缺氧	hypokinetic hypoxia	/ˌhaɪpəʊkaɪˈnetɪk haɪˈpɒksɪə/
低钙血症	hypocalcemia	/ˌhaɪpəʊkælˈsiːmɪə/
低钾血症	hypokalemia	/ˌhaɪpəʊkəˈliːmɪə/
低磷血症	hypophosphatemia	/ˌhaɪpəʊˌfɒsfəˈtiːmɪə/
低镁血症	hypomagnesemia	/ˌhaɪpəʊˌmægnəˈsiːmɪə/
低密度脂蛋白	low density lipoprotein, LDL	/ləʊ ˈdensətɪ ˌlɪpəʊˈprəʊtiːn/
低容量性低钠血症	hypovolemic hyponatremia	/ˌhaɪpəʊvəʊˈliːmɪk ˌhaɪpəʊnəˈtriːmɪə/
低容量性高钠血症	hypovolemic hypernatremia	/ˌhaɪpəʊvəʊˈliːmɪk ˌhaɪpənəˈtriːmɪə/
低射血分数型心力衰竭	heart failure with a reduced ejection fraction, HF-REF	/hɑːt ˈfeɪljə wɪð ə rɪˈdjuːst ɪˈdʒekʃən ˈfrækʃən/
低渗尿	hyposthenuria	/ˌhaɪpɒsθɪˈnjʊərɪə/
低渗性脱水	hypotonic dehydration	/ˌhaɪpəʊˈtɒnɪk ˌdiːhaɪˈdreɪʃən/
低输出量性心力衰竭	low output heart failure	/ləʊ ˈaʊtpʊt hɑːt ˈfeɪljə/
低血容量性休克	hypovolemic shock	/ˌhaɪpəʊvəʊˈliːmɪk ʃɒk/
低血糖症	hypoglycemia	/ˌhaɪpəʊglaɪˈsiːmɪə/
低氧通气反应	hypoxia ventilation reaction, HVR	/haɪˈpɒksɪə ˌventɪˈleɪʃən rɪˈækʃən/
低氧血症型呼吸衰竭	hypoxemic respiratory failure	/ˌhaɪpɒkˈsiːmɪk ˈrespərətərɪ ˈfeɪljə/
低张性缺氧	hypotonic hypoxia	/ˌhaɪpəʊˈtɒnɪk haɪˈpɒksɪə/
低脂蛋白血[症]	hypolipoproteinemia	/ˌhaɪpəʊˌlɪpəʊˌprəʊtiːˈniːmɪə/

低脂血症	hypolipemia	/ˌhaɪpəʊlɪˈpiːmɪə/
低阻力性休克	low-resistance shock	/ləʊ rɪˈzɪstəns ʃɒk/
第三间隙	third space	/θɜːd speɪs/
电压依赖性钙通道	voltage dependent calcium channel, VDCC	/ˈvəʊltɪdʒ dɪˈpendənt ˈkælsɪəm ˈtʃænəl/
凋亡蛋白酶激活因子 1	apoptosis protease activating factor, Apaf-1	/ˌæpɒpˈtəʊsɪs ˈprəʊtɪeɪs ˈæktɪveɪtɪŋ ˈfæktə/
凋亡体	apoptosome	/ˌæpɒpˈtəʊsəm/
凋亡性损伤	apoptotic lesion	/ˌæpɒpˈtɒtɪk ˈliːʒən/
凋亡诱导因子	apoptosis inductive factor, AIF	/ˌæpɒpˈtəʊsɪs ɪnˈdʌktɪv ˈfæktə/
端坐呼吸	orthopnea	/ɔːˈθɒpnɪə/
短暂性脑缺血发作	transient ischemic attack	/ˈtrænzɪənt ɪsˈkemɪk əˈtæk/
多尿	polyuria	/ˌpɒlɪˈjʊərɪə/
多器官功能障碍综合征	multiple organ dysfunction syndrome, MODS	/ˈmʌltɪpl ˈɔːgən dɪsˈfʌŋkʃən ˈsɪndrəʊm/
多器官衰竭	multiple organ failure, MOF	/ˈmʌltɪpl ˈɔːgən ˈfeɪljə/
多糖包被/糖萼	glycocalyx	/ˌglaɪkəʊˈkælɪks/
多系统器官衰竭	multiple system organ failure, MSOF	/ˈmʌltɪpl ˈsɪstəm ˈɔːgən ˈfeɪljə/

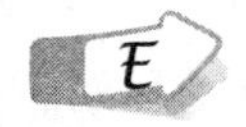

恶性循环	vicious cycle	/ˈvɪʃəs ˈsaɪkl/

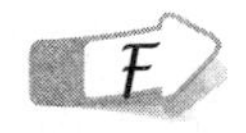

发热	fever	/ˈfiːvə/
乏氧性缺氧	hypoxic hypoxia	/haɪˈpɒksɪk haɪˈpɒksɪə/
反常性碱性尿	paradoxical alkaluria	/ˌpærəˈdɒksɪkəl ˈælkəljʊərɪə/
反常性酸性尿	paradoxical aciduria	/ˌpærəˈdɒksɪkəl æsɪˈdjʊərɪə/
反式激活蛋白	transactivator, Tat	/trænsˌæktɪˈveɪtə/
反应性心肌肥大	reactive hypertrophy	/rɪˈæktɪv haɪˈpɜːtrəʊfɪ/

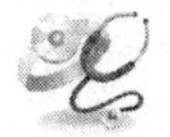

泛素	ubiquitin	/juːˈbɪkwɪtɪn/
芳香族氨基酸	aromatic amino acid, AAA	/ˌærəˈmætɪk əˈmiːnəʊ ˈæsɪd/
非呼吸功能	non-respiratory function	/ˌnɒnˈrespərətərɪ ˈfʌŋkʃən/
非挥发酸	unvolatile acid	/ˌnɒnˈvɒlətaɪl ˈæsɪd/
非酒精性脂肪性肝病	non-alcoholic fatty liver disease, NAFLD	/ˌnɒnælkəˈhɒlɪk ˈfætɪ ˈlɪvə dɪˈziːz/
非菌血症性临床脓毒症	non-bacteremic clinical sepsis	/ˌnɒnbæktəˈriːmɪk ˈklɪnɪkəl ˈsepsɪs/
非扩散钙	nondiffusible calcium	/ˌnɒndɪˈfjuːzəbl ˈkælsɪəm/
非少尿型 ARF	nonoliguric ARF	/ˌnɒnɒlɪˈgjʊərɪk eɪ ɑː ef/
肺毛细血管旁 J 感受体器	juxtacapillary J receptor	/ˌdʒʌkstəˈkæpɪlərɪ dʒeɪ rɪˈseptə/
肺毛细血管旁感受器	juxtapulmonary capillary receptor	/ˌdʒʌkstəˈpʌlmənərɪ kəˈpɪlərɪ rɪˈseptə/
肺毛细血管楔压	pulmonary capillary wedge pressure, PCWP	/ ˈpʌlmənərɪ kəˈpɪlərɪ wedʒ ˈpreʃə/
肺水肿	pulmonary edema	/ˈpʌlmənərɪ ɪˈdiːmə/
肺性脑病	pulmonary encephalopathy	/ˈpʌlmənərɪ enˌsefəˈlɒpəθɪ/
分布异常性休克	maldistributive shock	/ˌmældɪstrɪˈbjʊtɪv ʃɒk/
分子伴侣	molecular chaperone	/məʊˈlekjʊlə ˈʃæpərəʊn/
分子病	molecular disease	/məʊˈlekjʊlə dɪˈziːz/
分子医学	molecular medicine	/məʊˈlekjʊlə ˈmedɪsɪn/
辅助性 T 细胞	T helper cell, THcell	/tiː ˈhelpə sel/
腹中隔	ventral septal area	/ˈventrəl ˈseptəl ˈeərɪə/

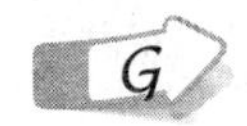

钙波	calcium wave	/ˈkælsɪəm weɪv/
钙超载	calcium overload	/ˈkælsɪəm ˌəʊvəˈləʊd/
(需)钙蛋白酶	calpain	/ˈkælpeɪn/
钙火花	Ca^{2+} spark	/ˈkælsɪəm spɑːk/
钙库操纵性钙通道	store operated calcium channel, SOCC	/stɔː ˈɒpəreɪtɪd ˈkælsɪəm ˈtʃænəl/

钙敏感受体	calcium sensing receptor, CaSR	/ˈkælsɪəm ˈsensɪŋ rɪˈseptə/
钙释放通道	calcium release channel	/ˈkælsɪəm rɪˈliːs ˈtʃænəl/
钙振荡	calcium oscillation	/ˈkælsɪəm ˌɒsɪˈleɪʃən/
干扰素	interferon, IFN	/ˌɪntəˈfɪərɒn/
甘油三酯	triglyceride, TG	/traɪˈglɪsəraɪd/
肝功能不全	hepatic insufficiency	/hɪˈpætɪk ˌɪnsəˈfɪʃənsɪ/
肝功能衰竭	hepatic failure	/hɪˈpætɪk ˈfeɪljə/
肝性昏迷	hepatic coma	/hɪˈpætɪk ˈkəʊmə/
肝颈静脉反流[征]	hepatojugular reflux	/ˌhepətəʊˈdʒʌgjʊlə ˈriːflʌks/
肝肾综合征	hepatorenal syndrome, HRS	/ˌhepətəʊˈriːnəl ˈsɪndrəʊm/
肝性脑病	hepatic encephalopathy, HE	/hɪˈpætɪk enˌsefəˈlɒpəθɪ/
肝脂酶	hepatic lipase, HL	/hɪˈpætɪk ˈlɪpeɪs/
感染性休克	infective shock	/ɪnˈfektɪv ʃɒk/
高胆红素血症	hyperbilirubinemia	/ˌhaɪpəˌbɪlɪˌruːbɪˈniːmɪə/
高动力型休克	hyperdynamic shock	/ˌhaɪpədaɪˈnæmɪk ʃɒk/
高钙血症	hypercalcemia	/ˌhaɪpəkælˈsiːmɪə/
高钾血症	hyperpotassemia	/ˌhaɪpəˌpɒtəˈsiːmɪə/
高磷[酸盐]血症	hyperphosphatemia	/ˌhaɪpəˌfɒsfəˈtiːmɪə/
高镁血症	hypermagnesemia	/ˌhaɪpəˌmægnɪˈsiːmɪə/
高密度脂蛋白	high density lipoprotein, HDL	/haɪ ˈdensətɪ ˌlɪpəʊˈprəʊtiːn/
高迁移率族蛋白	high mobility group box 1 protein, HMGB1	/haɪ məʊˈbɪlətɪ gruːp bɒks wʌn ˈprəʊtiːn/
高容量性低钠血症	hypervolemic hyponatremia	/ˌhaɪpəvɒˈliːmɪk ˌhaɪpəʊnaɪˈtriːmɪə/
高渗性脱水	hypertonic dehydration	/ˌhaɪpəˈtɒnɪk ˌdiːhaɪˈdreɪʃən/
高输出量性心力衰竭	high output heart failure	/haɪ ˈaʊtpʊt hɑːt ˈfeɪljə/
高碳酸血症型低氧血症呼吸衰竭	hypercapnic respiratory failure	/ˌhaɪpəˈkæpnɪk ˈrespərətərɪ ˈfeɪljə/

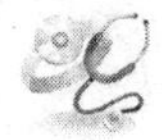

高铁血红蛋白	methemoglobin, $HbFe^{3+}$ OH	/met'hiːməʊˌgləʊbɪn/
高血糖(症)	hyperglycemia	/ˌhaɪpəglaɪ'siːmɪə/
高原肺水肿	high altitude pulmonary edema, HAPE	/haɪ 'æltɪtjuːd 'pʌlmənərɪ ɪ'diːmə/
高脂蛋白血症	hyperlipoproteinemia	/ˌhaɪpəˌlɪpəˌprəutiː'niːmɪə/
格斗-逃跑反应	fight and flight response	/faɪt ənd flaɪt rɪ'spɒns/
个体化医疗	personal medicine	/'pɜːsənəl 'medɪsɪn/
功能基因组学	functional genomics	/'fʌŋkʃənəl dʒiː'nəʊmɪks/
功能性分流	functional shunt	/'fʌŋkʃənəl ʃʌnt/
功能性肾功能衰竭	functional renal failure	/'fʌŋkʃənəl 'riːnəl 'feɪljə/
功能性无效腔	functional dead space, V_{Df}	/'fʌŋkʃənəl ded speɪs/
构象病	conformational disease	/ˌkɒnfɔː'meɪʃənəl dɪ'ziːz/
孤儿受体	orphan receptor	/'ɔːfən rɪ'septə/
谷胱甘肽 S-转移酶	glutathione S-transferase, GST	/ˌgluːtə'θaɪəʊn es 'trænsfəreɪs/
谷胱甘肽过氧化物酶	glutathione peroxidase	/ˌgluːtə'θaɪəʊn pə'rɒksɪdeɪs/
固定酸	fixed acid	/fɪkst 'æsɪd/
固缩	condensation	/ˌkɒnden'seɪʃən/
冠心病	coronary heart disease, CHD	/'kɒrənərɪ hɑːt dɪ'ziːz/
管-球反馈	tubuloglomerular feedback, TGF	/ˌtjuːbjʊləʊglɒ'merjʊlə 'fiːdbæk/
胱天蛋白酶	caspase	/'kæspeɪs/
胱氨酸尿(症)	cystinuria	/ˌsɪstɪ'njʊərɪə/
过敏性休克	anaphylactic shock	/ˌænəfɪ'læktɪk ʃɒk/
过热	hyperthermia	/ˌhaɪpə'θɜːmɪə/
过氧亚硝基阴离子	peroxynitrite	/pəˌrɒksɪnɪ'traɪt/

H

海马	hippocampus	/ˌhɪpəˈkæmpəs/
合胞体	syncytium	/sɪnˈsɪtɪəm/
核内体	endosome	/ˈendəsəʊm/
核受体	nuclear receptor,NR	/ˈnjuːklɪə rɪˈseptə/
核酸内切酶	endonuclease	/ˌendəʊˈnjuːklɪeɪz/
黑素细胞刺激素	melanocyte stimulating hormone	/ˈmelənəʊsaɪt ˈstɪmjʊleɪtɪŋ ˈhɔːməʊn/
横小管	transverse tubule,T-tubule	/trænzˈvɜːs ˈtjuːbjuːl/
后基因组时代	post-genome era	/ˌpəʊstˈdʒiːnəʊm ˈɪərə/
后向衰竭	backward failure	/ˈbækwəd ˈfeɪljə/
后遗症	sequela	/sɪˈkwiːlə/
呼气性呼吸困难	expiratory dyspnea	/ɪkˈspaɪərətərɪ dɪspˈniːə/
呼吸爆发	respiratory burst	/ˈrespərətərɪ bɜːst/
呼吸衰竭	respiratory failure	/ˈrespərətərɪ ˈfeɪljə/
呼吸衰竭指数	respiratory failure index, RFI	/ˈrespərətərɪ ˈfeɪljə ˈɪndeks/
呼吸性碱中毒	respiratory alkalosis	/ˈrespərətərɪ ˌælkəˈləʊsɪs/
呼吸性酸中毒	respiratory acidosis	/ˈrespərətərɪ ˌæsɪˈdəʊsɪs/
坏死性损伤	necrotic lesion	/nəˈkrɒtɪk ˈliːʒən/
还原型烟酰胺腺嘌呤二核苷酸	nicotinamide adenine dinucleotide phosphate, NADP	/ˌnɪkəˈtɪnəmaɪd ˈædəniːn daɪˈnuːklɪətaɪd ˈfɒsfeɪt/
环孢素 A	cyclosporin A	/ˌsaɪkləʊˈspɔːrɪn eɪ/
缓冲碱	buffer base,BB	/ˈbʌfə beɪs/
黄疸	jaundice;icterus	/ˈdʒɔːndɪs/;/ˈɪktərəs/
黄嘌呤脱氢酶	xanthine dehydrogenase	/ˈzænθiːn diːˈhaɪdrədʒəneɪz/
黄嘌呤氧化酶	xanthine oxidase	/ˈzænθiːn ˈɒksɪdeɪs/
磺脲类药物受体	sulfonylurea receptor 1, SUR1	/ˌsʌlfənɪljʊəˈrɪə rɪˈseptə wʌn/
恍惚	dizziness	/ˈdɪzɪnɪs/

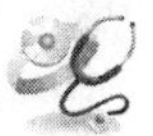

挥发酸	volatile acid	/ˈvɒlətaɪl ˈæsɪd/
昏迷	coma	/ˈkəʊmə/
昏睡	sopor	/ˈsəʊpə/
混合型酸碱平衡紊乱	mixed acid-base disturbance	/mɪkst ˈæsɪd beɪs dɪˈstɜːbəns/
活性氧类	reactive oxygen species, ROS	/rɪˈæktɪv ˈɒksɪdʒən ˈspiːʃiːz/
霍乱肠毒素	cholera enterotoxin	/ˈkɒlərə ˌentərəʊˈtɒksɪn/
霍乱毒素	cholera toxin, CT	/ˈkɒlərə ˈtɒksɪn/

J

肌钙蛋白	troponin	/ˈtrɒpənɪn/
肌红蛋白	myoglobin, Mb	/ˌmaɪəʊˈgləʊbɪn/
肌球蛋白轻链-1	myosin light chain 1, MLC-1	/ˈmaɪəʊsɪn laɪt tʃeɪn wʌn/
积水	hydrops	/ˈhaɪdrɒps/
基本病理过程	pathological process	/ˌpæθəˈlɒdʒɪkəl ˈprəʊses/
基因病	genopathy	/ˈdʒenəʊpæθɪ/
稽留期	fastigium	/fæsˈtɪdʒɪəm/
激素反应元件	hormone response element, HRE	/ˈhɔːməʊn rɪˈspɒns ˈelɪmənt/
激肽释放酶	kallikrein	/ˌkælɪˈkrɪn/
激肽原	kininogen	/kaɪˈnɪnədʒɪn/
极低密度脂蛋白	very low density lipoprotein, VLDL	/ˈverɪ ləʊ ˈdensətɪ ˌlɪpəʊˈprəʊtiːn/
急性肺损伤	acute lung injury, ALI	/əˈkjuːt lʌŋ ˈɪndʒərɪ/
急性呼吸窘迫综合征	acute respiratory distress syndrome, ARDS	/əˈkjuːt ˈrespərətərɪ dɪˈstres ˈsɪndrəʊm/
急性期反应	acute phase response, APR	/əˈkjuːt feɪz rɪˈspɒns/
急性期反应蛋白	acute phase protein, APP	/əˈkjuːt feɪz ˈprəʊtiːn/
急性肾功能衰竭	acute renal failure, ARF	/əˈkjuːt ˈriːnəl ˈfeɪljə/
急性肾小管坏死	acute tubular necrosis, ATN	/əˈkjuːt ˈtjuːbjʊlə neˈkrəʊsɪs/

急性应激	acute stress	/əˈkjuːt stres/
疾病谱	spectrum of disease	/ˈspektrəm əv dɪˈziːz/
继发性主动转运	secondary active transport	/ˈsekəndərɪ ˈæktɪv trænsˈpɔːt/
家族性肾性尿崩症	familial nephrogenic diabetes insipidus, FNDI	/fəˈmɪljəl ˌnefrəˈdʒenɪk ˌdaɪəˈbiːtiːz ɪnsɪˈpɪdəs/
甲状旁腺功能减退	hypoparathyroidism	/ˌhaɪpəʊˌpærəˈθaɪrɔɪdɪzəm/
甲状旁腺激素相关蛋白	parathyroid hormone related protein, PTHrP	/ˌpærəˈθaɪrɔɪd ˈhɔːməʊn rɪˈleɪtɪd ˈprəʊtiːn/
甲状旁腺激素	parathyroid hormone, PTH	/ˌpærəˈθaɪrɔɪd ˈhɔːməʊn/
甲状腺激素受体	thyroid hormone receptor, TR	/ˈθaɪrɔɪd ˈhɔːməʊn rɪˈseptə/
假性神经递质	false neurotransmitter	/fɔːls ˌnjʊərəʊtrænzˈmɪtə/
假性神经递质学说	false neurotransmitter hypothesis	/fɔːls ˌnjʊərəʊtrænzˈmɪtə haɪˈpɒθɪsɪs/
检验点	checkpoint	/ˈtʃekpɔɪnt/
碱过剩	base excess, BE	/beɪs ˈɪkses/
健存肾单位假说	intact nephron hypothesis	/ɪnˈtækt ˈnefrɒn haɪˈpɒθɪsɪs/
交叉对话	cross-talk	/krɒs tɔːk/
矫枉失衡学说	trade-off hypothesis	/ˈtreɪd ɒf haɪˈpɒθɪsɪs/
睫状神经营养因子	ciliary neurotrophic factor	/ˈsɪlɪərɪ ˌnjʊərəʊˈtrɒfɪk ˈfæktə/
解剖分流	anatomical shunt	/ˌænəˈtɒmɪkəl ʃʌnt/
紧急学说	emergency theory	/ɪˈmɜːdʒənsɪ ˈθɪərɪ/
精氨酸血管升压素	arginine vasopressin, AVP	/ˈɑːdʒɪnaɪn ˌvæzəʊˈpresɪn/
精神错乱	amentia	/əˈmenʃə/
颈静脉充盈	engorgement of neck vein	/ɪnˈgɔːdʒmənt əv nek veɪn/
静脉血掺杂	venous admixture	/ˈviːnəs ædˈmɪkstʃə/
局部性水肿	local edema	/ˈləʊkəl ɪˈdiːmə/
巨噬细胞炎症蛋白-1	macrophage inflammatory protein-1	/ˈmækrəʊfeɪdʒ ɪnˈflæmətərɪ ˈprəʊtiːn wʌn/

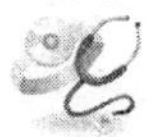

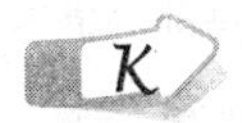

抗谷氨酸脱羧酶抗体	antibody to glutamic acid decarboxylase, GADA	/ˈæntɪˌbɒdɪ tʊ gluːˈtæmɪk ˈæsɪd ˌdiːkɑːˈbɒksɪleɪs/
抗酪氨酸磷酸酶抗体	antibody to tyrosine phosphatase IA-2	/ˈæntɪˌbɒdɪ tʊ ˈtaɪrəsiːn ˈfɒsfəteɪs/
抗磷脂抗体	anti-phospholipid antibody, APA	/ˌæntɪˌfɒsfəʊˈlɪpɪd ˈæntɪˌbɒdɪ/
抗磷脂抗体综合征	anti-phospholipid (antibody) syndrome, APS	/ˌæntɪˌfɒsfəʊˈlɪpɪd (ˈæntɪˌbɒdɪ) ˈsɪndrəʊm/
抗胰岛细胞抗体	islet cell antibody, ICA	/ˈaɪlɪt sel ˈæntɪˌbɒdɪ/
可扩散钙	diffusible calcium	/dɪˈfjuːzəbl ˈkælsɪəm/
可逆性休克失代偿期	decompensatory stage	/diːˌkɒmpənˈseɪtərɪ steɪdʒ/
口服葡萄糖耐量试验	oral glucose tolerance test, OGTT	/ˈɔːrəl ˈgluːkəʊs ˈtɒlərəns test/
空泡化	blebbing	/ˈblebɪŋ/
跨细胞液	transcellular fluid	/trænˈseljʊlə ˈfluːɪd/

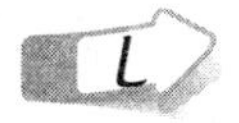

蓝斑	locus ceruleus	/ˈləʊkəs sɪˈruːlɪəs/
劳力性呼吸困难	dyspnea on exertion	/dɪspˈniːə ɒn ɪgˈzɜːʃən/
酪氨酸蛋白激酶	protein tyrosine kinase, PTK	/ˈprəʊtiːn ˈtaɪrəsiːn ˈkaɪneɪs/
冷休克	cold shock	/kəʊld ʃɒk/
链脲霉素	streptozotocin	/ˌstreptəʊzəʊˈtəʊsɪn/
良性应激	eustress	/jʊːˈstres/
劣性应激	distress	/dɪˈstres/
裂体细胞	schistocyte	/ˈʃɪstəsaɪt/
临床死亡期	stage of clinical death	/steɪdʒ əv ˈklɪnɪkəl deθ/
临终关怀	hospice care	/ˈhɒspɪs keə/
磷酸肌醇3-激酶	phosphoinositide 3-kinase, PI3K	/ˌfɒsfəɪˈnəʊsɪtaɪd θriː ˈkaɪneɪs/

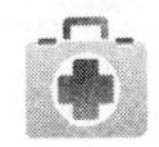

磷酸肌酸激酶 creatine phosphate kinase /ˈkriːtɪn ˈfɒsfeɪt ˈkaɪneɪs/

磷酸酪氨酸磷酸酶 protein tyrosine phosphatase, PTPase /ˈprəʊtiːn ˈtaɪrəsiːn ˈfɒsfəteɪs/

磷脂转运蛋白 phospholipid transfer protein, PLTP /ˌfɒsfəʊˈlɪpɪd trænsˈfɜː ˈprəʊtiːn/

卵磷脂胆固醇酰基转移酶 lecithin cholesterol acyltransferase, LCAT /ˈlesɪθɪn kəˈlestərɒl ˌæsɪlˈtrænsfəreɪs/

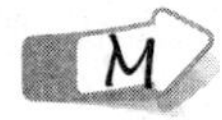

慢性闭塞性肺疾病 chronic obstructive pulmonary disease, COPD /ˈkrɒnɪk əbˈstrʌktɪv ˈpʌlmənərɪ dɪˈziːz/

慢性呼吸衰竭 chronic respiratory failure /ˈkrɒnɪk ˈrespərətərɪ ˈfeɪljə/

慢性肾功能衰竭 chronic renal failure, CRF /ˈkrɒnɪk ˈriːnəl ˈfeɪljə/

慢性应激 chronic stress /ˈkrɒnɪk stres/

每分通气量 minute ventilation, VE /ˈmɪnɪt ˌventɪˈleɪʃən/

每分钟肺泡通气量 minute alveolar ventilation, MAV /ˈmɪnɪt ælˈvɪələ ˌventɪˈleɪʃən/

朦胧状态 twilight state /ˈtwaɪlaɪt steɪt/

弥散性血管内凝血 disseminated intravascular coagulation, DIC /dɪˈsemɪneɪtɪd ˌɪntrəˈvæskjʊlə kəʊˌægjʊˈleɪʃən/

弥散障碍 diffusion disorder /dɪˈfjuːʒən dɪsˈɔːdə/

免疫复合物 immunocomplex, IC /ˌɪmjʊnəʊˈkɒmpleks/

免疫耐受性 immunotolerance /ˌɪmjʊnəʊˈtɒlərəns/

膜联蛋白 A1 annexin A1 /əˈneksɪn eɪ wʌn/

膜受体 membrane receptor /ˈmembreɪn rɪˈseptə/

膜通透转换孔 permeability transition pore, PTP /ˌpɜːmɪəˈbɪlətɪ trænˈzɪʃən pɔː/

木僵 stupor /ˈstjuːpə/

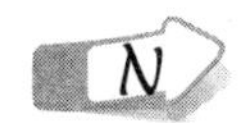

钠依赖性高血压 sodium-dependent hypertension /ˈsəʊdɪəm dɪˈpendənt ˌhaɪpəˈtenʃən/

脑梗死 cerebral infarction /ˈserɪbrəl ɪnˈfɑːkʃən/

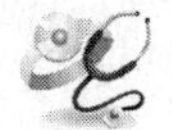

神经珠蛋白(脑红蛋白)	neuroglobin	/ˌnjuːrəʊˈgləʊbɪn/
脑死亡	brain death	/breɪn deθ/
内毒素性休克	endotoxic shock	/ˌendəʊˈtɒksɪk ʃɒk/
内生致热原	endogenous pyrogen, EP	/enˈdɒdʒənəs ˈpaɪrəʊdʒən/
内稳态	homeostasis	/ˌhəʊmɪəʊˈsteɪsɪs/
内质网应激	endoplasmic reticulum stress, ERS	/ˌendəʊˈplæzmɪk rɪˈtɪkjʊləm stres/
黏附分子	adhesion molecule	/ədˈhiːʒən ˈmɒlɪkjuːl/
尿毒症性脑病	uremic encephalopathy	/jʊˈriːmɪk enˌsefəˈlɒpəθɪ/
尿素霜	urea cream	/ˈjʊərɪə kriːm/
浓缩性碱中毒	contraction alkalosis	/kənˈtrækʃən ˌælkəˈləʊsɪs/
脓毒性休克	septic shock	/ˈseptɪk ʃɒk/
脓毒性自身分解代谢	septic autocatabolism	/ˈseptɪk ˌɔːtəʊkəˈtæbəlɪzəm/
脓毒症	sepsis	/ˈsepsɪs/
暖休克	warm shock	/wɔːm ʃɒk/

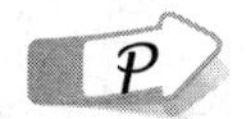

配体	ligand	/ˈlɪgənd/
配体门控性钙通道	ligand gated calcium channel, LGCC	/ˈlɪgənd ˈgeɪtɪd ˈkælsɪəm ˈtʃænəl/
疲乏	fatigue	/fəˈtiːg/
平均动脉压	mean arterial pressure, MAP	/miːn ɑːˈtɪərɪəl ˈpreʃə/
扑翼样震颤	asterixis	/ˌæstəˈrɪksɪs/
葡萄糖-6-磷酸酶	glucose-6-phosphatase	/ˈgluːkəʊs sɪks ˈfɒsfəteɪs/
葡萄糖转运体4	glucose transporter 4, GLUT4	/ˈgluːkəʊs trænsˈpɔːtə fɔː/

Q

启动型	initiator caspase	/ɪˈnɪʃɪeɪtə ˈkæspeɪs/
器质性肾功能衰竭	parenchymal renal failure	/pəˈreŋkɪməl ˈriːnəl ˈfeɪljə/

前负荷	preload	/priːˈləʊd/
前列腺素 E	prostaglandin E	/ˌprɒstəˈglændɪn iː/
前列腺素类	prostaglandins, PGs	/ˌprɒstəˈglændɪnz/
前维生素 D_3	previtamin D_3	/priːˈvaɪtəmɪn diː θriː/
前向衰竭	forward failure	/ˈfɔːwəd ˈfeɪljə/
羟苯乙醇胺/对羟基苯乙醇胺	octopamine	/ɒkˈtəʊpəmiːn/
清道夫受体	scavenger receptor, SR	/ˈskævɪndʒə rɪˈseptə/
躯体性应激	physical stress	/ˈfɪzɪkəl stres/
全身适应综合征	general adaptation syndrome	/ˈdʒenərəl ˌædæpˈteɪʃən ˈsɪndrəʊm/
全身性水肿	anasarca	/ˌænəˈsɑːkə/
全身炎症反应综合征	systemic inflammatory response syndrome, SIRS	/sɪˈstemɪk ɪnˈflæmətərɪ rɪˈspɒns ˈsɪndrəʊm/
全心衰竭	whole heart failure	/həʊl hɑːt ˈfeɪljə/
缺血-再灌注损伤	ischemia-reperfusion injury	/ɪsˈkiːmɪə ˌriːpəˈfjuːʒən ˈɪndʒərɪ/
缺血后适应	ischemic postconditioning	/ɪsˈkemɪk ˌpəʊstkənˈdɪʃənɪŋ/
缺血性脑血管疾病	ischemic cerebrovascular disease	/ɪsˈkemɪk ˌserɪbrəʊˈvæskjʊlə dɪˈziːz/
缺血性缺氧	ischemic hypoxia	/ɪsˈkemɪk haɪˈpɒksɪə/
缺血性缺氧期	ischemic anoxia phase	/ɪsˈkemɪk æˈnɒksɪə feɪz/
缺血预适应	ischemic preconditioning	/ɪsˈkemɪk ˌpriːkənˈdɪʃənɪŋ/
缺氧相关基因	hypoxia related gene	/haɪˈpɒksɪə rɪˈleɪtɪd dʒiːn/
缺氧性肺动脉高压	hypoxic pulmonary hypertension, HPH	/haɪˈpɒksɪk ˈpʌlmənərɪ ˌhaɪpəˈtenʃən/
缺氧性肺血管收缩	hypoxic pulmonary vasoconstriction, HPR	/haɪˈpɒksɪk ˈpʌlmənərɪ ˌveɪzəʊkənˈstrɪkʃən/
缺氧诱导因子-1	hypoxia inducible factor 1, HIF-1	/haɪˈpɒksɪə ɪnˈdjuːsɪbl ˈfæktə wʌn/

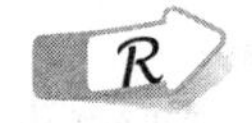

热休克蛋白	heat shock protein, HSP	/hiːt ʃɒk ˈprəʊtiːn/

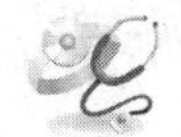

热休克反应	heat shock response, HSR	/hiːt ʃɒk rɪˈspɒns/
热休克因子	heat shock factor, HSF	/hiːt ʃɒk ˈfæktə/
人类基因组计划	human genome project, HGP	/ˈhjuːmən ˈdʒiːnəʊm ˈprɒdʒekt/
人类免疫缺陷病毒	human immunodeficiency virus, HIV	/ˈhjuːmən ˌɪmjʊnəʊdɪˈfɪʃənsɪ ˈvaɪərəs/
认知	cognition	/kɒgˈnɪʃən/
容量负荷	volume load	/ˈvɒljuːm ləʊd/
乳糜微粒	chylomicron, CM	/ˌkaɪləʊˈmaɪkrɒn/
乳酸酸中毒	lactic acidosis	/ˈlæktɪk ˌæsɪˈdəʊsɪs/

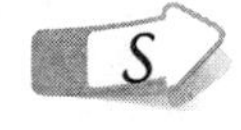

三磷酸鸟苷结合蛋白	GTP-binding protein	/dʒiː tiː piː ˈbaɪndɪŋ ˈprəʊtiːn/
三磷酸腺苷结合盒转运子 A1	ATP-binding cassette transporter A1, ABCA1	/eɪ tiː piː ˈbaɪndɪŋ kəˈset trænˈspɔːtə eɪ wʌn/
三重性酸碱失衡	triple acid-base disorder	/ˈtrɪpl ˈæsɪd beɪs dɪsˈɔːdə/
上行网状激动系统	ascending reticular activating system, ARAS	/əˈsendɪŋ rɪˈtɪkjʊlə ˈæktɪveɪtɪŋ ˈsɪstəm/
烧伤性休克	burn shock	/bɜːn ʃɒk/
少尿型 ARF	oliguric ARF	/ˌɒlɪˈgjʊərɪk eɪ ɑː ef/
神经-血管单位	neurovascular unit	/ˌnjʊərəʊˈvæskjʊlə ˈjuːnɪt/
神经低血糖症	neuroglycopenia	/ˌnjʊərəʊˌglaɪkəʊˈpiːnɪə/
神经原纤维包涵体	filamentous inclusion	/ˌfɪləˈmentəs ɪnˈkluːʒən/
神经原纤维缠结	neurofibrillary tangle	/ˌnjʊərəʊfaɪˈbrɪlərɪ ˈtæŋgl/
神经源性休克	neurogenic shock	/ˌnjʊərəʊˈdʒenɪk ʃɒk/
肾功能不全	renal insufficiency	/ˈriːnəl ˌɪnsəˈfɪʃənsɪ/
肾后性氮质血症	postrenal azotemia	/pəʊstˈriːnəl ˌæzəˈtiːmɪə/
肾后性急性肾功能衰竭	postrenal failure	/pəʊstˈriːnəl ˈfeɪljə/
肾前性氮质血症	prerenal azotemia	/priːˈrenəl ˌæzəˈtiːmɪə/

肾前性肾功能衰竭	prerenal failure	/priːˈrenəl ˈfeɪljə/
肾素依赖性高血压	renin-dependent hypertension	/ˈriːnɪn dɪˈpendənt ˌhaɪpəˈtenʃən/
肾小管酸[性]中毒	renal tubular acidosis, RTA	/ˈriːnəl ˈtjuːbjʊlə ˌæsɪˈdəʊsɪs/
肾小球过度滤过假说	glomerular hyperfiltration hypothesis	/glɒˈmerjʊlə ˌhaɪpəfɪlˈtreɪʃən haɪˈpɒθɪsɪs/
肾小球滤过分数	filtration fraction	/fɪlˈtreɪʃən ˈfrækʃən/
肾小球滤过率	glomerular filtration rate, GFR	/glɒˈmerjʊlə fɪlˈtreɪʃən reɪt/
肾性高血压	renal hypertension	/ˈriːnəl ˌhaɪpəˈtenʃən/
肾性骨营养不良	renal osteodystrophy	/ˈriːnəl ˌɒstɪəʊˈdɪstrəfɪ/
肾性贫血	renal anemia	/ˈriːnəl əˈniːmɪə/
肾性肾功能衰竭	intrarenal failure	/ˌɪntrəˈriːnəl ˈfeɪljə/
渗出液	exudate	/ˈeksjuːdeɪt/
生理无效腔	dead space, VD	/ded speɪs/
生物学死亡期	stage of biological death	/steɪdʒ əv ˌbaɪəˈlɒdʒɪkəl deθ/
失认	agnosia	/ægˈnəʊsɪə/
失血性休克	hemorrhagic shock	/ˌheməˈrædʒɪk ʃɒk/
失用(症)	apraxia	/əˈpræksɪə/
失语(症)	aphasia	/əˈfeɪzjə/
实际碳酸氢盐	actual bicarbonate, AB	/ˈæktʃʊəl baɪˈkɑːbənɪt/
室旁核	paraventricular nucleus, PVN	/ˌpærəvenˈtrɪkjʊlə ˈnjuːklɪəs/
嗜睡症	hypersomnolence	/ˌhaɪpəˈsɒmnələns/
收缩性心力衰竭	systolic heart failure	/sɪˈstɒlɪk hɑːt ˈfeɪljə/
受体操纵性钙通道	receptor operated calcium channel, ROCC	/rɪˈseptə ˈɒpəreɪtɪd ˈkælsɪəm ˈtʃænəl/
受体细胞间黏附分子-1	intercellular adhesion molecule-1, ICAM-1	/ˌɪntəˈseljʊlə ədˈhiːʒən ˈmɒlɪkjuːl wʌn/
舒张性心力衰竭	diastolic heart failure	/ˌdaɪəˈstɒlɪk hɑːt ˈfeɪljə/
双螺旋状神经原纤维	paired helical filaments, PHFs	/peəd ˈhelɪkəl ˈfɪləmənts/

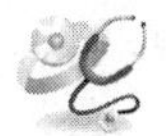

双重性酸碱失衡	double acid-base disorder	/ˈdʌbl ˈæsɪd beɪs dɪsˈɔːdə/
水通道蛋白	aquaporin, AQP	/ˈækwəpɔːrɪn/
水肿	edema	/ɪˈdiːmə/
丝氨酸	serine, Ser	/ˈseriːn/
四氢脱氧皮质酮	tetrahydrodeoxycorticosterone, THDOC	/ˌtetrəˌhaɪdrəʊˌdiːˌɒksɪˌkɔːtɪˈkɒstərəʊn/
四氢孕烯醇酮	tetrahydropregnenolone, THP	/ˌtetrəˌhaɪdrəʊˌpregˈniːnələʊn/
苏氨酸	threonine, Thr	/ˈθriːəniːn/
酸碱平衡	acid-base balance	/ˈæsɪd beɪs ˈbæləns/
酸碱平衡紊乱	acid-base disturbance	/ˈæsɪd beɪs dɪˈstɜːbəns/
酸碱图	acid-base map	/ˈæsɪd beɪs mæp/

T

梯状	ladder pattern	/ˈlædə ˈpætən/
肽聚糖	peptidoglycan	/ˌpeptɪdəʊˈglaɪkæn/
糖尿病肾病	diabetic nephropathy	/ˌdaɪəˈbetɪk nɪˈfrɒpəθɪ/
糖皮质激素受体	glucocorticoid receptor, GR	/ˌgluːkəʊˈkɔːtɪkɔɪd rɪˈseptə/
糖原合成酶	glycogen synthetase, GS	/ˈglaɪkəʊdʒən ˈsɪnθəteɪs/
糖原合酶激酶-3	glycogen synthase kinase-3, GSK-3	/ˈglaɪkəʊdʒən ˈsɪnθeɪs ˈkaɪneɪs θriː/
体液因子	humoral factor	/ˈhjuːmərəl ˈfæktə/
条件性更新	conditional renewing	/kənˈdɪʃənəl rɪˈnjuːɪŋ/
酮症酸中毒	ketoacidosis	/ˌkiːtəʊˌæsɪˈdəʊsɪs/
脱水	dehydration	/ˌdiːhaɪˈdreɪʃən/
脱髓鞘性疾病	demyelinating disease	/diːˈmaɪəlɪneɪtɪŋ dɪˈziːz/

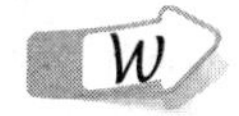

外致热原	exogenous pyrogen	/ekˈsɒdʒənəs ˈpaɪrəʊdʒən/
外周型苯二氮䓬受体	peripheral type benzodiazepine receptor, PTBR	/pəˈrɪfərəl taɪp ˌbenzəʊdaɪˈeɪzɪpiːn rɪˈseptə/

外周阻力	peripheral resistance, PR	/pəˈrɪfərəl rɪˈzɪstəns/
完好状态	state of complete well-being	/steɪt əv kəmˈpliːt ˈwelbiːɪŋ/
完全康复	complete recovery	/kəmˈpliːt rɪˈkʌvərɪ/
危险因素	risk factor	/rɪsk ˈfæktə/
微血管病性溶血性贫血	microangiopathic hemolytic anaemia	/ˌmaɪkrəʊˌændʒɪɒˈpæθɪk ˌhiːməˈlɪtɪk əˈniːmɪə/
微循环衰竭期	microcirculatory failure stage	/ˌmaɪkrəʊˈsɜːkjʊlətərɪ ˈfeɪljə steɪdʒ/
维持还原型谷胱甘肽	reduced glutathione hormone, GSH	/rɪˈdjuːst ˌgluːtəˈθaɪəʊn ˈhɔːməʊn/
未折叠蛋白反应	unfolded protein response, UPR	/ʌnˈfəʊldɪd ˈprəʊtiːn rɪˈspɒns/
稳定斑块	stable plaque	/ˈsteɪbl plɑːk/
稳态更新	steady state renewing	/stedɪ steɪt rɪˈnjʊːɪŋ/
无复流现象	no-reflow phenomenon	/nəʊˈriːfləʊ fɪˈnɒmɪnən/
无效腔样通气	dead space like ventilation	/ded speɪs laɪk ˌventɪˈleɪʃən/

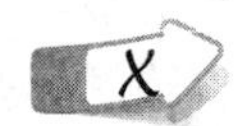

希恩综合征	Sheehan syndrome	/ˈʃiːæn ˈsɪndrəʊm/
细胞表面黏附分子	cell adhesion molecules, CAMs	/sel ədˈhiːʒən ˈmɒlɪkjuːlz/
细胞毒性 T 淋巴细胞相关性抗原 4 基因	cytotoxic T lymphocyte-associated antigen-4, CTLA-4	/ˌsaɪtəˈtɒksɪk tiː ˈlɪmfəʊsaɪt əˈsəʊʃɪeɪtɪd ˈæntɪdʒən fɔː/
细胞内液	intracellular fluid, ICF	/ˌɪntrəˈseljʊlə ˈfluːɪd/
细胞色素 C	cytochrome C, Cyto-C	/ˈsaɪtəkrəʊm siː/
细胞外液	extracellular fluid, ECF	/ˌekstrəˈseljʊlə ˈfluːɪd/
细胞信号传导系统	cell signaling system	/sel ˈsɪgnəlɪŋ ˈsɪstəm/
细胞应激	cellular stress	/ˈseljʊlə stres/
细胞增殖	cell proliferation	/sel prəʊˌlɪfəˈreɪʃən/
细菌移位	bacterial translocation	/bækˈtɪərɪəl ˌtrænsləʊˈkeɪʃən/

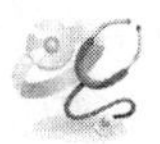

下丘脑-垂体-肾上腺皮质系统	hypothalamus-pituitary-adrenal cortex system, HPA	/ˌhaɪpəʊˈθæləməs pɪˈtjuːɪtərɪ əˈdriːnəl ˈkɔːteks ˈsɪstəm/
纤溶酶原激活物抑制物-1	plasminogen activator inhibitor type-1, PAI-1	/plæzˈmɪnədʒən ˈæktɪveɪtə ɪnˈhɪbɪtə taɪp wʌn/
纤维蛋白降解产物	fibrin degradation product, FDP	/ˈfaɪbrɪn ˌdegrəˈdeɪʃən ˈprɒdʌkt/
酰基辅酶A:胆固醇酰基转移酶	acyl-coenzyme A: cholesterol acyltransferase, ACAT	/ˈeɪsɪl kəʊˈenzaɪm eɪ kəˈlestərɒl ˌæsɪlˈtrænsfəreɪs/
显性水肿	apparent edema	/əˈpærənt ɪˈdiːmə/
限制性通气不足	restrictive hypoventilation	/rɪˈstrɪktɪv ˌhaɪpəʊˈventɪleɪʃən/
线粒体跨膜电位	mitochondrial membrane potential	/ˌmaɪtəʊˈkɒndrɪəl ˈmembreɪn pəʊˈtenʃəl/
线粒体渗透性转导孔	mitochondrial permeability transition pore, MPTP	/ˌmaɪtəʊˈkɒndrɪəl ˌpɜːmɪəˈbɪlətɪ trænˈzɪʃən pɔː/
硝基酪氨酸	nitrotyrosine, NT	/ˌnaɪtrəʊˌtaɪərɒˈzɪn/
效应型胱天蛋白酶	effector caspase	/ɪˈfektə ˈkæspeɪs/
心功能不全	cardiac insufficiency	/ˈkɑːdɪæk ˌɪnsəˈfɪʃənsɪ/
心肌顿抑	myocardial stunning	/ˌmaɪəʊˈkɑːdɪəl ˈstʌnɪŋ/
心肌肥大	myocardial hypertrophy	/ˌmaɪəʊˈkɑːdɪəl haɪˈpɜːtrəʊfɪ/
心肌收缩性	myocardial contractility	/ˌmaɪəʊˈkɑːdɪəl kənˌtrækˈtɪlətɪ/
心理性应激	psychological stress	/ˌsaɪkəˈlɒdʒɪkəl stres/
心力衰竭	heart failure	/hɑːt ˈfeɪljə/
心律失常	arrhythmia	/əˈrɪðmɪə/
心率	heart rate	/hɑːt reɪt/
心室肥厚	ventricular hypertrophy	/venˈtrɪkjʊlə haɪˈpɜːtrəʊfɪ/
心室僵硬度	ventricular stiffness	/venˈtrɪkjʊlə ˈstɪfnɪs/
心室收缩末容积	ventricular end systolic volume, VESV	/venˈtrɪkjʊlə end sɪˈstɒlɪk ˈvɒljuːm/
心室纤颤	ventricular fibrillation, VF	/venˈtrɪkjʊlə ˌfaɪbrɪˈleɪʃən/
心室重塑	ventricular remodeling	/venˈtrɪkjʊlə ˌriːˈmɒdəlɪŋ/
心外阻塞性休克	extracardiac obstructive shock	/ˌekstrəˈkɑːdɪæk əbˈstrʌktɪv ʃɒk/

心因性侏儒	psychogenic dwarf	/ˌsaɪkəʊˈdʒenɪk dwɔːf/
心源性猝死	cardiac sudden death, CSD	/ˈkɑːdɪæk ˈsʌdən deθ/
心源性水肿	cardiac edema	/ˈkɑːdɪæk ɪˈdiːmə/
心源性休克	cardiogenic shock	/ˌkɑːdɪəʊˈdʒenɪk ʃɒk/
心源性晕厥	cardiogenic syncope	/ˌkɑːdɪəʊˈdʒenɪk ˈsɪŋkəpɪ/
杏仁复合体	amygdala complex	/əˈmɪgdələ ˈkɒmpleks/
雄激素不敏感综合征	androgen insensitivity syndrome, AIS	/ˈændrədʒən ɪnˌsensəˈtɪvətɪ ˈsɪndrəʊm/
休克	shock	/ʃɒk/
休克代偿期	compensatory stage of shock	/kəmˈpensətərɪ steɪdʒ əv ʃɒk/
休克肺	shock lung	/ʃɒk lʌŋ/
休克进展期	progressive stage of shock	/prəˈgresɪv steɪdʒ əv ʃɒk/
休克肾	shock kidney	/ʃɒk ˈkɪdnɪ/
血管紧张素受体阻滞剂	angiotensin receptor blocker, ARB	/ˌændʒɪəʊˈtensɪn rɪˈseptə ˈblɒkə/
血管紧张素转换酶抑制剂	angiotensin converting enzyme inhibitor, ACEI	/ˌændʒɪəʊˈtensɪn kənˈvɜːtɪŋ ˈenzaɪm ɪnˈhɪbɪtə/
血管内皮细胞	vessel endothelial cell, VEC	/ˈvesəl ˌendəʊˈθiːlɪəl sel/
血管神经性水肿	angioneurotic edema	/ˌændʒɪəʊnjʊəˈrɒtɪk ɪˈdiːmə/
血管性(假)血友病因子	von Willebrand factor, vWF	/ vɒn ˈwɪləbrænd ˈfæktə/
血管源性休克	vasogenic shock	/ˌveɪsəʊˈdʒenɪk ʃɒk/
血红蛋白 S	hemoglobin S, HbS	/ˈhiːməʊˌgləʊbɪn es/
血红蛋白氧饱和度	hemoglobin oxygen saturation, SOS	/ˈhiːməʊˌgləʊbɪn ˈɒksɪdʒən ˌsætʃəˈreɪʃən/
血浆尿素氮	blood urea nitrogen, BUN	/blʌd ˈjʊərɪə ˈnaɪtrədʒən/
血浆铜蓝蛋白	ceruloplasmin	/sɪˌruːləʊˈplæzmɪn/
血浆鱼精蛋白副凝试验	plasma protamine paracoagulation test	/ˈplæzmə ˈprəʊtəmiːn ˌpærəkəʊˌægjʊˈleɪʃən test/
血栓烷	thromboxane, TX	/θrɒmˈbɒkseɪn/

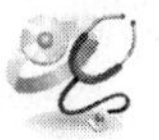

血氧分压	partial pressure of oxygen, PO_2	/ˈpɑːʃəl ˈpreʃə əv ˈɒksɪdʒən/
血氧含量	blood oxygen content, CO_2	/blʌd ˈɒksɪdʒən ˈkɒntent/
血氧容量	blood oxygen capacity, CO_2max	/blʌd ˈɒksɪdʒən kəˈpæsətɪ/
血氧张力	oxygen tension	/ˈɒksɪdʒən ˈtenʃən/
血液泥化	blood sludge	/blʌd slʌdʒ/
血液性缺氧	anemic hypoxia	/əˈniːmɪk haɪˈpɒksɪə/
循环性缺氧	circulatory hypoxia	/ˈsɜːkjʊlətərɪ haɪˈpɒksɪə/
循证医学	evidence-based medicine	/ˈevɪdəns beɪst ˈmedɪsɪn/

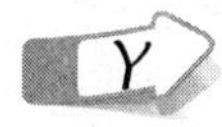

压力负荷	pressure load	/ˈpreʃə ləʊd/
亚健康	sub-health	/sʌbˈhelθ/
延迟性心因性反应	delayed psychogenic reaction	/dɪˈleɪd ˌsaɪkəʊˈdʒenɪk rɪˈækʃən/
炎症细胞活化	activation of inflammatory cell	/ˌæktɪˈveɪʃən əv ɪnˈflæmətərɪ sel/
盐水抵抗性碱中毒	saline-resistant alkalosis	/ˈseɪlaɪn rɪˈzɪstənt ˌælkəˈləʊsɪs/
盐水反应性碱中毒	saline-responsive alkalosis	/ˈseɪlaɪn rɪˈspɒnsɪv ˌælkəˈləʊsɪs/
氧爆发	respiratory burst	/ˈrespərətərɪ bɜːst/
氧化低密度脂蛋白	oxidized low density lipoprotein, ox-LDL	/ˈɒksɪdaɪzd ləʊ ˈdensətɪ ˌlɪpəʊˈprəʊtiːn/
氧化应激	oxidative stress	/ˈɒksɪdeɪtɪv stres/
氧利用障碍性缺氧	dysoxidative hypoxia	/dɪsˈɒksɪdeɪtɪv haɪˈpɒksɪə/
氧疗	oxygen therapy	/ˈɒksɪdʒən ˈθerəpɪ/
氧债	oxygen debt	/ˈɒksɪdʒən det/
氧自由基	oxygen free radical	/ˈɒksɪdʒən friː ˈrædɪkəl/
夜间阵发性呼吸困难	nocturnal paroxysmal dyspnea	/nɒkˈtɜːnəl ˌpærəkˈsɪzməl dɪspˈniːə/
夜尿	nocturia	/nɒkˈtjʊərɪə/

一氧化氮合酶	nitric oxide synthase, NOS	/ˈnaɪtrɪk ˈɒksɪd ˈsɪnθeɪs/
医学模式	medical model	/ˈmedɪkəl ˈmɒdəl/
胰岛素	insulin	/ˈɪnsjʊlɪn/
胰岛素抵抗	insulin resistance	/ˈɪnsjʊlɪn rɪˈzɪstəns/
胰岛素抗体	insulin antibody .	/ˈɪnsjʊlɪn ˈæntɪˌbɒdɪ/
胰岛素受体	insulin receptor, IR	/ˈɪnsjʊlɪn rɪˈseptə/
胰岛素受体底物	insulin receptor substrate, IRS	/ˈɪnsjʊlɪn rɪˈseptə ˈsʌbstreɪt/
胰岛素受体基因	insulin receptor gene, IRG	/ˈɪnsjʊlɪn rɪˈseptə dʒiːn/
胰岛素受体抗体	insulin receptor antibody, IRA	/ˈɪnsjʊlɪn rɪˈseptə ˈæntɪˌbɒdɪ/
胰岛素自身抗体	autoantibody to insulin, IAA	/ˌɔːtəʊˈæntɪˌbɒdɪ tʊ ˈɪnsjʊlɪn/
胰岛素自身免疫综合征	insulin autoimmunity syndrome, IAS	/ˈɪnsjʊlɪn ˌɔːtəʊɪˈmjuːnətɪ ˈsɪndrəʊm/
胰高血糖素	glucagon	/ˈgluːkəgən/
胰高血糖素样肽 1	glucagon like peptide-1, GLP-1	/ˈgluːkəgɒn laɪk ˈpeptaɪd wʌn/
易损斑块	vulnerable plaque	/ˈvʌlnərəbl plɑːk/
意识	consciousness	/ˈkɒnʃəsnɪs/
意识模糊	confusion	/kənˈfjuːʒən/
意识障碍	conscious disorder	/ˈkɒnʃəs dɪsˈɔːdə/
阴离子间隙	anion gap, AG	/ˈænaɪən gæp/
隐性水肿	recessive edema	/rɪˈsesɪv ɪˈdiːmə/
应激	stress	/stres/
应激蛋白	stress protein	/stres ˈprəʊtiːn/
应激性溃疡	stress ulcer	/stres ˈʌlsə/
应激原	stressor	/ˈstresə/
应激综合征	stress syndrome	/stres ˈsɪndrəʊm/
营养因素	nutritional factor	/njuːˈtrɪʃənəl ˈfæktə/
游离胆固醇	free cholesterol, FC	/friː kəˈlestərɒl/
游离脂肪酸	free fatty acid, FFA	/friː ˈfætɪ ˈæsɪd/

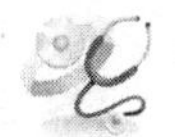

右心室舒张末压	right ventricular end diastolic pressure, RVEDP	/raɪt venˈtrɪkjʊlə end ˌdaɪəˈstɒlɪk ˈpreʃə/
右心衰竭	right heart failure	/raɪt hɑːt ˈfeɪljə/
诱发因素	precipitating factor	/prɪˈsɪpɪteɪtɪŋ ˈfæktə/
淤血性缺氧	congestive hypoxia	/kənˈdʒestɪv haɪˈpɒksɪə/
淤血性缺氧期	stagnant anoxia phase	/ˈstægnənt æˈnɒksɪə feɪz/
原代细胞	primary culture cell	/ˈpraɪmərɪ ˈkʌltʃə sel/
原肌球蛋白	tropomyosin	/ˌtrɒpəʊˈmaɪəsɪn/
远端酸化作用	distal acidification	/ˈdɪstəl əˌsɪdɪfɪˈkeɪʃən/

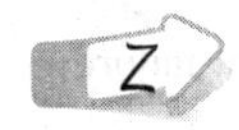

载氧蛋白	oxygen carrying protein	/ˈɒksɪdʒən ˈkærɪɪŋ ˈprəʊtiːn/
载脂蛋白	apolipoprotein, apo	/ˌæpəˌlaɪpəʊˈprəʊtiːn/
再灌注性心律失常	reperfusion arrhythmia	/ˌriːpəˈfjuːʒən əˈrɪðmɪə/
早老蛋白-1	presenilin-1	/prɪˈziːnɪlɪn wʌn/
增殖细胞核抗原	proliferating cell nucleus antigen, PCNA	/prəʊˌlɪfəˈreɪtɪŋ sel ˈnjuːklɪəs ˈæntɪdʒən/
谵妄	delirium	/dɪˈlɪrɪəm/
章胺	octopamine	/ˌɒktəˈpæmiːn/
真性分流	true shunt	/truː ʃʌnt/
正常射血分数型心力衰竭	heart failure with preserved ejection fraction, HF-PEF	/hɑːt ˈfeɪljə wɪð prɪˈzɜːvd ɪˈdʒekʃən ˈfrækʃən/
支链氨基酸	branched chain amino acid, BCAA	/ˈbrɑːntʃt tʃeɪn əˈmiːnəʊ ˈæsɪd/
脂蛋白	lipoprotein, LP	/ˌlɪpəʊˈprəʊtiːn/
脂蛋白脂酶	lipoprotein lipase, LPL	/ˌlɪpəʊˈprəʊtiːn ˈlɪpeɪs/
脂多糖	lipopolysaccharide, LPS	/ˌlɪpəʊˌpɒlɪˈsækəraɪd/
脂皮素-1	lipocortin-1	/ˌlɪpəʊˈkɔːtɪn wʌn/
脂质	lipid	/ˈlɪpɪd/
脂质过氧化	lipid peroxidation	/ˈlɪpɪd pəˌrɒksɪˈdeɪʃən/
植物人	vegetable human	/ˈvedʒɪtəbl ˈhjuːmən/

植物状态	vegetative state	/ˈvedʒɪtətɪv steɪt/
中国病理生理学会	Chinese Association of Pathophysiology, CAP	/ˌtʃaɪˈniːz əˌsəʊʃɪˈeɪʃən əv ˌpæθəʊˌfɪzɪˈɒlədʒɪ/
中间密度脂蛋白	intermediate density lipoprotein, IDL	/ˌɪntəˈmiːdɪət ˈdensətɪ ˌlɪpəʊˈprəʊtiːn/
中心静脉压	central venous pressure, CVP	/ˈsentrəl ˈviːnəs ˈpreʃə/
中杏仁核	medial amygdaloid nucleus	/ˈmiːdɪəl əˈmɪgdəlɔɪd ˈnjuːklɪəs/
终板血管器	organum vasculosum laminae terminalis	/ˈɔːgənəm ˈvæskjʊləʊsʌm ˈlæmɪniː ˈtɜːmɪnəlɪs/
终末期肾功能衰竭	end-stage renal failure, ESRF	/end steɪdʒ ˈriːnəl ˈfeɪljə/
肿瘤病	oncosis	/ɒŋˈkəʊsɪs/
肿瘤坏死因子-α	tumor necrosis factor-α, TNF-α	/ˈtjuːmə neˈkrəʊsɪs ˈfæktə ˈælfə/
周期蛋白	cyclin	/ˈsaɪklɪn/
周期素依赖性激酶	cyclin dependent kinase, CDK	/ˈsaɪklɪn dɪˈpendənt ˈkaɪneɪs/
周期性呼吸	periodic breathing	/ˌpɪərɪˈɒdɪk ˈbriːðɪŋ/
蛛网膜下腔出血	subarachnoid hemorrhage	/ˌsʌbəˈræknɔɪd ˈhemərɪdʒ/
转化生长因子 β	transforming growth factor β, TGFβ	/trænsˈfɔːmɪŋ grəʊθ ˈfæktə ˈbiːtə/
转化医学	translational medicine	/trænsˈleɪʃənəl ˈmedɪsɪn/
总胆固醇	total cholesterol, TC	/ˈtəʊtəl kəˈlestərɒl/
综合征	syndrome	/ˈsɪndrəʊm/
棕色脂肪组织	brown adipose tissue, BAT	/braʊn ˈædɪpəʊs ˈtɪʃjuː/
阻塞性通气不足	obstructive hypoventilation	/əbˈstrʌktɪv ˌhaɪpəʊˈventɪleɪʃən/
组成型激活	constitutive activation	/ˈkɒnstɪtjuːtɪv ˌæktɪˈveɪʃən/
组织间液	interstitial fluid	/ˌɪntəˈstɪʃəl ˈfluːɪd/
组织相容性抗原	histocompatibility antigen	/ˌhɪstəʊˌkəmˌpætəˈbɪlətɪ ˈæntɪdʒən/
组织型转谷氨酰胺酶	tissue-type transglutaminase	/ˈtɪʃjuː taɪp ˌtrænsgluːˈtæmɪneɪs/

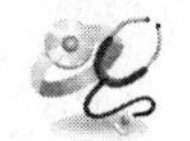

组织性缺氧	histogenous hypoxia	/hɪsˈtɒdʒənəs haɪˈpɒksɪə/
组织因子	tissue factor, TF	/ˈtɪʃjuː ˈfæktə/
组织因子途经抑制物	tissue factor pathway inhibitor, TFPI	/ˈtɪʃjuː ˈfæktə ˈpɑːθweɪ ɪnˈhɪbɪtə/
最大呼气中期流量曲线	maximal mid-expiratory flow curve, MMEFC	/ˈmæksɪməl mɪd ɪkˈspaɪərətərɪ fləʊ kɜːv/
最大随意通气	maximal voluntary ventilation, MVV	/ˈmæksɪməl ˈvɒləntərɪ ventɪˈleɪʃən/
左室射血分数	left ventricular ejection fraction, LVEF	/left venˈtrɪkjʊlə ɪˈdʒekʃən ˈfrækʃən/
左心室舒张末容积	left ventricular end diastolic volume, VEDV	/left venˈtrɪkjʊlə end ˌdaɪəˈstɒlɪk ˈvɒljuːm/
左心室舒张末压	left ventricular end diastolic pressure, LVEDP	/left venˈtrɪkjʊlə end ˌdaɪəˈstɒlɪk ˈpreʃə/
左心衰竭	left heart failure	/left hɑːt ˈfeɪljə/

第四章 生物化学

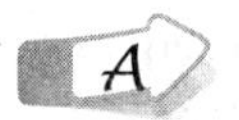

A

癌基因	oncogene	/ˈɒŋkədʒiːn/
氨	ammonia	/əˈməʊnjə/
氨基甲酰磷酸合成酶	carbamoyl phosphate synthetase, CPS	/kɑːˈbæmɔɪl ˈfɒsfeɪt ˈsɪnθəteɪs/
氨基末端	amino terminal	/əˈmiːnəʊ ˈtɜːmɪnəl/
氨基酸	amino acid	/əˈmiːnəʊ ˈæsɪd/
氨基酸残基	residue	/ˈrezɪdjuː/
氨基酸代谢库	metabolic pool	/ˌmetəˈbɒlɪk puːl/
氨基酸脱羧酶	amino acid decarboxylase	/əˈmiːnəʊ ˈæsɪd ˌdiːkɑːˈbɒksɪleɪs/
氨基肽酶	aminopeptidase	/əˌmiːnəʊˈpeptɪdeɪs/
氨基转移酶	aminotransferase	/əˌmiːnəʊˈtrænsfəreɪs/

B

白喉毒素	diphtherotoxin	/dɪfˌθərəʊˈtɒksɪn/
白三烯	leukotriene, LT	/ˌljuːkəʊˈtraɪiːn/
斑点印迹	dot blot	/dɒt blɒt/
半保留复制	semiconservative replication	/ˌsemɪkənˈsɜːvətɪv ˌreplɪˈkeɪʃən/
半不连续复制	semidiscontinuous replication	/ˌsemɪˌdɪskənˈtɪnjʊəs ˌreplɪˈkeɪʃən/
胞嘧啶	cytosine	/ˈsaɪtəʊsiːn/
饱和脂肪酸	saturated fatty acid	/ˈsætʃəreɪtɪd ˈfætɪ ˈæsɪd/
苯丙氨酸羟化酶	phenylalanine hydroxylase	/ˌfiːnɪlˈæləniːn haɪˈdrɒksɪleɪs/
苯丙酮酸尿症	phenyl ketonuria, PKU	/ˈfiːnɪl ˌkiːtəʊˈnjʊərɪə/

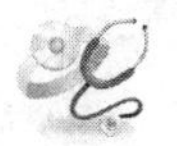

必需基团	essential group	/ɪˈsenʃəl gruːp/
必需激活剂	essential activator	/ɪˈsenʃəl ˈæktɪveɪtə/
必需脂肪酸	essential fatty acid	/ɪˈsenʃəl ˈfætɪ ˈæsɪd/
闭合转录复合体	closed transcription complex	/kləʊzd trænˈskrɪpʃən ˈkɒmpleks/
编码链	coding strand	/ˈkəʊdɪŋ strænd/
变构	allosterism	/æˈlɒstərɪzəm/
变构位点	allosteric site	/ˌæləˈsterɪk saɪt/
变构调节	allosteric regulation	/ˌæləˈsterɪk ˌregjʊˈleɪʃən/
交构活化剂	allosteric activator	/ˌæləˈsterɪk ˈæktɪveɪtə/
变构酶	allosteric enzyme	/ˌæləˈsterɪk ˈenzaɪm/
变构效应	allosteric effect	/ˌæləˈsterɪk ɪˈfekt/
变构效应剂	allosteric effector	/ˌæləˈsterɪk ɪˈfektə/
变构抑制剂	allosteric inhibitor	/ˌæləˈsterɪk ɪnˈhɪbɪtə/
变性	degeneration	/dɪˌdʒenəˈreɪʃən/
表达型载体	expression vector	/ɪkˈspreʃən ˈvektə/
表面效应	surface effect	/ˈsɜːfɪs ɪˈfekt/
别嘌呤醇	allopurinol	/ˌæləʊˈpjʊərɪnɒl/
丙氨酸-葡萄糖循环	alanine-glucose cycle	/ˈæləniːn ˈgluːkəʊs ˈsaɪkl/
丙氨酸氨基转移酶	alanine transaminase, ALT	/ˈæləniːn trænsˈæmɪneɪs/
丙酮酸	pyroracemic acid	/ˌpaɪərəʊrəˈsiːmɪk ˈæsɪd/
丙酮酸激酶	pyruvate kinase, PK	/paɪˈruːveɪt ˈkaɪneɪs/
丙酮酸羧化酶	pyruvate carboxylase	/paɪˈruːveɪt kɑːˈbɒksɪleɪs/
丙酮酸脱氢酶系	pyruvate dehydrogenase system	/paɪˈruːveɪt diːˈhaɪdrəʊˌdʒəneɪs ˈsɪstəm/
病毒癌基因	virus oncogene, V-onc	/ˈvaɪərəs ˈɒŋkədʒiːn/
补救合成途径	salvage pathway	/ˈsælvɪdʒ ˈpɑːθweɪ/
不饱和脂肪酸	unsaturated fatty acid	/ˌʌnˈsætʃəreɪtɪd ˈfætɪ ˈæsɪd/
不对称转录	asymmetric transcription	/ˌeɪsɪˈmetrɪk trænˈskrɪpʃən/
不可逆抑制作用	irreversible inhibition	/ˌɪrɪˈvɜːsəbl ˌɪnhɪˈbɪʃən/

不需氧脱氢酶	anaerobic dehydrogenase	/ˌæneəˈrəʊbɪk diːˈhaɪdrəʊˌdʒəneɪs/

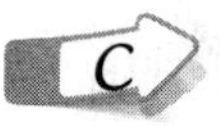

操纵序列	operator	/ˈɒpəreɪtə/
操纵子	operon	/ˈɒpərɒn/
草酰琥珀酸	oxalosuccinate	/ˌɒksələʊˈsʌksɪneɪt/
草酰乙酸	oxaloacetic acid	/ˌɒksələʊəˈsiːtɪk ˈæsɪd/
插入	insertion	/ɪnˈsɜːʃən/
肠激酶	enterokinase	/ˌentərəʊˈkaɪneɪs/
超螺旋结构	superhelix；supercoil	/ˌsjuːpəˈhiːlɪks/；/ˈsjuːpəkɔɪl/
超速离心	ultracentrifugation	/ˌʌltrəˌsentrɪfjʊˈgeɪʃən/
超氧化物歧化酶	superoxide dismutase, SOD	/ˌsjuːpəˈɒksaɪd ˈdɪsmjuːteɪs/
沉降系数	sedimentation coefficient, S	/ˌsedɪmenˈteɪʃən ˌkəʊɪˈfɪʃənt/
重排	rearrangement	/ˌriːəˈreɪndʒmənt/
重组修复	recombination repairing	/ˌriːkɒmbɪˈneɪʃən rɪˈpeərɪŋ/
初级 mRNA 转录产物	primary mRNA transcript	/ˈpraɪmərɪ ˈmesɪndʒə ɑː en eɪ ˈtrænskrɪpt/
初级胆汁酸	primary bile acid	/ˈpraɪmərɪ baɪl ˈæsɪd/
穿梭载体	shuttle vector	/ˈʃʌtl ˈvektə/
醇脱氢酶	alcohol dehydrogenase, ADH	/ˈælkəhɒl diːˈhaɪdrədʒəneɪz/
次级胆汁酸	secondary bile acid	/ˈsekəndərɪ baɪl ˈæsɪd/
从头合成途径	de novo synthesis	/diː ˈnəʊvəʊ ˈsɪnθɪsɪs/
催化基团	catalytic group	/ˌkætəˈlɪtɪk gruːp/
催化型受体	catalytic receptor	/ˌkætəˈlɪtɪk rɪˈseptə/
催化性小 RNA	small catalytic RNA	/smɔːl ˌkætəˈlɪtɪk ɑː en eɪ/
催量/开特	katal	/ˈkætəl/
错配	mismatch	/mɪsˈmætʃ/

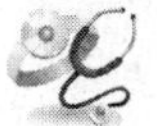

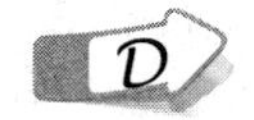

大沟	major groove	/ˈmeɪdʒə gruːv/
大亚基	large subunit	/lɑːdʒ ˈsʌbˌjuːnɪt/
代谢调节	metabolic regulation	/ˌmetəˈbɒlɪk ˌregjʊˈleɪʃən/
代谢轮廓分析	metabolomic profiling	/ˌmetəbəʊˈlɒmɪk ˈprəʊfaɪlɪŋ/
代谢物指纹分析	metabolomic fingerprinting	/ˌmetəbəʊˈlɒmɪk ˈfɪŋgəprɪntɪŋ/
代谢组	metabolome	/ˌmetəˈbəʊləʊm/
代谢组学	metabonomics; metabolomics	/ˌmetəbəˈnɒmɪks/; /ˌmetəbəˈlɒmɪks/
单胺氧化酶	monoamine oxidase, MAO	/ˌmɒnəʊəˈmiːn ˈɒksɪdeɪs/
单不饱和脂肪酸	monounsaturated fatty acid	/ˌmɒnəʊˌʌnˈsætʃəreɪtɪd ˈfætɪ ˈæsɪd/
单纯酶	simple enzyme	/ˈsɪmpl ˈenzaɪm/
单链 DNA 结合蛋白	single stranded DNA binding protein	/ˈsɪŋgl ˈstrændɪd diː en eɪ ˈbaɪndɪŋ ˈprəʊtiːn/
单糖	monosaccharide	/ˌmɒnəʊˈsækəraɪd/
单体酶	monomeric enzyme	/ˌmɒnəʊˈmerɪk ˈenzaɪm/
胆固醇	cholesterol, Ch	/kəˈlestərɒl/
胆固醇的逆向转运	reverse cholesterol transport	/rɪˈvɜːs kəˈlestərɒl trænsˈpɔːt/
胆固醇流出调节蛋白	cholesterol-efflux regulatory protein	/kəˈlestərɒl ˈeflʌks ˈregjʊlətərɪ ˈprəʊtiːn/
胆固醇酯	cholesterol ester, CE	/kəˈlestərɒl ˈestə/
胆固醇酯酶	cholesterol esterase	/kəˈlestərɒl ˈestəreɪz/
胆红素	bilirubin	/ˌbɪlɪˈruːbɪn/
胆碱	choline	/ˈkəʊliːn/
胆碱酯酶	choline esterase	/ˈkəʊliːn ˈestəreɪz/
胆绿素	biliverdin	/ˌbɪlɪˈvɜːdɪn/
胆囊胆汁	gall-bladder bile	/gɔːl ˈblædə baɪl/
胆色素	bile pigment	/baɪl ˈpɪgmənt/
胆素原	bilinogen	/ˈbaɪlɪnədʒɪn/

胆素原的肠肝循环	bilinogen enterohepatic circulation	/ˈbaɪlɪnədʒɪn ˌentərəʊhɪˈpætɪk ˌsɜːkjʊˈleɪʃən/
胆酸	cholic acid	/ˈkəʊlɪk ˈæsɪd/
胆盐	bile salt	/baɪl sɔːlt/
胆汁	bile	/baɪl/
胆汁三烯	bilin	/ˈbaɪlɪn/
胆汁酸	bile acid,BA	/baɪl ˈæsɪd/
胆汁酸的肠肝循环	enterohepatic circulation of bile acid	/ˌentərəʊhɪˈpætɪk ˌsɜːkjʊˈleɪʃən əv baɪl ˈæsɪd/
胆汁酸盐	bile acid salt	/baɪl ˈæsɪd sɔːlt/
弹性蛋白酶	elastase	/ɪˈlæsteɪs/
蛋白激酶	protein kinase	/ˈprəʊtiːn ˈkaɪneɪs/
蛋白激酶 A	protein kinase A,PKA	/ˈprəʊtiːn ˈkaɪneɪs eɪ/
蛋白激酶 C	protein kinase C,PKC	/ˈprəʊtiːn ˈkaɪneɪs siː/
蛋白激酶 G	protein kinase G,PKG	/ˈprəʊtiːn ˈkaɪneɪs dʒiː/
蛋白酶体	proteasome	/ˈprəʊtɪəsəʊm/
蛋白质	protein	/ˈprəʊtiːn/
蛋白质的营养价值	nutrition value of protein	/njuːˈtrɪʃən ˈvæljuː əv ˈprəʊtiːn/
蛋白质凝固	protein coagulation	/ˈprəʊtiːn kəʊˌægjʊˈleɪʃən/
氮平衡	nitrogen balance	/ˈnaɪtrədʒən ˈbæləns/
等电点	isoelectric point	/ˌaɪsəʊɪˈlektrɪk pɔɪnt/
低密度脂蛋白	low density lipoprotein	/ləʊ ˈdensətɪ ˌlɪpəʊˈprəʊtiːn/
底物水平磷酸化	substrate level phosphorylation	/ˈsʌbstreɪt ˈlevəl ˌfɒsfəʊrɪˈleɪʃən/
第二信使	second messenger	/ˈsekənd ˈmesɪndʒə/
第一信使	first messenger	/fɜːst ˈmesɪndʒə/
电泳	electrophoresis	/ɪˌlektrəfəˈriːsɪs/
电子传递链	electron transfer chain	/ɪˈlektrɒn trænsˈfɜː tʃeɪn/
定向排列	orientation arrange	/ˌɔːrɪenˈteɪʃən əˈreɪndʒ/
动脉粥样硬化	atherosclerosis	/ˌæθərəʊskləˈrəʊsɪs/
端粒	telomere	/ˈteləmɪə/
端粒酶	telomerase	/teˈlɒməreɪs/

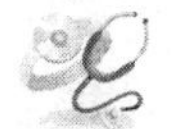

断裂和聚腺苷酸化特异性因子	cleavage and polyadenylation specificity factor	/ˈkliːvɪdʒ ənd ˌpɒlɪəˌdenəˈleɪʃən ˌspesɪˈfɪsətɪ ˈfæktə/
断裂基因	split gene	/splɪt dʒiːn/
断裂激动因子	cleavage stimulatory factor	/ˈkliːvɪdʒ ˈstɪmjʊlətərɪ ˈfæktə/
多胺	polyamine	/ˌpɒlɪəˈmiːn/
多巴胺	dopamine	/ˈdəʊpəmiːn/
多不饱和脂肪酸	polyunsaturated fatty acid	/ˌpɒlɪʌnˈsætʃəreɪtɪd ˈfætɪ ˈæsɪd/
多功能酶	multifunctional enzyme	/ˌmʌltɪˈfʌŋkʃənəl ˈenzaɪm/
多聚腺苷酸化	polyadenylation	/ˌpɒlɪəˌdenəˈleɪʃən/
多聚腺苷酸结合蛋白	poly A binding protein	/ˈpɒlɪ eɪ ˈbaɪndɪŋ ˈprəʊtiːn/
多酶体系	multienzyme system	/ˌmʌltɪˈenzaɪm ˈsɪstəm/
多耐药相关蛋白 2	multidrug resistance-like protein, MRP2	/ˈmʌltɪdrʌg rɪˈzɪstəns laɪk ˈprəʊtiːn/
多肽	polypeptide	/ˌpɒlɪˈpeptaɪd/
多糖	polysaccharide	/ˌpɒlɪˈsækəraɪd/
多元催化	multielement catalysis	/ˈmʌltɪelɪmənt kəˈtælɪsɪs/

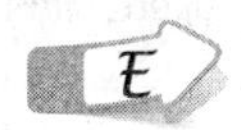

鹅膏素	amanitine	/əmæˈnɪtɪn/
鹅脱氧胆酸	chenodeoxycholic acid	/ˌkiːnəʊdɪˌɒksɪˈkəʊlɪk ˈæsɪd/
二次转酯反应	twice transesterification	/twaɪs ˌtrænsəˌsterəfɪˈkeɪʃən/
二级结构	secondary structure	/ˈsekəndərɪ ˈstrʌktʃə/
二磷脂酰甘油	diphosphatidylglycerol	/ˌdaɪfɒsfəˌtaɪdɪlˈglɪsərɒl/
二氢叶酸合成酶	dihydrofolic acid synthetase	/daɪˌhaɪdrəʊˈfəʊlɪk ˈæsɪd ˈsɪnθəteɪs/
二氢叶酸还原酶	dihydrofolate reductase	/daɪˌhaɪdrəʊˈfəʊleɪt rɪˈdʌkteɪs/
二巯基丙醇	British anti-Lewisite, BAL	/ˈbrɪtɪʃ ˈæntɪ ˈljuːɪsaɪt/
二肽酶	dipeptidase	/daɪˈpeptɪdeɪs/
二酰甘油	diacylglycerol, DAG	/daɪˌæsɪlˈglɪsərɒl/
二硝基酚	dinitrophenol, DNP	/daɪˌnaɪtrəʊˈfiːnɒl/

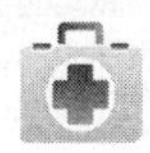

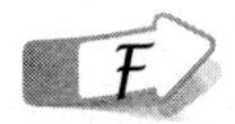

反竞争性抑制作用	uncompetitive inhibition	/ˌʌnkəmˈpetətɪv ˌɪnhɪˈbɪʃən/
反式作用因子	transacting factor	/trænˈzæktɪŋ ˈfæktə/
反应活性氧类	reactive oxygen species, ROS	/rɪˈæktɪv ˈɒksɪdʒən ˈspiːʃiːz/
反转录	reverse transcription	/rɪˈvɜːs trænˈskrɪpʃən/
反转录病毒/逆转录病毒	retrovirus	/ˈretrəʊˌvaɪərəs/
反转录酶-多聚酶链式反应	reverse transcriptase-polymerase chain reaction, RT-PCR	/rɪˈvɜːs trænˈskrɪpteɪs ˈpɒlɪməreɪs tʃeɪn rɪˈækʃən/
泛醌	ubiquinone, UQ	/juːˈbɪkwɪnəʊn/
泛素/遍在蛋白质	ubiquitin	/juːˈbɪkwɪtɪn/
泛素化/遍在蛋白化(作用)	ubiquitination	/juːˈbɪkwɪtɪneɪʃən/
放射自显影术	autoradiography	/ˌɔːtəʊˌreɪdɪˈɒgrəfɪ/
非必需激活剂	nonessential activator	/ˌnɒnɪˈsenʃəl ˈæktɪveɪtə/
非蛋白氮	nonprotein nitrogen, NPN	/nɒnˈprəʊtiːn ˈnaɪtrədʒən/
非竞争性抑制作用	non-competitive inhibition	/ˌnɒnkəmˈpetətɪv ˌɪnhɪˈbɪʃən/
分化 RNA 加工	differential RNA processing	/ˌdɪfəˈrenʃəl ɑː en eɪ ˈprəʊsesɪŋ/
分子伴侣	molecular chaperone	/məʊˈlekjʊlə ˈʃæpərəʊn/
分子克隆	molecular cloning	/məʊˈlekjʊlə kləʊnɪŋ/
分子杂交	molecular hybridization	/məʊˈlekjʊlə ˌhaɪbrɪdaɪˈzeɪʃən/
粉蝶霉素 A	piericidin A	/paɪrɪˈsaɪdɪn eɪ/
粪胆素	stercobilin	/ˌstɜːkəʊˈbaɪlɪn/
粪胆素原	stercobilinogen	/ˌstɜːkəʊbaɪˈlɪnəʊdʒən
丰富基因	redundant gene	/rɪˈdʌndənt dʒiːn/
佛波酯	phorbol ester	/ˈfɔːbɒl ˈestə/
辅基	prosthetic group	/prɒsˈθetɪk gruːp/
辅激活因子	coactivator	/kəʊˈæktɪveɪtə/

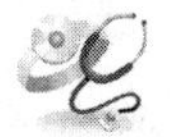

辅酶	coenzyme	/kəʊˈenzaɪm/
辅酶 A	coenzyme A,CoA	/kəʊˈenzaɪm eɪ/
辅脂酶	colipase	/kəʊˈlɪpeɪs/
辅助因子	cofactor	/kəʊˈfæktə/
辅阻遏物	corepressior	/ˌkəʊrɪˈpresə/
腐胺	putrescine	/pjuːˈtresiːn/
腐败作用	putrefaction	/ˌpjuːtrɪˈfækʃən/
负超螺旋	negative supercoil	/ˈnegətɪv ˈsjuːpəkɔɪl/
复性	renaturation	/riːˌneɪtʃəˈreɪʃən/
复制叉	replicative fork	/ˈreplɪkeɪtɪv fɔːk/
复制子	replicon	/ˈreplɪkɒn/

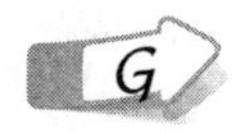

钙调蛋白	calmodulin,CaM	/kælˈmɒdjuːlɪn/
干扰素	interferon	/ˌɪntəˈfɪərɒn/
甘氨胆酸	glycocholic acid	/ˌglaɪkəʊˈkɒlɪk ˈæsɪd/
甘氨鹅脱氧胆酸	glycochenodeoxycholic acid	/ˌglaɪkəʊˌkiːnəʊdɪˌɒksɪˈkəʊlɪk ˈæsɪd/
甘油二酯	diglyceride	/daɪˈglɪsəraɪd/
甘油激酶	glycerol kinase	/ˈglɪsərɒl ˈkaɪneɪs/
甘油磷脂	glyceryphosphatide	/ˌglɪsərɪˈfɒsfeɪtaɪd/
甘油三酯	triglyceride	/traɪˈglɪsəraɪd/
肝胆汁	hepatic bile	/hɪˈpætɪk baɪl/
肝后性黄疸	posthepatic jaundice	/ˌpəʊsthɪˈpætɪk ˈdʒɔːndɪs/
肝前性黄疸	prehepatic jaundice	/ˌpriːhɪˈpætɪk ˈdʒɔːndɪs/
肝细胞黄疸	hepatocellular jaundice	/ˌhepətəʊˈseljʊlə ˈdʒɔːndɪs/
肝源性黄疸	hepatogenous jaundice	/ˌhepəˈtɒdʒənəs ˈdʒɔːndɪs/
肝脂酶	hepatic lipase	/hɪˈpætɪk ˈlɪpeɪs/
感受态	competence	/ˈkɒmpɪtəns/
冈崎片段	Okazaki fragment	/ˌɔːkɑːˈzɑːkiː ˈfrægmənt/
高胆红素血[症]	hyperbilirubinemia	/ˌhaɪpəˌbɪlɪˌruːbɪˈniːmɪə/
高密度脂蛋白	high density lipoprotein	/haɪ ˈdensətɪ ˌlɪpəʊˈprəʊtiːn/

高效液相色谱法	high performance liquid chromatography, HPLC	/haɪ pəˈfɔːməns ˈlɪkwɪd ˌkrəʊməˈtɒgrəfɪ/
高血氨	hyperammonemia	/ˌhaɪpəˌræməʊˈniːmɪə/
高脂蛋白血症	hyperlipoproteinemia	/ˈhaɪpəˌlɪpəˌprəʊtɪːˈniːmɪə/
高脂血症	hyperlipidemia	/ˌhaɪpəˌlɪpɪˈdiːmɪə/
共价修饰	covalent modification	/kəʊˈveɪlənt ˌmɒdɪfɪˈkeɪʃən/
共有序列	consensus sequence	/kənˈsensəs ˈsiːkwəns/
谷氨酰胺合成酶	glutamine synthetase	/ˈgluːtəmiːn ˈsɪnθəteɪs/
谷氨酰胺酶	glutaminase	/ˈgluːtəmɪneɪs/
谷胱甘肽	glutathione	/ˌgluːtəˈθaɪəʊn/
固定化酶	immobilized enzyme	/ɪˈməʊbɪlaɪzd ˈenzaɪm/
寡聚酶	oligomeric enzyme	/əʊˌlɪgəˈmerɪk ˈenzaɪm/
寡霉素	oligomycin	/ˌɒlɪgəʊˈmaɪsɪn/
寡肽	oligopeptide	/ˌɒlɪgəʊˈpeptaɪd/
寡肽酶	oligopeptidase	/ˌɒlɪgəʊˈpeptaɪdeɪs/
寡糖	oligosaccharide	/ˌɒlɪgəʊˈsækəraɪd/
关键酶	key enzyme	/kiː ˈenzaɪm/
管家基因	house-keeping gene	/ˈhaʊskiːpɪŋ dʒiːn/
光解	photolysis	/fəʊˈtɒlɪsɪs/
光修复	photorepair	/ˌfəʊtəʊrɪˈpeə/
滚环式复制	rolling circle replication	/ˈrəʊlɪŋ ˈsɜːkl ˌreplɪˈkeɪʃən/
果糖	fructose	/ˈfrʌktəʊs/
果糖二磷酸酶	fructose bisphosphatase	/ˈfrʌktəʊs bɪsˈfɒsfəteɪs/
果糖激酶	fructokinase	/ˌfruːktəʊˈkaɪneɪs/
过渡态	transition state	/trænˈzɪʃən steɪt/
过氧化氢酶	catalase	/ˈkætəleɪs/
过氧化物酶	peroxidase	/pəˈrɒksɪdeɪs/

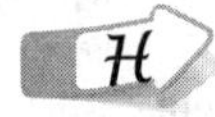

耗氧量	oxygen consumption	/ˈɒksɪdʒən kənˈsʌmpʃən/
合成酶	synthetase	/ˈsɪnθəteɪs/

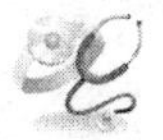

核磁共振	nuclear magnetic resonance, NMR	/ˈnjuːklɪə mæɡˈnetɪk ˈrezənəns/
核蛋白体 RNA	ribosomal RNA, rRNA	/ˌraɪbəˈsəʊməl ɑː en eɪ/
核蛋白体循环	ribosomal cycle	/ˌraɪbəˈsəʊməl ˈsaɪkl/
核苷	nucleoside	/ˈnjuːklɪəsaɪd/
核苷酸	nucleotide	/ˈnjuːklɪətaɪd/
核苷酸的抗代谢物	antimetabolite of nucleotide	/ˌæntɪməˈtæbəlaɪt əv ˈnjuːklɪətaɪd/
核酶	ribozyme	/ˈraɪbəʊzaɪm/
核内小 RNA	small nuclear RNA, snRNA	/smɔːl ˈnjuːklɪə ɑː en eɪ/
核仁小 RNA	small nucleolar RNA, snoRNA	/smɔːl njuːˈklɪəʊlə ɑː en eɪ/
核酸	nucleic acid	/njuːˈkliːɪk ˈæsɪd/
核酸分子杂交	nucleic acid molecular hybridization	/njuːˈkliːɪk ˈæsɪd məʊˈlekjʊlə ˌhaɪbrɪdaɪˈzeɪʃən/
核酸酶	nuclease	/ˈnjuːklɪeɪs/
核酸内切酶	endonuclease	/ˌendəʊˈnjuːklɪeɪs/
核酸外切酶	exonuclease	/ˌeksəʊˈnjuːklɪeɪs/
核糖核苷酸	ribonucleotide	/ˌraɪbəʊˈnjuːklɪətaɪd/
核糖核酸	ribonucleic acid, RNA	/ˌraɪbəʊnjuːˈkliːɪk ˈæsɪd/
核糖体	ribosome	/ˈraɪbəsəʊm/
核糖体蛋白	ribosomal protein	/ˌraɪbəˈsəʊməl ˈprəʊtiːn/
核小体	nucleosome	/ˈnjuːklɪəsəʊm/
核心颗粒	core particle	/kɔː ˈpɑːtɪkl/
核心酶	core enzyme	/kɔː ˈenzaɪm/
核因子 κB	nuclear factor-κ B, NF-κB	/ˈnjuːklɪə ˈfæktə ˈkæpə biː/
呼吸链	respiratory chain	/ˈrespərətərɪ tʃeɪn/
琥珀酸脱氢酶	succinate dehydrogenase	/ˈsʌksɪneɪt diːˈhaɪdrəʊˌdʒəneɪs/
琥珀酰 CoA	succinyl CoA	/ˈsʌksɪnɪl kəʊˈenzaɪm eɪ/
琥珀酰辅酶 A 合成酶	succinyl-CoA synthetase	/ˈsʌksɪnɪl kəʊˈenzaɪm eɪ ˈsɪnθəteɪs/

互补 DNA	complementary DNA, cDNA	/ˌkɒmplɪˈmentərɪ diː en eɪ/
化学渗透假说	chemiosmotic hypothesis	/ˌkemɪɒzˈmɒtɪk haɪˈpɒθɪsɪs/
化学修饰	chemical modification	/ˈkemɪkəl ˌmɒdɪfɪˈkeɪʃən/
坏血病	scurvy	/ˈskɜːvɪ/
环鸟苷酸	cyclic guanosine monophosphate, cGMP	/ˈsaɪklɪk ˈgwɑːnəsiːn mɒnəˈfɒsfeɪt/
环戊烷多氢菲	cyclopentanoperhy-drophenanthrene	/ˌsaɪkləʊˌpentənəʊpəˌhaɪ-drəʊfɪˈnænθriːn/
环腺苷酸	cyclic adenosine monophosphate, cAMP	/ˈsaɪklɪk əˈdenəsiːn mɒnəˈfɒsfeɪt/
缓激肽	bradykinin	/ˌbrædɪˈkaɪnɪn/
黄疸	jaundice	/ˈdʒɔːndɪs/
黄素单核苷酸	flavin mononucleotide, FMN	/ˈfleɪvɪn ˌmɒnəʊˈnjuːklɪətaɪd/
黄素蛋白	flavoprotein, FP	/ˌfleɪvəʊˈprəʊtiːn/
黄素腺嘌呤二核苷酸	flavin adenine dinucleotide, FAD	/ˈfleɪvɪn ˈædəniːn daɪˈnjuːklɪətaɪd/
回文结构	palindrome	/ˈpælɪndrəʊm/
混合功能氧化酶	mixed function oxidase, MFO	/mɪkst ˈfʌŋkʃən ˈɒksɪdeɪs/
混合微团	mixed micelle	/mɪkst maɪˈsel/
活化能	activation energy	/ˌæktɪˈveɪʃən ˈenədʒɪ/

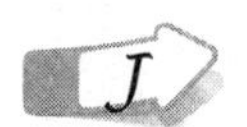

肌醇三磷酸	inositol triphosphate, IP3	/ɪˈnəʊsɪtɒl traɪˈfɒsfeɪt/
肌苷一磷酸	inosine monophosphate, IMP	/ˈɪnəʊsiːn ˌmɒnəʊˈfɒsfeɪt/
肌红蛋白	myoglobin	/ˌmaɪəʊˈgləʊbɪn/
肌酸激酶	creatine kinase, CK	/ˈkriːətiːn ˈkaɪneɪs/
基本转录因子	basal transcription factor	/ˈbeɪsəl trænˈskrɪpʃən ˈfæktə/
基因	gene	/dʒiːn/
基因表达	gene expression	/dʒiːn ɪkˈspreʃən/
基因工程	genetic engineering	/dʒɪˈnetɪk ˌendʒɪˈnɪərɪŋ/

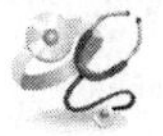

基因扩增	gene amplification	/dʒiːn ˌæmplɪfɪˈkeɪʃən/
基因枪	gene gun	/dʒiːn gʌn/
基因敲除	gene knock-out	/dʒiːn nɒk aʊt/
墓因缺失	gene deletion	/dʒiːn dɪˈliːʃən/
基因融合	gene fusion	/dʒiːn ˈfjuːʒən/
基因失活	gene inactivation	/dʒiːn ɪnˌæktɪˈveɪʃən/
基因突变	gene mutation	/dʒiːn mjuːˈteɪʃən/
基因诊断	gene diagnosis	/dʒiːn ˌdaɪəgˈnəʊsɪs/
基因治疗	gene therapy	/dʒiːn ˈθerəpɪ/
基因重组	genetic recombination	/dʒɪˈnetɪk ˌriːkɒmbɪˈneɪʃən/
基因转移	gene transfer	/dʒiːn trænsˈfɜː/
基因组	genome	/ˈdʒiːnəʊm/
基因组 DNA 文库	genomic DNA library	/dʒiːˈnəʊmɪk diː en eɪ ˈlaɪbrərɪ/
激动型 G 蛋白	stimulatory G protein	/ˈstɪmjʊlətərɪ dʒiː ˈprəʊtiːn/
激活剂	activator	/ˈæktɪveɪtə/
激素敏感性三酰甘油酯酶	hormone sensitive triglyceride lipase	/ˈhɔːməʊn ˈsensɪtɪv traɪˈglɪsəraɪd ˈlɪpeɪs/
极低密度脂蛋白	very low density lipoprotein	/ˈverɪ ləʊ ˈdensɪtɪ ˌlɪpəʊˈprəʊtiːn/
急性时相蛋白	acute phase protein, APP	/əˈkjuːt feɪz ˈprəʊtiːn/
己糖激酶	hexokinase, HK	/ˌheksəʊˈkaɪneɪs/
加单氧酶	monooxygenase	/ˌmɒnəʊˈɒksɪdʒɪneɪs/
加帽酶	capping enzyme	/ˈkæpɪŋ ˈenzaɪm/
甲基转移酶	methyltransferase	/ˌmeθɪlˈtrænsfəreɪs/
甲硫氨酸腺苷转移酶	methionine-adenosyl transferase	/meˈθaɪəniːn əˈdenəsɪl ˈtrænsfəreɪs/
甲硫氨酸循环	methionine cycle	/meˈθaɪəniːn ˈsaɪkl/
甲羟戊酸	mevalonic acid	/ˌmevəˈlɒnɪk ˈæsɪd/
假尿嘧啶核苷	pseudouridine	/ˌsjuːdəʊˈjʊərɪdiːn/
剪接	splicing	/ˈsplaɪsɪŋ/
剪接体	spliceosome	/ˈsplaɪsəsəʊm/
剪切	cleavage	/ˈkliːvɪdʒ/

碱基	base	/beɪs/
碱基对	base pair, bp	/beɪs peə/
碱基配对	base repairing	/beɪs rɪˈpeərɪŋ/
焦磷酸法尼脂	farnesyl pyrophosphate	/ˈfɑːnsɪl ˌpaɪrəʊˈfɒsfeɪt/
焦磷酸硫胺素	thiamine pyrophosphate, TPP	/ˈθaɪəmiːn ˌpaɪrəʊˈfɒsfeɪt/
校读	proofread	/ˈpruːfriːd/
阶段特异性	stage specificity	/steɪdʒ ˌspesɪˈfɪsətɪ/
结构基因	structural gene	/ˈstrʌktʃərəl dʒiːn/
结构域	domain	/dəʊˈmeɪn/
结合胆红素	conjugated bilirubin	/ˈkɒndʒʊgeɪtɪd ˌbɪlɪˈruːbɪn/
结合胆汁酸	conjugated bile acid	/ˈkɒndʒʊgeɪtɪd baɪl ˈæsɪd/
结合基团	binding group	/ˈbaɪndɪŋ gruːp/
结合酶	conjugated enzyme	/ˈkɒndʒʊgeɪtɪd ˈenzaɪm/
解缠酶	untwisting enzyme	/ˌʌnˈtwɪstɪŋ ˈenzaɪm/
解链曲线	melting curve	/ˈmeltɪŋ kɜːv/
解磷定	pyridine aldoxime methyliodide, PAM	/ˈpɪrɪdiːn ælˈdɒksaɪm ˌmɪθɪˈlaɪədaɪd/
解螺旋酶	helicase	/ˈhelɪkeɪs/
解耦联蛋白	uncoupling protein	/ˌʌnˈkʌplɪŋ ˈprəʊtiːn/
解耦联剂	uncoupler	/ˌʌnˈkʌplə/
金属激活酶	metal-activated enzyme	/ˈmetəl ˈæktɪveɪtɪd ˈenzaɪm/
金属酶	metalloenzyme	/mɪˌtæləʊˈenzaɪm/
茎环	stem-loop	/stem luːp/
精氨琥珀酸合成酶	argininosuccinate synthetase	/ˌɑːdʒɪnɪnəˈsʌksɪneɪt ˈsɪnθəteɪs/
精氨酸酶	arginase	/ˈɑːdʒɪneɪs/
精胺	spermine	/ˈspɜːmiːn/
精脒	spermidine	/ˈspɜːmɪdiːn/
竞争性抑制作用	competitive inhibition	/kəmˈpetətɪv ˌɪnhɪˈbɪʃən/
短形双曲线	rectangular hyperbola	/rekˈtæŋgjʊlə haɪˈpɜːbələ/
聚合酶链反应	polymerase chain reaction, PCR	/pəˈlɪməreɪs tʃeɪn rɪˈækʃən/

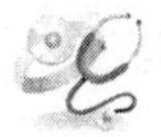

绝对特异性	absolute specificity	/ˈæbsəluːt ˌspesɪˈfɪsətɪ/

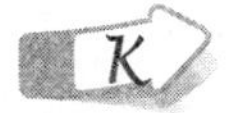

开放阅读框架	opening reading frame, ORF	/ˈəupnɪŋ ˈriːdɪŋ freɪm/
开放转录复合体	open transcription complex	/ˈəupən trænˈskrɪpʃən ˈkɒmpleks/
抗癌基因	antioncogene	/ˌæntɪˈɒŋkədʒiːn/
抗霉素 A	antimycin A	/ˌæntɪˈmaɪsɪn eɪ/
抗生素	antibiotics	/ˌæntɪbaɪˈɒtɪks/
抗体酶	abzyme	/əbˈzaɪm/
柯斯质粒	cosmid	/ˈkɒzmɪd/
柯斯质粒载体	cosmid vector	/ˈkɒzmɪd ˈvektə/
可逆性抑制作用	reversible inhibition	/rɪˈvɜːsəbl ˌɪnhɪˈbɪʃən/
克隆载体	cloning vector	/ˈkləunɪŋ ˈvektə/
空间特异性	spatial specificity	/ˈspeɪʃəl ˌspesɪˈfɪsətɪ/
口服葡萄糖耐量试验	oral glucose tolerance test, OGTT	/ˈɔːrəl ˈgluːkəus ˈtɒlərəns test/
跨膜信号转导	transmembrane signal transduction	/ˌtrænsˈmembreɪn ˈsɪgnəl trænsˈdʌkʃən/
框移突变	frame-shift mutation	/freɪm ʃɪft mjuːˈteɪʃən/

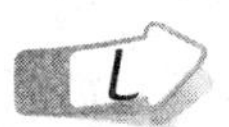

劳斯肉瘤病毒	Rous sarcoma virus, RSV	/raus sɑːˈkəumə ˈvaɪərəs/
酪氨酸蛋白激酶	tyrosine-protein kinase, TPK	/ˈtaɪrəsiːn ˈprəutiːn ˈkaɪneɪs/
类核	nucleoid	/ˈnjuːklɪɔɪd/
类脂	lipoid	/ˈlɪpɔɪd/
离子通道型受体	ion channel linked receptor	/ˈaɪən ˈtʃænəl lɪŋkt rɪˈseptə/
立体异构特异性	stereospecificity	/ˌsterɪəuˌspesɪˈfɪsətɪ/
立早基因	immediate-early gene	/ɪˈmiːdɪət ˈɜːlɪ dʒiːn/
利福平	rifampicin	/raɪˈfæmpɪsɪn/

连接蛋白	adaptor protein	/əˈdæptə ˈprəʊtiːn/
连接酶	ligase	/ˈlaɪgeɪs/
裂解酶	lyase	/ˈlaɪeɪs/
邻近效应	proximity effect	/prɒkˈsɪmətɪ ɪˈfekt/
临界糊精	α-dextrin	/ˈælfə ˈdekstrɪn/
磷酸二酯酶	phosphodiesterase, PDE	/ˌfɒsfəʊdaɪˈestəreɪs/
磷酸果糖激酶-2	phosphofructokinase-2, PFK-2	/ˌfɒsfəʊˌfrʌktəʊˈkaɪneɪs tuː/
磷酸核糖焦磷酸	phosphoribosyl-pyrophosphate, PRPP	/ˌfɒsfəʊˌraɪbəʊsɪlˌpaɪrəʊˈfɒsfeɪt/
磷酸化	phosphorylation	/ˌfɒsfərəˈleɪʃən/
磷酸肌酸	creatine phosphate, CP	/ˈkriːətiːn ˈfɒsfeɪt/
磷酸己糖异构酶	phosphohexose isomerase	/ˌfɒsfəʊˈheksəʊs aɪˈsɒmәreɪs/
磷酸酶	phosphatase	/ˈfɒsfəteɪs/
磷酸葡萄糖旁路	phosphogluconate shunt	/ˌfɒsfəˈgluːkəneɪt ʃʌnt/
磷酸烯醇丙酮酸羧	phosphoenolpyruvate	/ˌfɒsfəʊˌɪnɒˈpaɪruːveɪt/
磷酸烯醇丙酮酸羧激酶	phosphoenolpyruvate carboxykinase	/ˌfɒsfəʊəˌnɔːlpaɪˈruːveɪt kɑːˌbɒksɪˈkaɪneɪs/
磷脂	phospholipid, PL	/ˌfɒsfəʊˈlɪpɪd/
磷脂酶	phospholipase	/ˌfɒsfəʊˈlɪpeɪs/
磷脂酶 A_2	phospholipase A_2	/ˌfɒsfəʊˈlɪpeɪs eɪ tuː/
磷脂酶 C	phospholipase C, PLC	/ˌfɒsfəʊˈlɪpeɪs siː/
磷脂酸	phosphatidic acid	/ˌfɒsfəˈtɪdɪk ˈæsɪd/
磷脂酰胆碱	phosphatidylcholine	/ˌfɒsfəˌtaɪdəlˈkəʊliːn/
磷脂酰肌醇	phosphatidylinositol	/ˌfɒsfəˌtaɪdəlɪˈnəʊsɪtɒl/
磷脂酰肌醇 4,5-二磷酸	phosphatidylinositol 4,5-diphosphate, PIP_2	/ˌfɒsfəˌtaɪdəlɪˈnəʊsɪtɒl fɔː, faɪv daɪˈfɒsfeɪt/
磷脂酰丝氨酸	phosphatidylserine	/ˌfɒsfəˌtaɪdəlˈseriːn/
磷脂酰乙醇胺	phosphatidylethanolamine	/ˌfɒsfəˌtaɪdəlˌeθəˈnɒləmiːn/
领头链	leading strand	/ˈliːdɪŋ strænd/
另一类激酶	just another kinase, JAK	/dʒʌst əˈnʌðə ˈkaɪneɪs/
硫解酶	thiolase	/ˈθaɪəleɪs/

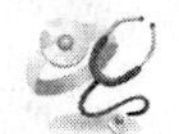

卵磷脂	lecithin	/ˈlesɪθɪn/
卵磷脂-胆固醇酰基转移酶	lecithin-cholesterol acyl-transferase, LCAT	/ˈlesɪθɪn kəˈlestərɒl ˈeɪsəl ˈtrænsfəreɪs/

M

酶	enzyme	/ˈenzaɪm/
酶促反应的动力学	kinetics of enzyme-catalyzed reaction	/kɪˈnetɪks əv ˈenzaɪm ˈkætəlaɪzd rɪˈækʃən/
酶蛋白	apoenzyme	/ˌæpəʊˈenzaɪm/
酶的比活力	specific activity	/spəˈsɪfɪk ækˈtɪvətɪ/
酶的活性中心	active center	/ˈæktɪv ˈsentə/
酶的特异性	specificity	/ˌspesɪˈfɪsətɪ/
酶的转换数	turnover number	/ˈtɜːnˌəʊvə ˈnʌmbə/
酶工程	enzyme engineering	/ˈenzaɪm ˌendʒɪˈnɪərɪŋ/
酶耦联型受体	enzyme-linked receptor	/ˈenzaɪm ˈlɪŋkt rɪˈseptə/
酶原	zymogen	/ˈzaɪməʊdʒən/
酶原激活	zymogen activation	/ˈzaɪməʊdʒən ˌæktɪˈveɪʃən/
糜蛋白酶	chymotrypsin	/ˌkaɪməʊˈtrɪpsɪn/
米氏常数	Michaelis constant	/mɪˈkeɪlɪs ˈkɒnstənt/
米氏方程式	Michaelis equation	/mɪˈkeɪlɪs ɪˈkweɪʒən/
密码子	codon	/ˈkəʊdɒn/
嘧啶	pyrimidine	/pəˈrɪmɪdiːn/
灭活	inactivation	/ɪnˌæktɪˈveɪʃən/
模板	template	/ˈtemplɪt/
模板链	template strand	/ˈtemplɪt strænd/
模体	motif	/məʊˈtiːf/
膜受体	membrane receptor	/ˈmembreɪn rɪˈseptə/

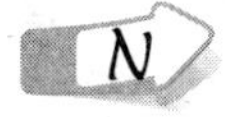

内分泌的	endocrine	/ˈendəʊkraɪn/
内含子	intron	/ˈɪntrɒn/
内肽酶	endopeptidase	/ˌendəʊˈpeptɪdeɪs/

黏性末端	sticky end	/ˈstɪkɪ end/
鸟氨酸氨基甲酰转移酶	ornithine carbamoyl transferase,OCT	/ˈɔːnɪθiːn kɑːˈbæməʊəl ˈtrænsfəreɪs/
鸟氨酸脱羧酶	ornithine decarboxylase	/ˈɔːnɪθiːn ˌdiːkɑːˈbɒksɪleɪs/
鸟氨酸循环	ornithine cycle	/ˈɔːnɪθiːn ˈsaɪkl/
鸟苷酸环化酶	guanylate cyclase,Gc	/ˈgwɑːnəleɪt ˈsaɪkleɪs/
鸟苷一磷酸	guanosine monophosphate,GMP	/ˈgwɑːnəsiːn ˌmɒnəʊˈfɒsfeɪt/
鸟嘌呤	guanine,G	/ˈgwɑːniːn/
尿苷二磷酸葡萄糖	uridine diphosphate glucose,UDPG	/ˈjʊərɪdiːn daɪˈfɒsfeɪt ˈgluːkəʊs/
尿嘧啶	uracil,U	/ˈjʊərəsɪl/
尿嘧啶核苷酸	uridine monophosphate, UMP	/ˈjʊərɪdiːn ˌmɒnəʊˈfɒsfeɪt/
尿素循环	urea cycle	/ˈjʊərɪə ˈsaɪkl/
柠檬酸合酶	citrate synthase	/ˈsɪtreɪt ˈsɪnθeɪs/
柠檬酸循环	citric acid cycle	/ˈsɪtrɪk ˈæsɪd ˈsaɪkl/
凝胶过滤	gel filtration	/dʒel fɪlˈtreɪʃən/
牛磺鹅脱氧胆酸	taurochenodeoxycholic acid	/ˌtɔːrəˌkiːnəʊdɪˌɒksɪˈkəʊlɪk ˈæsɪd/
牛磺胆酸	taurocholic acid	/ˌtɔːrəʊˈkəʊlɪk ˈæsɪd/

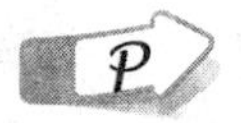

帕金森病	Parkinson's disease	/ˈpɑːkɪnsənz dɪˈziːz/
旁分泌的	paracrine	/ˈpærəkraɪn/
配体	ligand	/ˈlɪgənd/
嘌呤核苷酸循环	purine nucleotide cycle	/ˈpjʊəriːn ˈnjuːklɪətaɪd ˈsaɪkl/
嘌呤碱	purine	/ˈpjʊəriːn/
平末端(钝性末端)	blunt end	/blʌnt end/
苹果酸盐	malate	/ˈmæleɪt/
苹果酸-天冬氨酸穿梭	malate-aspartate shuttle	/ˈmæleɪt əˈspɑːteɪt ˈʃʌtl/
苹果酸脱氢酶	malic dehydrogenase	/ˈmælɪk diːˈhaɪdrəʊˌdʒəneɪs/

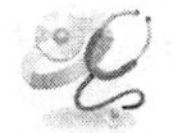

葡萄糖	glucose, Glu	/ˈgluːkəʊs/
葡萄糖-6-磷酸酶	glucose-6-phosphatase	/ˈgluːkəʊs sɪks ˈfɒsfəteɪs/
葡萄糖-6-磷酸脱氢酶	glucose-6-phosphate dehydrogenase	/ˈgluːkəʊs sɪks ˈfɒsfeɪt diːˈhaɪdrəʊˌdʒəneɪs/
葡萄糖激酶	glucokinase, GK	/ˌgluːkəʊˈkaɪneɪs/

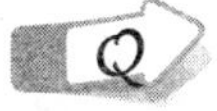

启动基因	promoter	/prəʊˈməʊtə/
启动子	promoter	/prəʊˈməʊtə/
启动子近端调控元件	promoter-proximal element	/prəʊˈməʊtə ˈprɒksɪməl ˈelɪmənt/
启动子上游元件	upstream promoter element	/ˌʌpˈstriːm prəʊˈməʊtə ˈelɪmənt/
起始点	origin, ori	/ˈɒrɪdʒɪn/
起始前复合物	pre-initiation complex, PIC	/prɪ ɪˌnɪʃɪˈeɪʃən ˈkɒmpleks/
起始因子	initiation factor	/ɪˌnɪʃɪˈeɪʃən ˈfæktə/
气相色谱	gas chromatography, GC	/gæs ˌkrəʊməˈtɒgrəfɪ/
气象色谱-质谱联用仪	gas chromatography-mass spectrometer, GC-MS	/gæs ˌkrəʊməˈtɒgrəfɪ mæs spekˈtrɒmɪtə/
前列腺素	prostaglandin, PG	/ˌprɒstəˈglændɪn/
前列腺酸	prostanoic acid	/ˈprɒstənɔɪk ˈæsɪd/
羟化酶	hydroxylase	/haɪˈdrɒksɪleɪs/
β-羟(基)-β-甲(基)戊二酸单酰辅酶A	β-hydroxy-β-methyl glutaryl CoA	/ˈbiːtə haɪˈdrɒksɪ ˈbiːtə ˈmiːθaɪl ˈgluːtərɪl kəʊˈeɪ/
鞘氨醇	sphingosine	/ˈsfɪŋgəʊsiːn/
鞘磷脂	sphingomyelin	/ˌsfɪŋgəʊˈmaɪəlɪn/
鞘糖脂	glycosphingolipid	/ˌglaɪkəʊˌsfɪŋgəʊˈlɪpɪd/
鞘脂	sphingolipid	/ˌsfɪŋgəʊˈlɪpɪd/
切除修复	excision repairing	/ekˈsɪʒən rɪˈpeərɪŋ/
切口-封闭酶	nicking-closing enzyme	/ˈnɪkɪŋ ˈkləʊzɪŋ ˈenzaɪm/
清蛋白	albumin, A	/ˈælbjʊmɪn/
清道夫受体	scavenger receptor, SR	/ˈskævɪndʒə rɪˈseptə/

球蛋白	globulin, G	/ˈglɒbjʊlɪn/
去饱和酶	desaturase	/dɪˈsætʃəreɪs/
全酶	holoenzyme	/ˌhɒləʊˈenzaɪm/
醛缩酶	aldolase	/ˈældəleɪs/
醛脱氢酶	aldehyde dehydrogenase, ALDH	/ˈældɪhaɪd diːˈhaɪdrəʊˌdʒəneɪs/
缺失	deletion	/dɪˈliːʃən/

R

染色体	chromosome	/krəʊˈməsəʊm/
染色质	chromatin	/ˈkrəʊmətɪn/
热休克蛋白	heat shock protein, HSP	/hiːt ʃɒk ˈprəʊtiːn/
热休克反应	heat shock response	/hiːt ʃɒk rɪˈspɒns/
人工合成酶	synthetic enzyme	/sɪnˈθetɪk ˈenzaɪm/
溶血性黄疸	hemolytic jaundice	/ˌhiːməˈlɪtɪk ˈdʒɔːndɪs/
融解温度	melting temperature, Tm	/ˈmeltɪŋ ˈtempərətʃə/
肉碱	carnitine	/ˈkɑːnɪtiːn/
肉碱-脂酰肉碱转位酶	carnitine-acylcarnitine translocase	/ˈkɑːnɪtiːn ˌeɪsəlˈkɑːnɪtiːn trænsˈləʊkeɪs/
肉碱酰基转移酶	carnitine acyl-transferase	/ˈkɑːnɪtiːn ˈeɪsəl ˈtrænsfəreɪs/
乳糜微粒	chylomicron	/ˌkaɪləʊˈmaɪkrɒn/
乳酸盐	lactate	/ˈlækteɪt/
乳酸脱氢酶	lactate dehydrogenase, LDH	/ˈlækteɪt diːˈhaɪdrəʊˌdʒəneɪs/
乳糖	lactose	/ˈlæktəʊs/
朊病毒蛋白	prion protein, PrP	/ˈpriːɒn ˈprəʊtiːn/

S

三级结构	tertiary structure	/ˈtɜːʃərɪ ˈstrʌktʃə/
三联体密码	triplet code	/ˈtrɪplɪt kəʊd/
三羧酸循环	tricarboxylic acid cycle	/traɪˌkɑːbɒkˈsɪlɪk ˈæsɪd ˈsaɪkl/
三酰甘油	triacylglycerol	/traɪˌæsɪlˈglɪsərəʊl/

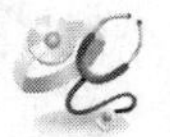

色谱法	chromatography	/ˌkrəʊməˈtɒgrəfɪ/
鲨烯	squalene	/ˈskweɪliːn/
上游因子	upstream factors	/ʌpˈstriːm ˈfæktə/
神经母细胞瘤	neuroblastoma	/ˌnjʊərəʊblæsˈtəʊmə/
神经鞘髓磷脂酶	sphingomyelinase	/ˌsfɪŋgəʊˈmaɪəlɪneɪs/
神经酰胺	ceramide	/ˈserəmaɪd/
肾上腺素	epinephrine	/ˌepɪˈnefrɪn/
生长因子	growth factor	/grəʊθ ˈfæktə/
生糖氨基酸	glucogenic amino acid	/ˌgluːkəʊˈdʒenɪk əˈmiːnəʊ ˈæsɪd/
生糖兼生酮氨基酸	glucogenic and ketogenic amino acid	/ˌgluːkəʊˈdʒenɪk ənd ˌkiːtəʊˈdʒenɪk əˈmiːnəʊ ˈæsɪd/
生酮氨基酸	ketogenic amino acid	/ˌkiːtəʊˈdʒenɪk əˈmiːnəʊ ˈæsɪd/
生物素	biotin	/ˈbaɪətɪn/
生物氧化	biological oxidation	/ ˌbaɪəʊˈlɒdʒɪkəl ˌɒksɪˈdeɪʃən/
石胆酸	lithocholic acid	/ˌlɪθəʊˈkəʊlɪk ˈæsɪd/
时间特异性	temporal specificity	/ˈtempərəl ˌspesɪˈfɪsətɪ/
视网膜母细胞瘤	retinoblastoma, RB	/ˌretɪnəʊblæsˈtəʊmə/
受体	receptor	/rɪˈseptə/
双倒数作图法	double reciprocal plot	/ˈdʌbl rɪˈsɪprəkəl plɒt/
双氢尿嘧啶	dihydrouracil	/daɪˌhaɪdrəʊˈjʊərəsɪl/
双缩脲反应	biuret reaction	/ˌbaɪjʊˈret rɪˈækʃən/
双向复制	bidirectional replication	/ˌbaɪdɪˈrekʃənəl ˌreplɪˈkeɪʃən/
双性 α-螺旋	amphipathic α-helix	/ˌæmfɪˈpæθɪk ˈælfə ˈhiːlɪks/
水解酶	hydrolase	/ˈhaɪdrəleɪs/
水溶性维生素	water-soluble vitamin	/ˈwɔːtə ˈsɒljʊbl ˈvɪtəmɪn/
顺式作用元件	cis-acting element	/sɪsˈæktɪŋ ˈelɪmənt/
四级结构	quaternary structure	/kwəˈtɜːnərɪ ˈstrʌktʃə/
四氢叶酸	tetrahydrofolic acid, THF	/ˌtetrəˌhaɪdrəʊˈfəʊlɪk ˈæsɪd/
松弛酶	relaxing enzyme	/rɪˈlæksɪŋ ˈenzaɪm/
随从链	lagging strand	/ˈlægɪŋ strænd/
羧基末端	carboxyl terminal	/kɑːˈbɒksəl ˈtɜːmɪnəl/

羧基末端结构域	carboxyl-terminal domain, CTD	/kɑːˈbɒksəl ˈtɜːmɪnəl dəʊˈmeɪn/
羧基肽酶 A	carboxyl peptidase A	/kɑːˈbɒksəl ˈpeptɪdeɪs eɪ/

T

肽	peptide	/ˈpeptaɪd/
肽键	peptide bond	/ˈpeptaɪd bɒnd/
探针	probe	/prəʊb/
碳水化合物	carbohydrate	/ˌkɑːbəʊˈhaɪdreɪt/
糖苷键	glycosidic bond	/ˌglaɪkəʊˈsɪdɪk bɒnd/
糖化血红蛋白	glycosylated hemoglobin	/ˈglaɪkəsɪleɪtɪd ˌhiːməʊˈgləʊbɪn/
糖酵解	glycolysis	/glaɪˈkɒlɪsɪs/
糖酵解途径	glycolytic pathway	/ˌglaɪkəˈlɪtɪk ˈpɑːθweɪ/
糖尿	glycosuria	/ˌglaɪkəʊˈsjʊərɪə/
糖异生	glyconeogenesis	/ˌglaɪkəʊˌniːəʊˈdʒenɪsɪs/
糖原	glycogen	/ˈglaɪkəʊdʒən/
糖原分解	glycogenolysis	/ˌglaɪkəʊdʒɪˈnɒlɪsɪs/
糖原合成	glycogenesis	/ˌglaɪkəʊˈdʒenɪsɪs/
糖原合酶	glycogen synthase	/ˈglaɪkəʊdʒən ˈsɪnθeɪs/
糖原积累症	glycogen storage disease	/ˈglaɪkəʊdʒən ˈstɔːrɪdʒ dɪˈziːz/
糖原磷酸化酶	glycogen phosphorylase	/ˈglaɪkəʊdʒən fɒsˈfɒrɪleɪs/
糖脂	glycolipid, GL	/ˌglaɪkəʊˈlɪpɪd/
体重指数	body mass index, BMI	/ˈbɒdɪ mæs ˈɪndeks/
天冬氨酸转氨酶	aspartate aminotransferase	/əˈspɑːteɪt əˌmiːnəʊˈtrænsfəreɪs/
调节子	regulator	/ˈregjʊleɪtə/
铁硫蛋白	iron-sulfur protein, Fe-S	/ˈaɪən ˈsʌlfə ˈprəʊtiːn/
通用转录因子	general transcription factor	/ˈdʒenərəl trænˈskrɪpʃən ˈfæktə/
同工酶	isoenzyme	/ˌaɪsəʊˈenzaɪm/
同型半胱氨酸	homocysteine	/ˌhɒməʊˈsɪstɪiːn/
酮体	ketone body	/ˈkiːtəʊn ˈbɒdɪ/

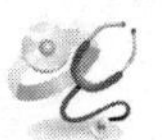

痛风症	gout	/gaʊt/
透析	dialysis	/daɪˈælɪsɪs/
退火	annealing	/əˈniːlɪŋ/
脱羧基作用	decarboxylation	/ˌdiːkɑːˌbɒksɪˈleɪʃən/
脱氧胆酸	deoxycholic acid	/diːˌɒksɪˈkəʊlɪk ˈæsɪd/
脱氧核酶	deoxyribozyme	/diːˌɒksɪˈraɪbəˌzaɪm/
脱氧核糖核苷酸	deoxyribonucleotide, deoxynucleotide	/diːˌɒksɪˌraɪbəʊˈnjuːklɪətaɪd/; /diːˌɒksɪˈnjuːklɪətaɪd/
脱氧核糖核酸	deoxyribonucleic acid, DNA	/diːˌɒksɪˌraɪbəunjuːˈkliːɪk ˈæsɪd/
脱支酶	debranching enzyme	/diːˈbrɑːntʃɪŋ ˈenzaɪm/

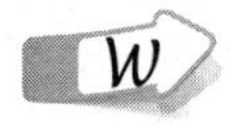

外肽酶	exopeptidase	/ˌeksəʊˈpeptɪdeɪs/
外显子	exon	/ˈeksɒn/
微量元素	microelement	/ˈmaɪkrəʊˌelɪmənt/
维生素	vitamin	/ˈvɪtəmɪn/
未结合胆红素	unconjugated bilirubin	/ˌʌnˈkɒndʒʊgeɪtɪd ˌbɪlɪˈruːbɪn/
无规卷曲	random coil	/ˈrændəm kɔɪl/
戊糖	pentose	/ˈpentəʊs/
戊糖磷酸差向酶	pentose phosphate epimerase	/ˈpentəʊs ˈfɒsfeɪt ɪˈpɪməreɪs/
戊糖磷酸途径	pentose phosphate pathway	/ˈpentəʊs ˈfɒsfeɪt ˈpɑːθweɪ/
戊糖磷酸异构酶	pentose phosphate isomerase	/ˈpentəʊs ˈfɒsfeɪt aɪˈsɒməreɪs/

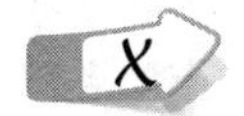

稀有碱基	rare base	/reə beɪs/
细胞癌基因	cellular oncogene, c-*onc*	/ˈseljʊlə ˈɒŋkədʒiːn/
细胞呼吸	cellular respiration	/ˈseljʊlə ˌrespəˈreɪʃən/
细胞色素	cytochrome, Cyt	/ˈsaɪtəkrəʊm/
细胞色素 P450	cytochrome P450, Cyt P450	/ˈsaɪtəkrəʊm piː fɔː faɪv ˈzɪərəʊ/

细胞特异性或组织特异性	cell/tissue specificity	/sel/ˈtɪʃjuː ˌspesɪˈfɪsətɪ/
细胞信号转导	cell(ular) signal transduction	/ˈsel(jʊlə) ˈsɪgnəl trænsˈdʌkʃən/
酰基载体蛋白	acyl carrier protein	/ˈeɪsəl ˈkærɪə ˈprəʊtiːn/
线粒体	mitochondrion	/ˌmaɪtəʊˈkɒndrɪən/
线粒体 DNA	mitochondrial DNA, mtDNA	/ˌmaɪtəʊˈkɒndrɪəl diː en eɪ/
线粒体孔蛋白	mitochondrial porin	/ˌmaɪtəʊˈkɒndrɪəl ˈpɔːrɪn/
限速酶	rate-limiting enzyme	/reɪt ˈlɪmɪtɪŋ ˈenzaɪm/
限制性内切核酸酶	restriction endonuclease	/rɪˈstrɪkʃən ˌendəʊˈnjuːklɪeɪs/
腺苷酸环化酶	adenylate cyclase, Ac	/əˈdenɪleɪt ˈsaɪkleɪs/
腺苷酸激酶	adenylate kinase	/əˈdenɪleɪt ˈkaɪneɪs/
腺苷酸载体	adenine nucleotide transporter	/ˈædəniːn ˈnjuːklɪətaɪd trænsˈpɔːtə/
腺嘌呤	adenine, A	/ˈædəniːn/
腺嘌呤核苷酸	adenosine monophosphate, AMP	/əˈdenəsiːn ˌmɒnəˈfɒsfeɪt/
相对特异性	relative specificity	/ˈrelətɪv ˌspesɪˈfɪsətɪ/
小胞质 RNA	small cytoplasmic RNA, scRNA	/smɔːl ˌsaɪtəʊˈplæzmɪk ɑː en eɪ/
小分子核糖核蛋白	small nuclear ribonucleoprotein	/smɔːl ˈnjuːklɪə ˌraɪbəʊˌnjuːklɪəʊˈprəʊtiːn/
小沟	minor groove	/ˈmaɪnə gruːv/
小片段干扰 RNA	small fragment interference, siRNA	/smɔːl ˈfrægmənt ˌɪntəˈfɪərəns ɑː en eɪ/
小亚基	small subunit	/smɔːl ˈsʌbˌjuːnɪt/
心磷脂	cardiolipin	/ˌkɑːdɪəʊˈlɪpɪn/
新陈代谢	metabolism	/məˈtæbəlɪzəm/
信号肽	signal peptide	/ˈsɪgnəl ˈpeptaɪd/
信号转导及转录激活因子	signal transduction and activator of transcription, STAT	/ˈsɪgnəl trænsˈdʌkʃən ənd ˈæktɪveɪtə əv trænˈskrɪpʃən/
信使 RNA	messenger, mRNA	/ˈmesɪndʒə ɑː en eɪ/

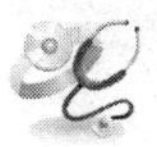

胸腺嘧啶	thymine, T	/ˈθaɪmiːn/
需氧脱氢酶类	aerobic dehydrogenase	/eəˈrəʊbɪk diːˈhaɪdrəʊˌdʒəneɪs/
选择性剪切	alternative splicing	/ɔːlˈtɜːnətɪv ˈsplaɪsɪŋ/
血管紧张素	angiotensin	/ˌændʒɪəʊˈtensɪn/
血红蛋白	hemoglobin, Hb	/ˌhiːməʊˈgləʊbɪn/
血红素	heme	/hiːm/
血红素加氧酶	heme oxygenase, HO	/hiːm ˈɒksɪdʒəneɪs/
血浆	plasma	/ˈplæzmə/
血尿素氮	blood urea nitrogen, BUN	/blʌd ˈjʊərɪə ˈnaɪtrədʒən/
血清	serum	/ˈsɪərəm/
血栓烷	thromboxane	/θrɒmˈbɒkseɪn/
血糖	blood sugar	/blʌd ˈʃʊgə/

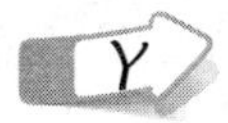

亚基	subunit	/ˈsʌbˌjuːnɪt/
烟酰胺腺嘌呤二核苷酸	nicotinamide adenine dinucleotide, NAD^+	/ˌnɪkəˈtɪnəmaɪd ˈædəniːn daɪˈnjuːklɪətaɪd/
烟酰胺腺嘌呤二核酸磷酸	nicotinamide adenine dinucleotide phosphate, $NADP^+$	/ˌnɪkəˈtɪnəmaɪd ˈædəniːn daɪˈnjuːklɪətaɪd ˈfɒsfeɪt/
盐析	salt precipitation	/sɔːlt prɪˌsɪpɪˈteɪʃən/
氧化还原酶	oxidoreductase	/ˈɒksɪdəʊrɪˈdʌkteɪs/
氧化磷酸化	oxidative phosphorylation	/ˈɒksɪdeɪtɪv ˌfɒsfəʊrɪˈleɪʃən/
氧化酶	oxidase	/ˈɒksɪdeɪs/
液相色谱-质谱联用	liquid chromatography-mass spectrometry, LC-MS	/ˈlɪkwɪd ˌkrəʊməˈtɒgrəfɪ mæs spekˈtrɒmɪtrɪ/
一级结构	primary structure	/ˈpraɪmərɪ ˈstrʌktʃə/
一碳单位	one carbon unit	/wʌn ˈkɑːbən ˈjuːnɪt/
一氧化氮合酶	nitric oxide synthase, NOS	/ˈnaɪtrɪk ˈɒksaɪd ˈsɪnθeɪs/
依赖 RNA 的 DNA 聚合酶	RNA-dependent DNA polymerase	/ɑː en eɪ dɪˈpendənt diː en eɪ ˈpɒlɪməreɪs/

胰蛋白酶	trypsin	/ˈtrɪpsɪn/
胰岛素	insulin	/ˈɪnsjʊlɪn/
胰高血糖素	glucagon	/ˈgluːkəgɒn/
胰脂酶	pancreatic lipase	/ˌpæŋkrɪˈætɪk ˈlɪpeɪs/
乙酰胆碱	acetylcholine	/ˌæsətəlˈkəʊliːn/
乙酰基转移酶	acetyltransferase	/ˌæsɪtɪlˈtrænsfəreɪs/
乙酰乙酸	acetoacetate	/ˌæsɪtəˈæsɪteɪt/
异构酶	isomerase	/aɪˈsɒməreɪs/
异麦芽糖	isomaltose	/ˌaɪsəʊˈmɔːltəʊs/
异柠檬酸盐	isocitrate	/ˌaɪsəʊˈsɪtreɪt/
异柠檬酸脱氢酶	isocitrate dehydrogenase	/ˌaɪsəʊˈsɪtreɪt diːˈhaɪdrəʊˌdʒəneɪs/
异戊巴比妥	amobarbital	/ˌæməʊˈbɑːbɪtəl/
异戊烯焦磷酸	isopentenyl pyrophosphate	/ˌaɪsəʊˈpentiːnɪl ˌpaɪrəʊˈfɒsfeɪt/
异质核 RNA	heterogeneous nuclear RNA	/ˌhetərəʊˈdʒiːnɪəs ˈnjuːklɪə ɑː en eɪ/
抑制剂	inhibitor	/ɪnˈhɪbɪtə/
抑制型 G 蛋白	inhibitory G protein, Gi	/ɪnˈhɪbɪtərɪ dʒiː ˈprəʊtiːn/
引发体	primosome	/ˈpraɪməsəm/
引物酶	primase	/ˈprɪmeɪs/
茚三酮反应	ninhydrin reaction	/nɪnˈhaɪdrɪn rɪˈækʃən/
营养非必需氨基酸	nutritionally non-essential amino acid	/njuːˈtrɪʃənəlɪ ˌnʌnɪˈsenʃəl əˈmiːnəʊ ˈæsɪd/
应答元件	response element	/rɪˈspɒns ˈelɪmənt/
游离胆汁酸	free bile acid	/friː baɪl ˈæsɪd/
有丝分裂原激活蛋白激酶	mitogen-activated protein kinase, MAPK	/ˈmaɪtədʒɪn ˈæktɪveɪtɪd ˈprəʊtiːn ˈkaɪneɪs/
有氧氧化	aerobic oxidation	/eəˈrəʊbɪk ˌɒksɪˈdeɪʃən/
诱导	induction	/ɪnˈdʌkʃən/
诱导剂	inducer	/ɪnˈdjuːsə/
诱导契合假说	induced-fit hypothesis	/ɪnˈdjuːst fɪt haɪˈpɒθɪsɪs/
诱导作用	induction	/ɪnˈdʌkʃən/
鱼藤酮	rotenone	/ˈrəʊtənəʊn/

原癌基因	protooncogene, pro-onc	/ˌprəutəuˈɒŋkədʒiːn/

Z

杂化双链	duplex	/ˈdjuːpleks/
杂交	hybridization	/ˌhaɪbrɪdaɪˈzeɪʃən/
载体	vector	/ˈvektə/
载体蛋白	carrier protein	/ˈkærɪə ˈprəutiːn/
载脂蛋白	apolipoprotein, apo	/ˌæpəuˌlɪpəuˈprəutiːn/
增强子	enhancer	/ɪnˈhɑːnsə/
增色效应	hyperchromic effect	/ˌhaɪpəˈkrəumɪk ɪˈfekt/
增殖细胞核抗原	proliferation cell nuclear antigen, PCNA	/prəuˌlɪfəˈreɪʃən sel ˈnjuːklɪə ˈæntɪdʒən/
蔗糖	sucrose	/ˈsjuːkrəus/
蔗糖酶	sucrase	/ˈsjuːkreɪs/
正超螺旋	positive supercoil	/ˈpɒzətɪv ˈsjuːpəkɔɪl/
正协同效应	positive cooperativity	/ˈpɒzətɪv kəuˌɒpərəˈtɪvətɪ/
脂蛋白	lipoprotein	/ˌlɪpəuˈprəutiːn/
脂蛋白脂酶	lipoprotein lipase	/ˌlɪpəuˈɪprəutiːn ˈlɪpeɪs/
脂肪	fat	/fæt/
脂肪动员	fat mobilization	/fæt ˌməubɪlaɪˈzeɪʃən/
脂肪肝	fatty liver	/ˈfætɪ ˈlɪvə/
脂肪酸	fatty acid	/ˈfætɪ ˈæsɪd/
脂肪细胞	adipocyte	/ˈædɪpəusaɪt/
脂质	lipid	/ˈlɪpɪd/
脂溶性维生素	lipid-soluble vitamin	/ˈlɪpɪd ˈsɒljubl ˈvɪtəmɪn/
脂-水界面	lipid-water interface	/ˈlɪpɪd ˈwɔːtə ˈɪntəfeɪs/
脂酰 CoA 胆固醇脂酰转移酶	acyl CoA-cholesterol acyl-transferase	/ˈeɪsəl kəuˈeɪ kəˈlestərɒl ˈeɪsəl ˈtrænsfəreɪs/
脂酰 CoA 合成酶	acyl CoA synthetase	/ˈeɪsəl kəuˈeɪ ˈsɪnθəteɪs/
脂酰鞘氨醇	ceramide acyl	/ˈserəmaɪd ˈeɪsəl/
脂氧合酶	lipoxygenase	/lɪpˈɒksɪdʒəneɪs/
直接修复	direct repairing	/dɪˈrekt rɪˈpeərɪŋ/

酯	ester	/ˈestə/
质粒	plasmid	/ˈplæzmɪd/
质谱分析	mass spectrographic analysis	/mæs ˌspektrəʊˈgræfɪk əˈnæləsɪs/
中胆红素原	mesobilirubinogen	/ˌmezəʊˌbɪlɪrʊˈbɪnəʊdʒən/
中介子	mediator	/ˈmiːdɪeɪtə/
中密度脂蛋白	intermediate density lipoprotein	/ˌɪntəˈmiːdɪət ˈdensətɪ ˌlɪpəʊˈprəʊtiːn/
终止点	termination,ter	/ˌtɜːmɪˈneɪʃən/
转氨基作用	transamination	/trænsˌæmɪˈneɪʃən/
转氨酶	transaminase	/trænsˈæmɪneɪs/
转化作用	transformation	/ˌtrænsfəˈmeɪʃən/
转基因	transgene	/ˈtrænsdʒiːn/
转基因动物	transgenic animal	/trænsˈdʒenɪk ˈænɪməl/
转甲基酶	methyl transferase	/ˈmeθɪl ˈtrænsfəreɪs/
转录	transcription	/trænˈskrɪpʃən/
转录空泡	transcription bubble	/trænˈskrɪpʃən ˈbʌbl/
转录因子	transcriptional factor,TF	/trænˈskrɪpʃənəl ˈfæktə/
转醛醇酶	transaldolase	/trænzˈældəleɪs/
转酮醇酶	transketolase	/trænzˈkiːtəʊleɪs/
转移酶	transferase	/ˈtrænsfəreɪs/
转移 RNA	transfer RNA,tRNA	/trænsˈfɜː ɑː en eɪ/
转运蛋白	transporter protein	/trænsˈpɔːtə ˈprəʊtiːn/
转轴酶	swivelase	/ˈswɪvleɪs/
着色性干皮病	xeroderma pigmentosum,XP	/ˌzɪərəʊˈdɜːmə ˌpɪgmenˈtəʊsəm/
紫外线	ultra violet,UV	/ˈʌltrə ˈvaɪələt/
自分泌	autocrine	/ˈɔːtəʊkriːn/
自剪接	self-splicing	/self ˈsplaɪsɪŋ/
自我复制	self replication	/self ˌreplɪˈkeɪʃən/
自主复制序列	autonomously replicating sequence,ARS	/ɔːˈtɒnəməslɪ ˈreplɪkeɪtɪŋ ˈsiːkwəns/
阻遏物	repressor	/rɪˈpresə/

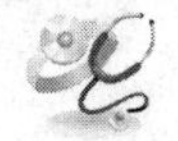

阻遏作用	repression	/rɪˈpreʃən/
阻塞性黄疸	obstructive jaundice	/əbˈstrʌktɪv ˈdʒɔːndɪs/
组胺	histamine	/ˈhɪstəmiːn/
组成性基因表达	constitutive gene expression	/ˈkɒnstɪtjuːtɪv dʒiːn ɪkˈspreʃən/
组蛋白	histone, H	/ˈhɪstəʊn/
最大反应速度	maximum reaction velocity	/ˈmæksɪməm rɪˈækʃən vəˈlɒsətɪ/
最适 pH	optimum pH	/ˈɒptɪməm piː eɪtʃ/
最适温度	optimum temperature	/ˈɒptɪməm ˈtempərətʃə/

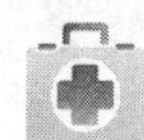

第五章　医学生物学

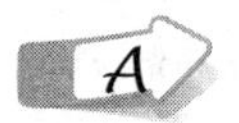

癌基因	oncogene	/ˈɒŋkədʒiːn/
氨基酸	amino acid	/əˈmiːnəʊ ˈæsɪd/

B

巴尔小体	Barr body	/bɑː ˈbɒdɪ/
靶向药物	targeted drug	/ˈtɑːgɪtɪd drʌg/
白化病	albinism	/ˈælbɪnɪzəm/
半保留复制	semiconservative replication	/ˌsemɪkənˈsɜːvətɪv ˌreplɪˈkeɪʃən/
半显性	semidominance	/ˌsemɪˈdɒmɪnəns/
半月瓣	semilunar valve	/ˌsemɪˈljuːnə vælv/
半自主性细胞器	semiautomatic organelle	/ˌsemɪˌɔːtəˈmætɪk ˌɔːgəˈnel/
膀胱	urinary bladder	/ˈjʊərɪnərɪ ˈblædə/
包涵体	inclusion body	/ɪnˈkluːʒən ˈbɒdɪ/
胞嘧啶	cytosine，C	/ˈsaɪtəʊsiːn/
胞嘧啶核苷	cytidine	/ˈsaɪtɪdiːn/
胞吐作用	exocytosis	/ˌeksəʊsaɪˈtəʊsɪs/
胞吞作用	endocytosis	/ˌendəʊsaɪˈtəʊsɪs/
胞饮小泡	pinocytotic vesicle	/ˌpɪnəʊsaɪˈtɒtɪk ˈvesɪkl/
胞饮体	pinosome	/ˈpaɪnəsəʊm/
胞饮作用	pinocytosis	/ˌpɪnəʊsaɪˈtəʊsɪs/
胞质环	cytoplasmic ring	/ˌsaɪtəˈplæzmɪk rɪŋ/
胞质桥	cytoplasmic bridge	/ˌsaɪtəˈplæzmɪk brɪdʒ/
胞质溶胶	cytosol	/ˈsaɪtəsɒl/

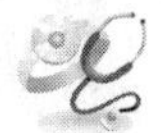

背唇	dorsal lip	/ˈdɔːsəl lɪp/
背主动脉	dorsal aorta	/ˈdɔːsəl eɪˈɔːtə/
被动运输	passive transport	/ˈpæsɪv trænsˈpɔːt/
本地种	indigenous species	/ɪnˈdɪdʒɪnəs ˈspiːʃiːz/
苯丙酮尿症	phenylketonuria,PKU	/ˌfenəlˌkiːtəʊˈnjʊərɪə/
比较基因组学	comparative genomics	/kəmˈpærətɪv dʒiːˈnəʊmɪks/
编程性细胞死亡	programmed cell death, PCD	/ˈprəʊgræmd sel deθ/
编码链	coding strand	/ˈkəʊdɪŋ strænd/
鞭毛	flagellum	/fləˈdʒeləm/
扁平膜囊	saccule	/ˈsækjuːl/
变构(作用)	allosteric effect	/ˌæləˈsterɪk ɪˈfekt/
变态	metamorphosis	/ˌmetəˈmɔːfəsɪs/
变形再生	morphallaxis regeneration	/ˌmɔːfəˈlæksɪs rɪˌdʒenəˈreɪʃən/
变性	degeneration; denaturation	/dɪˌdʒenəˈreɪʃən/; /diːˌneɪtʃəˈreɪʃən/
变异	variation	/ˌverɪˈeɪʃən/
变种	variety	/vəˈraɪətɪ/
表达图	expression map	/ɪkˈspreʃən mæp/
表达序列标签	expressed sequence tap, EST	/ɪkˈsprest ˈsiːkwəns tæp/
表皮	epidermis	/ˌepɪˈdɜːmɪs/
表现度	expressivity	/ˌekspreˈsɪvətɪ/
表现型	phenotype	/ˈfiːnətaɪp/
冰冻蚀刻	freeze-etching	/friːz ˈetʃɪŋ/
丙酮酸盐	pyruvate	/paɪˈruːveɪt/
柄	stalk	/stɔːk/
并指	syndactyly	/sɪnˈdæktɪlɪ/
病毒	virus	/ˈvaɪərəs/
补偿性再生	compensational regeneration	/ˌkɒmpenˈseɪʃənəl rɪˌdʒenəˈreɪʃən/
捕食食物链	grazing food chain	/ˈgreɪzɪŋ fuːd tʃeɪn/
捕鱼笼式	fish-trap	/fɪʃ træp/

不对称 PCR	asymmetric PCR	/ˌeɪsɪˈmetrɪk piː siː ɑː/
不对称性	asymmetry	/əˈsɪmətrɪ/
不规则显性	irregular dominance	/ɪˈregjʊlə ˈdɒmɪnəns/
不均一核 RNA	heterogenous nuclear RNA, hnRNA	/ˌhetəˈrɒdʒənəs ˈnjuːklɪə ɑː en eɪ/
不完全连锁	incomplete linkage	/ˌɪnkəmˈpliːt ˈlɪŋkɪdʒ/
不完全显性	incomplete dominance	/ˌɪnkəmˈpliːt ˈdɒmɪnəns/

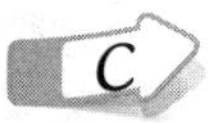

残余体	residual body	/rɪˈzɪdjʊəl ˈbɒdɪ/
操纵基因	operator gene	/ˈɒpəreɪtə dʒiːn/
操纵子	operon	/ˈɒpərɒn/
操纵子学说	operon theory	/ˈɒpərɒn ˈθɪərɪ/
糙面内质网	rough endoplasmic reticulum, RER	/rʌf ˌendəʊˈplæzmɪk rɪˈtɪkjʊləm/
侧脑室	lateral ventricle	/ˈlætərəl ˈventrɪkl/
侧板中胚层	lateral plate mesoderm	/ˈlætərəl pleɪt ˈmesəʊdɜːm/
侧抑制	lateral inhibition	/ˈlætərəl ˌɪnhɪˈbɪʃən/
侧翼序列	flanking sequence	/ˈflæŋkɪŋ ˈsiːkwəns/
差异生长	differential growth	/ˌdɪfəˈrenʃəl grəʊθ/
产甲烷菌	methanogen	/məˈθænədʒən/
长散在重复片段	long interspersed repeated segment	/lɒŋ ˌɪntəˈspɜːst rɪˈpiːtɪd ˈsegmənt/
肠	intestine	/ɪnˈtestɪn/
肠腺	intestinal gland	/ɪnˈtestɪnəl glænd/
常染色体显性遗传	autosomal dominant inheritance, AD	/ˌɔːtəʊˈsəʊməl ˈdɒmɪnənt ɪnˈherɪtəns/
常染色体隐性遗传	autosomal recessive inheritance, AR	/ˌɔːtəʊˈsəʊməl rɪˈsesɪv ɪnˈherɪtəns/
常染色质	euchromatin	/juːˈkrəʊmətɪn/
超基因家族	supergene family	/ˈsjuːpədʒiːn ˈfæməlɪ/
沉默子	silencer	/ˈsaɪlənsə/
成对规则基因	pair-rule gene	/peə ruːl dʒiːn/

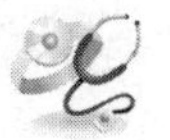

成骨不全(症)	osteogenesis imperfecta, OI	/ˌɒstɪəʊˈdʒenɪsɪs ˌɪmpəˈfektə/
成帽	capping	/ˈkæpɪŋ/
成熟面	mature face	/məˈtʃʊə feɪs/
成纤维细胞生长因子	fibroblast growth factor, FGF	/ˈfaɪbrəʊblæst ɡrəʊθ ˈfæktə/
持家基因	housekeeping gene	/ˈhaʊskiːpɪŋ dʒiːn/
尺骨	ulna	/ˈʌlnə/
耻骨	pubis	/ˈpjuːbɪs/
赤道板	equatorial plate	/ˌekwəˈtɔːrɪəl pleɪt/
出鳃动脉	efferent branchial artery	/ˈefərənt ˈbræŋkɪəl ˈɑːtərɪ/
出生率	natality	/nəˈtælɪtɪ/
初级精母细胞	primary spermatocyte	/ˈpraɪmərɪ ˈspɜːmətəʊsaɪt/
初级卵母细胞	primary oocyte	/ˈpraɪmərɪ ˈəʊəsaɪt/
初级器官原基	primary organ primordium	/ˈpraɪmərɪ ˈɔːɡən praɪˈmɔːdɪəm/
初级溶酶体	primary lysosome	/ˈpraɪmərɪ ˈlaɪsəsəʊm/
初级消费者	primary consumer	/ˈpraɪmərɪ kənˈsjuːmə/
触角足复合物	antennapedia complex	/ænteˈneɪpiːdɪə ˈkɒmpleks/
纯合子	homozygote	/ˌhəʊməʊˈzaɪɡəʊt/
唇腺	labial gland	/ˈleɪbɪəl ɡlænd/
次级精母细胞	secondary spermatocyte	/ˈsekəndərɪ ˈspɜːmətəʊsaɪt/
次级卵母细胞	secondary oocyte	/ˈsekəndərɪ ˈəʊəsaɪt/
次级器官原基	secondary organ primordium	/ˈsekəndərɪ ˈɔːɡən praɪˈmɔːdɪəm/
次级溶酶体	secondary lysosome	/ˈsekəndərɪ ˈlaɪsəsəʊm/
次生体腔	secondary coelom	/ˈsekəndərɪ ˈsiːləm/
次缢痕	secondary constriction	/ˈsekəndərɪ kənˈstrɪkʃən/
从性显性	sex-influenced dominance	/seksˈɪnflʊənst ˈdɒmɪnəns/
粗线期	pachytene	/ˈpækɪtiːn/
催化性抗体	catalytic antibody	/ˌkætəˈlɪtɪk ˈæntɪˌbɒdɪ/
促成熟因子	maturation promoting factor, MPF	/ˌmætʃʊˈreɪʃən prəˈməʊtɪŋ ˈfæktə/

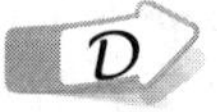

大脑半球	cerebral hemisphere	/ˈserɪbrəl ˈhemɪsfɪə/
大脑脚	cerebral peduncle	/ˈserɪbrəl pɪˈdʌŋkl/
大气污染	atmospheric pollution	/ˌætməsˈferɪk pəˈluːʃən/
单倍体	haploid	/ˈhæplɔɪd/
单基因病	monogenic disease	/ˌmɒnəʊˈdʒenɪk dɪˈziːz/
单基因遗传病	single gene inheritance disease	/ˈsɪŋgl dʒiːn ɪnˈherɪtəns dɪˈziːz/
单克隆抗体	monoclonal antibody	/ˌmɒnəˈkləʊnəl ˈæntɪˌbɒdɪ/
单链构型多态性	single strand conformation polymorphism, SSCP	/ˈsɪŋgl strænd ˌkɒnfɔːˈmeɪʃən ˌpɒlɪˈmɔːfɪzəm/
单链抗体	single-chain antibody	/ˈsɪŋgl tʃeɪn ˈæntɪˌbɒdɪ/
单位膜	unit membrane	/ˈjuːnɪt ˈmembreɪn/
单位膜结构模型	unit membrane structure model	/ˈjuːnɪt ˈmembreɪn ˈstrʌktʃə ˈmɒdəl/
单一序列	unique sequence	/juːˈniːk ˈsiːkwəns/
蛋白二硫键异构酶	protein disulfide isomerase, PDI	/ˈprəʊtiːn daɪˈsʌlfaɪd aɪˈsɒməreɪs/
蛋白质	protein	/ˈprəʊtiːn/
蛋白质组	proteome	/ˈprəʊtɪəʊm/
蛋白质组学	proteomics	/ˌprəʊtɪˈɒmɪks/
等位基因	allele	/əˈliːl/
等位基因多态性	allelic polymorphism	/əˈliːlɪk ˌpɒlɪˈmɔːfɪzəm/
等位基因异质性	allelic heterogeneity	/əˈliːlɪk ˌhetərəʊdʒɪˈniːətɪ/
地质学	geology	/dʒɪˈɒlədʒɪ/
第二极体	second polar body	/ˈsekənd ˈpəʊlə ˈbɒdɪ/
第二信使	second messenger	/ˈsekənd ˈmesɪndʒə/
第三脑室	ventriculus tertius	/venˈtrɪkjʊləs ˈtɜːʃɪəs/
第一极体	first polar body	/fɜːst ˈpəʊlə ˈbɒdɪ/
骶椎	sacral vertebra	/ˈseɪkrəl ˈvɜːtɪbrə/
点杂交	dot blot	/dɒt blɒt/

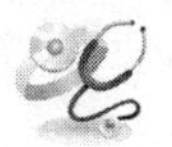

电子传递链	electron transfer chain	/ɪˈlektrɒn trænsˈfɜː tʃeɪn/
电子显微镜	electron microscope	/ɪˈlektrɒn ˈmaɪkrəskəʊp/
凋亡	apoptosis	/ˌæpəpˈtəʊsɪs/
凋亡小体	apoptotic body	/ˌæpəpˈtəʊsɪs ˈbɒdɪ/
顶帽	apical cap	/ˈæpɪkəl kæp/
顶体	acrosome	/ˈækrəʊsəʊm/
顶体反应	acrosomal reaction; acrosome reaction	/ˌækrəʊˈsəʊməl rɪˈækʃən/; /ˈækrəʊsəʊm rɪˈækʃən/
顶体囊泡	acrosomal vesicle	/ˌækrəʊˈsəʊməl ˈvesɪkl/
顶外胚层帽	apical ectodermal cap	/ˈæpɪkəl ˌektəˈdɜːməl kæp/
定量 PCR	quantitative PCR, Q-PCR	/ˈkwɒntɪtətɪv piː siː ɑː/
动力蛋白	dynein	/ˈdaɪnɪn/
动粒	kinetochore	/kɪˈniːtəʊkɔː/
动脉弓	aortic arch	/eɪˈɔːtɪk ɑːtʃ/
动脉圆锥	conus arteriosus	/ˈkəʊnəs ɑːˌtɪərɪˈəʊsəs/
动物界	animalia	/ˌænɪˈmeɪlɪə/
动物学	zoology	/zəʊˈɒlədʒɪ/
端粒	telomere	/ˈteləmɪə/
端粒酶	telomerase	/teˈlɒməreɪs/
端脑	telencephalon	/ˌtelenˈsefəlɒn/
端着丝粒染色体	telocentric chromosome	/ˌteləʊˈsentrɪk ˈkrəʊməsəʊm/
短散在重复片段	short interspersed repeated segment, SINES	/ʃɔːt ˌɪntəˈspɜːst rɪˈpiːtɪd ˈsegmənt/
多重 PCR	multiplex PCR	/ˈmʌltɪpleks piː siː ɑː/
多重等位基因特异性 PCR	multiplex alle-specific amplification, MAS-PCR	/ˈmʌltɪpleks ælɪspəˈsɪfɪk ˌæmplɪfɪˈkeɪʃən/
多核苷酸	polynucleotide	/ˌpɒlɪˈnjuːklɪətaɪd/
多核糖体	polyribosome	/ˌpɒlɪˈraɪbəsəʊm/
多黄卵	polylecithal egg	/ˌpɒlɪˈlesɪθəl eg/
多基因病	polygenic disease	/ˌpɒlɪˈdʒenɪk dɪˈziːz/
多基因家族	multigene family	/ˈmʌltɪdʒiːn ˈfæməlɪ/
多基因遗传	polygenic inheritance	/ˌpɒlɪˈdʒenɪk ɪnˈherɪtəns/

多级螺旋模型	multiple coiling model	/ˈmʌltɪpl ˈkɔɪlɪŋ ˈmɒdəl/
多精人卵	polyspermy	/ˈpɒlɪspɜːmɪ/
多克隆抗体	polyclonal antibody	/ˌpɒlɪˈkləʊnəl ˈæntɪˌbɒdɪ/
多能细胞	pluripotent cell	/plʊəˈrɪpətənt sel/
多顺反子 mRNA	polycistronic mRNA	/ˌpɒlɪsɪsˈtrɒnɪk em ɑː en eɪ/
多肽	polypeptide	/ˌpɒlɪˈpeptaɪd/
多指[趾]症	polydactyly	/ˌpɒlɪˈdæktɪlɪ/

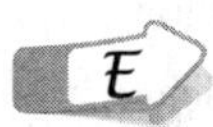

恶性分化	malignancy differentiation	/məˈlɪgnənsɪ ˌdɪfərenʃɪˈeɪʃən/
腭腺	palatine gland	/ˈpælətaɪn glænd/
二倍体	diploid	/ˈdɪplɔɪd/
二级结构	secondary structure	/ˈsekəndərɪ ˈstrʌktʃə/
二级亲属	second degree relative	/ˈsekənd dɪˈgriː ˈrelətɪv/
二级消费者	secondary consumer	/ˈsekəndərɪ kənˈsjuːmə/
二价染色体	bivalent	/baɪˈveɪlənt/
二尖瓣	bicuspid valve	/baɪˈkʌspɪd vælv/
二磷酸鸟嘌呤核苷酸	guanosine diphosphate, GDP	/ˈgwɑːnəsiːn daɪˈfɒsfeɪt/
二磷酸胸腺嘧啶脱氧核苷酸	deoxythymidine diphosphate, dTDP	/diːˌɒksɪˈθaɪmɪdiːn daɪˈfɒsfeɪt/
二肽	dipeptide	/daɪˈpeptaɪd/

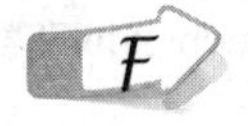

发育	development	/dɪˈveləpmənt/
发育生物学	developmental biology	/dɪˌveləpˈmentəl baɪˈɒlədʒɪ/
反编码链	anticoding strand	/ˈæntɪˌkəʊdɪŋ strænd/
反面高尔基网	trans Golgi network, TgN	/trænz ˈgɒldʒɪ ˈnetwɜːk/
反向 PCR	inverse PCR	/ˈɪnvɜːs piː siː ɑː/
反向重复序列	inverted repeats, IR	/ɪnˈvɜːtɪd rɪˈpiːts/
反义 RNA	antisense RNA	/ˌæntɪˈsens ɑː en eɪ/
反转录酶	reverse transcriptase	/rɪˈvɜːs trænˈskrɪpteɪs/

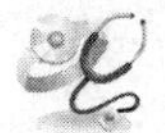

纺锤体组装检查点	spindle assembly checkpoint	/ˈspɪndl əˈsemblɪ ˈtʃekpɔɪnt/
放射辐	radial spoke	/ˈreɪdɪəl spəʊk/
非编码 RNA	non-coding RNA	/ˌnɒnˈkəʊdɪŋ ɑː en eɪ/
非活性染色质	inactive chromatin	/ɪnˈæktɪv ˈkrəʊmətɪn/
非膜相结构	nonmembranous structure	/nɒnˈmembrənəs ˈstrʌktʃə/
非生物环境	abiotic environment	/ˌeɪbaɪˈɒtɪk ɪnˈvaɪərənmənt/
非生物因子	abiotic factor	/ˌeɪbaɪˈɒtɪk ˈfæktə/
腓骨	fibula	/ˈfɪbjʊlə/
肺	lung	/lʌŋ/
肺泡	pulmonary alveolus	/ˈpʌlmənərɪ ælˈvɪələs/
分贝	decibel,dB	/ˈdesɪbel/
分节现象	metamerism	/mɪˈtæmərɪzəm/
分解代谢	catabolism	/kəˈtæbəlɪzəm/
分解体	decomposer	/ˌdiːkəmˈpəʊzə/
分类学	taxonomy	/tækˈsɒnəmɪ/
分类学种	taxonomic species	/ˌtæksəʊˈnɒmɪk ˈspiːʃiːz/
分离定律	law of segregation	/lɔː əv ˌsegrɪˈgeɪʃən/
分离负荷	segregational load	/ˌsegrɪˈgeɪʃənəl ləʊd/
分裂间期	interphase	/ˈɪntəfeɪz/
分泌蛋白	secretory protein	/sɪˈkriːtərɪ ˈprəʊtiːn/
分泌面	secreting face	/sɪˈkriːtɪŋ feɪs/
分子生态学	molecular ecology	/məʊˈlekjʊlə ɪˈkɒlədʒɪ/
分子生物学	molecular biology	/məʊˈlekjʊlə baɪˈɒlədʒɪ/
佛波酯	phorbol ester	/ˈfɔːbɒl ˈestə/
跗骨	tarus;tarsal bone	/ˈtɑːrəs/;/ˈtɑːsəl bəʊn/
辐	spoke	/spəʊk/
辐射对称	radial symmetry	/ˈreɪdɪəl ˈsɪmɪtrɪ/
辅基	prosthetic group	/prɒsˈθetɪk gruːp/
辅酶	coenzyme	/kəʊˈenzaɪm/
辅助因子	co-factor	/kəʊˈfæktə/
腐生食物链	saprophagous food chain	/sæˈprɒfəgəs fuːd tʃeɪn/

负调节	negative regulation	/ˈnegətɪv ˌregjʊˈleɪʃən/
附肢骨骼	appendicular skeleton	/ˌæpənˈdɪkjʊlə ˈskelɪtən/
附着核糖体	attached ribosome	/əˈtætʃt ˈraɪbəsəʊm/
复等位基因	multiple allele	/ˈmʌltɪpl əˈliːl/
复制叉	replication fork	/ˈreplɪkeɪtɪv fɔːk/
腹唇	ventral lip	/ˈventrəl lɪp/
腹主动脉	ventral aorta	/ˈventrəl eɪˈɔːtə/

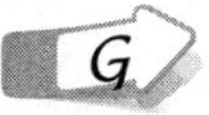

钙泵	calcium pump	/ˈkælsɪəm pʌmp/
概率	probability	/ˌprɒbəˈbɪlətɪ/
干细胞	stem cell	/stem sel/
肝脏	liver	/ˈlɪvə/
纲	class	/klɑːs/
高度专一性	specificity	/ˌspesɪˈfɪsətɪ/
高尔基复合体	Golgi complex	/ˈgɒldʒɪ ˈkɒmpleks/
高尔基体	Golgi body	/ˈgɒldʒɪ ˈbɒdɪ/
个体发育	ontogenesis	/ˌɒntəʊˈdʒenɪsɪs/
个体生态学	autecology	/ˌɔːtɪˈkɒlədʒɪ/
个体生物学	individual biology	/ɪndɪˈvɪdjʊəl baɪˈɒlədʒɪ/
根丝	rootlet	/ˈruːtlɪt/
工业基因组学	industrial genomics	/ɪnˈdʌstrɪəl dʒiːˈnəʊmɪks/
功能基因组学	functional genomics	/ˈfʌŋkʃənəl dʒiːˈnəʊmɪks/
肱骨	humerus	/ˈhjuːmərəs/
共显性	codominance	/kəʊˈdɒmɪnəns/
构象	conformation	/ˌkɒnfɔːˈmeɪʃən/
股骨	femur	/ˈfiːmə/
古生代	the Paleozoic Era	/ðə ˌpælɪəʊˈzəʊɪk ˈɪərə/
古生物学	paleontology	/ˌpælɪɒnˈtɒlədʒɪ/
古细菌	archaebacteria	/ˌɑːkɪbækˈtɪərɪə/
骨骼系统	skeletal system	/ˈskelɪtəl ˈsɪstəm/

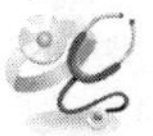

骨盆	pelvis	/ˈpelvɪs/
骨形成蛋白	bone morphogenetic protein, BMP	/bəʊn ˌmɔːfəʊdʒɪˈnetɪk ˈprəʊtiːn/
寡核苷酸探针杂交	oligonucleotide probe hybridization	/ˌɒlɪgəʊˈnjuːklɪəʊtaɪd prəʊb ˌhaɪbrɪdaɪˈzeɪʃən/
寡霉素敏感授予蛋白	oligomycin sensitivity conferring protein, OSCP	/ˌɒlɪgəʊˈmaɪsɪn ˌsensɪˈtɪvətɪ kənˈfɜːrɪŋ ˈprəʊtiːn/
寡肽	oligopeptide	/ˌɒlɪgəʊˈpeptaɪd/
光面内质网	smooth endoplasmic reticulum, SER	/smuːð ˌendəʊˈplæzmɪk reˈtɪkjʊləm/
光学显微镜	light microscope	/laɪt ˈmaɪkrəskəʊp/
广适性生物	eurytopic organism	/ˌjʊərɪˈtɒpɪk ˈɔːgənɪzəm/
硅肺	silicosis	/ˌsɪlɪˈkəʊsɪs/
过氧化物酶体	peroxisome	/pəˈrɒksɪsəʊm/

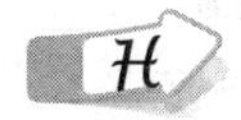

哈迪-温伯格定律	Hardy-Weinberg law	/ˈhɑːdɪ ˈwaɪnbəg lɔː/
海马	hippocampus	/ˌhɪpəˈkæmpəs/
汗腺	sweat gland	/swet glænd/
合胞体	syncytium	/sɪnˈsɪtɪəm/
合成代谢	anabolism	/əˈnæbəˌlɪzəm/
合成期	synthetic phase	/sɪnˈθetɪk feɪz/
合成前期	presynthetic phase	/ˌpriːsɪnˈθetɪk feɪz/
合子	zygote	/ˈzaɪgəʊt/
核苷	nucleoside	/ˈnjuːklɪəsaɪd/
核苷酸	nucleotide	/ˈnjuːklɪətaɪd/
核基质	nuclear matrix	/ˈnjuːklɪə ˈmeɪtrɪks/
核孔	nuclear pore	/ˈnjuːklɪə pɔː/
核孔复合体	nuclear pore complex	/ˈnjuːklɪə pɔː ˈkɒmpleks/
核篮	nuclear basket	/ˈnjuːklɪə ˈbɑːskɪt/
核酶	ribozyme	/ˈraɪbəʊzaɪm/
核膜	nuclear membrane	/ˈnjuːklɪə ˈmembreɪn/

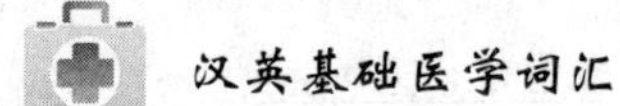

核内小 RNA	small nuclear RNA, snRNA	/smɔːl ˈnjuːklɪə ɑː en eɪ/
核仁	nucleolus	/ˌnjuːklɪˈəʊləs/
核仁周期	nucleolar cycle	/ˌnjuːklɪˈəʊlə ˈsaɪkl/
核仁组织区	nucleolar organizing region, NOR	/ˌnjuːklɪˈəʊlə ˈɔːgənaɪzɪŋ ˈriːdʒən/
核素	nuclein	/ˈnjuːklɪɪn/
核酸	nucleic acid	/njuːˈkliːɪk ˈæsɪd/
核酸分子杂交	nucleic acid molecular hybridization	/njuːˈkliːɪk ˈæsɪd məʊˈlekjʊlə ˌhaɪbrɪdaɪˈzeɪʃən/
核酸免疫	nucleic acid immunization	/njuːˈkliːɪk ˈæsɪd ˌɪmjuːnaɪˈzeɪʃən/
核酸疫苗	nucleic acid vaccine	/njuːˈkliːɪk ˈæsɪd ˈvæksiːn/
核糖	ribose	/ˈraɪbəʊs/
核糖核酸	ribonucleic acid, RNA	/ˌraɪbəʊnjuːˈkliːɪk ˈæsɪd/
核糖体 RNA	ribosomal RNA, RNA	/ˌraɪbəˈsəʊməl ɑː en eɪ/
核糖体	ribosome	/ˈraɪbəsəʊm/
核纤层	nuclear lamina	/ˈnjuːklɪə ˈlæmɪnə/
核小体	nucleosome	/ˈnjuːklɪəsəʊm/
核心	core	/kɔː/
核质环	nuclear ring	/ˈnjuːklɪə rɪŋ/
核周池	perinuclear cistern	/ˌperɪˈnjuːklɪə ˈsɪstən/
核周隙	perinuclear space	/ˌperɪˈnjuːklɪə speɪs/
痕迹器官	vestigial organ	/veˈstɪdʒɪəl ˈɔːgən/
横纹肌	striated muscle	/ˈstraɪeɪtɪd ˈmʌsl/
红绿色盲	red-green blindness	/red griːn ˈblaɪndnɪs/
后基因组学	post-genomics	/pəʊst dʒiːˈnəʊmɪks/
后口	deuterostome	/ˈdjuːtərəstəʊm/
后脑	metencephalon	/ˌmetenˈsefəlɒn/
后期	anaphase	/ˈænəfeɪz/
后期促进复合物	anaphase promoting complex	/ˈænəfeɪz prəˈməʊtɪŋ ˈkɒmpleks/
后肾	metanephros	/ˌmetəˈnefrɒs/

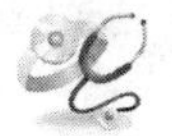

后兽亚纲	Metatheria	/ˌmetəˈθiːərɪə/
后随链	lagging strand	/ˈlægɪŋ strænd/
呼吸链	respiratory chain	/ˈrespərətərɪ tʃeɪn/
化学污染	chemical pollution	/ˈkemɪkəl pəˈluːʃən/
坏死	necrosis	/neˈkrəʊsɪs/
环境	environment	/ɪnˈvaɪərənmənt/
环境工程	environmental engineering	/ɪnˌvaɪərənˈmentəl ˌendʒɪˈnɪərɪŋ/
环境生理学	environmental physiology	/ɪnˌvaɪərənˈmentəl ˌfɪzɪˈɒlədʒɪ/
环境因子	environmental factor	/ɪnˌvaɪərənˈmentəl ˈfæktə/
环腺苷酸	cyclic adenosine monophosphate, cAMP	/ˈsaɪklɪk əˈdenəsiːn ˌmɒnəʊˈfɒsfeɪt/
寰椎	atlas	/ˈætləs/
回文结构	palindrome	/ˈpælɪndrəʊm/
喙骨	coracoid	/ˈkɔːrəkɔɪd/
活性染色质	active chromatin	/ˈæktɪv ˈkrəʊmətɪn/
活性氧类物质	activated oxygen species, AOS	/ˈæktɪveɪtɪd ˈɒksɪdʒən ˈspiːʃiːz/

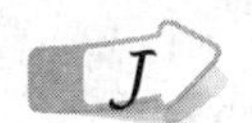

机体	organism	/ˈɔːgənɪzəm/
肌动蛋白	actin	/ˈæktɪn/
肌质网	sarcoplasmic reticulum	/ˌsɑːkəʊˈplæzmɪk rɪˈtɪkjʊləm/
基核或称纹状体	corpus striatum	/ˈkɔːpəs straɪˈeɪtəm/
基粒	basal granule	/ˈbeɪsəl ˈgrænjuːl/
基片	base piece	/beɪs piːs/
基津	basal body	/ˈbeɪsəl ˈbɒdɪ/
基因	gene	/dʒiːn/
基因表达	gene expression	/dʒiːn ɪkˈspreʃən/
基因簇	gene cluster	/dʒiːn ˈklʌstə/
基因多效性	gene pleiotropism	/dʒiːn plɪˈɒtrəpɪzəm/
基因工程	gene engineering; genetic engineering	/dʒiːn ˌendʒɪˈnɪərɪŋ/; /dʒɪˈnetɪk ˌendʒɪˈnɪərɪŋ/

基因工程药物	genetically engineered drug	/dʒɪˈnetɪkəlɪ ˌendʒɪˈnɪəd drʌg/
基因库	gene pool	/dʒiːn puːl/
基因连锁	gene linkage	/dʒiːn ˈlɪŋkɪdʒ/
基因流	gene flow	/dʒiːn fləʊ/
基因频率	gene frequency	/dʒiːn ˈfriːkwənsɪ/
基因敲除	gene knock-out	/dʒiːn nɒk aʊt/
基因敲减	gene knock-down	/dʒiːn nɒk daʊn/
基因敲入	gene knock-in	/dʒiːn nɒk ɪn/
基因芯片	gene chip	/dʒiːn tʃɪp/
基因型	genotype	/ˈdʒenəʊtaɪp/
基因型频率	genotypic frequency	/ˌdʒenəʊˈtɪpɪk ˈfriːkwənsɪ/
基因疫苗	genetic vaccine	/dʒɪˈnetɪk ˈvæksiːn/
基因诊断	gene diagnosis	/dʒiːn ˌdaɪəgˈnəʊsɪs/
基因治疗	gene therapy	/dʒiːn ˈθerəpɪ/
基因组工业	genomic industry	/dʒiːˈnəʊmɪk ˈɪndəstrɪ/
基因座	locus	/ˈləʊkəs/
嵴	crista	/ˈkrɪstə/
嵴间腔	intercristal space	/ˌɪntəˈkrɪstəl speɪs/
嵴内腔	intracristal space	/ˌɪntrəˈkrɪstəl speɪs/
脊髓灰质炎病毒	poliomyelitis virus	/ˌpəʊlɪəʊmaɪəˈlaɪtɪs ˈvaɪərəs/
脊索	notochord	/ˈnəʊtəkɔːd/
脊索动物	chordate	/ˈkɔːdeɪt/
脊椎动物亚门	Vertebrata	/ˈvɜːtɪbreɪtə/
寄生食物链	parasitoid food chain	/ˈpærəsaɪtɔɪd fuːd tʃeɪn/
加尾	tailing	/ˈteɪlɪŋ/
家族性多发性结肠息肉	familial polyposis coli, FPC	/fəˈmɪljəl ˌpɒlɪˈpəʊsɪs ˈkəʊlaɪ/
家族性疾病	familial disease	/fəˈmɪljəl dɪˈziːz/
颊腺	buccal gland	/ˈbʌkəl glænd/
甲基化酶	methylase	/ˈmeθɪleɪs/
甲型血友病	hemophilia A	/ˌhiːməˈfɪlɪə eɪ/

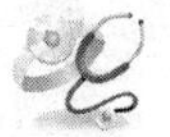

假基因	pseudogene	/ˈsjuːdəudʒiːn/
假体腔	pseudocoelom	/ˌsjuːdəʊˈsiːləm/
间插序列	intervening sequence	/ˌɪntəˈviːnɪŋ ˈsiːkwəns/
间脑	diencephalon	/ˌdaɪenˈsefəlɒn/
间体	mesosome	/ˈmesəʊsəʊm/
间隙连接	gap junction	/gæp ˈdʒʌŋkʃən/
肩带骨	shoulder girdle	/ˈʃəʊldə ˈgɜːdl/
肩胛骨	scapula	/ˈskæpjʊlə/
兼性异染色质	facultative heterochromatin	/ˈfækəltətɪv ˌhetərəʊˈkrəʊmətɪn/
检验点	checkpoint	/ˈtʃekpɔɪnt/
剪接	splicing	/ˈsplaɪsɪŋ/
减毒活疫苗	attenuated live vaccine	/əˈtenjʊeɪtɪd laɪv ˈvæksiːn/
减数分裂	meiosis	/maɪˈəʊsɪs/
简单扩散	simple diffusion	/ˈsɪmpl dɪˈfjuːʒən/
简单重复序列	simple sequence repeat, SSR	/ˈsɪmpl ˈsiːkwəns rɪˈpiːt/
碱基	base	/beɪs/
碱基对	base pair, bp	/beɪs peə/
碱基互补	base complementary	/beɪs ˌkɒmplɪˈmentərɪ/
交叉	chiasma	/kaɪˈæzmə/
交叉端化	chiasma terminalization	/kaɪˈæzmə ˌtɜːmɪnəlaɪˈzeɪʃən/
交叉遗传	criss-cross inheritance	/krɪs krɒs ɪnˈherɪtəns/
交配器官	copulatory organ	/ˈkɒpjʊlətərɪ ˈɔːgən/
酵母人工染色体	yeast artificial chromosome, YAC	/jiːst ˌɑːtɪˈfɪʃəl ˈkrəʊməsəʊm/
结肠	colon	/ˈkəʊlən/
结构蛋白	structural protein	/ˈstrʌktʃərəl ˈprəʊtiːn/
结构基因	structural gene	/ˈstrʌktʃərəl dʒiːn/
结合部位	confluent area	/ˈkɒnflʊənt ˈeərɪə/
结合蛋白	binding protein, Bip	/ˈbaɪndɪŋ ˈprəʊtiːn/
姐妹染色单体	sister chromatid	/ˈsɪstə ˈkrəʊmətɪd/

解离酶	resolvase	/rɪˈzɒlveɪs/
界	kingdom	/ˈkɪŋdəm/
紧密连接	tight junction	/taɪt ˈdʒʌŋkʃən/
进化论	evolutionism; evolution theory	/ˌiːvəˈluːʃənɪzəm/; /ˌiːvəˈluːʃən ˈθɪərɪ/
近端着丝粒染色体	acrocentric chromosome	/ˌækrəʊˈsentrɪk ˈkrəʊməsəʊm/
近亲	consanguinity	/ˌkɒnsæŋˈgwɪnətɪ/
近亲结婚	consanguineous marriage	/ˌkɒnsæŋˈgwɪnɪəs ˈmærɪdʒ/
近中着丝粒染色体	submetacentric chromosome	/sʌbˌmetəˈsentrɪk ˈkrəʊməsəʊm/
精巢或睾丸	testis	/ˈtestɪs/
精细胞	spermatid	/ˈspɜːmətɪd/
精原细胞	spermatogonium	/ˌspɜːmətəʊˈgəʊnɪəm/
精子	sperm	/spɜːm/
精子的获能	capacitationof sperm	/kəˌpæsɪˈteɪʃən əv spɜːm/
颈膨大	cervical enlargement	/ˈsɜːvɪkəl ɪnˈlɑːdʒmənt/
颈椎	cervical vertebra	/ˈsɜːvɪkəl ˈvɜːtɪbrə/
净初级生产量	net primary production, Pn	/net ˈpraɪmərɪ prəʊˈdʌkʃən/
胫骨	tibia	/ˈtɪbɪə/
静脉窦	sinus venosus	/ˈsaɪnəs viːˈnəʊsəs/
静止期	resting phase	/ˈrestɪŋ feɪz/
旧脑皮	paleopallium	/ˌpæliːəʊˈpælɪəm/
聚合酶链反应	polymerase chain reaction, PCR	/pəˈlɪməreɪs tʃeɪn rɪˈækʃən/
绝对密度	absolute density	/ˈæbsəluːt ˈdensətɪ/
均黄卵	isolecithal egg	/ˌaɪsəˈlesɪθəl eg/

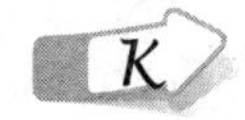

抗体酶	abzyme	/əbˈzaɪm/
抗体融合蛋白	antibody fusion protein	/ˈæntɪˌbɒdɪ ˈfjuːʒən ˈprəʊtiːn/
抗维生素 D 佝偻病	vitamin D resistant ricket	/ˈvɪtəmɪn diː rɪˈzɪstənt ˈrɪkɪt/

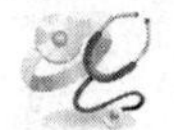

科	family	/ˈfæməlɪ/
颗粒内质网	granular endoplasmic reticulum, GER	/ˈgrænjʊlə ˌendəʊˈplæzmɪk rɪˈtɪkjʊləm/
颗粒组分	granular component	/ˈgrænjʊlə kəmˈpəʊnənt/
可持续社会	sustainable society	/səˈsteɪnəbl səˈsaɪətɪ/
克隆	clone	/kləʊn/
空间生物学	space biology	/speɪs baɪˈɒlədʒɪ/
孔蛋白	porin	/ˈpɔːrɪn/
口角腺	oral angle gland	/ˈɔːrəl ˈæŋgl glænd/
口腔	Cavitas oris; oral cavity	/ˈkævɪtəs ˈɒrɪs/; /ˈɔːrəl ˈkævətɪ/
口腔腺	oral gland	/ˈɔːrəl glænd/
跨膜蛋白	transmembrane protein	/ˌtrænsˈmembreɪn ˈprəʊtiːn/
髋骨	coxa; hip bone	/ˈkɒksə/; /hɪp bəʊn/

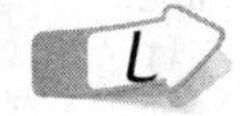

劳斯肉瘤病毒	Rous sarcoma virus, RSV	/raʊs sɑːˈkəʊmə ˈvaɪərəs/
酪氨酸激酶偶联受体	tyrosine kinase linked receptor	/ˈtaɪrəsiːn ˈkaɪneɪs lɪŋkt rɪˈseptə/
肋骨	rib; costal bone	/rɪb/; /ˈkɒstəl bəʊn/
类风湿关节炎	rheumatoid arthritis, RA	/ˈruːmətɔɪd ɑːˈθraɪtɪs/
类胸膜肺炎病原体	pleuropneumonia-like organism, PPLO	/ˌplʊərəʊnjuːˈməʊnɪə laɪk ˈɔːgənɪzəm/
厘摩	centimorgan, cM	/ˈsentɪˌmɔːgən/
离子通道蛋白	ion channel protein	/ˈaɪən ˈtʃænəl ˈprəʊtiːn/
离子通道扩散	ion channel diffusion	/ˈaɪən ˈtʃænəl dɪˈfjuːʒən/
离子通道受体	ion channel receptor	/ˈaɪən ˈtʃænəl rɪˈseptə/
梨状叶	pyriform lobe	/ˈpɪrɪfɔːm ləʊb/
连锁交换律	law of linkage and crossing-over	/lɔː əv ˈlɪŋkɪdʒ ənd ˈkrɒsɪŋ ˈəʊvə/
连锁群	linkage group	/ˈlɪŋkɪdʒ gruːp/
连锁图	linkage map	/ˈlɪŋkɪdʒ mæp/
连续细胞系	continuous cell line	/kənˈtɪnjʊəs sel laɪn/
联会	synapsis	/sɪˈnæpsɪs/

联会复合物	synaptinemal complex, SC	/sɪˌnæptɪˈniːməl ˈkɒmpleks/
两侧对称	bilateral symmetry	/baɪˈlætərəl ˈsɪmɪtrɪ/
量子生物学	quantum biology	/ˈkwɒntəm baɪˈɒlədʒɪ/
裂隙基因	gap gene	/gæp dʒiːn/
淋巴系统	lymphatic system	/lɪmˈfætɪk ˈsɪstəm/
菱脑	rhombencephalon; hindbrain	/ˌrɒmbenˈsefəlɒn/; /ˈhaɪndbreɪn/
流动性	fluidity	/fluːˈɪdətɪ/
漏斗体	infundibulum	/ˌɪnfʌnˈdɪbjʊləm/
颅顶眼	parietal eye	/pəˈraɪɪtəl aɪ/
颅骨	cranium	/ˈkreɪnɪəm/
卵巢	ovary	/ˈəʊvərɪ/
卵黄膜	vitelline membrane	/vɪˈtelɪn ˈmembreɪn/
卵黄栓	yolk plug	/jəʊk plʌg/
卵裂	cleavage	/ˈkliːvɪdʒ/
卵裂沟	cleavage furrow	/ˈkliːvɪdʒ ˈfʌrəʊ/
卵裂球	blastomere	/ˈblæstəʊmɪə/
卵外被	egg coat	/eg kəʊt/
卵原细胞	oogonium	/ˌəʊəˈgəʊnɪəm/
卵子发生	oogenesis	/ˌəʊəˈdʒenɪsɪs/
螺线管	solenoid	/ˈsəʊlənɔɪd/
裸 DNA 疫苗	naked DNA vaccine	/ˈneɪkɪd diː en eɪ ˈvæksiːn/

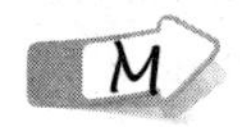

盲肠	cecum	/ˈsiːkəm/
毛	hair	/heə/
毛部	shaft	/ʃɑːft/
锚定 PCR	anchored PCR	/ˈæŋkəd piː siː ɑː/
锚定连接	anchoring junction	/ˈæŋkərɪŋ ˈdʒʌŋkʃən/
酶	enzyme	/ˈenzaɪm/
酶蛋白	apoenzyme	/ˌæpəʊˈenzaɪm/

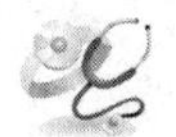

酶耦联型受体	enzyme-linked receptor	/ˈenzaɪm ˈlɪŋkt rɪˈseptə/
美国冷泉港实验室	Cold Spring Harbor Laboratory	/kəʊld sprɪŋ ˈhɑːbə ləˈbɒrətərɪ/
孟德尔式群体	Mendelian population	/menˈdiːlɪən ˌpɒpjʊˈleɪʃən/
孟德尔式遗传病	Mendelian inheritance	/menˈdiːlɪən ɪnˈherɪtəns/
米勒氏管	Müllerian duct	/mjuːˈlɪərɪən dʌkt/
嘧啶	pyrimidine	/pəˈrɪmɪdiːn/
免疫球蛋白	immunoglobulin, Ig	/ˌɪmjʊnəʊˈglɒbjʊlɪn/
描述	description	/dɪˈskrɪpʃən/
灭活疫苗	inactivated vaccine	/ɪnˈæktɪveɪtɪd ˈvæksɪn/
模拟酶	analogue enzyme	/ˈænəlɒg ˈenzaɪm/
模式形成	pattern formation	/ˈpætən fɔːˈmeɪʃən/
膜蛋白	membrane protein	/ˈmembreɪn ˈprəʊtiːn/
膜间腔	intermembrane space	/ˌɪntəˈmembreɪn speɪs/
膜抗原	membrane antigen	/ˈmembreɪn ˈæntɪdʒən/
膜流	membrane flow	/ˈmembreɪn fləʊ/
膜受体	membrane receptor	/ˈmembreɪn rɪˈseptə/
膜相结构	membranous structure	/ˈmembrənəs ˈstrʌktʃə/
膜脂	membrane lipid	/ˈmembreɪn ˈlɪpɪd/
末期	telophase	/ˈteləʊfeɪz/
母体效应基因目	maternal effect gene order	/məˈtɜːnəl ɪˈfekt dʒiːn ˈɔːdə/

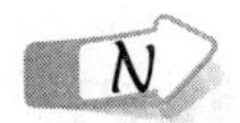

耐受律	law of tolerance	/lɔː əv ˈtɒlərəns/
囊胚	blastula	/ˈblæstjʊlə/
囊胚腔	blastocoele	/ˈblæstəʊsiːl/
囊性纤维化	cystic fibrosis, CF	/ˈsɪstɪk faɪˈbrəʊsɪs/
脑颅	neurocranium	/ˌnjʊərəʊˈkreɪnɪəm/
脑桥	pons	/pɒnz/
脑下垂体	hypophysis	/haɪˈpɒfɪsɪs/
内含子	intron	/ˈɪntrɒn/

内膜	endomembrane	/ˌendəʊˈmembreɪn/
内膜系统	endomembrane system	/ˌendəʊˈmembreɪn ˈsɪstəm/
内胚层	endoderm	/ˈendəʊdɜːm/
内体	endosome	/ˈendəʊsəm/
内体性溶酶体	endolysosome	/enˈdɒliːsəsəʊm/
内网器	internal reticular apparatus	/ɪnˈtɜːnəl rɪˈtɪkjʊlə ˌæpəˈreɪtəs/
内细胞团	inner cell mass	/ˈɪnə sel mæs/
内质网	endoplasmic reticulum, ER	/ˌendəʊˈplæzmɪk rɪˈtɪkjʊləm/
能量代谢	energy metabolism	/ˈenədʒɪ məˈtæbəlɪzəm/
能量金字塔	pyramid of energy	/ˈpɪrəmɪd əv ˈenədʒɪ/
拟核	nucleoid	/ˈnjuːklɪɔɪd/
逆转录 PCR	reverse transcription-PCR, RT-PCR	/rɪˈvɜːs trænˈskrɪpʃən piː siː ɑː/
年龄结构	age structure	/eɪdʒ ˈstrʌktʃə/
黏着连接	adhering junction	/ədˈhɪərɪŋ ˈdʒʌŋkʃən/
鸟苷	guanosine	/ˈgwɑːnəsiːn/
鸟嘌呤	guanine, G	/ˈgwɑːniːn/
尿道	urethra	/jʊˈriːθrə/
尿嘧啶	uracil, U	/ˈjʊərəsɪl/
尿嘧啶核苷	uridine	/ˈjʊərɪdiːn/
柠檬酸盐	citrate	/ˈsɪtreɪt/

O

偶线期	zygotene	/ˈzaɪgəʊtiːn/

P

旁分泌因子	paracrine factor	/ˈpærəkraɪn ˈfæktə/
胚后发育	postembryonic development	/pəʊstˌembrɪˈɒnɪk dɪˈveləpmənt/
胚孔	blastopore	/ˈblæstəʊpɔː/
胚盘	embryonic disc	/ˌembrɪˈɒnɪk dɪsk/

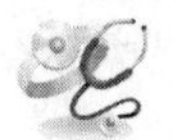

胚泡腔	blastocyst cavity	/ˈblæstəʊsɪst ˈkævətɪ/
胚胎发育	embryonic development	/ˌembrɪˈɒnɪk dɪˈveləpmənt/
胚胎学	embryology	/ˌembrɪˈɒlədʒɪ/
胚胎诱导	embryonic induction	/ˌembrɪˈɒnɪk ɪnˈdʌkʃən/
配体	ligand	/ˈlɪgənd/
配子	gamete	/ˈgæmiːt/
配子发生	gametogenesis	/gəˌmɪtəʊˈdʒenɪsɪs/
配子激素	gamete hormone	/ˈgæmiːt ˈhɔːməʊn/
皮层反应	cortical reaction	/ˈkɔːtɪkəl rɪˈækʃən/
皮肤	skin	/skɪn/
皮肌	cutaneous muscle	/kjuːˈteɪnjəs ˈmʌsl/
皮脂腺	sebaceous gland	/sɪˈbeɪʃəs glænd/
皮质颗粒	cortical granule	/ˈkɔːtɪkəl ˈgrænjuːl/
片层结构模型	lamella structure model	/ləˈmelə ˈstrʌktʃə ˈmɒdəl/
嘌呤	purine	/ˈpjʊəriːn/
平滑肌	smooth muscle	/smuːð ˈmʌsl/
普通生物学	general biology	/ˈdʒenərəl baɪˈɒlədʒɪ/

气腔	air cavity	/eə ˈkævətɪ/
启动子	promoter	/prəʊˈməʊtə/
起始复合体	initiation complex	/ɪˌnɪʃɪˈeɪʃən ˈkɒmpleks/
器官发生	organogenesis	/ˌɔːgənəʊˈdʒenɪsɪs/
器官生物学	organography biology	/ˌɔːgəˈnɒgrəfɪ baɪˈɒlədʒɪ/
髂骨	ilium	/ˈɪlɪəm/
迁移	migration	/maɪˈgreɪʃən/
迁移压力	migration pressure	/maɪˈgreɪʃən ˈpreʃə/
前病毒	provirus	/prəʊˈvaɪərəs/
前导链	leading strand	/ˈliːdɪŋ strænd/
前喙骨	precoracoid	/prɪˈkɒrəkɔɪd/
前脑	forebrain；prosencephalon	/ˈfɔːbreɪn/； /ˌprɒsenˈsefəlɒn/

前期	prophase	/ˈprəʊfeɪz/
前肾	pronephros	/prəʊˈnefrɒs/
前体 mRNA	pre-mRNA	/prɪ em ɑː en eɪ/
前胃	proventriculus	/ˌprəʊvenˈtrɪkjʊləs/
前脏内胚层	anterior visceral endoderm, AVE	/ænˈtɪərɪə ˈvɪsərəl ˈendəʊdɜːm/
嵌套式 PCR	nested PCR	/ˈnestɪd piː siː ɑː/
桥粒	desmosome	/ˈdezməsəʊm/
亲缘系数	coefficient of relationship	/ˌkəʊɪˈfɪʃənt əv rɪˈleɪʃənʃɪp/
区室化	compartmentalization	/kəmˌpɑːtmentəlɪˈzeɪʃən/
躯椎	trunk vertebra	/trʌŋk ˈvɜːtɪbrə/
全酶	holoenzyme	/ˌhɒləʊˈenzaɪm/
全男性遗传或限雄性遗传	holandric inheritance	/həʊˈlændrɪk ɪnˈherɪtəns/
全能细胞	totipotent cell	/təʊˈtɪpətənt sel/
全能性	totipotency	/təʊˈtɪpətənsɪ/
全球生态学	global ecology	/ˈgləʊbəl iːˈkɒlədʒɪ/
群落	community	/kəˈmjuːnətɪ/
群体	population	/ˌpɒpjʊˈleɪʃən/
群体生物学	population biology	/ˌpɒpjʊˈleɪʃən baɪˈɒlədʒɪ/
群体遗传学	population genetics	/ˌpɒpjʊˈleɪʃən dʒɪˈnetɪks/

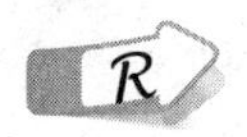

染色单体	chromatid	/ˈkrəʊmətɪd/
染色体	chromosome	/krəʊˈməsəʊm/
染色体病	chromosomal disorder	/ˌkrəʊməˈsəʊməl dɪsˈɔːdə/
染色质	chromatin	/ˈkrəʊmətɪn/
桡骨	radius	/ˈreɪdɪəs/
人/鼠嵌舍型单克隆抗体	mouse/human chimeric antibody	/maʊs/ˈhjuːmən kaɪˈmɪərɪk ˈæntɪˌbɒdɪ/
人白细胞抗原	human leukocytic antigen, HLA	/ˈhjuːmən ˌljuːkəʊˈsɪtɪk ˈæntɪdʒən/

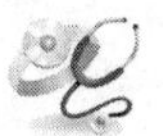

人抗鼠反应	human anti-mouse response	/ˈhjuːmən ˈæntɪ maʊs rɪˈspɒns/
人抗鼠抗体	human anti-mouse antibody, HAMA	/ˈhjuːmən ˈæntɪ maʊs ˈæntɪˌbɒdɪ/
人类基因组计划	human genome project, HGP	/ˈhjuːmən ˈdʒiːnəʊm ˈprɒdʒekt/
人类结构基因组学	human structural genomics	/ˈhjuːmən ˈstrʌktʃərəl dʒiːˈnəʊmɪks/
人类特异性家族	human specific family, HSF	/ˈhjuːmən spəˈsɪfɪk ˈfæməlɪ/
人类学	anthropology	/ˌænθrəˈpɒlədʒɪ/
人源单克隆抗体	human monoclonal antibody	/ˈhjuːmən ˌmɒnəˈkləʊnəl ˈæntɪˌbɒdɪ/
绒毛膜	chorion	/ˈkɔːrɪɒn/
溶酶	lysosomal enzyme	/ˌlaɪsəˈsəʊməl ˈenzaɪm/
溶酶体	lysosome	/ˈlaɪsəsəʊm/
乳酸盐	lactate	/ˈlækteɪt/
乳糖操纵子	lactose operon	/ˈlæktəʊs ˈɒpərɒn/
乳腺	mammary gland	/ˈmæmərɪ glænd/
乳腺生物反应器	mammary gland bioreactor	/ˈmæmərɪ glænd baɪəʊrɪˈæktə/
入侵种	invasive species	/ɪnˈveɪsɪv ˈspiːʃiːz/
入鳃动脉	afferent branchial artery	/ˈæfərənt ˈbræŋkɪəl ˈɑːtərɪ/
软骨发育不全	achondroplasia	/eɪˌkɒndrəʊˈpleɪzɪə/

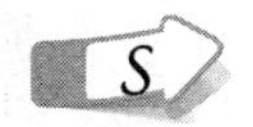

塞尔托利细胞	Sertoli's cell	/sɜːˈtəʊlɪ sel/
鳃	gill	/gɪl/
鳃裂	gill slit	/gɪl slɪt/
三股螺旋	triple helix	/ˈtrɪpl ˈhiːlɪks/
三级结构	tertiary structure	/ˈtɜːʃərɪ ˈstrʌktʃə/
三级亲属	third degree relative	/θɜːd dɪˈgriː ˈrelətɪv/
三级消费者	tertiary consumer	/ˈtɜːʃərɪ kənˈsjuːmə/
三尖瓣	tricuspid valve	/traɪˈkʌspɪd vælv/

三磷鸟苷	guanosine triphosphate, GTP	/ˈgwɑːnəsiːn traɪˈfɒsfeɪt/
三磷酸腺苷	adenosine triphosphate, ATP	/əˈdenəsiːn traɪˈfɒsfeɪt/
三磷酸胸腺嘧啶脱氧核苷酸	deoxythymidine triphosphate, dTTP	/diːˌɒksɪˈθaɪmɪdiːn traɪˈfɒsfeɪt/
三名法	trinomial nomenclature	/traɪˈnəʊmɪəl nəʊˈmenklətʃə/
三羧酸循环	tricarboxylic acid cycle, TAC/TCA	/traɪˌkɑːbɒkˈsɪlɪk ˈæsɪd ˈsaɪkl/
三肽	tripeptide	/traɪˈpeptaɪd/
桑葚胚	morula	/ˈmɔːrjʊlə/
扫描隧道显微镜	scanning tunneling microscope	/ˈskænɪŋ ˈtʌnəlɪŋ ˈmaɪkrəskəʊp/
砂胃	gizzard	/ˈgɪzəd/
奢侈基因	luxury gene	/ˈlʌkʃərɪ dʒiːn/
舌下腺	sublingual gland	/sʌbˈlɪŋgwəl glænd/
舌腺	tongue gland	/tʌŋ glænd/
神经板	neural plate	/ˈnjʊərəl pleɪt/
神经沟	neural groove	/ˈnjʊərəl gruːv/
神经管	neural tube	/ˈnjʊərəl tjuːb/
神经胚	neurula	/ˈnjʊərələ/
神经前体细胞	neuronal precursor cell	/ˈnjʊərəʊnəl ˌpriːˈkɜːsə sel/
神经褶	neural fold	/ˈnjʊərəl fəʊld/
肾脏	kidney	/ˈkɪdnɪ/
生产者	producer	/prəˈdjuːsə/
生长	growth	/grəʊθ/
生理学	physiology	/ˌfɪzɪˈɒlədʒɪ/
生命小体	bioblast	/ˈbaɪəʊblæst/
生态幅	ecological amplitude	/ˌiːkəˈlɒdʒɪkəl ˈæmplɪtjuːd/
生态平衡	ecological balance; ecological equilibrium	/ˌiːkəˈlɒdʒɪkəl ˈbæləns/; /ˌiːkəˈlɒdʒɪkəl ˌiːkwɪˈlɪbrɪəm/
生态系统	ecosystem	/ˈiːkəʊˌsɪstəm/
生态系统生物学	ecosystem biology	/ˈiːkəʊˌsɪstəm baɪˈɒlədʒɪ/

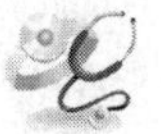

生态学	ecology	/ɪˈkɒlədʒɪ/
生态因子	ecological factor	/iːkəˈlɒdʒɪkəl ˈfæktə/
生物传感器	biosensor	/ˈbaɪəʊˌsensə/
生物大分子	biological macromolecule	/ˌbaɪəʊˈlɒdʒɪkəl ˌmækrəʊˈmɒlɪkjuːl/
生物地球化学循环	biogeochemical cycle	/ˈbaɪəʊˌdʒiːəʊˈkemɪkl ˈsaɪkl/
生物技术(工程)	biotechnology	/ˌbaɪəʊtekˈnɒlədʒɪ/
生物化学	biochemistry	/ˌbaɪəʊˈkemɪstrɪ/
生物技术	biotechnology	/ˌbaɪəʊtekˈnɒlədʒɪ/
生物膜	biomembrane	/ˌbaɪəʊˈmembreɪn/
生物圈	biosphere	/ˈbaɪəsfɪə/
生物群落	biotic community	/baɪˈɒtɪk kəˈmjuːnətɪ/
生物数学	biomathematics	/ˌbaɪəʊˌmæθəˈmætɪks/
生物污染	biological pollution	/ˌbaɪəʊˈlɒdʒɪkəl pəˈluːʃən/
生物物理学	biophysics	/ˌbaɪəʊˈfɪzɪks/
生物信息学	bioinformatics	/ˌbaɪəʊˌɪnfəˈmætɪks/
生物学	biology	/baɪˈɒlədʒɪ/
生物学种	biological species	/ˌbaɪəʊˈlɒdʒɪkəl ˈspiːʃiːz/
生物医学工程学	biomedical engineering	/ˌbaɪəʊˈmedɪkəl ˌendʒɪˈnɪərɪŋ/
生物因子	biotic factor	/baɪˈɒtɪk ˈfæktə/
生殖	reproduction	/ˌriːprəˈdʌkʃən/
生殖隔离	reproductive isolation	/ˌriːprəˈdʌktɪv ˌaɪsəˈleɪʃən/
生殖细胞	generative cell	/ˈdʒenərətɪv sel/
生殖腺	gonad	/ˈgəʊnæd/
实时定量 PCR	real-time quantitative PCR	/rɪəl taɪm ˈkwɒntɪtətɪv piː siː ɑː/
实验	experimentation	/ɪkˌsperɪmenˈteɪʃən/
实验生物学	experimental biology	/ɪkˌsperɪˈmentəl baɪˈɒlədʒɪ/
食管	esophagus	/iːˈsɒfəgəs/
食物链	food chain	/fuːd tʃeɪn/
食物网	food web	/fuːd web/

视杯	optic cup	/ˈɒptɪk kʌp/
视丘	thalamus opticus	/ˈθæləməs ˈɒptɪkəs/
视叶	optic lobe	/ˈɒptɪk ləʊb/
适应度	fitness	/ˈfɪtnɪs/
适应性表达	adaptive expression	/əˈdæptɪv ɪkˈspreʃən/
嗜碱菌	alkaliphile	/ælˈkælɪfaɪl/
嗜热菌	themophile	/ˈθɜːməʊfaɪl/
嗜酸菌	acidophile	/əˈsɪdəfaɪl/
嗜盐菌	extremehalophile	/ɪkˌstriːmˈhæləfaɪl/
收缩环	contractile ring	/kənˈtræktaɪl rɪŋ/
受精	fertilization	/ˌfɜːtɪlaɪˈzeɪʃən/
受体	receptor	/rɪˈseptə/
受体介导入胞	receptor-mediated endocytosis	/rɪˈseptə ˈmiːdɪeɪtɪd ˌendəʊsaɪˈtəʊsɪs/
兽孔目爬行动物	Therapsid	/θɪˈræpsɪd/
枢椎	axis	/ˈæksɪs/
输精管	spermatic duct	/spɜːˈmætɪk dʌkt/
输卵管	uterine tube	/ˈjuːtəraɪn tjuːb/
输尿管	ureter	/jʊˈriːtə/
属	genus	/ˈdʒiːnəs/
数量性状	quantitative character	/ˈkwɒntɪtətɪv ˈkærəktə/
数值分类学	numerical taxonomy	/njuːˈmerɪkəl tækˈsɒnəmɪ/
衰老	aging	/ˈeɪdʒɪŋ/
双链 RNA	double stranded RNA, dsRNA	/ˈdʌbl strændɪd ɑː en eɪ/
双名法	binomial nomenclature	/baɪˈnəʊmjəl nəʊˈmenklətʃə/
双线期	diplotene	/ˈdɪplətiːn/
双相搏动	biphasic beating	/baɪˈfeɪzɪk ˈbiːtɪŋ/
双心体	diplosome	/ˈdɪpləʊsəʊm/
双胸复合体	bithorax complex	/bɪˈθɔːræks ˈkɒmpleks/
水体污染	water body pollution	/ˈwɔːtə ˈbɒdɪ pəˈluːʃən/
顺面高尔基网	cis Golgi network	/sɪs ˈgɒldʒɪ ˈnetwɜːk/

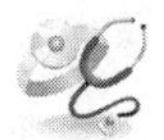

顺式调控序列	regulator sequence	/ˈregjʊleɪtə ˈsiːkwəns/
瞬时转染	transient transfection	/ˈtrænzɪənt trænsˈfekʃən/
死亡率	mortality	/mɔːˈtælətɪ/
四级结构	quaternary structure	/kwəˈtɜːnərɪ ˈstrʌktʃə/
松果体	pineal body	/ˈpɪnɪəl ˈbɒdɪ/
酸性房室	acidic compartment	/əˈsɪdɪk kəmˈpɑːtmənt/
随机遗传漂变	random genetic drift	/ˈrændəm dʒɪˈnetɪk drɪft/
随体	satellite	/ˈsætəlaɪt/
髓弓	neural arch	/ˈnjʊərəl ɑːtʃ/
碎屑食物链	detrital food chain	/dɪˈtraɪtəl fuːd tʃeɪn/
锁骨	clavicle	/ˈklævɪkl/

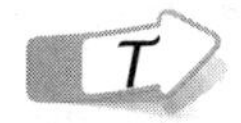

胎盘	placenta	/pləˈsentə/
太古代	Archaeozoic era	/ˌɑːkɪəˈzəʊɪk ˈɪərə/
肽键	peptide bond	/ˈpeptaɪd bɒnd/
探针	probe	/prəʊb/
糖萼	glycocalyx	/ˌglaɪkəʊˈkeɪlɪks/
糖基化	glycosylation	/ˌglaɪkəsɪˈleɪʃən/
糖酵解	glycolysis	/glaɪˈkɒlɪsɪs/
体被	integument	/ɪnˈtegjʊmənt/
体肌	somatic musculature	/səʊˈmætɪk ˈmʌskjʊlətʃə/
体节	metamere;somite	/ˈmetəmɪə/;/ˈsəʊmaɪt/
体节极性基因	segment polarity gene	/ˈsegmənt pəʊˈlærətɪ dʒiːn/
体腔膜	peritoneum	/ˌperɪtəʊˈniːəm/
体细胞	somatic cell	/səʊˈmætɪk sel/
体细胞遗传病	somatic genetic disorder	/səʊˈmætɪk dʒɪˈnetɪk dɪsˈɔːdə/
通信连接	communicating junction	/kəˈmjuːnɪkeɪtɪŋ ˈdʒʌŋkʃən/
同功器官	analogous organ	/əˈnæləgəs ˈɔːgən/
同化作用	assimilation	/əˌsɪmɪˈleɪʃən/
同型体节	homonomous metamerism	/hɒˈmɒnəməs mɪˈtæmərɪzəm/

同义密码 synonymous codon /sɪˈnɒnɪməs ˈkəʊdɒn/

同源器官 homologous organ /hɒˈmɒləgəs ˈɔːgən/

同源染色体 homologous chromosome /hɒˈmɒləgəs ˈkrəʊməsəʊm/

同源(异形)基因 homeotic gene /ˈhəʊmiːəʊtɪk dʒiːn/

同源(异形)框 homeobox /ˈhəʊmiːəʊˌbɒks/

同源(异形)框基因 homeobox gene /ˈhəʊmiːəʊˌbɒks dʒiːn/

同质性 homoplasmy /ˈhəʊməplæzmɪ/

头 head /hed/

头骨 skull /skʌl/

头索动物亚门 Cephalochordata /ˌsefələʊˈkɔːdeɪtə/

透明带 zona pellucida /ˈzəʊnə pəˈluːsɪdə/

突变 mutation /mjuːˈteɪʃən/

突变负荷 mutational load /mjuːˈteɪʃənəl ləʊd/

突变率 mutation rate /mjuːˈteɪʃən reɪt/

土壤污染 soil pollution /sɔɪl pəˈluːʃən/

土著种 native species /ˈneɪtɪv ˈspiːʃiːz/

吞噬泡 phagocytic vesicle /ˌfægəʊˈsɪtɪk ˈvesɪkl/

吞噬体 phagosome /ˈfægəsəʊm/

吞噬作用 phagocytosis /ˌfægəʊsaɪˈtəʊsɪs/

脱氧核糖 deoxyribose /diːˌɒksɪˈraɪbəʊs/

脱氧核糖核酸 deoxyribonucleic acid, DNA /diːˌɒksɪˌraɪbəʊnjuːˈkliːɪk ˈæsɪd/

唾液腺 salivary gland /ˈsælɪvərɪ glænd/

W

外来种 exotic species /ɪgˈzɒtɪk ˈspiːʃiːz/

外膜 outer membrane /ˈaʊtə ˈmembreɪn/

外胚层 ectoderm /ˈektədɜːm/

外输性蛋白 export protein /ɪkˈspɔːt ˈprəʊtiːn/

外显率 penetrance /ˈpenɪtrəns/

外显子 exon /ˈeksɒn/

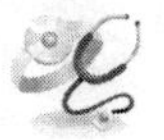

完全连锁	complete linkage	/kəmˈpliːt ˈlɪŋkɪdʒ/
完全显性	complete dominance	/kəmˈpliːt ˈdɒmɪnəns/
挽救受体	salvage receptor	/ˈsælvɪdʒ rɪˈseptə/
腕骨	carpal	/ˈkɑːpəl/
微变态再生	epimorphosis regeneration	/ˌepɪˈmɔːfəsɪs rɪˌdʒenəˈreɪʃən/
微带	miniband	/ˈmɪnɪbænd/
微管	microtubule, MT	/ˌmaɪkrəʊˈtjuːbjuːl/
微管蛋白	tubulin	/ˈtjuːbjʊlɪn/
微管相关蛋白	microtubule associated protein, MAP	/ˌmaɪkrəʊˈtjuːbjuːl əˈsəʊʃɪeɪtɪd ˈprəʊtiːn/
微管组织中心	microtubule organizing center, MTOC	/ˌmaɪkrəʊˈtjuːbjuːl ˈɔːgənaɪzɪŋ ˈsentə/
微粒体	microsome	/ˈmaɪkrəʊsəʊm/
微生物学	microbiology	/ˈmaɪkrəʊbaɪˈɒlədʒɪ/
微丝	microfilament, MF	/ˌmaɪkrəʊˈfɪləmənt/
微卫星 DNA	microsatellite DNA	/ˌmaɪkrəʊˈsætəlaɪt diː en eɪ/
微小 RNA	microRNA, miRNA	/ˈmaɪkrəʊ ɑː en eɪ/
微效基因	minor gene	/ˈmaɪnə dʒiːn/
卫星 DNA	satellite DNA	/ˈsætəlaɪt diː en eɪ/
未成熟面	immature face	/ˌɪməˈtʃʊə feɪs/
位点异质性	locus heterogeneity	/ˈləʊkəs ˌhetərəʊdʒɪˈniːətɪ/
尾索动物亚门	Urochordata	/ˌjʊərəʊkɔːˈdeɪtə/
尾椎	caudal vertebra	/ˈkɔːdəl ˈvɜːtɪbrə/
胃	stomach	/ˈstʌmək/
胃腺	gastric gland	/ˈgæstrɪk glænd/
稳定转染	stable transfection	/ˈsteɪbl trænsˈfekʃən/
无颌类	agnatha	/ˈægnəθə/
无脊椎动物	invertebrate	/ɪnˈvɜːtɪbrət/
无粒内质网	agranular endoplasmic reticulum, AER	/əˈgrænjʊlə ˌendəʊˈplæzmɪk rɪˈtɪkjʊləm/
无丝分裂	amitosis	/ˌæmɪˈtəʊsɪs/
无性生殖	asexual reproduction	/eɪˈsekʃʊəl ˌriːprəˈdʌkʃən/

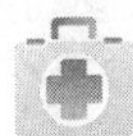

物理图	physical map	/ˈfɪzɪkəl mæp/
物理污染	physical pollution	/ˈfɪzɪkəl pəˈluːʃən/
物质代谢	substance metabolism	/ˈsʌbstəns məˈtæbəlɪzəm/
物质循环	nutrient cycle	/ˈnjuːtrɪənt ˈsaɪkl/

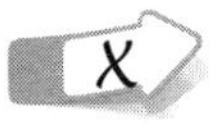

稀有碱基	unusual base	/ʌnˈjuːʒʊəl beɪs/
系谱分析法	pedigree analysis	/ˈpedɪgriː əˈnæləsɪs/
系谱树	genealogical tree	/ˌdʒiːnɪəˈlɒdʒɪkəl triː/
系统发育	phylogenesis	/ˌfaɪləʊˈdʒenɪsɪs/
系统生态学	system ecology	/ˈsɪstəm iːˈkɒlədʒɪ/
系统树	phylogenetic tree	/ˌfaɪləʊdʒɪˈnetɪk triː/
系统学	systematics	/ˌsɪstɪˈmætɪks/
细胞	cell	/sel/
细胞壁	cell wall	/sel wɔːl/
细胞表面	cell surface	/sel ˈsɜːfɪs/
细胞分化	cell differentiation	/sel ˌdɪfərenʃɪˈeɪʃən/
细胞分裂	cell division	/sel dɪˈvɪʒən/
细胞骨架	cytoskeleton	/ˌsaɪtəʊˈskelɪtən/
细胞核	nucleus	/ˈnjuːklɪəs/
细胞核移植	nuclear transfer	/ˈnjuːklɪə trænsˈfɜː/
细胞呼吸	cellular respiration	/ˈseljʊlə ˌrespəˈreɪʃən/
细胞决定	cell determination	/sel dɪˌtɜːmɪˈneɪʃən/
细胞连接	cell junction	/sel ˈdʒʌŋkʃən/
细胞膜	cell membrane	/sel ˈmembreɪn/
细胞器	organelle	/ˌɔːgəˈnel/
细胞融合	cell fusion	/sel ˈfjuːʒən/
细胞生物学	cell biology	/sel baɪˈɒlədʒɪ/
细胞识别	cell recognition	/sel ˌrekəgˈnɪʃən/
细胞世系	lineage of cell	/ˈlɪnɪɪdʒ əv sel/
细胞外披/细胞衣	cell coat	/sel kəʊt/

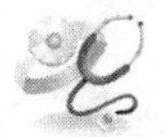

细胞外基质	extracellular matrix	/ˌekstrəˈseljʊlə ˈmeɪtrɪks/
细胞系	cell line	/sel laɪn/
细胞学说	cell theory	/sel ˈθɪərɪ/
细胞氧化	cellular oxidation	/ˈseljʊlə ɒksɪˈdeɪʃən/
细胞增殖	cell proliferation	/sel prəʊˌlɪfəˈreɪʃən/
细胞质	cytoplasm	/ˈsaɪtəplæzəm/
细胞质基质	cytoplasmic matrix; cytomatrix	/ˌsaɪtəˈplæzmɪk ˈmeɪtrɪks/; /ˌsaɪtəˈmeɪtrɪks/
细胞周期	cell cycle	/sel ˈsaɪkl/
细胞周期蛋白	cyclin	/ˈsaɪklɪn/
细胞株	cell strain	/sel streɪn/
细菌	bacterium	/bækˈtɪərɪəm/
细菌人工染色体	bacterial artificial chromosome, BAC	/bækˈtɪərɪəl ˌɑːtɪˈfɪʃəl ˈkrəʊməsəʊm/
细线期	leptotene	/ˈleptəʊtiːn/
狭适性生物	stenotropic organism	/ˌstenəˈtrɒpɪk ˈɔːgənɪzəm/
先天性疾病	congenital disease	/kənˈdʒenɪtəl dɪˈziːz/
先天性聋哑	congenital deafness	/kənˈdʒenɪtəl ˈdefnɪs/
先天性溶酶体病	inborn lysosomal diseases	/ˈɪnbɔːn ˌlaɪsəˈsəʊməl dɪˈziːzɪz/
先证者	proband	/ˈprəʊbænd/
先证者法	proband method	/ˈprəʊbænd ˈmeθəd/
纤毛	cilia	/ˈsɪlɪə/
纤维中心	fibrillar center	/ˈfaɪbrɪlə ˈsentə/
显性纯合子	dominant homozygote	/ˈdɒmɪnənt ˌhəʊməʊˈzaɪgəʊt/
显性基因	dominant gene	/ˈdɒmɪnənt dʒiːn/
显性性状	dominant character	/ˈdɒmɪnənt ˈkærəktə/
限制点	restriction point, R	/rɪˈstrɪkʃən pɔɪnt/
限制酶	restriction enzyme	/rɪˈstrɪkʃən ˈenzaɪm/
限制图	restriction map	/rɪˈstrɪkʃən mæp/
限制因子	limiting factor	/ˈlɪmɪtɪŋ ˈfæktə/
线粒体	mitochondrion	/ˌmaɪtəʊˈkɒndrɪən/
线粒体 DNA	mitochondrial DNA, mtDNA	/ˌmaɪtəʊˈkɒndrɪəl diː en eɪ/

线粒体基因组	mitochondrion genome	/ˌmaɪtəʊˈkɒndrɪən ˈdʒiːnəʊm/
线粒体心肌病	mitochondrial cardiomyopathy	/ˌmaɪtəʊˈkɒndrɪəl ˌkɑːdɪəʊmaɪˈɒpəθɪ/
线粒体遗传病	mitochondrial genetic disease	/ˌmaɪtəʊˈkɒndrɪəl dʒɪˈnetɪk dɪˈziːz/
腺嘌呤	adenine, A	/ˈædəniːn/
腺嘌呤核苷	adenosine	/əˈdenəsiːn/
相对密度	relative density	/ˈrelətɪv ˈdensətɪ/
相对生育率	relative fertility, f	/ˈrelətɪv fəˈtɪlətɪ/
镶嵌蛋白	mosaic protein	/məʊˈzeɪɪk ˈprəʊtiːn/
向量过程	vectorial process	/vekˈtɔːrɪəl ˈprəʊses/
消费者	consumer	/kənˈsjuːmə/
消化管	alimentary canal; digestive tube	/ˌælɪˈmentərɪ kəˈnæl/; /dɪˈdʒestɪv tjuːb/
消化腺	digestive gland	/dɪˈdʒestɪv glænd/
小干扰 RNA	small interfering RNA, siRNA	/smɔːl ˌɪntəˈfɪərɪŋ ɑː en eɪ/
小脑	cerebellum	/ˌserɪˈbeləm/
小卫星 DNA	minisatellite DNA	/ˌmɪnɪˈsætəlaɪt diː en eɪ/
协调表达	coordinate expression	/kəʊˈɔːdɪneɪt ɪkˈspreʃən/
携带者	carrier	/ˈkærɪə/
心房	auricle	/ˈɔːrɪkl/
心肌	cardiac muscle	/ˈkɑːdɪæk ˈmʌsl/
心室	ventricle	/ˈventrɪkl/
心脏	heart	/hɑːt/
新陈代谢	metabolism	/məˈtæbəlɪzəm/
新脑皮	neopallium	/ˌniːəʊˈpælɪəm/
新生代	Cenozoic era	/ˌsiːnəˈzəʊɪk ˈɪərə/
新系统学	new systematics	/njuː ˌsɪstɪˈmætɪks/
信号假说	signal hypothesis	/ˈsɪgnəl haɪˈpɒθɪsɪs/
信号识别颗粒	signal recognition particle, SRP	/ˈsɪgnəl ˌrekəgˈnɪʃən ˈpɑːtɪkl/
信号肽	signal peptide	/ˈsɪgnəl ˈpeptaɪd/

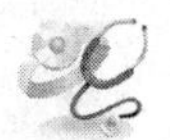

信号转导	cell signal transduction	/sel ˈsɪgnəl trænzˈdʌkʃən/
信使 RNA	messenger RNA, mRNA	/ˈmesɪndʒə ɑː en eɪ/
形成面	forming face	/ˈfɔːmɪŋ feɪs/
形态调节运动	form regulating movement	/fɔːm ˈregjʊleɪtɪŋ ˈmuːvmənt/
形态发生	morphogenesis	/ˌmɔːfəʊˈdʒenɪsɪs/
形态学	morphology	/mɔːˈfɒlədʒɪ/
形态学种	morphological species	/ˌmɔːfəˈlɒdʒɪkəl ˈspiːʃiːz/
胸廓	thorax	/ˈθɔːræks/
胸腺嘧啶	thymine, T	/ˈθaɪmiːn/
胸腺嘧啶脱氧核苷	deoxythymidine	/diːˌɒksɪˈθaɪmɪdiːn/
胸椎	thoracic vertebra	/θɔːˈræsɪk ˈvɜːtɪbrə/
休眠	dormancy	/ˈdɔːmənsɪ/
序列特异性 DNA 结合蛋白	sequence specific DNA binding protein	/ˈsiːkwəns spəˈsɪfɪk diː en eɪ ˈbaɪndɪŋ ˈprəʊtiːn/
选择	selection	/sɪˈlekʃən/
选择系数	selection coefficient	/sɪˈlekʃən ˌkəʊɪˈfɪʃənt/
选择性剪切	alternative splicing	/ɔːlˈtɜːnətɪv ˈsplaɪsɪŋ/
学名	scientific name	/ˌsaɪənˈtɪfɪk neɪm/
血管系统	blood vascular system	/blʌd ˈvæskjʊlə ˈsɪstəm/
血色素沉着病	hemochromatosis	/ˌhiːməʊˌkrəʊməˈtəʊsɪs/
血液	blood	/blʌd/
血友病	hemophilia	/ˌhiːməʊˈfɪlɪə/
循环系统	circulatory system	/ˌsɜːkjʊˈleɪtərɪ ˈsɪstəm/
旋转细胞培养系统	rotary cell culture system, RCCS	/ˈrəʊtərɪ sel ˈkʌltʃə ˈsɪstəm/

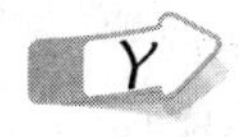

亚基	subunit	/ˈsʌbˌjuːnɪt/
亚种	subspecies	/ˈsʌbˌspiːʃiːz/
咽	pharynx	/ˈfærɪŋks/
延迟显性	delayed dominance	/dɪˈleɪd ˈdɒmɪnəns/

延脑	myelencephalon	/ˌmaɪlenˈsefəlɒn/
羊膜	amnion	/ˈæmnɪən/
羊膜动物	amniota	/æmnɪˈəʊtə/
腰带	pelvic girdle	/ˈpelvɪk ˈgɜːdl/
腰膨大	lumbar enlargement	/ˈlʌmbə ɪnˈlɑːdʒmənt/
腰椎	lumbar vertebra	/ˈlʌmbə ˈvɜːtɪbrə/
液态镶嵌模型	fluid mosaic model	/ˈfluːɪd məʊˈzeɪɪk ˈmɒdəl/
一级结构	primary structure	/ˈpraɪmərɪ ˈstrʌktʃə/
一级亲属	first degree relative	/fɜːst dɪˈgriː ˈrelətɪv/
一磷酸鸟嘌呤核苷酸	guanosine monophosphate，GMP	/ˈgwɑːnəsiːn ˌmɒnəˈfɒsfeɪt/
一磷酸胸腺嘧啶脱氧核苷酸	deoxythymidine monophosphate，DTMP	/diːˌɒksɪˈθaɪmɪdiːn ˌmɒnəˈfɒsfeɪt/
医学生物学	medical biology	/ˈmedɪkəl baɪˈɒlədʒɪ/
胰岛	pancreatic islet	/ˌpæŋkrɪˈætɪk ˈaɪlɪt/
胰岛素样生长因子	insulin-like growth factor，IGF	/ˈɪnsjʊlɪn laɪk grəʊθ ˈfæktə/
胰脏	pancreas	/ˈpæŋkrɪəs/
移行蛋白	transitional protein	/trænˈzɪʃənəl ˈprəʊtiːn/
遗传	heredity	/hɪˈredətɪ/
遗传负荷	genetic load	/dʒɪˈnetɪk ləʊd/
遗传工程	genetic engineering	/dʒɪˈnetɪk endʒɪˈnɪərɪŋ/
遗传率	heritability	/ˌherɪtəˈbɪlətɪ/
遗传平衡定律	law of genetic equilibrium	/lɔː əv dʒɪˈnetɪk ˌiːkwɪˈlɪbrɪəm/
遗传瓶颈	genetic bottleneck	/dʒɪˈnetɪk ˈbɒtlnek/
遗传图	genetic map	/dʒɪˈnetɪk mæp/
遗传性疾病	inherited disease	/ɪnˈherɪtɪd dɪˈziːz/
遗传性小脑共济失调	hereditary cerebellar ataxia，HCA	/hɪˈredɪtərɪ ˌserɪˈbelə əˈtæksɪə/
遗传性早秃	baldness	/bɔːldnɪs/
遗传学	genetics	/dʒɪˈnetɪks/
遗传异质性	genetic heterogeneity	/dʒɪˈnetɪk ˌhetərəʊdʒɪˈniːətɪ/

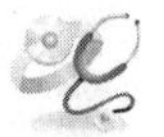

遗传因子	genetic factor	/dʒɪˈnetɪk ˈfæktə/
乙酰辅酶 A	acetyl CoA	/ˈæsɪtɪl kəʊˈeɪ/
异化作用	disassimilation	/ˌdɪsəˌsɪmɪˈleɪʃən/
异染色质	heterochromatin	/ˌhetərəʊˈkrəʊmətɪn/
异噬溶酶体	heterophagic lysosome	/ˌhetərəʊˈfædʒɪk ˈlaɪsəsəʊm/
异噬作用	heterophagy	/ˌhetəˈrɒfədʒɪ/
异型体节	heteronomous metamerism	/ˌhetəˈrɒnəməs mɪˈtæmərɪzəm/
异质性	heteroplasmy	/ˌhetərəʊˈplæzəmɪ/
抑癌基因	tumor suppressor gene; antioncogene	/ˈtjuːmə səˈpresə dʒiːn/; /ˌæntɪˈɒŋkədʒiːn/
抑素	chalone	/ˈkæləʊn/
抑制	inhibition	/ˌɪnhɪˈbɪʃən/
易化扩散	facilitated diffusion	/fəˈsɪlɪteɪtɪd dɪˈfjuːʒən/
易患性	liability	/ˌlaɪəˈbɪlətɪ/
疫苗	vaccine	/ˈvæksiːn/
阴茎	penis	/ˈpiːnɪs/
阴阳学说	the Yinyang Hypothesis	/ðə jɪnˈjæŋ haɪˈpɒθɪsɪs/
隐性纯合子	recessive homozygote	/rɪˈsesɪv ˌhəʊməʊˈzaɪgəʊt/
隐性基因	recessive gene	/rɪˈsesɪv dʒiːn/
隐性性状	recessive character	/rɪˈsesɪv ˈkærəktə/
营养级	trophic level	/ˈtrɒfɪk ˈlevəl/
营养细胞	vegetative cell	/ˈvedʒɪtətɪv sel/
营养组织	vegetative tissue	/ˈvedʒɪtətɪv ˈtɪʃjuː/
荧光原位杂交	fluorescence in situ hybridization, FISH	/ˌflʊəˈresəns ɪn ˈsɪtjuː ˌhaɪbrɪdaɪˈzeɪʃən/
游离核糖体	free ribosome	/friː ˈraɪbəsəʊm/
有被小窝	coated pit	/ˈkəʊtɪd pɪt/
有丝分裂	mitosis	/maɪˈtəʊsɪs/
有丝分裂原	mitogen	/ˈmaɪtədʒɪn/
有头类	Craniata	/ˌkreɪnɪˈeɪtə/
有限细胞系	finite cell line	/ˈfaɪnaɪt sel laɪn/

有性生殖	sexual reproduction	/ˈsekʃʊəl ˌriːprəˈdʌkʃən/
诱导	induction	/ɪnˈdʌkʃən/
诱导表达	induction expression	/ɪnˈdʌkʃən ɪkˈspreʃən/
阈值	threshold value	/ˈθreʃhəʊld ˈvæljuː/
阈值效应	threshold effect	/ˈθreʃhəʊld ɪˈfekt/
阈值学说	threshold theory	/ˈθreʃhəʊld ˈθɪərɪ/
元古代	Proterozoic era	/ˌprɒtərəˈzəʊɪk ˈɪərə/
原肠胚	gastrula	/ˈgæstrʊlə/
原发性血色素沉着病	primary hemochromatosis	/ˈpraɪmərɪ ˌhiːməˌkrəʊməˈtəʊsɪs/
原核	pronucleus	/prəʊˈnjuːklɪəs/
原核生物	prokaryote	/prəʊˈkærɪəʊt/
原核生物界	monera	/məʊˈniːrə/
原核细胞	prokaryotic cell	/prəʊˌkærɪˈɒtɪk sel/
原结	node	/nəʊd/
原脑皮	archipallium	/ˌɑːkɪˈpælɪəm/
原生生物界	Protista	/prəʊˈtɪstə/
原生质	protoplasm	/ˈprəʊtəʊplæzəm/
原始生殖细胞	primordial germ cell	/praɪˈmɔːdɪəl dʒɜːm sel/
原兽亚纲	Prototheria	/ˌprəʊtəʊˈθiːrɪə/
原体腔	primary coelom	/ˈpraɪmərɪ ˈsiːləm/
原纤维	protofilament	/ˌprəʊtəʊˈfɪləmənt/
原子力显微镜	atomic force microscope	/əˈtɒmɪk fɔːs ˈmaɪkrəskəʊp/

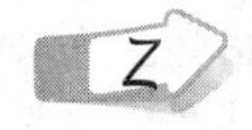

杂合子	heterozygote	/ˌhetərəʊˈzaɪgəʊt/
载体	vector	/ˈvektə/
载体蛋白	carrier protein	/ˈkærɪə ˈprəʊtiːn/
再生	regeneration	/rɪˌdʒenəˈreɪʃən/
再生胚芽	regeneration blastema	/rɪˌdʒenəˈreɪʃən blæˈstiːmə/
脏肌	visceral musculature	/ˈvɪsərəl ˈmʌskjʊlətʃə/

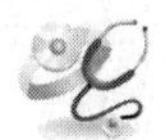

脏颅(自鳃弓发生的颅骨部分)	splanchnocranium	/ˌsplæŋknəʊˈkreɪnɪəm/
早熟染色体凝集	prematurely chromosome condensed, PCC	/ˌpreməˈtʃʊəlɪ ˈkrəʊməsəʊm kənˈdenst/
早衰综合征	progeria syndrome	/prəʊˈdʒɪərɪə ˈsɪndrəʊm/
早中期	prometaphase	/prəʊˈmetəfeɪz/
增强子	enhancer	/ɪnˈhɑːnsə/
掌骨	metacarpal bone; metacarpus	/ˌmetəˈkɑːpəl bəʊn/; /ˌmetəˈkɑːpəs/
枕髁	occipital condyle	/ɒkˈsɪpɪtəl ˈkɒndɪl/
真核生物	eukaryote	/juːˈkærɪəʊt/
真核细胞	eukaryotic cell	/juːˌkærɪˈɒtɪk sel/
真菌界	Fungi	/ˈfʌndʒaɪ/
真皮	dermis	/ˈdɜːmɪs/
真兽亚纲	Eutheria	/juːˈθiːrɪə/
真体腔	true coelom	/truː ˈsiːləm/
整合蛋白	integral protein	/ˈɪntɪgrəl ˈprəʊtiːn/
支架放射环结构模型	scaffold-radial loop structure model	/ˈskæfəld ˈreɪdɪəl luːp ˈstrʌktʃə ˈmɒdəl/
支原体	mycoplasma	/ˌmaɪkəʊˈplæzmə/
脂筏模型	lipid raft model	/ˈlɪpɪd rɑːft ˈmɒdəl/
脂质体	liposome	/ˈlɪpəʊsəʊm/
直肠	rectum	/ˈrektəm/
植物界	Plantae	/ˈplæntiː/
植物学	botany	/ˈbɒtənɪ/
跖骨	metatarsus	/ˌmetəˈtɑːsəs/
指骨	phalanges of fingers	/fəˈlændʒɪz əv ˈfɪŋgəz/
质粒	plasmid	/ˈplæzmɪd/
质量性状	qualitative character	/ˈkwɒlɪtətɪv ˈkærəktə/
质膜	plasma membrane	/ˈplæzmə ˈmembreɪn/
致密纤维组分	dense fibrillar component	/dens ˈfaɪbrɪlə kəmˈpəʊnənt/
滞育状态	a state of reproductive diapause	/ə steɪt əv ˌriːprəˈdʌktɪv ˈdaɪəpɔːz/

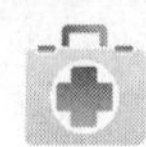

中间高尔基网	medial Golgi network	/ˈmiːdɪəl ˈɡɒldʒɪ ˈnetwɜːk/
中间体	midbody	/ˈmɪdˌbɒdɪ/
中间纤维	intermediate filament, IF	/ˌɪntəˈmiːdɪət ˈfɪləmənt/
中脑	midbrain; mesencephalon	/ˈmɪdbreɪn/; /ˌmesenˈsefəlɒn/
中胚层	mesoderm	/ˈmesəʊdɜːm/
中期	metaphase	/ˈmetəfeɪz/
中肾	mesonephros	/ˌmesəʊˈnefrɒs/
中生代	Mesozoic era	/ˌmesəʊˈzəʊɪk ˈɪərə/
中心法则	central dogma	/ˈsentrəl ˈdɒɡmə/
中心粒	centriole	/ˈsentrɪəʊl/
中心粒卫星	centriolar satellite	/ˈsentrɪəʊlə ˈsætəlaɪt/
中心球	centrosphere	/ˈsentrəsfɪə/
中心体	centrosome	/ˈsentrəsəʊm/
中性突变	neutral mutation	/ˈnjuːtrəl mjuːˈteɪʃən/
中央鞘	central sheath	/ˈsentrəl ʃiːθ/
中央栓	central plug	/ˈsentrəl plʌɡ/
中轴骨骼	axial skeleton	/ˈæksɪəl ˈskelɪtən/
中着丝粒染色体	metacentric chromosome	/ˌmetəˈsentrɪk ˈkrəʊməsəʊm/
终变期	diakinesis	/ˌdaɪəkɪˈniːsɪs/
终末溶酶体	telolysosome	/tɪˈlɒliːsəsəʊm/
终丝	filum terminale	/ˈfaɪləm tɜːmɪˈnəlɪ/
终止子	terminator	/ˈtɜːmɪneɪtə/
种	species	/ˈspiːʃiːz/
种群	population	/ˌpɒpjʊˈleɪʃən/
种群密度	population density	/ˌpɒpjʊˈleɪʃən ˈdensətɪ/
种群生态学	population ecology	/ˌpɒpjʊˈleɪʃən iːˈkɒlədʒɪ/
重演律	law of recapitulation	/lɔː əv ˌriːkəˌpɪtjʊˈleɪʃən/
周边蛋白	peripheral protein	/pəˈrɪfərəl ˈprəʊtiːn/
周期蛋白依赖性激酶	cyclin dependent kinase, CDK	/ˈsaɪklɪn dɪˈpendənt ˈkaɪneɪs/
周期中细胞	cycling cell	/ˈsaɪklɪŋ sel/
主动转运	active transport	/ˈæktɪv trænsˈpɔːt/
主基因	major gene	/ˈmeɪdʒə dʒiːn/

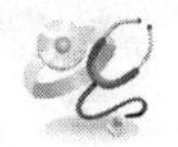

主缢痕	primary constriction	/ˈpraɪmərɪ kənˈstrɪkʃən/
专能细胞	committed cell	/kəˈmɪtɪd sel/
转基因动物	transgenic animal	/trænsˈdʒenɪk ˈænɪməl/
转决定	transdetermination	/ˌtrænsdɪˌtɜːmɪˈneɪʃən/
转录	transcription	/trænˈskrɪpʃən/
转录图	transcription map	/trænˈskrɪpʃən mæp/
转移 RNA	transfer RNA, tRNA	/trænsˈfɜː ɑː en eɪ/
转座	transposition	/ˌtrænspəˈzɪʃən/
转座因子	transposable element	/trænsˈpəʊzəbl ˈelɪmənt/
椎骨	vertebra	/ˈvɜːtɪbrə/
椎体	vertebral body; centrum	/ˈvɜːtɪbrəl ˈbɒdɪ/; /ˈsentrəm/
椎体椎突肋胸弓	hemal arch	/ˈhiːməl ɑːtʃ/
着丝粒	centromere	/ˈsentrəmɪə/
滋养层	trophoblast	/ˈtrɒfəʊblæst/
子宫	uterus	/ˈjuːtərəs/
紫杉醇	taxol	/ˈtæksɒl/
自噬溶酶体	autophagic lysosome	/ˌɔːtəˈfædʒɪk ˈlaɪsəsəʊm/
自噬体	autophagosome	/ˌɔːtəʊˈfægəsəʊm/
自噬作用	autophagy	/ɔːˈtɒfədʒɪ/
自私 DNA	selfish DNA	/ˈselfɪʃ diː en eɪ/
自由组合律	law of independent assortment	/lɔː əv ˌɪndɪˈpendənt əˈsɔːtmənt/
总初级生产量	gross primary production, Pg	/grəʊs ˈpraɪmərɪ prəˈdʌkʃən/
阻遏表达	repression expression	/rɪˈpreʃən ɪkˈspreʃən/
阻遏基因	repressible gene	/rɪˈpresəbl dʒiːn/
组成性表达	constitutive expression	/ˈkɒnstɪtjuːtɪv ɪkˈspreʃən/
组成性异染色质	constitutive heterochromatin	/ˈkɒnstɪtjuːtɪv ˌhetərəʊˈkrəʊmətɪn/
组合调控	combinational control	/ˌkɒmbɪˈneɪʃənəl kənˈtrəʊl/
组织工程	tissue engineering	/ˈtɪʃjuː ˌendʒɪˈnɪərɪŋ/
组织特异性基因	tissue-specific gene	/ˈtɪʃjuː spəˈsɪfɪk dʒiːn/
祖先基因	ancestral gene	/ænˈsestrəl dʒiːn/
坐骨	ischium	/ˈɪskɪəm/

第六章 医学微生物学

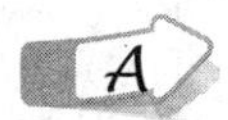

埃博拉病毒	Ebola virus	/ɪˈbəʊlə ˈvaɪərəs/
埃及嗜血杆菌	Haemophilus [H.] aegyptius	/hiːˈmɒfɪləs ˈiːdʒɪptɪəs/
埃及伊蚊	Aedes [A.] aegypti	/eɪˈiːdiːz ˈiːdʒɪptaɪ/
埃可病毒	echovirus	/ˈekəʊˌvaɪərəs/
埃希菌属	Escherichia	/ˌeʃəˈrɪkɪə/
暗视野显微镜	darkfield microscope	/ˈdɑːkfiːld ˈmaɪkrəskəʊp/

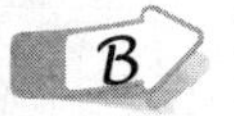

巴氏消毒法	pasteurization	/ˌpæstəraɪˈzeɪʃən/
巴斯德菌属	Pasteurella	/ˌpæstəˈrelə/
巴通体属	Bartonella	/ˌbɑːtəˈnelə/
巴西诺卡菌	Nocardia [N.] brasileinsis	/nəʊˈkɑːdɪə brəˈzɪlɪɪnsɪs/
白喉	diphtheria	/dɪfˈθɪərɪə/
白喉棒状杆菌	Corynebacterium [C.] diphtheriae	/ˌkɔːrɪniːbækˈtɪərɪəm dɪfˈθɪərɪə/
白喉毒素	diphtherotoxin	/dɪfˌθərəʊˈtɒksɪn/
白假丝酵母菌	Candida [C.] albicans	/ˈkændɪdə ˈælbɪkənz/
百日咳鲍特杆菌	Bordetella [B.] pertussis	/ˌbɔːdəˈtelə pəˈtʌsɪs/
败血症	septicemia	/ˌseptɪˈsiːmɪə/
半数感染量	median infective dose	/ˈmiːdɪən ɪnˈfektɪv dəʊs/
半数致死量	median lethal dose	/ˈmiːdɪən ˈliːθəl dəʊs/
邦戈沙门菌	Salmonella [S.] bongori	/ˌsælməˈnelə ˈbɒŋgəʊrɪ/
棒状杆菌	corynebacterium	/ˌkɔːrɪniːbækˈtɪərɪəm/

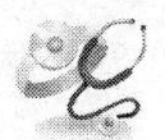

棒状杆菌属	Corynebacterium	/ˌkɔːrɪniːbækˈtɪərɪəm/
包涵体	inclusion body	/ɪnˈkluːʒən ˈbɒdɪ/
包膜	envelope	/ˈenvələʊp/
包膜病毒	enveloped virus	/ɪnˈveləpt ˈvaɪərəs/
包膜蛋白	envelope protein	/ˈenvələʊp ˈprəʊtiːn/
孢囊孢子	sporangiospore	/spəˈrændʒɪəʊspɔː/
孢子	spore	/spɔː/
孢子丝菌属	Sporothrix	/ˈspɔːrəθrɪks/
胞内菌	intracellular bacteria	/ˌɪntrəˈseljʊlə bækˈtɪərɪə/
胞外菌	extracellular bacteria	/ˌekstrəˈseljʊlə bækˈtɪərɪə/
胞质膜	cytoplasmic membrane	/ˌsaɪtəˈplæzmɪk ˈmembreɪn/
鲍特杆菌属	Bordetella	/ˌbɔːdəˈtelə/
暴露后预防接种	post-exposure prophylaxis	/pəʊst ɪkˈspəʊʒə ˌprɒfɪˈlæksɪs/
暴露前预防接种	pre-exposure prophylaxis	/prɪ ɪkˈspəʊʒə ˌprɒfɪˈlæksɪs/
杯状病毒	calicivirus	/kəˈlɪsɪˌvaɪərəs/
壁磷酸	wall teichoic acid，WTA	/wɔːl taɪˈkəʊɪk ˈæsɪd/
鞭毛	flagellum	/fləˈdʒeləm/
变形杆菌属	Proteus	/ˈprəʊtɪəs/
变异	variation	/ˌverɪˈeɪʃən/
变异型克雅病	variant CJD，vCJD	/ˈveərɪənt siː dʒeɪ diː/
标本	specimen	/ˈspesɪmɪn/
表皮剥脱毒素	exfoliative toxin；exfoliatin	/eksˈfəʊlɪˌeɪtɪv ˈtɒksɪn/；eksˌfəʊlɪˈeɪtɪn/
表皮葡萄球菌	Staphylococcus [S.] epidermidis	/ˌstæfɪləʊˈkɒkəs ˌepɪˈdɜːmɪdɪs/
表皮癣菌属	Epidermophyton	/ˌepɪdɜːˈmɒfɪtɒn/
表型变异	phenotypic variation	/ˌfiːnəʊˈtɪpɪk ˌverɪˈeɪʃən/
表型回复突变	phenotypic reversion	/ˌfiːnəʊˈtɪpɪk rɪˈvɜːʃən/
丙型肝炎病毒	hepatitis C virus，HCV	/ˌhepəˈtaɪtɪs siː ˈvaɪərəs/
病毒	virus	/ˈvaɪərəs/
病毒体	virion	/ˈvaɪərɪɒn/

病毒吸附蛋白	viral attachment protein VAP	/ˈvaɪrəl əˈtætʃmənt ˈprəutiːn/
病毒携带者	viral carrier	/ˈvaɪrəl ˈkærɪə/
病毒样颗粒	virus-like particle, VLP	/ˈvaɪərəs laɪk ˈpɑːtɪkl/
病原体	pathogen	/ˈpæθədʒɪn/
病原体相关分子模式	pathogen-associated molecular pattern, PAMP	/ˈpæθədʒɪn əˈsəuʃɪeɪtɪd məuˈlekjulə ˈpætən/
博尔纳病	Borna disease, BD	/ˈbɔːnə dɪˈziːz/
博尔纳病病毒	Borna disease virus, BDV	/ˈbɔːnə dɪˈziːz ˈvaɪərəs/
博尔纳病病毒属	Bornavirus	/ˌbɔːnəˈvaɪərəs/
补体结合试验	complement fixation test, CFT	/ˈkɒmplɪmənt fɪkˈseɪʃən test/
哺乳动物星状病毒属	Mamastrovirus	/mæmˌæstrəuˈvaɪərəs/
不耐热肠毒素Ⅱ	heat labile enterotoxin Ⅱ, LT-Ⅱ	/hiːt ˈleɪbaɪl ˌentərəuˈtɒksɪn tuː/
布鲁氏菌属	Brucella	/bruːˈselə/
布尼亚病毒科	Bunyaviridae	/ˌbʌnjəˈvɪrɪdiː/

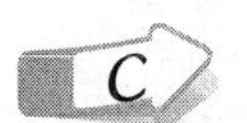

操纵子	operon	/ˈɒpərɒn/
草绿色链球菌	Streptococcus viridans	/ˌstreptəuˈkɒkəs ˈviːrɪdənz/
侧体	lateral body	/ˈlætərəl ˈbɒdɪ/
侧向基因转移	lateral gene transfer, LGT	/ˈlætərəl dʒiːn trænsˈfɜː/
插入序列	insertion sequence	/ɪnˈsɜːʃən ˈsiːkwəns/
产气肠杆菌	Enterobacter [E.] aerogenes	/ˌentərəuˈbæktə ˈeərəudʒenz/
产气荚膜梭状芽胞杆菌	Clostridium [C.] perfringens	/klɒˈstrɪdɪəm ˈpɜːfrɪndʒenz/
长控制区	long control region, LCR	/lɒŋ kənˈtrəul ˈriːdʒən/
长末端重复	long terminal repeat, LTR	/lɒŋ ˈtɜːmɪnəl rɪˈpiːt/
肠产毒素性大肠埃希菌	enterotoxigenic Escherichia[E.] coli, ETEC	/ˌentərəuˌtɒksɪˈdʒenɪk ˌeʃəˈrɪkɪə ˈkəulaɪ/

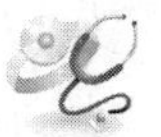

肠出血性大肠埃希菌	enterohemorrhagic Escherichia[E.]coli, EHEC	/ˌentərəʊˌheməˈrædʒɪk ˌeʃəˈrɪkɪə ˈkəʊlaɪ/
肠道病毒	enterovirus	/ˈentərəʊˌvaɪərəs/
肠道沙门菌	Salmonella [S.] enterica	/ˌsælməˈnelə enˈterɪkə/
肠道沙门菌肠道亚种	Salmonella enterica subsp. Enterica	/ˌsælməˈnelə enˈterɪkə ˈsʌbˌsp enˈterɪkə/
肠道沙门菌肠道亚种伤寒血清型	Salmonella enteric subsp. Enteric serotype typhi	/ˌsælməˈnelə enˈterɪk ˈsʌbˌsp enˈterɪk ˈsɪərətaɪp ˈtɪfɪ/
肠道外传播的非甲非乙型肝炎	parenterally transmitted nonA, nonB hepatitis, PT-NANB	/pæˈrentərəlɪ trænzˈmɪtɪd nɒn eɪ nɒn biː ˌhepəˈtaɪtɪs/
肠道腺病毒	enteric adenovirus, EAd	/enˈterɪk ˈædənəʊˌvaɪərəs/
肠毒素	enterotoxin	/ˌentərəʊˈtɒksɪn/
肠杆菌属	Enterobacter	/ˌentərəʊˈbæktə/
肠聚集性大肠埃希菌	enteroaggregative Escherichia[E.] coli, EAEC	/ˌentərəʊˌægrɪˈgeɪtɪv ˌeʃəˈrɪkɪə ˈkəʊlaɪ/
肠侵袭性大肠埃希菌	enteroinvasive Escherichia[E.] coli, EiEC	/ˌentərəʊˌɪnˈveɪsɪv ˌeʃəˈrɪkɪə ˈkəʊlaɪ/
肠球菌属	Enterococcus	/ˌentərəʊˈkɒkəs/
肠热病	enteric fever; typhoid fever	/enˈterɪk ˈfiːvə/; /ˈtaɪfɔɪd ˈfiːvə/
肠致病陆大肠埃希菌	enteropathogenic Escherichia[E.] coli, EPEC	/ˌentərəʊˌpæθəˈdʒenɪk ˌeʃəˈrɪkɪə ˈkəʊlaɪ/
超广谱 β-内酰胺酶	extended spectrum β-lactamase, ESBL	/ɪkˈstendɪd ˈspektrəm ˈbiːtə ˈlæktəmeɪs/
超级细菌	superbug	/ˈsjuːpəbʌg/
超抗原	superantigen	/ˌsjuːpəˈæntɪdʒən/
成孔毒素	pore-forming toxin	/pɔː fɔːmɪŋ ˈtɒksɪn/
成人 T 淋巴细胞白血病	adult T cell leukemia, ATL	/ˈædʌlt tiː sel ljuːˈkiːmɪə/
持续性病毒感染	persistent viral infection	/pəˈsɪstənt ˈvaɪrəl ɪnˈfekʃən/
齿双歧杆菌	Bifidobacterium[B.] dentium	/ˌbaɪfɪdəʊbækˈtɪərɪəm ˈdenʃjəm/

重叠感染	superinfection	/ˈsjuːpərɪnˌfekʃən/
重组载体疫苗	recombinant vector vaccine	/rɪˈkɒmbɪnənt ˈvektə ˈvæksiːn/
虫媒病毒	arbovirus	/ˈɑːbəˌvaɪərəs/
出血热	hemorrhagic fever	/ˌheməˈrædʒɪk ˈfiːvə/
穿孔素	perforin	/ˈpɜːfərɪn/
穿入	penetration	/ˌpenɪˈtreɪʃən/
穿透支原体	Mycoplasma [M.] penetrans	/ˌmaɪkəʊˈplæzmə ˈpenɪtrənz/
传代细胞系	continuous cell line	/kənˈtɪnjʊəs sel laɪn/
传染性单核细胞增多症	infectious mononucleosis	/ɪnˈfekʃəs ˌmɒnəʊˌnjuːklɪˈəʊsɪs/
传染性蛋白颗粒	proteinaceous infectious particle	/ˌprəʊtiːnˈeɪʃəs ɪnˈfekʃəs ˈpɑːtɪkl/
传染性海绵状脑病	transmissible spongiform encephalopathy, TSE	/trænzˈmɪsəbl ˈspʌndʒɪfɔːm enˌsefəˈlɒpəθɪ/
传染性红斑	erythema infectiosum	/ˌerɪˈθiːmə ɪnˈfekʃəsəm/
传染性软疣	molluscum contagiosum	/mɒˈlʌskəm kənˈteɪdʒəzəm/
串珠镰刀菌	Fusarium [F.] moniliforme	/fjuːˈserɪəm məʊˈnɪlɪfɔːm/
垂直传播	vertical infection	/ˈvɜːtɪkəl ɪnˈfekʃən/
纯蛋白衍生物	purified protein derivative, PPD	/ˈpjʊərɪfaɪd ˈprəʊtiːn dɪˈrɪvətɪv/
刺突	spike	/spaɪk/
丛毛菌	lophotrichate	/ləfətrɪˈʃeɪt/
催娩克雷白菌	Klebsiella [K.] oxytoca	/ˌklebzɪˈelə ˌɒksɪˈtəʊkə/
脆弱类杆菌	Bacteroides [B.] fragilis	/ˌbæktəˈrɔɪdiːz frəˈdʒɪlɪs/
痤疮丙酸杆菌	Propionibacterium [P.] acnes	/ˌprəʊpɪˈɒnɪbækˈtɪərɪəm ˈæknɪz/

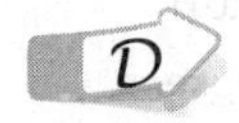

大肠埃希菌	Escherichia [E.] coli	/ˌeʃəˈrɪkɪə ˈkəʊlaɪ/
大肠弯曲菌	Campylobacter [C.] coli	/ˌkæmpɪləʊˈbæktə ˈkəʊlaɪ/
大分生孢子	macroconidium	/ˌmækrəʊkəʊˈnɪdɪəm/

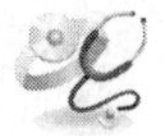

代谢抑制试验	metabolic inhibition test, MIT	/ˌmetəˈbɒlɪk ˌɪnhɪˈbɪʃən test/
带菌者	carrier	/ˈkærɪə/
带菌状态	carrier state	/ˈkærɪə steɪt/
单纯疱疹病毒	herpes simplex virus, HSV	/ˈhɜːpiːz ˈsɪmpleks ˈvaɪərəs/
单核吞噬细胞系统	mononuclear phagocyte system, MPS	/ˌmɒnəʊˈnjuːklɪə ˈfægəʊsaɪt ˈsɪstəm/
单毛菌	monotrichate	/məˈnɒtrɪkɪt/
弹状病毒科	Rhabdoviridae	/ˌræbdəʊˈvɪrɪdiː/
蛋白质芯片	protein chip	/ˈprəʊtiːn tʃɪp/
登革病毒	dengue virus, DENV	/ˈdeŋgɪ ˈvaɪərəs/
登革出血热	dengue hemorrhagic fever	/ˈdeŋgɪ ˌheməˈrædʒɪk ˈfiːvə/
登革休克综合征	dengue shock syndrome, DSS	/ˈdeŋgɪ ʃɒk ˈsɪndrəʊm/
登革热	dengue fever, DF	/ˈdeŋgɪ ˈfiːvə/
颠换	transversion	/trænsˈvɜːʒən/
电子显微镜	electron microscope	/ɪˈlektrɒn ˈmaɪkrəʊskəʊp/
凋亡	apoptosis	/ˌæpəpˈtəʊsɪs/
丁型肝炎病毒	hepatitis D virus, HDV	/ˌhepəˈtaɪtɪs diː ˈvaɪərəs/
定植	colonization	/ˌkɒlənaɪˈzeɪʃən/
定植因子	colonizaton factor	/ˌkɒlənaɪˈzeɪʃən ˈfæktə/
痘苗病毒	vaccinia virus	/vækˈsɪnɪə ˈvaɪərəs/
痘苗免疫球蛋白	vaccinia immune globin	/vækˈsɪnɪə ɪˈmjuːn ˈgləʊbɪn/
毒力	virulence	/ˈvɪrjʊləns/
毒性噬菌体	virulent phage	/ˈvɪrjʊlənt feɪdʒ/
毒性休克综合征毒素－1	toxic shock syndrome toxin-1, TSST-1	/ˈtɒksɪk ʃɒk ˈsɪndrəʊm ˈtɒksɪn wʌn/
毒血症	toxemia	/tɒkˈsiːmɪə/
杜克雷嗜血杆菌	Hemophilus [H.] ducreyi	/hiːˈmɒfɪləs ˈdʊkrejɪ/
钝化酶	modified enzyme	/ˈmɒdɪfaɪd ˈenzaɪm/
顿挫感染	abortive infection	/əˈbɔːtɪv ɪnˈfekʃən/

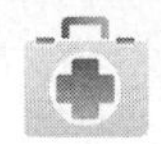

多态(性)	pleomorphism; polymorphism	/ˌpliːəʊˈmɔːfɪzəm/; /ˌpɒlɪˈmɔːfɪzəm/
多重耐药性	multiple drug resistance, MDR	/ˈmʌltɪpl drʌg rɪˈzɪstəns/

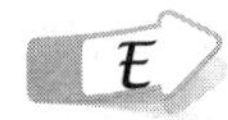

俄罗斯春夏脑炎	Russian spring-summer encephalitis	/ˈrʌʃən sprɪŋ ˈsʌmə ˌensefəˈlaɪtɪs/
鹅口疮	thrush	/θrʌʃ/
二倍体细胞	diploid cell	/ˈdɪplɔɪd sel/
二重感染/重叠感染	superinfection	/ˌsjuːpərɪnˈfekʃən/
二十面体对称	icosahedral symmetry	/ˌaɪkəʊsəˈhedrəl ˈsɪmɪtrɪ/

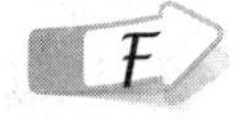

发酵支原体	Mycoplasma [M.] fermentans	/ˌmaɪkəʊˈplæzmə fəˈmentəns/
发热伴血小板减少综合征	severe fever with thrombocytopenia syndrome, SFTS	/sɪˈvɪə ˈfiːvə wɪð ˌθrɒmbə-ˌsaɪtəˈpiːnɪə ˈsɪndrəʊm/
发热伴血小板减少综合征病毒	severe fever with thrombocytopenia syndrome virus, SFTSV	/sɪˈvɪə ˈfiːvə wɪð ˌθrɒmbə-ˌsaɪtəˈpiːnɪə ˈsɪndrəʊm ˈvaɪərəs/
繁殖体	vegetative form	/ˈvedʒɪtətɪv fɔːm/
泛耐药菌	pan-drug resistant bacterium	/pæn drʌg rɪˈzɪstənt bækˈtɪərɪəm/
防腐	antisepsis	/ˌæntɪˈsepsɪs/
放线菌	actinomycete	/ˌæktɪnəʊˈmaɪsiːt/
放线菌属	Actinomyces	/ˌæktɪnəʊˈmaɪsiːz/
非编码区	non-coding region, NCR	/ˌnɒnˈkəʊdɪŋ ˈriːdʒən/
非病原菌	nonpathogen	/nɒnˈpæθədʒən/
非容纳细胞	nonpermissive cell	/ˌnɒnpəˈmɪsɪv sel/
非同源重组	nonhomologous recombination	/ˌnɒnhəʊˈmɒləgəs ˌriːkɒmbɪˈneɪʃən/

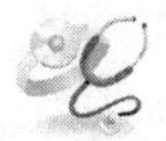

非细胞型微生物	acellular microorganism	/eɪˈseljʊlə ˌmaɪkrəʊˈɔːgənɪzəm/
非致病菌	nonpathogenic bacterium	/nɒnˌpæθəˈdʒenɪk bækˈtɪərɪəm/
非洲儿童恶性淋巴瘤	Burkitt's lymphoma	/ˈbɜːkɪts lɪmˈfəʊmə/
肥达试验	Widal test	/wɪdəl test/
肺孢子虫属	Pneumocystis	/ˌnjuːməʊˈsɪstɪs/
肺孢子菌肺炎	pneumocystis pneumonia，PCP	/ˌnjuːməʊˈsɪstɪs njuːˈməʊnɪə/
肺炎链球菌	Streptococcus [S.] pneumoniae	/ˌstreptəʊˈkɒkəs njuːˈməʊnɪə/
肺炎链球菌溶素O	pneumolysin O	/ˌnjuːməˈlaɪsɪn əʊ/
肺炎支原体	Mycoplasmal[M.] pneumoniae	/ˌmaɪkəʊˈplæzməl njuːˈməʊnɪə/
分生孢子	conidium	/kəʊˈnɪdɪəm/
分枝杆菌	mycobacterium	/ˌmaɪkəʊbækˈtɪərɪəm/
分枝杆菌属	Mycobacterium	/ˌmaɪkəʊbækˈtɪərɪəm/
风疹	rubella;Germen measle	/ruːˈbelə/;/ˈdʒɜːmən ˈmiːzl/
疯牛病	mad cow disease	/mæd kaʊ dɪˈziːz/
弗朗西斯菌属	Francisella	/ˌfrænsɪˈselə/
辅助病毒	helper virus	/ˈhelpə ˈvaɪərəs/
腐生葡萄球菌	S. saprophyticus	/es ˌsæprəʊˈfɪtɪkəs/
负染	negative staining	/ˈnegətɪv ˈsteɪnɪŋ/
附加体	episome	/ˈepɪsəʊm/
复合对称	complex symmetry	/ˈkɒmpleks ˈsɪmɪtrɪ/
复制周期	replication cycle	/ˌreplɪˈkeɪʃən ˈsaɪkl/
副百日咳鲍特菌	Bordetella[B.] parapertussis	/ˌbɔːdəˈtelə ˌpærəpəˈtʌsɪs/
副流感嗜血杆菌	Hemophilus[H.] parainfluenzae	/hiːmɒfɪləs ˌpærəˌɪnflʊˈenziː/
副黏病毒科	Paramyxo viridae	/ˌpærəˈmɪksəʊ vɪˈraɪdiː/
副溶血性弧菌	Vibrio [V] parahemolyticus	/ˈvɪbrɪəʊ ˌpærəˌhiːməˈlɪtɪkəs/
副溶血性嗜血杆菌	Hemophilus[H.] parahemolyticus	/hiːˈmɒfɪləs ˌpærəˌhiːməˈlɪtɪkəs/

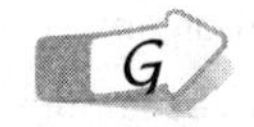

干扰素	interferon, IFN	/ˌɪntəˈfɪərɒn/
干扰现象	interference	/ˌɪntəˈfɪərəns/
肝肠螺杆菌	enterohepatic helicobacter species, EHS	/ˌentərəʊˈhepətɪk ˌhelɪkəʊˈbæktə ˈspiːʃiːz/
肝特异性脂蛋白	liver specific protein, LSP	/ˈlɪvə spəˈsɪfɪk ˈprəʊtiːn/
肝炎相关抗原	hepatitis associated antigen, HAA	/ˌhepəˈtaɪtɪs əˈsəʊʃɪeɪtɪd ˈæntɪdʒən/
杆菌	bacillus	/bəˈsɪləs/
杆菌性血管瘤-杆菌性紫癜	bacillary angiomatosis-bacillary peliosis, BAP	/bəˈsɪlərɪ ˌændʒɪəʊməˈtəʊsɪs bəˈsɪlərɪ ˌpeliːˈəʊsɪs/
感受态	competence	/ˈkɒmpɪtəns/
纲	class	/klɑːs/
高频重组株	high frequency recombinant, Hfr	/haɪ ˈfriːkwənsɪ rɪˈkɒmbɪnənt/
高效抗逆转录病毒治疗	highly active antiretro-viraltherapy, HAART	/ˈhaɪlɪ ˈæktɪv ˌæntɪˈretrəʊˌvaɪərəlˈθerəpɪ/
革兰染色法	Gram stain	/græm steɪn/
隔膜	septum	/ˈseptəm/
根霉属	Rhizopus	/raɪˈzəʊpəs/
钩端螺旋体	leptospira	/ˌleptəʊˈspaɪrə/
钩端螺旋体病	leptospirosis	/ˌleptəʊspaɪˈrəʊsɪs/
钩端螺旋体属	Leptospira	/ˌleptəʊˈspaɪrə/
枸橼酸杆菌属	Citrobacter	/ˌsɪtrəˈbæktə/
古典生物型	classical biotype	/ˈklæsɪkəl ˈbaɪətaɪp/
古生菌	archaea	/ɑːˈkɪə/
固定毒株	fixed strain	/fɪkst streɪn/
固有免疫	intrinsic immunity	/ɪnˈtrɪnsɪk ɪˈmjuːnətɪ/
关节孢子	arthrospore	/ˈɑːθrəspɔː/
郭霍现象	Koch's phenomenon	/kɒhz fɪˈnɒmɪnən/

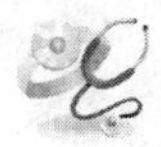

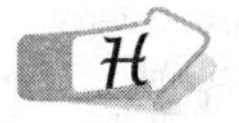

汉滩病毒	Hantaan virus	/ˈhæntən ˈvaɪərəs/
汉滩病毒肺综合征	Hantavirus pulmonary syndrome, HPS	/ˈhæntəˌvaɪərəs ˈpʌlmənərɪ ˈsɪndrəʊm/
汉滩病毒属	Hantavirus	/ˈhæntəˌvaɪərəs/
何德毛结节菌	Piedraia hortae	/ˌpaɪəˈdraɪə hɔːtiː/
核蛋白	nucleoprotein, NP	/ˌnjuːklɪəʊˈprəʊtiːn/
核酸疫苗	nucleic acid vaccine	/njuːˈkliːɪk ˈæsɪd ˈvæksiːn/
核糖核蛋白	ribonucleoprotein, RNP	/ˈraɪbəʊˌnjuːklɪəʊˈprəʊtiːn/
核心多糖	core polysaccharide	/kɔː ˌpɒlɪˈsækəraɪd/
核衣壳	nucleocapsid	/ˌnjuːklɪəʊˈkæpsɪd/
核质	nuclear material	/ˈnjuːklɪə məˈtɪərɪəl/
红色毛癣菌	Trichophyton rubrum	/trɪˈkɒfɪtən ˈruːbrəm/
红细胞吸附试验	hemadsorption test	/ˌhemædˈsɔːpʃən test/
厚膜孢子	chlamydospore	/ˈklæmɪdəspɔː/
呼肠病毒科	Reoviridae	/ˌriːəʊˈvɪrɪdiː/
呼吸道病毒	virus associated with respiratory infection	/ˈvaɪərəs əˈsəʊʃɪeɪtɪd wɪð ˈrespərətərɪ ɪnˈfekʃən/
弧菌	vibrio	/ˈvɪbrɪəʊ/
弧菌属	Vibrio	/ˈvɪbrɪəʊ/
化脓性链球菌	Streptococcus pyogenes	/ˌstreptəʊˈkɒkəs paɪˈɒdʒiːnz/
化脓性球菌	pyogenic coccus	/ˌpaɪəʊˈdʒenɪk ˈkɒkəs/
环境感染	environmental infection	/ɪnˌvaɪərənˈmentəl ɪnˈfekʃən/
黄病毒科	Flaviviridae	/ˌfleɪvɪˈvɪrɪdiː/
黄曲霉(菌)	Aspergillus[A.] flavus	/ˌæspəˈdʒɪləs ˈfleɪvəs/
黄病毒	flavivirus	/ˈfleɪvɪˌvaɪərəs/
回复突变	reverse mutation	/rɪˈvɜːs mjuːˈteɪʃən/
回归热	relapsing fever	/rɪˈlæpsɪŋ ˈfiːvə/
回归热疏螺旋体	Borrelia[B.] recurrentis	/bəˈrelɪə rɪˈkʌrəntɪs/
活性单位	active subunit	/ˈæktɪv ˈsʌbˌjuːnɪt/
活性氮中介物	reactive nitrogen intermediate, RNi	/rɪˈæktɪv ˈnaɪtrədʒən ˌɪntəˈmiːdɪət/

活性炭-酵母浸出液琼脂	buffered charcoal yeast extract agar, BCYE	/ˈbʌfəd ˈtʃɑːkəʊl jiːst ˈekstrækt ˈeɪgə/
活性氧中介物	reactive oxygen intermediate, ROi	/rɪˈæktɪv ˈɒksɪdʒən ˌɪntəˈmiːdɪət/
活疫苗	living vaccine	/ˈlɪvɪŋ ˈvæksiːn/
获得性免疫	acquired immunity	/əˈkwaɪəd ɪˈmjuːnətɪ/
获得性免疫缺陷综合征	acquired immuno-deficiency syndrome, AIDS	/əˈkwaɪəd ˌɪmjʊnəʊdɪˈfɪʃənsɪ ˈsɪndrəʊm/
霍利斯弧菌	Vibrio[V.] hollisae	/ˈvɪbrɪəʊ ˈhɒlɪsiː/
霍乱肠毒素	cholera enterotoxin	/ˈkɒlərə ˌentərəʊˈtɒksɪn/
霍乱弧菌	Vibrio cholerae	/ˈvɪbrɪəʊ ˈkɒləriː/

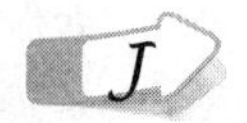

机会致病菌	opportunistic pathogen	/ˌɒpətjuːˈnɪstɪkə ˈpæθədʒɪn/
基因工程疫苗	genetically engineering vaccine	/dʒɪˈnetɪkəlɪ ˌendʒɪˈnɪərɪŋ ˈvæksiːn/
基因间抑制	inter genic suppression	/ˌɪntəˈdʒenɪk səˈpreʃən/
基因内抑制	intragenic suppression	/ˌɪntrəˈdʒenɪk səˈpreʃən/
基因芯片	gene chip	/dʒiːn tʃɪp/
基质蛋白	matrix protein, M	/ˈmeɪtrɪks ˈprəʊtiːn/
即刻早期蛋白	immediate early protein	/ɪˈmiːdɪət ˈɜːlɪ ˈprəʊtiːn/
急性病毒感染	acute viral infection	/əˈkjuːt ˈvaɪrəl ɪnˈfekʃən/
急性感染	acute infection	/əˈkjuːt ɪnˈfekʃən/
急性胃肠炎病毒	acute gastroenteritis virus	/əˈkjuːt ˌgæstrəʊˌentəˈraɪtɪs ˈvaɪərəs/
脊髓灰质炎	poliomyelitis	/ˌpəʊlɪəʊmaɪəˈlaɪtɪs/
荚膜	capsule	/ˈkæpsjuːl/
甲型肝炎病毒	hepatitis A virus, HAV	/ˌhepəˈtaɪtɪs eɪ ˈvaɪərəs/
甲型溶血性链球菌	α-hemolytic streptococcus	/ˈælfə ˌhiːməˈlɪtɪk ˌstreptəʊˈkɒkəs/
假白喉棒状杆菌	Corynebacterium pseudodiphtheriticum	/ˌkɔːrɪniːbækˈtɪərɪəm ˌsjuːdəʊdɪfˈθerɪtɪkəm/
假单胞菌属	Pseudomonas	/ˌsjuːdəʊˈməʊnəs/

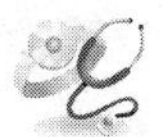

假结核耶尔森菌假结核亚种	yersinia pseudo-tuberculosis subsp. pseudotuberculosis	/jɜːˈsɪnɪə ˌsjuːdəʊ-tjʊˌbɜːkjʊˈləʊsɪs ˈsʌbsp ˌsjuːdəʊtjʊˌbɜːkjʊˈləʊsɪs/
假菌丝	pseudohypha	/ˌsjuːdəʊˈhaɪfə/
假膜	pseudomembrane	/ˌsjuːdəʊˈmembreɪn/
假膜性结肠炎	pseudomembranous colitis	/ˌsjuːdəʊˈmembrənəs kɒˈlaɪtɪs/
假丝酵母菌病	candidiasis	/ˌkændɪˈdaɪəsɪs/
假丝酵母菌属	Candida	/ˈkændɪdə/
尖孢镰刀菌	Fusarium[F.] oxysporum	/fjuːˈseərɪəm ˈɒksɪspɔːrəm/
尖锐湿疣	condyloma acuminatum	/ˌkɒndɪˈləʊmə əˈkjuːmɪnətəm/
间歇蒸汽灭菌法	fractional sterilization	/ˈfrækʃənəl ˌsterəlaɪˈzeɪʃən/
艰难梭菌	Clostridium[C.] difficile	/klɒˈstrɪdɪəm diːfiːˈsiːl/
兼性厌氧菌	facultative anaerobe	/ˈfækəltətɪv æˈnərəʊb/
减毒活疫苗	attenuated live vaccine	/əˈtenjʊeɪtɪd laɪv ˈvæksiːn/
交叉感染	cross infection	/krɒs ɪnˈfekʃən/
交叉耐药性	cross resistance	/krɒs rɪˈzɪstəns/
酵母型菌落	yeast type colony	/jiːst taɪp ˈkɒlənɪ/
酵母样菌落	yeast-like type colony	/jiːst laɪk taɪp ˈkɒlənɪ/
接合	conjugation	/ˌkɒndʒʊˈgeɪʃən/
街毒株	street strain	/striːt streɪn/
结合亚单位	binding subunit	/ˈbaɪndɪŋ ˈsʌbˌjuːnɪt/
结核分枝杆菌	Mycobacterium tuberculosis	/ˌmaɪkəʊbækˈtɪərɪəm tjuːˌbɜːkjʊˈləʊsɪs/
结核菌素	tuberculin	/tjuːˈbɜːkjʊlɪn/
结膜干燥棒状杆菌	Corynebacterium[C.] xerosis	/ˌkɔːrɪniːbækˈtɪərɪəm zɪˈrəʊsɪs/
金黄色葡萄球菌	Staphylococcus[S.] aureus	/ˌstæfɪləʊˈkɒkəs ˈɔːrɪəs/
进行性牛痘	progressive vaccinia	/prəʊˈgresɪv vækˈsɪnɪə/
旧结核菌素	old tuberculin，OT	/əʊld tjuːˈbɜːkjʊlɪn/
局部感染	local infection	/ˈləʊkəl ɪnˈfekʃən/
局限性转导	restricted transduction	/rɪˈstrɪktɪd trænzˈdʌkʃən/

菌毛	pilus;fimbria	/ˈpaɪləs/；/ˈfɪmbrɪə/
菌毛蛋白	pilin	/ˈpaɪlɪn/
菌群失调	dysbacteriosis	/dɪsˌbæktɪərɪˈəʊsɪs/
菌丝	hypha	/ˈhaɪfə/
菌丝体	mycelium	/maɪˈsiːlɪəm/
菌血症	bacteremia	/ˌbæktəˈriːmɪə/
菌影	ghost	/gəʊst/

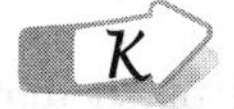

抗病毒蛋白	antiviral protein，AVP 226	/ˌæntɪˈvaɪrəl ˈprəʊtiːn/
抗毒素	antitoxin	/ˌæntɪˈtɒksɪn/
抗菌药物	antibacterial agent	/ˌæntɪbækˈtɪərɪəl ˈeɪdʒənt/
抗狂犬病免疫球蛋白	rabies immune globulin，RiG	/ˈreɪbiːz ɪˈmjuːn ˈglɒbjʊlɪn/
抗链球菌溶血素 O 试验	antistreptolysin O test，ASO test	/ˌæntɪstrepˈtɒlɪsɪn əʊ test/
抗生素	antibiotics	/ˌæntɪbaɪˈɒtɪks/
抗生素相关性腹泻	antibiotic-associated diarrhea	/ˌæntɪbaɪˈɒtɪk əˈsəʊʃɪeɪtɪd ˌdaɪəˈrɪə/
抗体	antibody，Ab	/ˈæntɪˌbɒdɪ/
抗体依赖的感染增强作用	antibody-dependent enhancement，ADE	/ˈæntɪˌbɒdɪ dɪˈpendənt ɪnˈhɑːnsmənt/
抗微生物肽	antimicrobial peptide	/ˌæntɪmaɪˈkrəʊbɪəl ˈpeptaɪd/
抗原性漂移	antigenic drift	/æntɪˈdʒenɪk drɪft/
抗原性转变	antigenic shift	/æntɪˈdʒenɪk ʃɪft/
柯克斯体属	Coxiella	/ˌkɒksɪˈelə/
柯萨奇病毒	Coxsackievirus	/kɒkˈsækɪˌvaɪərəs/
科	family	/ˈfæməlɪ/
颗粒酶	granzyme	/ˈgrænzaɪm/
可传递的耐药性	transferable antibiotic resistance	/trænsˈfɜːrəbl ˌæntɪbaɪˈɒtɪk rɪˈzɪstəns/
克雷伯菌属	Klebsiella	/ˌklebzɪˈelə/

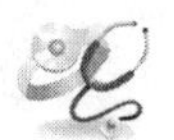

克里米亚-刚果出血热病毒	Crimean-Congo hemorrhagic fever virus	/kraɪˈmɪən ˈkɒŋɡəʊ ˌheməˈrædʒɪk ˈfiːvə ˈvaɪərəs/
空肠弯曲菌空肠亚种	Campylobacter jejuni subsp. jejuni	/ˌkæmpɪləʊˈbæktə dʒɪˈdʒuːnɪ ˈsʌbsp dʒɪˈdʒuːnɪ/
空泡毒素	vacuolating cytotoxin, VacA	/ˈvækjʊəleɪtɪŋ ˌsaɪtəʊˈtɒksɪn/
恐水症	hydrophobia	/ˌhaɪdrəʊˈfəʊbjə/
口服脊髓灰质炎减毒活疫苗	live oral polio vaccine, OPV;Sabin's vaccine	/laɪv ˈɔːrəl ˈpəʊlɪəʊ ˈvæksiːn/; /ˈsæbɪnz ˈvæksiːn/
库鲁病	Kuru disease	/ˈkuːruː dɪˈziːz/
跨突触运动	trans-synaptic movement	/ˌtrænssɪˈnæptɪk ˈmuːvmənt/
狂犬病	rabies	/ˈreɪbiːz/
狂犬病病毒	rabies virus	/ˈreɪbiːz ˈvaɪərəs/
狂犬病病毒灭活疫苗	human diploid cell vaccine, HDCV	/ˈhjuːmən ˈdɪplɔɪd sel ˈvæksiːn/
狂犬病病毒属	Lyssavirus	/ˈlɪsəˌvaɪərəs/
溃疡棒状杆菌	Corynebacterium[C.] ulcerans	/ˌkɔːrɪniːbækˈtɪərɪəm ˈʌlsəˌrənz/
扩散性种痘疹	generalized vaccinia rash	/ˈdʒenərəlaɪzd vækˈsɪnɪə ræʃ/

蜡样芽孢杆菌	Bacillus[B.] cereus	/bəˈsɪləs ˈsɪərɪəs/
莱姆病	Lyme disease	/laɪm dɪˈziːz/
类鼻疽假单胞菌	Pseudomonas [P.] pseudomallei	/ˌsjuːdəʊˈməʊnəs ˌsjuːdəʊˈmæliː/
类病毒	viroid	/ˈvaɪərɔɪd/
类毒素	toxoid	/ˈtɒksɔɪd/
梨支原体	Mycoplasma[M.] pirum	/ˌmaɪkəʊˈplæzmə ˈpɪrəm/
立克次体	rickettsia	/rɪˈketsɪə/
痢疾杆菌	dysentery bacterium	/ˈdɪsəntərɪ bækˈtɪərɪəm/
痢疾志贺菌	Shigella[S.] dysenteriae	/ʃɪˈgelə ˌdɪsənˈteriː/
镰刀菌	Fusarium	/fjuːˈseərɪəm/
链道酶	streptodornase, SD	/ˌstreptəʊˈdɔːneɪs/
链杆菌	streptobacillus	/ˌstreptəʊbəˈsɪləs/

链激酶	streptokinase, SK	/ˌstreptəʊˈkaɪneɪs/
链霉素依赖株	streptomycin dependent strain	/ˌstreptəʊˈmaɪsɪn dɪˈpendənt streɪn/
链球菌	streptococcus	/ˌstreptəʊˈkɒkəs/
链球菌溶血素	streptolysin	/ˌstreptəˈlaɪsɪn/
链球菌溶血素 O	streptolysin O, SLO	/ˌstreptəˈlaɪsɪn əʊ/
链球菌溶血素 S	streptolysin S, SLS	/ˌstreptəˈlaɪsɪn es/
链球菌属	Streptococcus	/ˌstreptəʊˈkɒkəs/
淋球菌	gonococcus	/ˌgɒnəʊˈkɒkəs/
磷壁酸	teichoic acid	/taɪˈkəʊɪk ˈæsɪd/
流产转导	abortive transduction	/əˈbɔːtɪv trænzˈdʌkʃən/
流感嗜血杆菌	Hemophilus [H.] influenzae	/hiːˈmɒfɪləs ˌɪnflʊˈenziː/
流行性感冒病毒	influenza virus	/ˌɪnflʊˈenzə ˈvaɪərəs/
流行性乙型脑炎病毒	epidemic type B encephalitis virus	/ˌepɪˈdemɪk taɪp biː ˌensefəˈlaɪtɪs ˈvaɪərəs/
硫黄样颗粒	sulfur granule	/ˈsʌlfə ˈgrænjuːl/
滤过除菌法	filtration	/fɪlˈtreɪʃən/
轮状病毒	rotavirus	/ˈrəʊtəˌvaɪərəs/
螺杆菌	helicobacterium	/heˌlɪkəʊbækˈtɪərɪəm/
螺杆菌属	Helicobacter	/ˌhelɪkəˈbæktə/
螺菌	spirillum	/spaɪˈrɪləm/
螺形菌	spiral bacterium	/ˈspaɪərəl bækˈtɪərɪəm/
螺旋对称	helical symmetry	/ˈhelɪkəl ˈsɪmɪtrɪ/
螺旋体	spirochete	/ˈspaɪərəʊkiːt/
裸露病毒	naked virus	/ˈneɪkɪd ˈvaɪərəs/

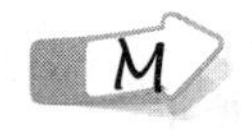

麻风分枝杆菌	Mycobacterium leprae	/ˌmaɪkəʊbækˈtɪərɪəm ˈleprəiː/
麻风结节	leproma	/lepˈrəʊmə/
麻风细胞	leprosy cell	/ˈleprəsɪ sel/
麻疹	measles	/ˈmiːzəlz/

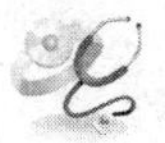

马尔尼菲青霉菌	Penicillium marneffei	/ˌpenɪˈsɪlɪəm mɑːnɪfeɪ/
马拉塞霉菌属	Malassezia	/ˌmæləˈsiːzɪə/
慢病毒属	Lentivirus	/ˈlentɪˌvaɪərəs/
慢发病毒感染	slow virus infection	/sləʊ ˈvaɪərəs ɪnˈfekʃən/
慢性感染	chronic infection	/ˈkrɒnɪk ɪnˈfekʃən/
猫抓病	cat scratch disease, CSD	/kæt skrætʃ dɪˈziːz/
毛霉病	mucormycosis	/ˌmjuːkəmaɪˈkəʊsɪs/
毛霉菌属	Mucor	/ˈmjuːkə/
毛癣菌属	Trichophyton	/trɪˈkɒfɪtɒn/
梅毒	syphilis	/ˈsɪfɪlɪs/
门	Phylum	/ˈfaɪləm/
弥散性血管内凝血	disseminated intravascular coagulation, DIC	/dɪˈsemɪneɪtɪd ˌɪntrəˈvæskjʊlə kəʊˌægjʊˈleɪʃən/
密度感知信号系统	Quorum-sensing system, QS	/ˈkwɔːrəm ˈsensɪŋ ˈsɪstəm/
密螺旋体属	Treponema	/ˈtrepəniːmə/
灭活脊髓灰质炎疫苗	inactivated polio vaccine, iPV; Salk's vaccine	/ɪnˈæktɪveɪtɪd ˈpəʊlɪəʊ ˈvæksiːn/; /sɔːlks ˈvæksiːn/
灭活酶	inactivated enzyme	/ɪnˈæktɪveɪtɪd ˈenzaɪm/
灭活疫苗	inactivated vaccine	/ɪnˈæktɪveɪtɪd ˈvæksiːn/
灭菌	sterilization	/ˌsterəlaɪˈzeɪʃən/
模式识别	pattern recognition	/ˈpætən ˌrekəgˈnɪʃən/
模式识别受体	pattern recognition receptor, PRR	/ˈpætən ˌrekəgˈnɪʃən rɪˈseptə/
膜蛋白	membrane protein	/ˈmembreɪn ˈprəʊtiːn/
膜磷壁酸	membrane teichoic acid	/ˈmembreɪn taɪˈkəʊɪk ˈæsɪd/
膜损伤毒素	membrane-disrupting toxin	/ˈmembreɪn dɪsˈrʌptɪŋ ˈtɒksɪn/
摩根菌属	Morganella	/mɔːgəˈnelə/
目	Order	/ˈɔːdə/

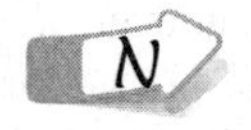

奈瑟菌属	Neisseria	/naɪˈsɪərɪə/
耐甲氧西林金黄色葡萄球菌	methicillin-resistant S. aureus, MRSA	/ˌmeθəˈsɪlɪn rɪˈzɪstənt es ˈɔːrɪəs/
耐热核酸酶	heat-stable nuclease	/hiːt ˈsteɪbl ˈnjuːklɪeɪs/
耐热相关溶血素	thermostable related hemolysin, TRH	/ˌθɜːməʊˈsteɪbl rɪˈleɪtɪd ˌhiːməˈlaɪsɪn/
耐热直接溶血素	thermostable direct hemolysin, TDH	/ˌθɜːməʊˈsteɪbl dɪˈrekt ˌhiːməˈlaɪsɪn/
耐药传递因子	resistance transfer factor, RTF	/rɪˈzɪstəns trænsˈfɜː ˈfæktə/
耐药决定子	resistance determinant, r-det	/rɪˈzɪstəns dɪˈtɜːmɪnənt/
耐药突变株	drug-resistant mutant	/drʌg rɪˈzɪstənt ˈmjuːtənt/
耐药性	drug resistance	/drʌg rɪˈzɪstəns/
脑膜炎奈瑟菌	N. meningitidis	/en ˌmenɪnˈdʒaɪtɪdɪs/
脑膜炎球菌	meningococcus	/mɪˌnɪŋgəʊˈkɒkəs/
内毒素	endotoxin	/ˌendəʊˈtɒksɪn/
内毒素血症	endotoxemia	/ˌendəʊtɒkˈsiːmɪə/
内含物	inclusion	/ɪnˈkluːʒən/
内基小体	Negri body	/ˈneɪgrɪ ˈbɒdɪ/
内罗毕病毒属	Nairovirus	/ˌnaɪrəʊˈvaɪərəs/
内源性感染	endogenous infection	/enˈdɒdʒənəs ɪnˈfekʃən/
内源性逆转录病毒	endogenous retrovirus	/enˈdɒdʒənəs ˈretrəʊˌvaɪərəs/
内源性医院感染	endogenous nosocomial infection	/enˈdɒdʒənəs ˌnɒsəˈkəʊmɪəl ɪnˈfekʃən/
内源性致热原	endogenous pyrogen	/enˈdɒdʒənəs ˈpaɪərədʒən/
拟态弧菌	Vibrio [V.] mimicus	/ˈvɪbrɪəʊ ˈmɪmɪkəs/
逆转录病毒科	Retroviridae	/ˈretrəʊˌvɪrɪdiː/
逆转录酶	reverse transcriptase, RT	/rɪˈvɜːs trænˈskrɪpteɪs/
黏附素	adhesin	/ədˈhiːzɪn/
黏膜免疫系统	mucosal immune system	/mjuːˈkəʊsəl ɪˈmjuːn ˈsɪstəm/

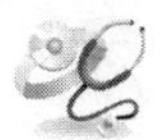

黏液层	slime layer	/slaɪm ˈleɪə/
黏质沙雷菌黏质亚种	Serratia marcescens subsp. marcescens	/sɪˈreɪʃɪə mɑːˈsesənz ˈsʌbsp mɑːˈsesənz/
尿路致病性大肠埃希菌	uropathogenic Escherichia[E.] coli, UPEC	/ˌjʊərəʊˌpæθəˈdʒenɪk ˌeʃəˈrɪkɪə ˈkəʊlaɪ/
脲原体属	Ureaplasma	/ˌjʊərɪəˈplæzmə/
凝固酶	coagulase	/kəʊˈægjʊleɪs/
凝固酶阴性的葡萄球菌	coagulase negative staphylococcus, CNS	/kəʊˈægjʊleɪs ˈnegətɪv ˌstæfɪləʊˈkɒkəs/
牛布鲁氏菌	brucella[B.] abortus	/bruːˈselə əˈbɔːtəs/
牛痘	cowpox	/ˈkaʊpɒks/
牛海绵状脑病	bovine spongiform encephalopathy, BSE	/ˈbəʊvaɪn ˈspʌndʒɪfɔːm enˌsefəˈlɒpəθɪ/
农民肺	farmer's lung	/ˈfɑːməz lʌŋ/
脓血[毒]症	pyemia	/paɪˈiːmɪə/
诺卡菌属	Nocardia	/nəʊˈkɑːdɪə/
诺如病毒	Norovirus, NV	/ˌnɔːrəˈvaɪrəs/
诺沃克病毒	Norwalk virus	/ˈnɔːwɔːk ˈvaɪərəs/

P

派伊尔淋巴结	Peyer's patch	/ˈpaɪəz pætʃ/
彷徨试验	fluctuation test	/ˌflʌktjʊˈeɪʃən test/
泡沫细胞	foam cell	/fəʊm sel/
疱疹病毒	herpes virus	/ˈhɜːpiːz ˈvaɪərəs/
疱疹病毒科	Herpesviridae	/ˌhɜːpiːzˈvaɪərɪdiː/
皮肤癣	tinea	/ˈtɪnɪə/
皮肤真菌	dermatophyte	/ˈdɜːmətəʊˌfaɪt/
皮炎芽生菌病	Blastomycosis dermatitidis	/ˌblæstəʊmaɪˈkəʊsɪs ˌdɜːməˈtaɪtɪs/
蜱传脑炎病毒	tick-borne encephalitis virus, TBEV	/tɪk bɔːn ˌensefəˈlaɪtɪs ˈvaɪərəs/
破伤风痉挛毒素	tetanospasmin	/ˌtetənəʊˈspæzmɪn/
破伤风抗毒素	tetanus antitoxin, TAT	/ˈtetənəs ˌæntɪˈtɒksɪn/

破伤风溶血毒素	tetanolysin	/ˌtetəˈnɒlɪsɪn/
破伤风状芽孢杆菌	Clostridium tetani	/klɒˈstrɪdɪəm ˈtetənaɪ/
葡萄球菌	staphylococcus	/ˌstæfɪləʊˈkɒkəs/
葡萄球菌 A 蛋白	staphylococcal protein A, SPA	/ˌstæfɪləʊˈkɒkəl ˈprəʊtiːn eɪ/
葡萄球菌溶血(毒)素	staphylolysin	/ˌstæfɪˈlɒlɪsɪn/
葡萄球菌属	Staphylococcus	/ˌstæfɪləʊˈkɒkəs/
普通变形杆菌	Proteus[P.] vulgaris	/ˈprəʊtɪəs vʌlˈgeɪrɪs/
普通光学显微镜	light microscope	/laɪt ˈmaɪkrəskəʊp/
普通菌毛	common pilus	/ˈkɒmən ˈpaɪləs/

Q

奇异变形杆菌	Proteus[P.] mirabilis	/ˈprəʊtɪəs mɪˈræbɪlɪs/
气中(生)菌丝	aerial mycelium	/ˈeərɪəl maɪˈsiːlɪəm/
迁徙生长现象	swarming growth phenomenon	/ˈswɔːmɪŋ grəʊθ fɪˈnɒmɪnən/
前病毒	provirus	/prəʊˈvaɪərəs/
前噬菌体	prophage	/ˈprəʊfeɪdʒ/
潜伏感染	latent infection	/ˈleɪtənt ɪnˈfekʃən/
潜伏膜蛋白	latent membrane protein, LMP	/ˈleɪtənt ˈmembreɪn ˈprəʊtiːn/
茄病镰刀菌	Fusarium[F.] solani	/fjuːˈseərɪəm ˈsəʊlənaɪ/
侵袭基因	invasive gene	/ɪnˈveɪsɪv dʒiːn/
侵袭素	invasin	/ɪnˈveɪzɪn/
侵袭性酶	invasive enzyme	/ɪnˈveɪsɪv ˈenzaɪm/
青霉素结合蛋白	penicillin-binding protein, PBP	/ˌpenɪˈsɪlɪn ˈbaɪndɪŋ ˈprəʊtiːn/
清洁	cleaning	/ˈkliːnɪŋ/
球杆菌	coccobacillus	/ˌkɒkəʊbəˈsɪləs/
球菌	coccus	/ˈkɒkəs/
曲霉病	aspergillosis	/æˌspɜːdʒɪˈləʊsɪs/

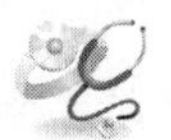

曲霉菌属	Aspergillus	/ˌæspəˈdʒɪləs/
全球消灭天花计划	global smallpox eradication program	/ˈgləʊbəl ˈsmɔːlpɒks ɪˌrædɪˈkeɪʃən ˈprəʊgræm/
全身感染	generalized infection; systemic infection	/ˈdʒenərəlaɪzd ɪnˈfekʃən/; /sɪˈstemɪk ɪnˈfekʃən/
犬布鲁杆菌	Brucella[B.] canis	/bruːˈselə ˈkeɪnɪs/
犬小孢子菌	Microsporum[M.] canis	/maɪˈkrɒspərəm ˈkeɪnɪs/
缺陷病毒	defective virus	/dɪˈfektɪv ˈvaɪərəs/
缺陷干扰颗粒	defective interference particle	/dɪˈfektɪv ˌɪntəˈfɪərəns ˈpɑːtɪkl/
缺陷型干扰突变株	defective interference mutant	/dɪˈfektɪv ˌɪntəˈfɪərəns ˈmjuːtənt/

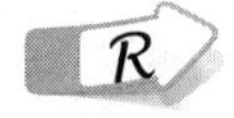

染色体突变	chromosome mutation	/ˈkrəʊməsəʊm mjuːˈteɪʃən/
热休克蛋白	heat shock protein, HSP	/hiːt ʃɒk ˈprəʊtiːn/
人工被动免疫	artificial passive immunity	/ˌɑːtɪˈfɪʃəl ˈpæsɪv ɪˈmjuːnətɪ/
人工免疫	artificial immunity	/ˌɑːtɪˈfɪʃəl ɪˈmjuːnətɪ/
人工主动免疫	artificial active immunity	/ˌɑːtɪˈfɪʃəl ˈæktɪv ɪˈmjuːnətɪ/
人类猴痘	human monkeypox	/ˈhjuːmən ˈmʌŋkɪpɒks/
人类免疫缺陷病毒	human immuno-deficiency virus, HIV	/ˈhjuːmən ˌɪmjʊnəʊdɪˈfɪʃənsɪ ˈvaɪərəs/
人类嗜 T 细胞病毒	human T lymphotrophic virus, HTLV	/ˈhjuːmən tiː ˌlɪmfəʊˈtrɒfɪk ˈvaɪərəs/
人疱疹病毒 6 型	human herpes virus 6, HHV-6	/ˈhjuːmən ˈhɜːpiːz ˈvaɪərəs sɪks/
人疱疹病毒 8 型	human herpes virus 8, HHV-8	/hjuːmən ˈhɜːpiːz ˈvaɪərəs eɪt/
人乳头瘤病毒	human papilloma virus, HPV	/ˈhjuːmən ˌpæpɪˈləʊmə ˈvaɪərəs/
人兽共患病	anthroponzoonosis	/ˌænθrəpənˌzəʊˈɒnəsɪs/
人型支原体	Mycoplasma[M.] hominis	/ˌmaɪkəʊˈplæzmə hɒmɪˈnɪz/
日本脑炎病毒	Japanese encephalitis virus, JEV	/ˌdʒæpəˈniːz ˌensefəˈlaɪtɪs ˈvaɪərəs/

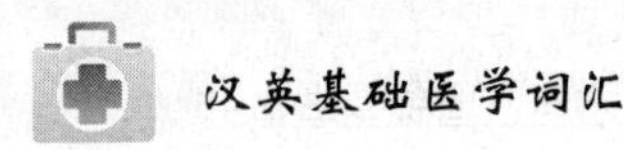

溶酶体	lysosome	/ˈlaɪsəsəʊm/
溶血葡萄球菌	Staphylococcus[S.] hemolyticus	/ˌstæfɪləʊˈkɒkəs ˌhiːməˈlɪtɪkəs/
溶血素	hemolysin	/ˌhiːməˈlaɪsɪn/
溶原性	lysogeny	/laɪˈsɒdʒɪnɪ/
溶原性噬菌体	lysogenic phage	/ˌlaɪsəʊˈdʒenɪk feɪdʒ/
溶原性细菌	lysogenic bacterium	/ˌlaɪsəʊˈdʒenɪk bækˈtɪərɪəm/
溶原性转换	lysogenic conversion	/ˌlaɪsəʊˈdʒenɪk kənˈvɜːʃən/
柔膜体纲	Mollicutes	/ˌmɒlɪˈkjʊtiːz/
肉毒梭菌	Clostridium [C.] botulinum	/klɒˈstrɪdɪəm ˌbɒtjʊˈlaɪnəm/
肉贩疣	butcher wart	/ˈbʊtʃə wɔːt/
乳头瘤病毒科	Papovaviridae	/pəˌpəʊvəˈvɪrɪdiː/
乳头瘤病毒属	Papillomavirus	/ˌpæpɪˈləʊməˌvaɪərəs/
软皮菌类	Tenericutes	/ˌtenəˈrɪkjʊtiːz/
朊蛋白	prion protein, PrP	/ˈpriːɒn ˈprəʊtiːn/
朊粒	prion	/ˈpriːɒn/

S

森林脑炎病毒	forest encephalitis virus	/ˈfɒrɪst ˌensefəˈlaɪtɪs ˈvaɪərəs/
杀白细胞素	leukocidin	/ˌljuːkəʊˈsaɪdɪn/
杀细胞效应	cytocidal effect	/ˌsaɪtəʊˈsaɪdəl ɪˈfekt/
沙波病毒	Sapovirus, SV	/ˌseɪpəʊˈvaɪərəs/
沙雷菌属	Serratia	/sɪˈreɪʃɪə/
沙门菌属	Salmonella	/ˌsælməˈnelə/
沙眼生物型	biovar trachoma	/baɪəˈvɑː trəˈkəʊmə/
沙眼衣原体	Chlamydia trachomatis	/kləˈmɪdɪə trəˈkəʊmətɪz/
伤寒沙门菌	Salmonella typhi	/ˌsælməˈnelə ˈtaɪfaɪ/
上游调节区	upstream regulatory region, URR	/ʌpˈstriːm ˈregjʊlətərɪ ˈriːdʒən/
申克孢子丝菌	Sporothrix schenckii	/ˈspɒrəθrɪks ˈʃenkɪaɪ/
神经氨酸酶	neuraminidase, NA	/ˌnjʊərəˈmɪnɪdeɪs/

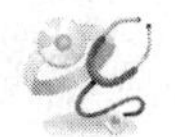

神经毒素	neurotoxin	/ˌnjʊərəʊˈtɒksɪn/
神奈川现象	Kanagawa phenomenon, KP	/kəˈnɑːgəwə fɪˈnɒmɪnən/
肾综合征出血热	hemorrhagic fever with renal syndrome, HFRS	/ˌheməˈrædʒɪk ˈfiːvə wɪð ˈriːnəl ˈsɪndrəʊm/
生长抑制试验	growth inhibition test, GiT	/grəʊθ ˌɪnhɪˈbɪʃən test/
生物安全	biosafety	/ˌbaɪəʊˈseɪftɪ/
生物安全防护水平	biosafety level, BSL	/ˌbaɪəʊˈseɪftɪ ˈlevəl/
生物安全三级	biosafety level-3, BSL-3	/ˌbaɪəʊˈseɪftɪ ˈlevəl θriː/
生物被膜	biofilm	/ˈbaɪəʊfɪlm/
生物合成	biosynthesis	/ˌbaɪəʊˈsɪnθɪsɪs/
生物拮抗	biological antagonism	/ˌbaɪəʊˈlɒdʒɪkəl ænˈtægənɪzəm/
生物型	biovar	/baɪəˈvɑː/
生物制品	bioproduct	/baɪəˈprɒdʌkt/
生殖菌丝	reproductive mycelium	/ˌriːprəˈdʌktɪv maɪˈsiːlɪəm/
生殖生物型	biovar genital	/baɪəˈvɑː ˈdʒenɪtəl/
生殖支原体	Mycoplasma[M.] genitalium	/ˌmaɪkəʊˈplæzmə ˌdʒenɪˈteɪlɪəm/
圣路易脑炎病毒	St. Louis encephalitis virus	/seɪnt ˈluːɪ enˌsefəˈlaɪtɪs ˈvaɪərəs/
石膏样毛癣菌	Trichophyton [T.] gypsum	/traɪˈkɒfɪtɒn ˈdʒɪpsəm/
石膏样小孢子菌	Microsporum[M.] gypsum	/maɪˈkrɒspərəm ˈdʒɪpsəm/
始体	initial body	/ɪˈnɪʃəl ˈbɒdɪ/
适应性免疫	adaptive immunity	/əˈdæptɪv ɪˈmjuːnətɪ/
嗜肺军团菌	Legionella[L.] pneumophila	/ˌliːdʒəˈnelə ˌnjuːmɒˈfɪlə/
嗜肝病毒属	Hepatovirus	/ˈhepətəʊˌvaɪərəs/
嗜精子支原体	Mycoplasma[M.] spermatophilum	/ˌmaɪkəʊˈplæzmə ˈspɜːmətəʊˌfɪləm/
嗜沫嗜血杆菌	Hemophilus[H.] aphrophilus	/ˌhiːməˈfɪləs ˌæfrəʊˈfɪləs/

嗜血杆菌属	Hemophilus	/hiː'mɒfɪləs/
嗜盐	halophilic	/ˌhælə'fɪlɪk/
噬斑	plaque	/plɑːk/
噬斑形成单位	plaque forming unit,PFU	/plɑːk 'fɔːmɪŋ 'juːnɪt/
噬菌体	bacteriophage	/bæk'tɪərɪəfeɪdʒ/
手足口病	hand-foot-mouth disease, HFMD	/hænd fʊt maʊθ dɪ'ziːz/
疏螺旋体属	Borrelia	/bə'relɪə/
属	genus	/'dʒiːnəs/
鼠毒素	murine toxin,MT	/'mjʊəraɪn 'tɒksɪn/
鼠衣原体	Chlamydia muridarum	/klə'mɪdɪə 'mjʊərɪdərəm/
鼠疫耶尔森菌	Yersinia[Y.] pestis	/jɜː'sɪnɪə 'pestɪs/
衰退型	involution form	/ˌɪnvə'luːʃən fɔːm/
双毛菌	amphitrichate	/æm'fɪtrɪʃeɪt/
双歧杆菌	bifidobacterium	/ˌbaɪfɪdəʊbæk'tɪərɪəm/
双球菌	diplococcus	/ˌdɪpləʊ'kɒkəs/
水平传播	horizontal transmission	/ˌhɒrɪ'zɒntəl trænz'mɪʃən/
水平基因转移	horizontal gene transfer, HGT	/ˌhɒrɪ'zɒntəl dʒiːn træns'fɜː/
丝状型菌落	filamentous type colony	/ˌfɪlə'mentəs taɪp 'kɒlənɪ/
死疫苗	killed vaccine	/kɪld 'væksiːn/
宿主范围突变株	host-range mutant	/həʊst reɪndʒ 'mjuːtənt/
髓过氧化物酶	myeloperoxidase,MPO	/ˌmaɪələʊpə'rɒksɪdeɪs/
梭状芽孢杆菌属	Clostridium	/klɒ'strɪdɪəm/
索状因子	cord factor	/kɔːd 'fæktə/

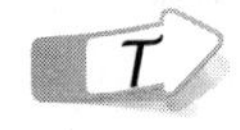

胎盘丙种球蛋白	placental gamma globulin	/plə'sentəl 'gæmə 'glɒbjʊlɪn/
肽聚糖	peptidoglycan	/ˌpeptɪdəʊ'glaɪkæn/
炭疽病	anthrax	/'ænθræks/
炭疽芽孢杆菌	Bacillus [B.] anthracis	/bə'sɪləs 'ænθræsɪs/

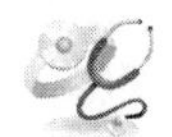

糖芯片	carbohydrate microarray	/ˌkɑːbəʊˈhaɪdreɪt ˈmaɪkrəʊəˌreɪ/
特异多糖	specific polysaccharide	/spəˈsɪfɪk ˌpɒlɪˈsækəraɪd/
体内诱导基因	in vivo induced gene, iViG	/ɪn ˈvaɪvəʊ ɪnˈdjuːst dʒiːn/
天花	smallpox	/ˈsmɔːlpɒks/
天然免疫	innate immunity	/ɪˈneɪt ɪˈmjuːnətɪ/
调理作用	opsonization	/ˌɒpsənaɪˈzeɪʃən/
条件致病菌	conditioned pathogen	/kənˈdɪʃənd ˈpæθədʒɪn/
条件致死性突变株	conditional lethal mutant	/kənˌdɪʃənəl ˈliːθəl ˈmjuːtənt/
铁锈色小孢子菌	Microsporum[M.] ferrugineum	/maɪˈkrɒspərəm fəˈruːdʒɪnəm/
同时感染	coinfection	/ˈkəʊɪnˌfekʃən/
同源重组	homologous recombination	/hɒˈmɒləgəs ˌriːkɒmbɪˈneɪʃən/
铜绿假单胞菌	Pseudomonas[P.] aeruginosa	/ˌsjuːdəʊˈməʊnəs ˈɪəruːdʒɪnəʊzə/
透明质酸酶	hyaluronidase	/ˌhaɪəljʊˈrɒnɪdeɪs/
土拉弗朗西斯菌	Francisella[F.] tularesis	/ˌfrænsɪˈselə ˌtuːləˈriːsɪz/
吞噬	phagocytosis	/ˌfægəʊsaɪˈtəʊsɪs/
吞噬溶酶体	phagolysosome	/ˌfægəʊˈlaɪsəsəʊm/
吞噬体	phagosome	/ˈfægəsəʊm/
吞饮	pinocytosis	/ˌpɪnəʊsaɪˈtəʊsɪs/
吞饮体	pinosome	/ˈpɪnəsəʊm/
脱壳	uncoating	/ʌnˈkəʊtɪŋ/
唾液弯曲菌	Campylobacter[C.] sputorum	/ˌkæmpɪləʊˈbæktə ˈspjuːtərəm/

W

外膜	outer membrane	/ˈaʊtə ˈmembreɪn/
外膜蛋白	outer membrane protein, OMP	/ˈaʊtə ˈmembreɪn ˈprəʊtiːn/
外源性感染	exogenous infection	/ekˈsɒdʒənəs ɪnˈfekʃən/

外源性医院感染	exogenous nosocomial infection	/ekˈsɒdʒənəs ˌnɒsəˈkəʊmɪəl ɪnˈfekʃən/
弯曲菌属	Campylobacter	/ˌkæmpɪləʊˈbæktə/
晚期蛋白	late protein	/leɪt ˈprəʊtiːn/
晚期区	late region,LR	/leɪt ˈriːdʒən/
网状体	reticulate body,RC	/rɪˈtɪkjʊlɪt ˈbɒdɪ/
微荚膜	microcapsule	/ˌmaɪkrəʊˈkæpsjuːl/
微生态平衡	microeubiosis	/ˌmaɪkrəʊˌjuːbaɪˈəʊsɪs/
微生态失调	microdysbiosis	/ˌmaɪkrəʊdɪsˈbaɪəsɪs/
微生物	microorganism	/ˌmaɪkrəʊˈɔːgənɪzəm/
微生物学	microbiology	/ˌmaɪkrəʊbaɪˈɒlədʒɪ/
微需氧菌	microaerophilic bacterium	/ˌmaɪkrəʊˈerəʊˌfɪlɪk bækˈtɪərɪəm/
围生期感染	perinatal infection	/ˌperɪˈneɪtəl ɪnˈfekʃən/
卫星病毒	satellite virus	/ˈsætəlaɪt ˈvaɪərəs/
卫星现象	satellite phenomenon	/ˈsætəlaɪt fɪˈnɒmɪnən/
胃肠道感染病毒	gastrointestinal infection virus	/ˌgæstrəʊɪnˈtestɪnəl ɪnˈfekʃən ˈvaɪərəs/
温度敏感性突变株	temperature-sensitive mutant	/ˈtempərətʃə ˈsensɪtɪv ˈmjuːtənt/
温和噬菌体	temperate phage	/ˈtempərət feɪdʒ/
稳定状态感染	steady state infection	/ˈstedɪ steɪt ɪnˈfekʃən/
无菌	asepsis	/æˈsepsɪs/
无乳链球菌	Streptococcus[S.] agalactiae	/ˌstreptəʊˈkɒkəs ˌægəˈlækʃɪə/
五日热巴通体	Bartonella quintan	/ˌbɑːtəˈnelə ˈkwɪntən/
戊型肝炎病毒	hepatitis E virus,HEV	/ˌhepəˈtaɪtɪs iː ˈvaɪərəs/

X

西尼罗病毒	West Nile virus,WNV	/west naɪl ˈvaɪərəs/
吸附	adsorption	/ædˈsɔːpʃən/
细胞壁	cell wall	/sel wɔːl/
细胞病变作用	cytopathic effect,CPE	/ˌsaɪtəˈpæθɪk ɪˈfekt/

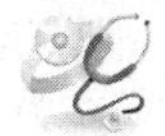

细胞凋亡	apoptosis	/ˌæpəpˈtəusɪs/
细胞毒素	cytotoxin	/ˌsaɪtəˈtɒksɪn/
细胞毒素相关基因 A	Cytotoxin-associated gene A,CagA	/ˌsaɪtəˈtɒksɪn əˈsəuʃɪeɪtɪd dʒiːn eɪ/
细胞毒性 T 淋巴细胞	cytotoxic T cell [lymphocyte],CTL	/ˌsaɪtəˈtɒksɪk tiː sel (ˈlɪmfəusaɪt)/
细胞膜	cell membrane	/sel ˈmembreɪn/
细胞朊蛋白	cellular prion protein, PrPc	/ˈseljʊlə ˈpraɪɒn ˈprəutiːn/
细胞芯片	cell chip	/sel tʃɪp/
细胞永生化	immortalization	/ɪˌmɔːtəlaɪˈzeɪʃən/
细胞质	cytoplasm	/ˈsaɪtəplæzəm/
细菌	bacterium	/bækˈtɪərɪəm/
细菌 L 型	bacterial L form	/bækˈtɪərɪəl el fɔːm/
细菌的感染	bacterial infection	/bækˈtɪərɪəl ɪnˈfekʃən/
细菌的染色体	bacterial chromosome	/bækˈtɪərɪəl ˈkrəuməsəum/
细菌生物被膜	bacterial biofilm,BF	/bækˈtɪərɪəl ˈbaɪəufɪlm/
细菌学诊断	bacteriological diagnosis	/bækˌtɪərɪəˈlɒdʒɪkəl ˌdaɪəgˈnəusɪs/
细菌致病岛	pathogenic island	/ˌpæθəˈdʒenɪk ˈaɪlənd/
细小病毒	parvovirus	/ˈpɑːvəuˌvaɪərəs/
细小病毒科	Parvoviridae	/ˌpɑːvəuˈvɪrɪdiː/
先天性风疹综合征	congenital rubella syndrome, CRS	/kənˈdʒenɪtəl ruːˈbelə ˈsɪndrəum/
先天性感染	congenital infection	/kənˈdʒenɪtəl ɪnˈfekʃən/
纤维纤连蛋白	fibronectin,FBN	/ˌfaɪbrəuˈnektɪn/
显性病毒感染	apparent viral infection	/əˈpærənt ˈvaɪrəl ɪnˈfekʃən/
显性感染	apparent infection	/əˈpærənt ɪnˈfekʃən/
腺病毒伴随相关病毒	Adeno-associated virus, AAV	/ˌædənəu əˈsəuʃɪeɪtɪd ˈvaɪərəs/
消毒	disinfection	/ˌdɪsɪnˈfekʃən/
小 RNA 病毒科	Picornaviridae	/pɪˌkɔːnəˈvɪrɪdiː/
小孢子菌属	Microsporum	/maɪˈkrɒspərəm/

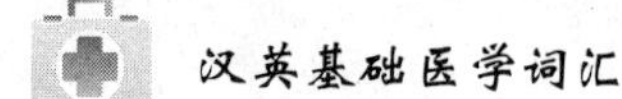

小分生孢子	microconidium	/ˌmaɪkrəʊkəʊˈnɪdɪəm/
协同凝集试验	coagglutination assay	/ˌkəʊəˌgluːtɪˈneɪʃən əˈseɪ/
锌内肽酶	zinc endopeptidase	/zɪŋk ˌendəʊˈpeptɪdeɪs/
新型隐球菌	Cryptococcus neoformans	/ˌkrɪptəˈkɒkəs ˌniːəʊˈfɒmənz/
星形诺卡菌	Nocardia[N.] asteroides	/nəʊˈkɑːdɪə ˈæstərɔɪdz/
星状病毒	astrovirus	/ˈæstrəʊˌvaɪərəs/
性病性淋巴肉芽肿亚种	biovar lymphogranuloma venereum, LGV	/baɪəˈvɑː ˌlɪmfəʊˌgrænjʊˈləʊmə ˈvenərɪəm/
性传播疾病	sexually transmitted disease, STD	/ˈsekʃʊəlɪ trænzˈmɪtɪd dɪˈziːz/
性菌毛	sex pilus	/seks ˈpaɪləs/
汹涌发酵	stormy fermentation	/ˈstɔːmɪ ˌfɜːmenˈteɪʃən/
絮状表皮癣菌	E. floccosum	/iː ˈflɒkəʊsəm/
血凝试验	hemagglutination test	/ˌhiːməˌgluːtɪˈneɪʃən test/
血凝素	hemagglutinin, HA	/ˌhiːməˈgluːtɪnɪn/
血凝抑钳试验	hemagglutination inhibition test, Hi	/ˌhiːməˌgluːtɪˈneɪʃən ˌɪnhɪˈbɪʃən test/
血清丙种球蛋白	serum gamma globulin	/ˈsɪərəm ˈgæmə ˈglɒbjʊlɪn/
血清学诊断	serological diagnosis	/ˌsɪərəʊˈlɒdʒɪkəl ˌdaɪəgˈnəʊsɪs/

Y

压力蒸汽灭菌法	sterilization by pressured steam	/ˌsterəlaɪˈzeɪʃən baɪ ˈpreʃəd stiːm/
芽孢	spore	/spɔː/
芽孢杆菌属	Bacillus	/bəˈsɪləs/
芽生孢子	blastospore	/ˈblæstəʊspɔː/
芽生菌属	Blastomyces	/ˌblæstəʊˈmaɪsiːz/
亚病毒	subvirus	/sʌbˈvaɪərəs/
亚单位疫苗	subunit vaccine	/ˈsʌbˌjuːnɪt ˈvæksiːn/
亚急性硬化性全脑炎	subacute sclerosing panencephalitis, SSPE	/ˌsʌbəˈkjuːt skləˈrəʊsɪŋ ˌpænənˌsefəˈlaɪtɪs/
亚临床感染	subclinical infection	/sʌbˈklɪnɪkəl ɪnˈfekʃən/
烟曲霉(菌)	Aspergillus fumigatus	/æspəˈdʒɪləs ˌfjuːmɪˈgeɪtəs/

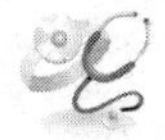

延伸因子 1	elongation factor 1, EFI	/ˌiːlɒŋˈgeɪʃən ˈfæktə wʌn/
严重急性呼吸综合征	severe acute respiratory syndrome, SARS	/sɪˈvɪə əˈkjuːt ˈrespərətərɪ ˈsɪndrəʊm/
颜色变化单位	color changing unit, CCU	/ˈkʌlə ˈtʃeɪndʒɪŋ ˈjuːnɪt/
厌氧细菌	anaerobic bacteria	/ˌæneəˈrəʊbɪk bækˈtɪərɪə/
羊布鲁杆菌	Brucella melitensis	/bruːˈselə ˌmelɪˈtensɪs/
羊瘙痒病	scrapie of sheep and goat	/ˈskreɪpɪ əv ʃiːp ənd gəʊt/
羊瘙痒病朊蛋白	scrapie prion protein, PrP^{sc}	/ˈskreɪpɪ ˈpriːɒn ˈprəʊtiːn/
羊瘙痒病相关纤丝	scrapie associated fibril, SAF	/ˈskreɪpɪ əˈsəʊʃɪeɪtɪd ˈfaɪbrɪl/
耶尔森菌属	Yersinia	/jɜːˈsɪnɪə/
野毒株	wild strain	/waɪld streɪn/
野生型	wild type	/waɪld taɪp/
叶状孢子	thallospore	/ˈθæləspɔː/
衣壳蛋白	capsid protein	/ˈkæpsɪd ˈprəʊtiːn/
衣氏放线菌	Actinomyces[A.] israelii	/ˌæktɪnəʊˈmaɪsiːz ɪzˈreɪlɪ/
衣原体	Chlamydia	/kləˈmɪdɪə/
衣原体目	Chlamydiales	/kləˈmɪdɪəliːz/
医学微生物学	medical microbiology	/ˈmedɪkəl ˌmaɪkrəʊbaɪˈɒlədʒɪ/
医院感染	hospital infection; nosocomial infection	/ˈhɒspɪtəl ɪnˈfekʃən/; /ˌnɒsəˈkəʊmɪəl ɪnˈfekʃən/
遗传	heredity	/hɪˈredətɪ/
遗传变异	genetic variation	/dʒɪˈnetɪk ˌveərɪˈeɪʃən/
乙型肝炎病毒	hepatitis B virus, HBV	/ˌhepəˈtaɪtɪs biː ˈvaɪərəs/
乙型溶血性链球菌	beta hemolytic streptococcus	/ˈbeɪtə ˌhiːməˈlɪtɪk ˌstreptəʊˈkɒkəs/
异染颗粒	metachromatic granule	/ˌmetəkrəʊˈmætɪk ˈgrænjuːl/
抑制突变	suppressor mutation	/səˈpresə mjuːˈteɪʃən/
疫苗接种	vaccination	/ˌvæksɪˈneɪʃən/
疫苗接种后脑炎	post-vaccinal encephalitis	/pəʊst ˈvæksɪnəl enˌsefəˈlaɪtɪs/
疫苗相关麻痹型脊髓灰质炎	vaccine-associated paralytic poliomyelitis, VAPP	/ˈvæksiːn əˈsəʊʃɪeɪtɪd ˌpærəˈlɪtɪk ˌpəʊlɪəʊmaɪəˈlaɪtɪs/

疫苗衍生脊髓灰质炎病毒	vaccine-derived poliovirus, VDPV	/ˈvæksiːn dɪˈraɪvd ˈpəʊlɪəʊˌvaɪərəs/
阴沟肠杆菌	Enterobacter cloacae	/ˌentərəʊˈbæktə kləʊˈeɪkeɪ/
隐球菌病	cryptococcosis	/ˌkrɪptəʊkɒˈkəʊsɪs/
隐球菌属	Cryptococcus	/ˌkrɪptəʊˈkɒkəs/
隐性病毒感染	inapparent viral infection	/ˌɪnəˈpærənt ˈvaɪrəl ɪnˈfekʃən/
隐性感染	inapparent infection	/ˌɪnəˈpærənt ɪnˈfekʃən/
荧光假单胞菌	Pseudomonas fluorescens	/ˌsjuːdəʊˈməʊnəs ˌflʊəˈresənz/
荧光显微镜	fluorescence microscope	/ˌflʊəˈresəns ˈmaɪkrəskəʊp/
营养菌丝	vegetative mycelium	/ˈvedʒɪtətɪv maɪˈsiːlɪəm/
影印培养法	replica plating	/ˈreplɪkə ˈpleɪtɪŋ/
幽门螺杆菌	Helicobacter pylori, Hp	/ˌhelɪkəʊˈbæktə paɪˈlɔːraɪ/
游离细胞	planktonic cell	/plæŋkˈtɒnɪk sel/
有菌免疫或感染免疫	infection immunity	/ɪnˈfekʃən ɪˈmjuːnətɪ/
幼儿急疹	roseola infantum	/rəʊˈziːələ ˈɪnfəntəm/
预防接种	prophylactic immunization; vaccinoprophylaxis	/ˌprɒfɪˈlæktɪk ˌɪmjuːnaɪˈzeɪʃən/; /ˌvæksɪnəʊˌprɒfɪˈlæksɪs/
原代细胞	primary culture cell	/ˈpraɪmərɪ ˈkʌltʃə sel/
原发感染	primary infection	/ˈpraɪmərɪ ɪnˈfekʃən/
原发性非典型性肺炎	primary atypical pneumonia	/ˈpraɪmərɪ ˌeɪˈtɪpɪkəl njuːˈməʊnɪə/
原发性肝细胞癌	primary hepatoma; primary liver cell carcinoma	/ˈpraɪmərɪ ˌhepəˈtəʊmə/; /ˈpraɪmərɪ ˈlɪvə sel ˌkɑːsɪˈnəʊmə/
原内毒素蛋白	original endotoxin protein, OEP	/əˈrɪdʒənəl ˌendəʊˈtɒksɪn ˈprəʊtiːn/
原生质	protoplasm	/ˈprəʊtəʊplæzəm/
原生质球	spheroplast	/ˈsfɪərəplæst/
原生质体	protoplast	/ˈprəʊtəʊplæst/
原体	elementary body, EB	/ˌelɪˈmentərɪ ˈbɒdɪ/

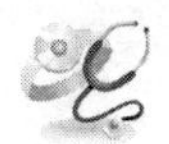

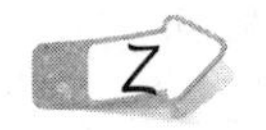

早期蛋白	early protein	/ˈɜːlɪ ˈprəʊtiːn/
早期区	early region, ER	/ˈɜːlɪ ˈriːdʒən/
增殖性感染	productive infection	/prəʊˈdʌktɪv ɪnˈfekʃən/
真菌	fungus	/ˈfʌŋgəs/
真菌病	mycoses	/maɪˈkəʊsiːz/
整合子	integron	/ɪnˈtegrɒn/
正常菌群	normal flora	/ˈnɔːməl ˈflɔːrə/
正黏病毒	orthomyxovirus	/ˌɔːθəʊˈmɪksəˌvaɪərəs/
支气管败血性鲍特杆菌	Bordetella bronchiseptica	/ˌbɔːdəˈtelə ˌbrɒŋkɪˈseptɪkə/
支原体	mycoplasma	/ˌmaɪkəʊˈplæzmə/
支原体科	Mycoplasmataceae	/ˌmaɪkəʊˌplæzməˈteɪsiːɪ/
支原体目	Mycoplasmatales	/ˌmaɪkəʊˌplæzməˈteɪləs/
支原体属	Mycoplasma	/ˌmaɪkəʊˈplæzmə/
脂蛋白	lipoprotein, LP	/ˌlɪpəʊˈprəʊtiːn/
脂多糖	lipopolysaccharide, LPS	/ˌlɪpəʊˌpɒlɪˈsækəraɪd/
脂多糖结合蛋白	lipopolysaccharide binding protein, LBP	/ˌlɪpəʊˌpɒlɪˈsækəraɪd ˈbaɪndɪŋ ˈprəʊtiːn/
脂寡糖	lipooligosaccharide, LOS	/ˌlɪpuːˈlɪgəʊzækærɪd/
脂磷壁酸	lipoteichoic acid, LTA	/ˌlɪpəʊtaɪˈkəʊɪk ˈæsɪd/
脂质	lipid	/ˈlɪpɪd/
志贺菌属	Shigella	/ʃɪˈgelə/
质粒	plasmid	/ˈplæzmɪd/
致病岛	pathogenicity island	/ˌpæθədʒɪˈnɪsətɪ ˈaɪlənd/
致病性	pathogenicity	/ˌpæθədʒɪˈnɪsətɪ/
致热外毒素	pyrogenic exotoxin	/ˌpaɪrəʊˈdʒenɪk ˌeksəʊˈtɒksɪn/
致育因子	fertility factor	/fəˈtɪlətɪ ˈfæktə/
中和抗体	neutralizing antibody	/ˈnjuːtrəlaɪzɪŋ ˈæntɪˌbɒdɪ/
中和试验	neutralization test	/ˌnjuːtrəlaɪˈzeɪʃən test/
中(间)体	mesosome	/ˈmesəʊsəʊm/

中性粒细胞释放因子	neutrophil releasing factor	/ˈnjuːtrəʊfɪl rɪˈliːsɪŋ ˈfæktə/
周毛菌	peritrichate	/pəˈrɪtrɪkɪt/
周质间隙	periplasmic space	/ˌperɪˈplæzmɪk speɪs/
猪布鲁杆菌	Brucella suis	/bruːˈselə sjuːs/
猪衣原体	Chlamydia suis	/kləˈmɪdɪə sjuːs/
主要外膜蛋白	major outer membrane protein，MOMP	/ˈmeɪdʒə ˈaʊtə ˈmembreɪn ˈprəʊtiːn/
专性需氧菌	obligate aerobe	/ˈɒblɪgeɪt ˈeərəʊb/
专性厌氧菌	obligate anaerobe	/ˈɒblɪgeɪt æˈneərəʊb/
转导	transduction	/trænzˈdʌkʃən/
转导噬菌体	transducing phage	/trænzˈdjuːsɪŋ feɪdʒ/
转化	transformation	/ˌtrænsfəˈmeɪʃən/
转换	transition	/trænˈzɪʃən/
转录过阅读	readthrough	/ˈriːdθruː/
转录病毒属	Deltaretrovirus	/ˌdeltəˈretrəʊˌvaɪərəs/
转座子	transposon，Tn	/trænˈspəʊzɒn/
装配与释放	assembly and release	/əˈsemblɪ ənd rɪˈliːs/
着色真菌病	chromomycosis	/ˌkrəʊməʊmaɪˈkəʊsɪs/
自身感染	autoinfection	/ˌɔːtəʊɪnˈfekʃən/
足菌肿	mycetoma	/ˌmaɪsɪˈtəʊmə/
组织胞浆菌属	Histoplasma	/ˌhɪstəʊˈplæzmə/
组织芯片	tissue chip	/ˈtɪʃjuː tʃɪp/
最小杀菌浓度	minimum bactericidal concentration，MBC	/ˈmɪnɪməm bækˌtɪərɪˈsaɪdəl ˌkɒnsənˈtreɪʃən/
最低抑菌浓度	minimum inhibitory concentration，MIC	/ˈmɪnɪməm ɪnˈhɪbɪtərɪ ˌkɒnsənˈtreɪʃən/

第七章　系统解剖学

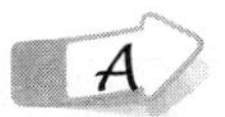

鞍膈	diaphragma sellae	/ˌdaɪəˈfrægmə ˈseliː/
鞍状关节	sellar joint；saddle joint	/ˈselə dʒɔɪnt/；/ˈsædl dʒɔɪt/
胺能通路	aminergic pathway	/ˌæmɪˈnɜːdʒɪk ˈpɑːθweɪ/

B

白交通支	white communicating branch	/waɪt kəˈmjuːnɪˌkeɪtɪŋ brɑːntʃ/
白膜	tunica albuginea	/ˈtjuːnɪkə ˌælbjuːˈdʒɪnɪə/
白线	linea alba；white line	/ˈlɪnɪə ˈɑːlbə/；/waɪt laɪn/
白质	white matter	/waɪt ˈmætə/
板障	diploe	/ˈdɪpləʊiː/
板障静脉	diploic vein	/dɪˈpləʊɪk veɪn/
半环线	semicircular line	/ˌsemɪˈsɜːkjʊlə laɪn/
半奇静脉	hemiazygos vein	/ˌhemɪˈæzɪgɒs veɪn/
半腱肌	semitendinosus muscle	/ˌsemɪˌtendɪˈnəʊsəs ˈmʌsl/
半膜肌	semimembranosus muscle	/ˌsemɪˌmembrəˈnəʊsəs ˈmʌsl/
半球外侧部	lateral part of hemisphere	/ˈlætərəl pɑːt əv ˈhemɪˌsfɪə/
半球中间部	middle part of hemisphere	/ˈmɪdl pɑːt əv ˈhemɪˌsfɪə/
半月板	meniscus	/mɪˈnɪskəs/
半月裂孔	semilunar hiatus	/ˌsemɪˈljuːnə haɪˈeɪtəs/
包皮系带	frenulum of prepuce	/ˈfrenjʊləm əv ˈpriːpjuːs/
背侧	dorsal	/ˈdɔːsəl/
背侧丘脑	dorsal thalamus	/ˈdɔːsəl ˈθæləməs/

背侧纵束	dorsal longitudinal fasciculus	/ˈdɔːsəl ˌlɒndʒɪˈtjuːdɪnəl fəˈsɪkjʊləs/
背阔肌	latissimus dorsi	/lɑːˈtɪsɪməs ˈdɔːsɪ/
背裂	dorsal fissure	/ˈdɔːsəl ˈfɪʃə/
背屈	dorsiflexion	/ˌdɔːsɪˈflekʃən/
被盖背侧交叉	dorsal tegmental decussation	/ˈdɔːsəl tegˈmentəl ˌdiːkəˈseɪʃən/
被盖腹侧交叉	ventral tegmental decussation	/ˈventrəl tegˈmentəl ˌdiːkəˈseɪʃən/
贲门	cardia	/ˈkɑːdɪə/
贲门部	cardiac part	/ˈkɑːdɪæk pɑːt/
贲门切迹	cardiac incisure	/ˈkɑːdɪæk ɪnˈsɪʒə/
本尼迪克特综合征	Benedikt syndrome	/ˈbenɪdɪkt ˈsɪndrəʊm/
本体感受器	proprioceptor	/ˌprəʊprɪəʊˈseptə/
鼻	nose	/nəʊz/
鼻唇沟	nasolabial fold	/ˌneɪzəˈleɪbɪəl fəʊld/
鼻骨	nasal bone	/ˈneɪzəl bəʊn/
鼻后孔	choana	/ˈkəʊənə/
鼻甲	nasal concha	/ˈneɪzəl ˈkɒŋkə/
鼻睫神经	nasociliary nerve	/ˌneɪzəʊˈsɪlɪərɪ nɜːv/
鼻孔	nostril	/ˈnɒstrɪl/
鼻泪小管	nasolacrimal canal	/ˌneɪzəʊˈlækrɪməl kəˈnæl/
鼻旁窦	paranasal sinus	/ˌpærəˈneɪzəl ˈsaɪnəs/
鼻前庭	nasal vestibule	/ˈneɪzəl ˈvestɪbjuːl/
鼻腔	nasal cavity	/ˈneɪzəl ˈkævətɪ/
鼻腺	nasal gland	/ˈneɪzəl glænd/
鼻咽	nasopharynx	/ˌneɪzəʊˈfærɪŋks/
鼻翼	wing of nose	/wɪŋ əv nəʊz/
鼻阈	nasal limen	/ˈneɪzəl ˈlaɪmen/
鼻中隔	nasal septum	/ˈneɪzəl ˈseptəm/
比目鱼肌	soleus	/ˈsəʊlɪəs/
闭孔	obturator foramen	/ˈɒbtjʊəreɪtə fəˈreɪmen/

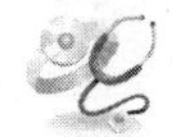

闭孔动脉	obturator artery	/ˈɒbtjʊəreɪtə ˈɑːtərɪ/
闭孔膜	obturator membrane	/ˈɒbtjʊəreɪtə ˈmembreɪn/
闭孔内肌	obturator internus	/ˈɒbtjʊəreɪtə ɪnˈtɜːnəs/
闭孔神经	obturator nerve	/ˈɒbtjʊəreɪtə nɜːv/
闭孔外肌	obturator externus	/ˈɒbtjʊəreɪtə ekˈstɜːnəs/
闭膜管	obturator canal	/ˈɒbtjəʊreɪtə kəˈnæl/
壁腹膜	parietal peritoneum	/pəˈraɪɪtəl ˌperɪtəʊˈniːəm/
壁胸膜	parietal pleura	/pəˈraɪɪtəl ˈplʊərə/
臂丛	brachial plexus	/ˈbreɪkɪəl ˈpleksəs/
臂内侧皮神经	medial brachial cutaneous nerve	/ˈmiːdɪəl ˈbreɪkɪəl kjuːˈteɪnɪəs nɜːv/
扁骨	flat bone	/flæt bəʊn/
扁肌	flat muscle	/flæt ˈmʌsl/
扁桃体上窝	supratonsillar fossa	/ˌsjuːprəˈtɒnsɪlə ˈfɒsə/
扁桃体小窝	tonsillar fossulae	/ˈtɒnsɪlə ˈfɒsjʊliː/
变异	variation	/ˌverɪˈeɪʃən/
表面解剖学	surface anatomy	/ˈsɜːfɪs əˈnætəmɪ/
表皮	epidermis	/ˌepɪˈdɜːmɪs/
髌骨	patella	/pəˈtelə/
髌韧带	patellar ligament	/pəˈtelə ˈlɪgəmənt/
玻璃体	vitreous body	/ˈvɪtrɪəs ˈbɒdɪ/
薄束核	gracile nucleus	/ˈgræsaɪl ˈnjuːklɪəs/
薄束结节	gracile tubercle	/ˈgræsaɪl ˈtjuːbəkl/
不规则骨	irregular bone	/ɪˈregjʊlə bəʊn/
布朗-色夸综合征	Brown-Séquard syndrome	/braʊn seɪˈkɑː ˈsɪndrəʊm/

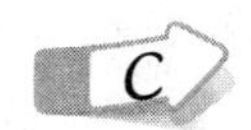

苍白球	globus pallidus	/ˈgləʊbəs ˈpælɪdəs/
侧角	lateral horn	/ˈlætərəl hɔːn/
侧支循环	collateral circulation	/kɒˈlætərəl ˌsɜːkjʊˈleɪʃən/
侧柱	lateral column	/ˈlætərəl ˈkɒləm/
长骨	long bone	/lɒŋ bəʊn/

长肌	long muscle	/lɒŋ ˈmʌsl/
长收肌	adductor longus	/əˈdʌktə ˈlɒŋgəs/
肠系膜	mesentery	/ˈmesəntərɪ/
肠系膜窦	mesenteric sinus	/ˌmesənˈterɪk ˈsaɪnəs/
肠系膜根	radix of mesentery	/ˈreɪdɪks əv ˈmesəntərɪ/
肠系膜上动脉	superior mesenteric artery	/sjuːˈpɪərɪə ˌmesənˈterɪk ˈɑːtərɪ/
肠系膜上静脉	superior mesenteric vein	/sjuːˈpɪərɪə ˌmesənˈterɪk veɪn/
肠系膜上淋巴结	superior mesenteric lymph node	/sjuːˈpɪərɪə ˌmesənˈterɪk lɪmf nəʊd/
肠系膜上神经节	superior mesenteric ganglion	/sjuːˈpɪərɪə ˌmesənˈterɪk ˈgæŋglɪən/
肠系膜下动脉	inferior mesenteric artery	/ɪnˈfɪərɪə ˌmesənˈterɪk ˈɑːtərɪ/
肠系膜下静脉	inferior mesenteric vein	/ɪnˈfɪərɪə ˌmesənˈterɪk veɪn/
肠系膜下淋巴结	inferior mesenteric lymph node	/ɪnˈfɪərɪə ˌmesənˈterɪk lɪmf nəʊd/
肠系膜下神经节	inferior mesenteric ganglion	/ɪnˈfɪərɪə ˌmesənˈterɪk ˈgæŋglɪən/
肠脂垂	appendix epiploicae	/əˈpendɪks ˌepɪˈplɔɪsɪiː/
车轴关节	trochoid joint	/ˈtrəʊkɔɪd dʒɔɪnt/
尺侧	ulnaris	/ʌlˈneərɪs/
尺侧副韧带	ulnar collateral ligament	/ˈʌlnə kɒˈlætərəl ˈlɪgəmənt/
尺侧腕屈肌	flexor carpi ulnaris	/ˈfleksə ˈkɑːpaɪ ˈʌlnərɪz/
尺侧腕伸肌	extensor carpus ulnaris	/ɪkˈstensə ˈkɑːpəs ˈʌlnərɪz/
尺动脉	ulnar artery	/ˈʌlnə ˈɑːtərɪ/
尺骨	ulna	/ˈʌlnə/
尺骨粗隆	ulnar tuberosity	/ˈʌlnə ˌtjuːbəˈrɒsətɪ/
尺骨头	head of ulna	/hed əv ˈʌlnə/
尺神经	ulnar nerve	/ˈʌlnə nɜːv/
齿状核	dentate nucleus	/ˈdenteɪt ˈnjuːklɪəs/
齿状韧带	denticulate ligament	/denˈtɪkjʊlɪt ˈlɪgəmənt/
齿状线	dentate line	/ˈdenteɪt laɪn/
耻股韧带	pubofemoral ligament	/ˌpjuːbəˈfemərəl ˈlɪgəmənt/
耻骨	pubis	/ˈpjuːbɪs/

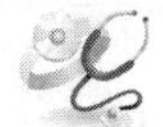

耻骨肌	pectineus	/pekˈtɪnɪəs/
耻骨结节	pubic tubercle	/ˈpjuːbɪk ˈtjuːbəkl/
耻骨联合	pubic symphysis	/ˈpjuːbɪk ˈsɪmfɪsɪs/
耻骨联合面	symphysial surface	/sɪmˈfɪzɪəl ˈsɜːfɪs/
耻骨前列腺韧带	puboprostatic ligament	/ˌpjuːbəʊprɒsˈtætɪk ˈlɪgəmənt/
耻骨前弯	prepubic curvature	/prɪˈpjuːbɪk ˈkɜːvətʃə/
耻骨梳	pecten pubis	/ˈpektɪn ˈpjuːbɪs/
耻骨梳韧带	pectineal ligament	/pekˈtɪnɪəl ˈlɪgəmənt/
耻骨下弯	subpubic curvature	/səbˈpjuːbɪk ˈkɜːvətʃə/
处女膜	hymen	/ˈhaɪmən/
传出神经	efferent nerve	/ˈefərənt nɜːv/
传导通路	conductive pathway	/kənˈdʌktɪv ˈpɑːθweɪ/
传入神经	afferent nerve	/ˈæfərənt nɜːv/
垂体	pituitary gland	/pɪˈtjuːɪtərɪ glænd/
垂体窝	hypophysial fossa	/ˌhaɪpəʊˈfɪzɪəl ˈfɒsə/
垂直的	vertical	/ˈvɜːtɪkəl/
垂直轴	vertical axis	/ˈvɜːtɪkəl ˈæksɪs/
锤骨	malleus	/ˈmælɪəs/
粗线	linea aspera	/ˈlɪnɪə ˈəspərə/

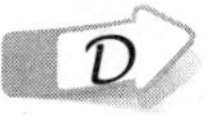

达克谢维奇核	Darkshiwitsch nucleus	/dɑːkˈʃeɪvɪtʃ ˈnjuːklɪəs/
大肠	large intestine	/lɑːdʒ ɪnˈtestɪn/
大多角骨	trapezium	/trəˈpiːzɪəm/
大骨盆	greater pelvis	/ˈgreɪtə ˈpelvɪs/
大胶质细胞	macroglia	/mæˈkrɒglɪə/
大结节	greater tubercle	/ˈgreɪtə ˈtjuːbəkl/
大脑大静脉（Galen 静脉）	great cerebral vein	/greɪt ˈserɪbrəl veɪn/
大脑动脉环（Willis 环）	cerebral arterial circle	/ˈserɪbrəl ɑːˈtɪərɪəl ˈsɜːkl/
大脑后动脉	posterior cerebral artery	/pɒˈstɪərɪə ˈserɪbrəl ˈɑːtərɪ/

大脑脚	cerebral peduncle	/ˈserɪbrəl pɪˈdʌŋkl/
大脑脚底	crus cerebri	/krʌs səˈrɪbrɪ/
大脑脚底综合征	peduncular syndrome	/pəˈdʌŋkjʊlə ˈsɪndrəʊm/
大脑镰	cerebral falx	/ˈserɪbrəl fælks/
大脑内静脉	internal cerebral vein	/ɪnˈtɜːnəl ˈserɪbrəl veɪn/
大脑前动脉	anterior cerebral artery	/ænˈtɪərɪə ˈserɪbrəl ˈɑːtərɪ/
大脑小脑	cerebrocerebellum	/ˌserəbrəʊˌserɪˈbeləm/
大脑中动脉	middle cerebral artery	/ˈmɪdl ˈserɪbrəl ˈɑːtərɪ/
大收肌	adductor magnus	/əˈdʌktə ˈmægnəs/
大唾液腺	major salivary gland	/ˈmeɪdʒə ˈsælɪvərɪ glænd/
大网膜	greater omentum	/ˈgreɪtə əʊˈmentəm/
大翼	greater wing	/ˈgreɪtə wɪŋ/
大阴唇	greater lip of pudendum	/ˈgreɪtə lɪp əv pjuːˈdendəm/
大隐静脉	great saphenous vein	/greɪt səˈfiːnəs veɪn/
大圆肌	teres major	/ˈteriːz ˈmeɪdʒə/
大转子	trochiter	/ˈtrɒkɪtə/
胆碱能通路	cholinergic pathway	/ˌkəʊlɪˈnɜːdʒɪk ˈpɑːθweɪ/
胆囊	gallbladder	/ˈgɔːlˌblædə/
胆囊底	fundus of gallbladder	/ˈfʌndəs əv ˈgɔːlˌblædə/
胆囊管	cystic duct	/ˈsɪstɪk dʌkt/
胆囊颈	neck of gallbladder	/nek əv ˈgɔːlˌblædə/
胆囊静脉	cystic vein	/ˈsɪstɪk veɪn/
胆囊体	body of gallbladder	/ˈbɒdɪ əv ˈgɔːlˌblædə/
胆囊窝	fossa for gallbladder	/ˈfɒsə fə ˈgɔːlˌblædə/
胆总管	choledochus	/kəˈledəkəs/
镫骨	stapes	/ˈsteɪpiːz/
镫骨肌	stapedius muscle	/steɪˈpiːdɪəs ˈmʌsl/
镫骨肌神经	stapedial nerve	/stəˈpiːdɪəl nɜːv/
骶丛	sacral plexus	/ˈseɪkrəl ˈpleksəs/
骶骨	os sacrum	/ɒs ˈseɪkrəm/
骶管裂孔	sacral hiatus	/ˈseɪkrəl haɪˈeɪtəs/

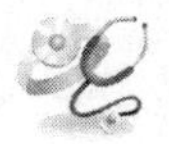

骶棘韧带	sacrospinous ligament	/ˌseɪkrəʊˈspaɪnəs ˈlɪgəmənt/
骶角	sacral cornu	/ˈseɪkrəl ˈkɔːnjuː/
骶结节韧带	sacrotuberous ligament	/ˌsækrəˈtjʊbərəs ˈlɪgəmənt/
骶淋巴结	sacral lymph node	/ˈseɪkrəl lɪmf nəʊd/
骶髂关节	sacroiliac joint	/ˌseɪkrəʊˈɪlɪæk dʒɔɪnt/
骶神经	sacral nerve	/ˈseɪkrəl nɜːv/
骶神经节	sacral ganglion	/ˈseɪkrəl ˈgæŋglɪən/
第二肝门	secondary porta of liver	/ˈsekəndərɪ ˈpɔːtə əv ˈlɪvə/
第三枕神经	third occipital nerve	/θɜːd ɒkˈsɪpɪtəl nɜːv/
第三腓骨肌	peroneus tertius	/pəˈrəʊnɪəs ˈtɜːʃɪəs/
第四脑室	fourth ventricle	/fɔːθ ˈventrɪkl/
第四脑室底	floor of fourth ventricle	/flɔː əv fɔːθ ˈventrɪkl/
第四脑室脉络丛	choroid plexus of fourth ventricle	/ˈkɔːrɔɪd ˈpleksəs əv fɔːθ ˈventrɪkl/
第四脑室脉络组织	tela choroidea of fourth ventricle	/ˈtiːlə kɒˈrɔɪdɪə əv fɔːθ ˈventrɪkl/
第四脑室外侧孔	lateral aperture of fourth ventricle	/ˈlætərəl ˈæpəˌtjʊə əv fɔːθ ˈventrɪkl/
第四脑室外侧隐窝	vein of lateral recess of fourth ventricle	/veɪn əv ˈlætərəl rɪˈses əv fɔːθ ˈventrɪkl/
第四脑室正中孔	median aperture of fourth ventricle	/ˈmiːdɪən ˈæpəˌtjʊə əv fɔːθ ˈventrɪkl/
电突触	electrical synapse	/ɪˈlektrɪkəl ˈsaɪnæps/
蝶窦	sphenoidal sinus	/sfɪˈnɔɪdəl ˈsaɪnəs/
蝶骨	sphenoid bone	/ˈsfiːnɔɪd bəʊn/
蝶筛隐窝	sphenoethmoidal recess	/ˈsfiːnəʊθˌmɔɪdəl rɪˈses/
顶盖脊髓束	tectospinal tract	/ˌtektəʊˈspaɪnəl trækt/
顶盖前区	pretectal area	/prəˈtektəl ˈeərɪə/
顶骨	parietal bone	/pəˈraɪtəl bəʊn/
顶核	fastigial nucleus	/fæsˈtɪdʒɪəl ˈnjuːklɪəs/
定点	fixed attachment	/fɪkst əˈtætʃmənt/
动点	movable attachment	/ˈmuːvəbl əˈtætʃmənt/
动脉	artery	/ˈɑːtərɪ/

动脉韧带	arterial ligament	/ɑːˈtɪərɪəl ˈlɪgəmənt/
动脉圆锥	conus arteriosus	/ˈkəʊnəs ɑːˌtɪərɪˈəʊsəs/
动眼神经	oculomotor nerve	/ˌɒkjʊləʊˈməʊtə nɜːv/
动眼神经副核	accessory nucleus of oculomotor nerve	/əkˈsesərɪ ˈnjuːkɪəs əv ˌɒkjʊləʊˈməʊtə nɜːv/
动眼神经核	nucleus of oculomotor nerve	/ˈnjuːklɪəs əv ˌɒkjʊləʊˈməʊtə nɜːv/
窦房结	sinoatrial node	/ˌsaɪnəʊˈeɪtrɪəl nəʊd/
窦汇	confluence of sinus	/ˈkɒnfləʊns əv ˈsaɪnəs/
独立缘	free border	/friː ˈbɔːdə/
短骨	short bone	/ʃɔːt bəʊn/
短肌	short muscle	/ʃɔːt ˈmʌsl/
短收肌	adductor brevis	/əˈdʌktə ˈbrɪvɪs/
断面解剖学	sectional anatomy	/ˈsekʃənəl əˈnætəmɪ/
多巴胺能通路	dopaminergic pathway	/ˌdəʊpəmɪˈnɜːdʒɪk ˈpɑːθweɪ/
多极神经元	multipolar neuron	/ˌmʌltɪˈpəʊlə ˈnjʊərɒn/

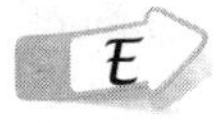

E

额窦	frontal sinus	/ˈfrʌntəl ˈsaɪnəs/
额腹	frontal belly	/ˈfrʌntəl ˈbelɪ/
额骨	frontal bone	/ˈfrʌntəl bəʊn/
额鳞	frontal squama	/ˈfrʌntəl ˈskweɪmə/
额面	frontal plane	/ˈfrʌntəl pleɪn/
额神经	frontal nerve	/ˈfrʌntəl nɜːv/
额突	frontal process	/ˈfrʌntəl ˈprəʊses/
腭	palate	/ˈpælət/
腭扁桃体	palatine tonsil	/ˈpælətaɪn ˈtɒnsɪl/
腭垂	uvula	/ˈjuːvjʊlə/
腭帆	velum palatinum	/ˈviːləm pəˈlætɪnəm/
腭骨	palatine bone	/ˈpælətaɪn bəʊn/
腭舌弓	palatoglossal arch	/ˌpælətəʊˈglɒsəl ɑːtʃ/
腭突	palatine process	/ˈpælətaɪn ˈprəʊses/

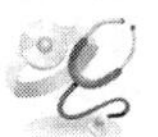

腭咽弓	palatopharyngeal arch	/ˌpælətəʊˌfærɪnˈdʒiːəl ɑːtʃ/
耳	ear	/ɪə/
耳垂	auricular lobule	/ɔːˈrɪkjʊlə ˈlɒbjuːl/
耳大神经	great auricular nerve	/greɪt ɔːˈrɪkjʊlə nɜːv/
耳后动脉	posterior auricular artery	/pɒˈstɪərɪə ɔːˈrɪkjʊlə ˈɑːtərɪ/
耳郭	auricle	/ˈɔːrɪkl/
耳颞神经	auriculotemporal nerve	/ɔːˌrɪkjʊləˈtempərəl nɜːv/
耳神经节	otic ganglion	/ˈɒtɪk ˈgæŋglɪən/
耳蜗	cochlea	/ˈkɒklɪə/
耳支	auricular branch	/ɔːˈrɪkjʊlə brɑːntʃ/
二腹肌	digastric	/daɪˈgæstrɪk/
二尖瓣	mitral valve	/ˈmaɪtrəl vælv/
二尖瓣复合体	mitral complex	/ˈmaɪtrəl ˈkɒmpleks/

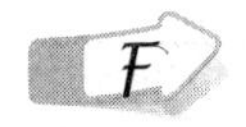

乏血管带	zone devoid of vessel	/zəʊn dɪˈvɔɪd əv ˈvesəl/
反射弧	reflex arc	/ˈriːfleks ɑːk/
方形膜	quadrangular membrane	/kwɒˈdræŋgjʊlə ˈmembreɪn/
方叶	quadrate lobe	/ˈkwɒdrət ləʊb/
房间隔	interatrial septum	/ˌɪntəˈreɪtrɪəl ˈseptəm/
房室隔	atrioventricular septum	/ˌeɪtrɪəʊvenˈtrɪkjʊlə ˈseptəm/
房室交界区	atrioventricular junction region	/ˌeɪtrɪəʊvenˈtrɪkjʊlə ˈdʒʌŋkʃən ˈriːdʒən/
房室结	atrioventricular node	/ˌeɪtrɪəʊvenˈtrɪkjʊlə nəʊd/
房室束	atrioventricular bundle	/ˌeɪtrɪəʊvenˈtrɪkjʊlə ˈbʌndl/
房水	aqueous humor	/ˈeɪkwɪəs ˈhjʊmə/
腓侧	fibular	/ˈfɪbjʊlə/
腓侧副韧带	fibular collateral ligament	/ˈfɪbjʊlə kɒˈlætərəl ˈlɪgəmənt/
腓肠肌	gastrocnemius	/ˌgæstrɒkˈniːmɪəs/
腓动脉	peroneal artery	/ˌperəʊˈniːəl ˈɑːtərɪ/
腓骨	fibula	/ˈfɪbjʊlə/
腓骨长肌	peroneus longus	/peˈrəʊnɪəs ˈlɒŋgəs/

腓骨短肌	peroneus brevis	/pəˈrəʊnɪəs ˈbrevɪs/
腓骨颈	neck of fibula	/nek əv ˈfɪbjʊlə/
腓骨头	fibular head	/ˈfɪbjʊlə hed/
腓浅神经	superficial peroneal nerve	/ˌsjuːpəˈfɪʃəl ˌperəʊˈniːəl nɜːv/
腓深神经	deep peroneal nerve	/diːp ˌperəʊˈniːəl nɜːv/
腓总神经	common peroneal nerve	/ˈkɒmən ˌperəʊˈniːəl nɜːv/
肺	lung	/lʌŋ/
肺丛	pulmonary plexus	/ˈpʌlmənərɪ ˈpleksəs/
肺底	base of lung	/beɪs əv lʌŋ/
肺动脉	pulmonary artery	/ˈpʌlmənərɪ ˈɑːtərɪ/
肺动脉瓣	pulmonary valve	/ˈpʌlmənərɪ vælv/
肺动脉干	pulmonary trunk	/ˈpʌlmənərɪ trʌŋk/
肺动脉口	orifice of pulmonary trunk	/ˈɒrɪfɪs əv ˈpʌlmənərɪ trʌŋk/
肺段	pulmonary segment	/ˈpʌlmənərɪ ˈsegmənt/
肺段支气管	segmental bronchus	/segˈmentəl ˈbrɒŋkəs/
肺根	root of lung	/ruːt əv lʌŋ/
肺尖	apex of lung	/ˈeɪpeks əv lʌŋ/
肺静脉	pulmonary vein	/ˈpʌlmənərɪ veɪn/
肺淋巴结	pulmonary lymph node	/ˈpʌlmənərɪ lɪmf nəʊd/
肺门	hilum of lung	/ˈhaɪləm əv lʌŋ/
肺韧带	pulmonary ligament	/ˈpʌlmənərɪ ˈlɪgəmənt/
肺小叶	pulmonary lobule	/ˈpʌlmənərɪ ˈlɒbjuːl/
肺叶支气管	lobar bronchus	/ˈləʊbə ˈbrɒŋkəs/
分歧韧带	bifurcate ligament	/ˈbaɪfəkeɪt ˈlɪgəmənt/
分隔索	funiculus separans	/fjuːˈnɪkjʊləs ˈsepərəns/
分裂线	line of cleavage	/laɪn əv ˈkliːvɪdʒ/
分子层	molecular layer	/məʊˈlekjʊlə ˈleɪə/
缝	suture	/ˈsuːtʃə/
缝匠肌	sartorius	/sɑːˈtɔːrɪəs/
跗骨	tarus;tarsal bone	/ˈtɑːrəs/;/ˈtɑːsəl bəʊn/
跗骨间关节	intertarsal joint	/ˌɪntəˈtɑːsəl dʒɔɪnt/

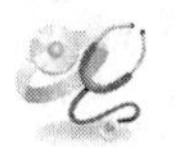

跗横关节	transverse tarsal joint	/trænzˈvɜːs ˈtɑːsəl dʒɔɪnt/
跗跖关节	tarsometatarsal joint	/ˌtɑːsəʊˌmetəˈtɑːsəl dʒɔɪnt/
附睾	epididymis	/ˌepɪˈdɪdɪmɪs/
附脐静脉	paraumbilical vein	/ˌpærəʌmˈbɪlɪkəl veɪn/
副半奇静脉	accessory hemiazygos vein	/əkˈsesərɪ ˌhɪmɪˈæzɪgɒs veɪn/
副膈神经	accessory phrenic nerve	/əkˈsesərɪ ˈfrenɪk nɜːv/
副交感神经	parasympathetic nerve	/ˌpærəˌsɪmpəˈθetɪk nɜːv/
副脾	accessory spleen	/əkˈsesərɪ spliːn/
副腮腺	accessory parotid gland	/əkˈsesərɪ pəˈrɒtɪd glænd/
副神经	accessory nerve	/əkˈsesərɪ nɜːv/
副神经核	accessory nucleus	/əkˈsesərɪ ˈnjuːklɪəs/
副胰管	accessory pancreatic duct	/əkˈsesərɪ ˌpæŋkrɪˈætɪk dʌkt/
腹侧	ventral	/ˈventrəl/
腹股沟/海氏三角	inguinal /Hesselbach triangle	/ˈɪŋgwɪnəl (ˈhesəlbɒk) ˈtraɪæŋgl/
腹股沟管	inguinal canal	/ˈɪŋgwɪnəl kəˈnæl/
腹股沟管浅环	superficial inguinal ring	/ˌsjuːpəˈfɪʃəl ˈɪŋgwɪnəl rɪŋ/
腹股沟管深环	deep inguinal ring	/diːp ˈɪŋgwɪnəl rɪŋ/
腹股沟镰	conjoined tendon	/kənˈdʒɔɪnd ˈtendən/
腹股沟内侧窝	medial inguinal fossa	/ˈmiːdɪəl ˈɪŋgwɪnəl ˈfɒsə/
腹股沟浅淋巴结	superficial inguinal lymph node	/ˌsjuːpəˈfɪʃəl ˈɪŋgwɪnəl lɪmf nəʊd/
腹股沟韧带	inguinal ligament	/ˈɪŋgwɪnəl ˈlɪgəmənt/
腹股沟深淋巴结	deep inguinal lymph node	/diːp ˈɪŋgwɪnəl lɪmf nəʊd/
腹股沟外侧窝	lateral inguinal fossa	/ˈlætərəl ˈɪŋgwɪnəl ˈfɒsə/
腹横肌	transverse muscle of abdomen	/trænzˈvɜːs ˈmʌsl əv æbˈdəʊmən/
腹后核	ventral posterior nucleus	/ˈventrəl pɒˈstɪərɪə ˈnjuːklɪəs/
腹后内侧核	ventral posteromedial nucleus	/ˈventrəl ˌpɒstərəʊˈmiːdɪəl ˈnjuːklɪəs/
腹后外侧核	ventral posterolateral nucleus	/ˈventrəl ˌpɒstərəʊˈlætərəl ˈnjuːklɪəs/

腹膜	peritoneum	/ˌperɪtəʊˈnɪəm/
腹膜襞	peritoneal fold	/ˌperɪtəʊˈniːəl fəʊld/
腹膜腔	peritoneal cavity	/ˌperɪtəʊˈniːəl ˈkævətɪ/
腹膜外组织	extraperitoneal tissue	/ˌekstrəˌperɪtəʊˈniːəl ˈtɪʃjuː/
腹膜隐窝	peritoneal recess	/ˌperɪtəʊˈniːəl rɪˈses/
腹内斜肌	obliquus internus abdominis	/əbˈlɪkwəs ɪnˈtɜːnəs æbˈdɒmɪnɪs/
腹前核	ventral anterior nucleus	/ˈventrəl ænˈtɪərɪə ˈnjuːklɪəs/
腹腔丛	celiac plexus	/ˈsiːlɪæk ˈpleksəs/
腹腔干	coeliac trunk	/ˈsiːlɪæk trʌŋk/
腹腔淋巴结	celiac lymph node	/ˈsiːlɪæk lɪmf nəʊd/
腹腔神经节	celiac ganglion	/ˈsiːlɪæk ˈgæŋglɪən/
腹腔支	celiac branch	/ˈsiːlɪæk brɑːntʃ/
腹外斜肌	obliquus externus abdominis	/əbˈlɪkwəs ɪkˈstɜːnəs æbˈdɒmɪnɪs/
腹下丛	plexus hypogastricus	/ˈpleksəs ˌhaɪpəˈgæstrɪkəs/
腹直肌	rectus abdominis	/ˈrektəs æbˈdɒmɪnɪs/
腹直肌鞘	sheath of rectus abdominis	/ʃiːθ əv ˈrektəs æbˈdɒmɪnɪs/
腹中间核	ventral intermediate nucleus	/ˈventrəl ˌɪntəˈmiːdɪət ˈnjuːklɪəs/
腹主动脉	abdominal aorta	/æbˈdɒmɪnəl eɪˈɔːtə/
腹主动脉丛	abdominal aortic plexus	/æbˈdɒmɪnəl eɪˈɔːtɪk ˈpleksəs/

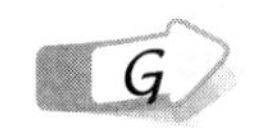

干骺端	metaphysis	/mɪˈtæfɪsɪs/
肝	liver	/ˈlɪvə/
肝静脉	hepatic vein	/hɪˈpætɪk veɪn/
肝裂	hepatic fissure	/hɪˈpætɪk ˈfɪʃə/
肝门	porta hepatis	/ˈpɒtə ˈhepətɪs/
肝门静脉	hepatic portal vein	/hɪˈpætɪk ˈpɔːtəl veɪn/
肝肾隐窝	hepatorenal recess	/ˌhepətəʊˈriːnəl rɪˈses/
肝十二指肠韧带	hepatoduodenal ligament	/ˌhepətəʊˌdjʊəˈdenəl ˈlɪgəmənt/

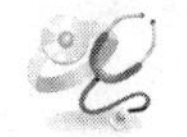

肝胃韧带	hepatogastric ligament	/ˌhepətəʊˈgæstrɪk ˈlɪgəmənt/
肝胰壶腹	hepatopancreatic ampulla	/ˌhepətəʊˌpæŋkrɪˈætɪk æmˈpʊlə/
肝胰壶腹括约肌	sphincter of hepatopancreatic ampulla	/ˈsfɪŋktə əv ˌhepətəʊˌpæŋkrɪˈætɪk æmˈpʊlə/
肝右叶	right lobe of liver	/raɪt ləʊb əv ˈlɪvə/
肝圆韧带	ligamentum teres hepatis	/ˌlɪgəˈmentəm ˈteriːz ˈhepətɪs/
肝圆韧带裂	fissure for ligamentum teres hepatis	/ˈfɪʃə fə ˌlɪgəˈmentəm ˈteriːz ˈhepətɪs/
肝圆韧带切迹	notch for ligamentum teres hepatis	/nɒtʃ fə ˌlɪgəˈmentəm ˈteriːz ˈhepətɪs/
肝支	hepatic branch	/hɪˈpætɪk brɑːntʃ/
肝总动脉	common hepatic artery	/ˈkɒmən hɪˈpætɪk ˈɑːtərɪ/
肝总管	common hepatic duct	/ˈkɒmən hɪˈpætɪk dʌkt/
肝左叶	left lobe of liver	/left ləʊb əv ˈlɪvə/
感觉传导通路	sensory pathway	/ˈsensərɪ ˈpɑːθweɪ/
感觉器官	sense organ	/sens ˈɔːgən/
感觉神经元	sensory neuron	/ˈsensərɪ ˈnjʊərɒn/
感受器	receptor	/rɪˈseptə/
橄榄体	olive	/ˈɒlɪv/
冈上肌	supraspinatus	/ˌsjuːprəspɪˈneɪtəs/
冈上窝	supraspinous fossa	/ˌsjuːprəˈspaɪnəs ˈfɒsə/
冈下肌	infraspinatus	/ˌɪnfrəspɪˈneɪtəs/
冈下窝	infraspinous fossa	/ˌɪnfrəˈspaɪnəs ˈfɒsə/
肛瓣	anal valve	/ˈeɪnəl vælv/
肛窦	anal sinus	/ˈeɪnəl ˈsaɪnəs/
肛管	anal canal	/ˈeɪnəl kəˈnæl/
肛门	anus	/ˈeɪnəs/
肛门内括约肌	sphincter ani internus	/ˈsfɪŋktə ˈeɪnaɪ ɪnˈtɜːnəs/
肛门外括约肌	sphincter ani externus	/ˈsfɪŋktə ˈeɪnaɪ eksˈtɜːnəs/
肛皮线	anocutaneous line	/ˌænəkjʊˈteɪnɪəs laɪn/
肛门区	anal region	/ˈeɪnəl ˈriːdʒən/
肛梳	anal pecten	/ˈeɪnəl ˈpektɪn/

肛提肌	levator ani	/lɪˈveɪtə ˈeɪnaɪ/
肛提肌腱弓	tendinous arch of levator muscle of anus	/ˈtendɪnəs ɑːtʃ əv lɪˈveɪtə ˈmʌsl əv ˈeɪnəs/
肛直肠线	anorectal line	/ˌænəʊˈrektəl laɪn/
肛柱	anal column	/ˈeɪnəl ˈkɒləm/
睾丸	testis	/ˈtestɪs/
睾丸动脉	testicular artery	/teˈstɪkjʊlə ˈɑːtərɪ/
睾丸静脉	testicular vein	/teˈstɪkjʊlə veɪn/
睾丸鞘膜	tunica vaginalis of testis	/ˈtjuːnɪkə ˈvædʒɪnəlɪs əv ˈtestɪs/
睾丸网	rete testis	/ˈriːtɪ ˈtestɪs/
睾丸小隔	septula testis	/ˈseptjʊlə ˈtestɪs/
睾丸小叶	testicular lobule	/teˈstɪkjʊlə ˈlɒbjuːl/
睾丸纵隔	mediastinum testis	/ˌmiːdɪæsˈtaɪnəm ˈtestɪs/
隔缘肉柱	septomarginal trabecula	/ˌseptəʊˈmɑːdʒɪnəl trəˈbekjʊlə/
膈	diaphragm	/ˈdaɪəfræm/
膈结肠韧带	phrenicocolic ligament	/ˌfrenɪkəʊˈkɒlɪk ˈlɪgəmənt/
膈面	diaphragmatic surface	/ˌdaɪəfrægˈmætɪk ˈsɜːfɪs/
膈脾韧带	phrenosplenic ligament	/ˌfrenəʊˈsplenɪk ˈlɪgəmənt/
膈上淋巴结	superior phrenic lymph node	/sjuːˈpɪərɪə ˈfrenɪk lɪmf nəʊd/
膈神经	phrenic nerve	/ˈfrenɪk nɜːv/
膈下间隙	subphrenic space	/sʌbˈfrenɪk speɪs/
膈胸膜	diaphragmatic pleura	/ˌdaɪəfrægˈmætɪk ˈplʊərə/
膈纵隔隐窝	phrenicomediastinal recess	/ˌfrenɪkəmɪdɪˈæstɪnəl rɪˈses/
跟腓韧带	calcaneofibular ligament	/kælˌkeɪnɪəʊˈfɪbjʊlə ˈlɪgəmənt/
跟骨	calcaneus	/kælˈkeɪnɪəs/
跟腱	tendo calcaneus	/ˈtendəʊ kælˈkeɪnɪəs/
跟骰关节	calcaneocuboid joint	/kælˌkeɪnɪəʊˈkjuːbɔɪd dʒɔɪnt/
跟舟足底韧带	plantar calcaneonavicular ligament	/ˈplæntə kælˌkeɪnɪənəˈvɪkjʊlə ˈlɪgəmənt/
弓状线	arcuate line	/ˈɑːkjʊɪt laɪn/
肱尺关节	humeroulnar joint	/ˌhjuːmərəʊˈʌlnə dʒɔɪnt/

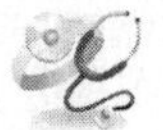

肱动脉	brachial artery	/ˈbreɪkɪəl ˈɑːtərɪ/
肱二头肌	biceps brachii	/ˈbaɪseps ˈbreɪkɪaɪ/
肱骨	humerus	/ˈhjuːmərəs/
肱骨滑车	trochlea of humerus	/ˈtrɒklɪə əv ˈhjuːmərəs/
肱骨头	head of humerus	/hed əv ˈhjuːmərəs/
肱骨小头	capitulum of humerus	/kəˈpɪtjʊləm əv ˈhjuːmərəs/
肱肌	brachialis	/breɪkɪˈeɪlɪs/
肱桡关节	humeroradial joint	/ˌhjuːmərəʊˈreɪdɪəl dʒɔint/
肱桡肌	brachioradialis	/ˌbreɪkɪəreɪdɪˈeɪlɪs/
肱三头肌	triceps brachii	/ˈtraɪseps ˈbreɪkɪaɪ/
巩膜	sclera	/ˈsklɪərə/
巩膜静脉窦	sinus venous sclerae	/ˈsaɪnəs ˈviːnəs ˈsklɪərɪ/
钩骨	hamate bone	/ˈheɪmeɪt bəʊn/
钩突	uncinate process	/ˈʌnsɪnɪt ˈprəʊses/
孤立淋巴滤泡	solitary lymphatic follicle	/ˈsɒlɪtərɪ lɪmˈfætɪk ˈfɒlɪkl/
孤束核	nucleus of solitary tract	/ˈnjuːklɪəs əv ˈsɒlɪtərɪ trækt/
股凹	femoral fossa	/ˈfemərəl ˈfɒsə/
股薄肌	gracilis	/ˈgræsɪlɪs/
股动脉	femoral artery	/ˈfemərəl ˈɑːtərɪ/
股二头肌	biceps femoris	/ˈbaɪseps feˈməʊrɪs/
股方肌	quadratus femoris	/kwɒˈdreɪtəs feˈməʊrɪs/
股骨	femur	/ˈfiːmə/
股骨颈	neck of femur	/nek əv ˈfiːmə/
股骨头	femoral head	/ˈfemərəl hed/
股骨头韧带	ligament of head of femur	/ˈlɪgəmənt əv hed əv ˈfiːmə/
股后皮神经	posterior femoral cutaneous nerve	/pɒˈstɪərɪə ˈfemərəl kjuːˈteɪnɪəs nɜːv/
股静脉	femoral vein	/ˈfemərəl veɪn/
股三角	femoral triangle	/ˈfemərəl ˈtraɪæŋgl/
股神经	femoral nerve	/ˈfemərəl nɜːv/
股四头肌	quadriceps femoris	/ˈkwɒdrɪseps feˈməʊrɪs/

股外侧皮神经	lateral femoral cutaneous nerve	/ˈlætərəl ˈfemərəl kjuːˈteɪnjəs nɜːv/
骨	bone	/bəʊn/
骨半规管	bony semicircular canal	/ˈbəʊnɪ ˌsemɪˈsɜːkjʊlə kəˈnæl/
骨干	diaphysis	/daɪˈæfɪsɪs/
骨间背侧肌	dorsal interossei	/ˈdɔːsəl ˌɪntəˈrɒsiː/
骨间掌侧肌	palmar interossei	/ˈpælmə ˌɪntəˈrɒsiː/
骨迷路	bony labyrinth	/ˈbəʊnɪ ˈlæbərɪnθ/
骨密质	compact bone	/kəmˈpækt bəʊn/
骨膜	periosteum	/ˌperɪˈɒstɪəm/
骨内膜	endosteum	/enˈdɒstɪəm/
骨盆	pelvis	/ˈpelvɪs/
骨松质	spongy bone	/ˈspɒndʒɪ bəʊn/
骨髓	bone marrow	/bəʊn ˈmærəʊ/
骨小梁	bone trabecula	/bəʊn trəˈbekjʊlə/
骨性鼻腔	bony nasal cavity	/ˈbəʊnɪ ˈneɪzəl ˈkævətɪ/
骨性结合	synostosis	/ˌsɪnɒsˈtəʊsɪs/
骨性口腔	oral cavity	/ˈɔːrəl ˈkævətɪ/
鼓部	tympanic part	/tɪmˈpænɪk pɑːt/
鼓膜	tympanic membrane	/tɪmˈpænɪk ˈmembreɪn/
鼓膜脐	umbo of tympanic membrane	/ˈʌmbəʊ əv tɪmˈpænɪk ˈmembreɪn/
鼓膜张肌	tensor tympani muscle	/ˈtensə ˈtɪmpənɪ ˈmʌsl/
鼓室	tympanic cavity	/tɪmˈpænɪk ˈkævətɪ/
鼓室神经	tympanic nerve	/tɪmˈpænɪk nɜːv/
鼓索	chorda tympanic	/ˈkɔːdə tɪmˈpænɪk/
固有鼻腔	nasal cavity proper	/ˈneɪzəl ˈkævətɪ ˈprɒpə/
固有筋膜	fascia propria	/ˈfæʃɪə ˈprəʊprɪə/
固有口腔	oral cavity proper	/ˈɔːrəl ˈkævətɪ ˈprɒpə/
关节	articulation；joint	/ɑːˌtɪkjʊˈleɪʃən/；/dʒɔɪnt/
关节唇	articular labrum	/ɑːˈtɪkjʊlə ˈleɪbrəm/
关节结节	articular tubercle	/ɑːˈtɪkjʊlə ˈtjuːbəkl/

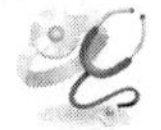

关节面	articular surface	/ɑːˈtɪkjʊlə ˈsɜːfɪs/
关节囊	articular capsule	/ɑːˈtɪkjʊlə ˈkæpsjuːl/
关节盘	articular disc	/ɑːˈtɪkjʊlə dɪsk/
关节腔	articular cavity	/ɑːˈtɪkjʊlə ˈkævətɪ/
关节软骨	articular cartilage	/ɑːˈtɪkjʊlə ˈkɑːtɪlɪdʒ/
关节突	articular process	/ɑːˈtɪkjʊlə ˈprəʊses/
关节突关节	zygapophysial joint	/ˌzɪgæpəˈfɪzɪəl dʒɔɪnt/
关节盂	glenoid cavity	/ˈgliːnɔɪd ˈkævətɪ/
冠突	coronoid process	/ˈkɒrənɔɪd ˈprəʊses/
冠状窦	coronary sinus	/ˈkɒrənərɪ ˈsaɪnəs/
冠状窦瓣	valve of coronary sinus	/vælv əv ˈkɒrənərɪ ˈsaɪnəs/
冠状窦口	orifice of coronary sinus	/ˈɒrɪfɪs əv ˈkɒrənərɪ ˈsaɪnəs/
冠状缝	coronal suture	/ˈkɒrənəl ˈsuːtʃə/
冠状沟	coronary sulcus	/ˈkɒrənərɪ ˈsʌlkəs/
冠状韧带	coronary ligament	/ˈkɒrənərɪ ˈlɪgəmənt/
冠状轴	frontal axis	/ˈfrʌntəl ˈæksɪs/
光锥	cone of light	/kəʊn əv laɪt/
贵要静脉	basilic vein	/bəˈzɪlɪk veɪn/
腘动脉	popliteal artery	/pɒpˈlɪtɪəl ˈɑːtərɪ/
腘肌	popliteus	/pɒpˈlɪtɪəs/
腘淋巴结	popliteal lymph node	/pɒpˈlɪtɪəl lɪmf nəʊd/
腘窝	popliteal fossa	/pɒpˈlɪtɪəl ˈfɒsə/
腘斜韧带	oblique popliteal ligament	/əˈbliːk pɒpˈlɪtɪəl ˈlɪgəmənt/
过渡细胞(T 细胞)	transitional cell	/trænˈzɪʃənəl sel/

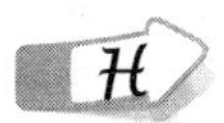

海德带	Head's zones	/hedz zəʊnz/
海绵窦	cavernous sinus	/ˈkævənəs ˈsaɪnəs/
海绵体部	cavernous part	/ˈkævənəs pɑːt/
含气骨	pneumatic bone	/njuːˈmætɪk bəʊn/
核间神经元	internuclear neuron	/ˌɪntəˈnjuːklɪə ˈnjʊərɒn/

核下瘫	infranuclear paralysis	/ˌɪnfrəˈnjuːklɪə pəˈrælɪsɪs/
黑质	substantia nigra	/səbˈstænʃɪə ˈnaɪgrə/
恒牙	permanent tooth	/ˈpɜːmənənt tuːθ/
横窦	transverse sinus	/trænzˈvɜːs ˈsaɪnəs/
横结肠	transverse colon	/trænzˈvɜːs ˈkəʊlən/
横结肠系膜	transverse mesocolon	/trænzˈvɜːs ˌmesəʊˈkəʊlən/
横突	transverse process	/trænzˈvɜːs ˈprəʊses/
横突间韧带	intertransverse ligament	/ˌɪntətrænsˈvɜːs ˈlɪgəmənt/
横突孔	transverse foramen	/trænzˈvɜːs fəˈreɪmen/
红骨髓	red bone marrow	/red bəʊn ˈmærəʊ/
红核	red nucleus	/red ˈnjuːklɪəs/
红核脊髓束	rubrospinal tract	/ˌruːbrəʊˈspaɪnəl trækt/
虹膜	iris	/ˈaɪərɪs/
喉	larynx	/ˈlærɪŋks/
喉返神经	recurrent laryngeal nerve	/rɪˈkʌrənt ˌlærɪnˈdʒiːəl nɜːv/
喉肌	muscle of larynx	/ˈmʌsl əv ˈlærɪŋks/
喉结	laryngeal prominence	/ˌlærɪnˈdʒiːəl ˈprɒmɪnəns/
喉口	aditus of larynx	/ˈædɪtəs əv ˈlærɪŋks/
喉前淋巴结	prelaryngeal lymph node	/ˌpriːlærɪnˈdʒiːəl lɪmf nəʊd/
喉前庭	laryngeal vestibule	/ˌlærɪnˈdʒiːəl ˈvestɪbjuːl/
喉腔	laryngeal cavity	/ˌlærɪnˈdʒiːəl ˈkævətɪ/
喉上神经	superior laryngeal nerve	/sjuːˈpɪərɪə ˌlærɪnˈdʒiːəl nɜːv/
喉室	ventricle of larynx	/ˈventrɪkl əv ˈlærɪŋks/
喉下神经	inferior laryngeal nerve	/ɪnˈfɪərɪə ˌlærɪnˈdʒiːəl nɜːv/
喉咽	laryngopharynx	/ləˌrɪŋgəʊˈfærɪŋks/
喉中间腔	intermediate cavity of larynx	/ˌɪntəˈmiːdɪət ˈkævətɪ əv ˈlærɪŋks/
骺	epiphysis	/ɪˈpɪfɪsɪs/
骺软骨	epiphysial cartilage	/ˌepɪˈfɪzɪəl ˈkɑːtɪlɪdʒ/
骺线	epiphysial line	/ˌepɪˈfɪzɪəl laɪn/
后	posterior	/pɒˈstɪərɪə/

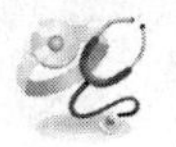

后穿质	posterior perforated substance	/pɒˈstɪərɪə ˈpɜːfəreɪtɪd ˈsʌbstəns/
后根	posterior root	/pɒˈstɪərɪə ruːt/
后核	posterior nucleus	/pɒˈstɪərɪə ˈnjuːklɪəs/
后交叉韧带	posterior cruciate ligament	/pɒˈstɪərɪə ˈkruːʃɪɪt ˈlɪgəmənt/
后交通动脉	posterior communicating artery	/pɒˈstɪərɪə kəˈmjuːnɪkeɪtɪŋ ˈɑːtərɪ/
后脑	metencephalon	/ˌmetenˈsefəlɒn/
后丘脑	metathalamus	/ˌmetəˈθæləməs/
后乳头肌	posterior papillary muscle	/pɒˈstɪərɪə pəˈpɪlərɪ ˈmʌsl/
后室间沟	posterior interventricular groove	/pɒˈstɪərɪə ˌɪntəvenˈtrɪkjʊlə gruːv/
后室间支	posterior interventricular branch	/pɒˈstɪərɪə ˌɪntəvenˈtrɪkjʊlə brɑːntʃ/
后外侧裂	posterolateral fissure	/ˌpɒstərəʊˈlætərəl ˈfɪʃə/
后斜角肌	scalenus posterior	/skəˈliːnəs pɒˈstɪərɪə/
后囟/枕囟	posterior fontanelle	/pɒˈstɪərɪə ˌfɒntəˈnel/
后正中线	posterior median line	/pɒˈstɪərɪə ˈmiːdɪən laɪn/
后支	posterior branch	/pɒˈstɪərɪə brɑːntʃ/
后纵隔	posterior mediastinum	/pɒˈstɪərɪə ˌmiːdɪæsˈtaɪnəm/
后纵韧带	posterior longitudinal ligament	/pɒˈstɪərɪə ˌlɒŋgɪˈtjuːdɪnəl ˈlɪgəmənt/
呼吸系统	respiratory system	/ˈrespərətərɪ ˈsɪstəm/
壶腹嵴	crista ampullaris	/ˈkrɪstə æmpjʊˈlærɪs/
滑车切迹	trochlear notch	/ˈtrɒklɪə nɒtʃ/
滑车神经	trochlear nerve	/ˈtrɒklɪə nɜːv/
滑车神经核	nucleus of trochlear nerve	/ˈnjuːklɪəs əv ˈtrɒklɪə nɜːv/
滑膜	synovial membrane	/sɪˈnəʊvɪəl ˈmembreɪn/
滑膜襞	synovial fold	/sɪˈnəʊvɪəl fəʊld/
滑膜层	synovial layer	/sɪˈnəʊvɪəl ˈleɪə/
滑膜关节	synovial joint	/sɪˈnəʊvɪəl dʒɔɪnt/
滑膜囊	synovial bursa	/sɪˈnəʊvɪəl ˈbɜːsə/

滑膜绒毛	synovial villus	/sɪˈnəʊvɪəl ˈvɪləs/
滑液	synovial fluid	/sɪˈnəʊvɪəl ˈfluːɪd/
化学通路	chemical pathways	/ˈkemɪkəl ˈpɑːθweɪ/
化学突触	chemical synapse	/ˈkemɪkəl ˈsaɪnæps/
踝关节	ankle joint	/ˈæŋkl dʒɔɪnt/
环甲关节	cricothyroid joint	/ˌkraɪkəʊˈθaɪrɔɪd dʒɔɪnt/
环甲肌	cricothyroid muscle	/ˌkraɪkəʊˈθaɪrɔɪd ˈmʌsl/
环甲正中韧带	median cricothyroid ligament	/ˈmiːdɪən ˌkraɪkəʊˈθaɪrɔɪd ˈlɪgəmənt/
环杓侧肌	lateral cricoarytenoid muscle	/ˈlætərəl ˌkraɪkəʊˌærɪˈtiːnɔɪd ˈmʌsl/
环杓关节	cricoarytenoid joint	/ˌkraɪkəʊˌærɪˈtiːnɔɪd dʒɔɪnt/
环杓后肌	posterior cricoarytenoid muscle	/pɒˈstɪərɪə ˌkraɪkəʊˌærɪˈtiːnɔɪd ˈmʌsl/
环转	circumduction	/ˌsɜːkəmˈdʌkʃən/
环状软骨	cricoid cartilage	/ˈkraɪkɔɪd ˈkɑːtɪlɪdʒ/
环状软骨板	lamina of cricoid cartilage	/ˈlæmɪnə əv ˈkraɪkɔɪd ˈkɑːtɪlɪdʒ/
环状软骨弓	arch of cricoid cartilage	/ɑːtʃ əv ˈkraɪkɔɪd ˈkɑːtɪlɪdʒ/
环状软骨气管韧带	cricotracheal ligament	/ˌkraɪkəˈtrækiːəl ˈlɪgəmənt/
寰枢关节	atlantoaxial joint	/ætˌlæntəˈæksɪəl dʒɔɪnt/
寰枕关节	atlantooccipital joint	/ætˌlæntəˈsɪpɪtəl dʒɔɪnt/
寰枕后膜	posterior atlantooccipital membrane	/pɒˈstɪərɪə ætˌlæntəˈsɪpɪtəl ˈmembreɪn/
寰枕前膜	anterior atlantooccipitai membrane	/ænˈtɪərɪə ætˌlæntəˈsɪpɪtəl ˈmembreɪn/
寰椎	atlas	/ˈætləs/
黄斑	macula lutea	/ˈmækjʊlə ˈluːtɪə/
黄骨髓	yellow bone marrow	/ˈjeləʊ bəʊn ˈmærəʊ/
黄韧带	ligamentum flava	/ˌlɪgəˈmentəm ˈfleɪvə/
灰交通支	grey communicating branch	/greɪ kəˈmjuːnɪkeɪtɪŋ brɑːntʃ/
灰质	gray matter	/greɪ ˈmætə/

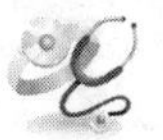

回肠	ileum	/ˈɪlɪəm/
回肠动脉	ileal artery	/ˈɪlɪəl ˈɑːtərɪ/
回结肠动脉	ileocolic artery	/ˌɪlɪəʊˈkɒlɪk ˈɑːtərɪ/
回盲瓣	ileocecal valve	/ˌɪlɪəʊˈsiːkəl vælv/
回盲口	ileocecal orifice	/ˌɪlɪəʊˈsiːkəl ˈɒrɪfɪs/
会厌	epiglottis	/ˌepɪˈglɒtɪs/
会厌谷	epiglottic vallecula	/ˌepɪˈglɒtɪk væˈlekjʊlə/
会厌软骨	epiglottic cartilage	/ˌepɪˈglɒtɪk ˈkɑːtɪlɪdʒ/
会阴	perineum	/ˌperɪˈniːəm/
会阴浅横肌	superficial transverse muscle of perineum	/ˌsjuːpəˈfɪʃəl trænzˈvɜːs ˈmʌsl əv ˌperɪˈniːəm/
会阴浅筋膜	superficial fascia of perineum	/ˌsjuːpəˈfɪʃəl ˈfeɪʃə əv ˌperɪˈniːəm/
会阴浅隙	superficial perineal space	/ˌsjuːpəˈfɪʃəl ˌperɪˈniːəl speɪs/
会阴深横肌	deep transverse muscle of perineum	/diːp trænzˈvɜːs ˈmʌsl əv ˌperɪˈniːəm/
会阴深隙	deep perineal space	/diːp ˌperɪˈniːəl speɪs/
会阴体	perineal body	/ˌperɪˈniːəl ˈbɒdɪ/
会阴中心腱	perineal central tendon	/ˌperɪˈniːəl ˈsentrəl ˈtendən/
喙肱肌	coracobrachialis	/ˌkɒrəkəʊˌbreɪkɪˈeɪlɪs/
喙肩韧带	coracoacromial ligament	/ˌkɒrəkəʊəˈkrəʊmɪəl ˈlɪgəmənt/
喙突	coracoid process	/ˈkɔːrəkɔɪd ˈprəʊses/

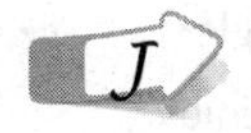

肌	muscle	/ˈmʌsl/
肌腹	muscle belly	/ˈmʌsl ˈbelɪ/
肌腱	muscle tendon	/ˈmʌsl ˈtendən/
肌腱袖	muscle tendinous cuff	/ˈmʌsl ˈtendɪnəs kʌf/
肌皮神经	musculocutaneous nerve	/ˌmʌskjʊləʊkjʊˈteɪnjəs nɜːv/
肌突	muscular process	/ˈmʌskjʊlə ˈprəʊses/
肌织膜	muscular tunica	/ˈmʌskjʊlə ˈtjuːnɪkə/
奇静脉	azygos vein	/ˈæzɪgɒs veɪn/

奇神经节	ganglion impar	/ˈgæŋglɪən ˈɪmpɑː/
基底动脉	basilar artery	/ˈbæsɪlə ˈɑːtərɪ/
基底沟	basilar sulcus	/ˈbæsɪl ˈsʌlkəs/
基底静脉	basal vein	/ˈbeɪsəl veɪn/
激素	hormone	/ˈhɔːməʊn/
棘间韧带	interspinal ligament	/ˌɪntəˈspaɪnəl ˈlɪgəmənt/
棘孔	foramen spinosum	/fəˈreɪmen ˈspaɪnəʊsəm/
棘上韧带	supraspinal ligament	/ˌsjuːprəˈspaɪnəl ˈlɪgəmənt/
棘突	spinous process	/ˈspaɪnəs ˈprəʊses/
集合淋巴滤泡	aggregated lymphatic follicle	/ˈægrɪgeɪtɪd lɪmˈfætɪk ˈfɒlɪkl/
脊膜支	meningeal branch	/mɪˈnɪndʒɪəl brɑːntʃ/
脊神经	spinal nerve	/ˈspaɪnəl nɜːv/
脊神经节	spinal ganglia	/ˈspaɪnəl ˈgæŋglɪə/
脊髓后动脉	posterior spinal artery	/pɒˈstɪərɪə ˈspaɪnəl ˈɑːtərɪ/
脊髓前动脉	anterior spinal artery	/ænˈtɪərɪə ˈspaɪnəl ˈɑːtərɪ/
脊髓丘脑束	spinothalamic tract	/ˌspaɪnəθəˈlæmɪk trækt/
脊髓小脑	spinocerebellum	/ˌspaɪnəʊˌserɪˈbeləm/
脊髓小脑前、后束	anterior and posterior spinocerebellar tracts	/ænˈtɪərɪə ənd pɒˈstɪərɪə ˌspaɪnəʊsərɪˈbelə trækts/
脊髓蛛网膜	spinal arachnoid mater	/ˈspaɪnəl əˈræknɔɪd ˈmeɪtə/
脊柱	vertebral column	/ˈvɜːtɪbrəl ˈkɒləm/
嵴下角	subcarinal angle	/ˌsʌbkəˈraɪnəl ˈæŋgl/
夹肌	musculus splenius	/ˈmʌskjʊlə ˈspliːnɪəs/
岬	promontory	/ˈprɒməntərɪ/
颊	cheek	/tʃiːk/
颊肌	buccinator	/ˈbʌksɪˌneɪtə/
颊神经	buccal nerve	/ˈbʌkəl nɜːv/
颊支	buccal branch	/ˈbʌkəl brɑːntʃ/
甲关节面	thyroid articular surface	/ˈθaɪrɔɪd ɑːˈtɪkjʊlə ˈsɜːfɪs/
甲杓肌	thyroarytenoid	/ˌθaɪrrəʊˌerɪˈtiːnɔɪd/
甲状颈干	thyrocervical trunk	/ˌθaɪrɒˈsɜːvɪkəl trʌŋk/

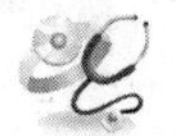

甲状旁腺	parathyroid gland	/ˌpærəˈθaɪrɔɪd glænd/
甲状软骨	thyroid cartilage	/ˈθaɪrɔɪd ˈkɑːtɪlɪdʒ/
甲状舌骨肌	thyrohyoid	/ˌθaɪrəʊˈhaɪɔɪd/
甲状舌骨膜	thyrohyoid membrane	/ˌθaɪrəʊˈhaɪɔɪd ˈmembreɪn/
甲状舌骨外侧韧带	lateral thyrohyoid ligament	/ˈlætərəl ˌθaɪrəʊˈhaɪɔɪd ˈlɪgəmənt/
甲状舌骨正中韧带	median thyrohyoid ligament	/ˈmiːdɪən ˌθaɪrəʊˈhaɪɔɪd ˈlɪgəmənt/
甲状腺	thyroid gland	/ˈθaɪrɔɪd glænd/
甲状腺淋巴结	thyroid lymph node	/ˈθaɪrɔɪd lɪmf nəʊd/
甲状腺上动脉	superior thyroid artery	/sjuːˈpɪərɪə ˈθaɪrɔɪd ˈɑːtərɪ/
假单极神经元	pseudounipolar neuron	/ˌsjuːdəʊˌjuːnɪˈpəʊlə ˈnjʊərɒn/
尖淋巴结	apical lymph node	/ˈæpɪkəl lɪmf nəʊd/
尖牙	canine tooth	/ˈkeɪnaɪn tuːθ/
间脑	diencephalon	/ˌdaɪenˈsefəlɒn/
肩峰	acromion	/əˈkrəʊmɪɒn/
肩关节	shoulder joint	/ˈʃəʊldə dʒɔɪnt/
肩胛背神经	dorsal scapular nerve	/ˈdɔːsəl ˈskæpjʊlə nɜːv/
肩胛冈	spine of scapula	/spaɪn əv ˈskæpjʊlə/
肩胛骨	scapula	/ˈskæpjʊlə/
肩胛上神经	suprascapular nerve	/ˌsjuːprəˈskæpjʊlə nɜːv/
肩胛舌骨肌	omohyoid	/ˌəʊməˈhaɪɔɪd/
肩胛提肌	levator scapula	/lɪˈveɪtə ˈskæpjʊlə/
肩胛下肌	subscapularis	/səbˈskæpjʊˈleərɪs/
肩胛下淋巴结	subscapular lymph node	/səbˈskæpjʊlə lɪmf nəʊd/
肩胛下神经	subscapular nerve	/səbˈskæpjʊlə nɜːv/
肩胛下窝	subscapular fossa	/səbˈskæpjʊlə ˈfɒsə/
肩胛线	scapular line	/ˈskæpjʊlə laɪn/
肩锁关节	acromioclavicular joint	/əˌkrəʊmɪəʊkləˈvɪkjʊlə dʒɔɪnt/
睑板	tarsus	/ˈtɑːsəs/
睑板腺	tarsal gland	/ˈtɑːsəl glænd/
睑结膜	palpebral conjunctiva	/ˈpælpɪbrəl ˌkɒndʒʌŋkˈtaɪvə/

剑突	xiphoid process	/ˈzɪfɔɪd ˈprəʊses/
腱滑膜鞘	synovial sheath of tendon	/sɪˈnəʊvɪəl ʃiːθ əv ˈtendən/
腱划	tendinous intersection	/ˈtendɪnəs ˌɪntəˈsekʃən/
腱膜	aponeurosis	/ˌæpənjʊˈrəʊsɪs/
腱鞘	tendinous sheath	/ˈtendɪnəs ʃiːθ/
腱系膜	mesotendon	/ˌmesəʊˈtendən/
腱纤维鞘	epitendineum	/ˌepɪtenˈdɪnɪəm/
浆膜心包	serous pericardium	/ˈsɪərəs ˌperɪˈkɑːdɪəm/
降钙素基因相关肽	calcitonin-gene-related peptide, CGRP	/ˌkælsɪˈtəʊnɪn dʒiːn rɪˈleɪtɪd ˈpeptaɪd/
降结肠	descending colon	/dɪˈsendɪŋ ˈkəʊlən/
交感干	sympathetic trunk	/ˌsɪmpəˈθetɪk trʌŋk/
交感干神经节	ganglion of sympathetic trunk	/ˈgæŋglɪən əv sɪmpəˈθetɪk trʌŋk/
交感神经	sympathetic nerve	/ˌsɪmpəˈθetɪk nɜːv/
交通支	communicating branch; communication branch	/kəˈmjuːnɪkeɪtɪŋ brɑːntʃ/; /kəˌmjuːnɪˈkeɪʃən brɑːntʃ/
胶质细胞	glial cell	/ˈglaɪəl sel/
角膜	cornea	/ˈkɔːnɪə/
角切迹	angular incisure	/ˈæŋgjʊlə ɪnˈsɪʒə/
脚间窝	interpeduncular fossa	/ˌɪntəpɪˈdʌŋkjʊlə ˈfɒsə/
节后神经元	postganglionic neuron	/ˌpəʊstgæŋglɪˈɒnɪk ˈnjʊərɒn/
节后纤维	postganglionic fiber	/ˌpəʊstgæŋglɪˈɒnɪk ˈfaɪbə/
节间支	interganglionic branches	/ˌɪntəgæŋglɪˈɒnɪk brɑːntʃɪz/
节前神经元	preganglionic neuron	/ˌprɪgæŋglɪˈɒnɪk ˈnjʊərɒn/
节前纤维	preganglionic fiber	/ˌprɪgæŋglɪˈɒnɪk ˈfaɪbə/
节制索	moderator band	/ˈmɒdəreɪtə bænd/
拮抗肌	antagonistic muscle	/ænˈtægənˌɪstɪk ˈmʌsl/
结肠	colon	/ˈkəʊlən/
结肠带	colic band	/ˈkɒlɪk ˈbænd/
结肠袋	haustra of colon	/ˈhɔːstrə əv ˈkəʊlən/
结肠旁沟	paracolic sulcus	/ˌpærəˈkɒlɪk ˈsʌlkəs/

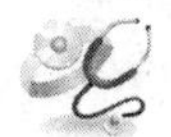

结肠右曲	right colic flexure	/raɪt ˈkɒlɪk ˈflekʃə/
结肠左曲	left colic flexure	/left ˈkɒlɪk ˈflekʃə/
结合臂	brachium conjunctivum	/ˈbreɪkɪəm kənˈdʒʌŋktɪvəm/
结节漏斗束	tuberoinfundibular tract	/ˌtjuːbərəʊˌɪnfʌnˈdɪbjʊlə ˈtrækt/
结节区	tuberal region	/ˈtjuːbərəl ˈriːdʒɪən/
结膜	conjunctiva	/kənˈdʒʌŋktɪvə/
结膜囊	conjunctival sac	/ˌkɒndʒʌŋkˈtaɪvəl sæk/
结膜穹隆	conjunctival fornix	/ˌkɒndʒʌŋkˈtaɪvəl ˈfɔːnɪks/
睫状肌	ciliary muscle	/ˈsɪlɪərɪ ˈmʌsl/
睫状神经节	ciliary ganglion	/ˈsɪlɪərɪ ˈgæŋglɪən/
睫状体	ciliary body	/ˈsɪlɪərɪ ˈbɒdɪ/
睫状突	ciliary process	/ˈsɪlɪərɪ ˈprəʊses/
解剖颈	anatomical neck	/ˌænəˈtɒmɪkəl nek/
解剖学姿势	anatomical position	/ˌænəˈtɒmɪkəl pəˈzɪʃən/
界沟	terminal sulcus	/ˈtɜːmɪnəl ˈsʌlkəs/
界嵴	crista terminalis	/ˈkrɪstə ˈtɜːmɪnəlɪs/
筋膜	fascia	/ˈfæʃɪə/
近侧	proximalis	/ˌprɒksɪˈmeɪlɪs/
茎乳孔	stylomastoid foramen	/ˌstaɪləʊˈmæstɔɪd fəˈreɪmen/
茎突	styloid process	/ˈstaɪlɔɪd ˈprəʊses/
茎突舌骨肌	stylohyoid	/ˌstaɪləʊˈhaɪɔɪd/
晶状体	lens	/lenz/
精阜	seminal colliculus	/ˈsemɪnəl kɒˈlɪkjʊləs/
精囊	spermatocyst	/ˈspɜːmətəʊˌsɪst/
精索	spermatic cord	/spɜːˈmætɪk kɔːd/
精索内筋膜	internal spermatic fascia	/ɪnˈtɜːnəl spɜːˈmætɪk ˈfeɪʃɪə/
精索外筋膜	external spermatic fascia	/ɪkˈstɜːnəl spɜːˈmætɪk ˈfeɪʃɪə/
颈丛	cervical plexus	/ˈsɜːvɪkəl ˈpleksəs/
颈动脉窦	carotid sinus	/kəˈrɒtɪd ˈsaɪnəs/
颈动脉窦支	carotid sinus branch	/kəˈrɒtɪd ˈsaɪnəs brɑːntʃ/
颈动脉管	carotid canal	/kəˈrɒtɪd kəˈnæl/

颈动脉小球	carotid glomus	/kəˈrɒtɪd ˈgləʊməs/
颈横神经	transverse nerve of neck	/trænzˈvɜːs nɜːv əv nek/
颈静脉弓	jugular venous arch	/ˈdʒʌgjʊlə ˈviːnəs ɑːtʃ/
颈静脉孔	jugular foramen	/ˈdʒʌgjʊlə fəˈreɪmen/
颈静脉切迹	jugular notch	/ˈdʒʌgjʊlə nɒtʃ/
颈阔肌	platysma	/pləˈtɪzmə/
颈内动脉	internal carotid artery	/ɪnˈtɜːnəl kəˈrɒtɪd ˈɑːtərɪ/
颈内动脉丛	internal carotid plexus	/ɪnˈtɜːnəl kəˈrɒtɪd ˈpleksəs/
颈内静脉	internal jugular vein	/ɪnˈtɜːnəl ˈdʒʌgjʊlə veɪn/
颈袢	ansa cervicalis	/ˈænsə ˌsɜːvɪˈkeɪlɪs/
颈前静脉	anterior jugular vein	/ænˈtɪərɪə ˈdʒʌgjʊlə veɪn/
颈前淋巴结	anterior cervical lymph node	/ænˈtɪərɪə ˈsɜːvɪkəl lɪmf nəʊd/
颈前浅淋巴结	superficial anterior cervical lymph node	/ˌsjuːpəˈfɪʃəl ænˈtɪərɪə ˈsɜːvɪkəl lɪmf nəʊd/
颈前深淋巴结	deep anterior cervical lymph node	/diːp ænˈtɪərɪə ˈsɜːvɪkəl lɪmf nəʊd/
颈上神经节	superior cervical ganglion	/sjuːˈpɪərɪə ˈsɜːvɪkəl ˈgæŋglɪən/
颈神经	cervical nerve	/ˈsɜːvɪkəl nɜːv/
颈外侧淋巴结	lateral cervical lymph node	/ˈlætərəl ˈsɜːvɪkəl lɪmf nəʊd/
颈外侧浅淋巴结	superficial lateral cervical lymph node	/ˌsjuːpəˈfɪʃəl ˈlætərəl ˈsɜːvɪkəl lɪmf nəʊd/
颈外侧上深淋巴结	superior deep lateral lymph node	/sjuːˈpɪərɪə diːp ˈlætərəl lɪmf nəʊd/
颈外侧深淋巴结	deep lateral cervical lymph node	/diːp ˈlætərəl ˈsɜːvɪkəl lɪmf nəʊd/
颈外侧下深淋巴结	inferior deep lateral lymph node	/ɪnˈfɪərɪə diːp ˈlætərəl lɪmf nəʊd/
颈外动脉	external carotid artery	/ɪkˈstɜːnəl kəˈrɒtɪd ˈɑːtərɪ/
颈外动脉丛	external carotid plexus	/ɪkˈstɜːnəl kəˈrɒtɪd ˈpleksəs/
颈外静脉	external jugular vein	/ɪkˈstɜːnəl ˈdʒʌgjʊlə veɪn/
颈下神经节	inferior cervical ganglion	/ɪnˈfɪərɪə ˈsɜːvɪkəl ˈgæŋglɪən/
颈胸神经节	cervicothoracic ganglion	/ˌsɜːvɪkəʊθəˈræsɪk ˈgæŋglɪən/

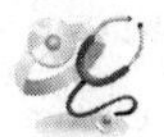

颈支	cervical branch	/ˈsɜːvɪkəl brɑːntʃ/
颈中神经节	middle cervical ganglion	/ˈmɪdl ˈsɜːvɪkəl ˈgæŋglɪən/
颈椎	cervical vertebrae	/ˈsɜːvɪkəl ˈvɜːtɪbriː/
颈总动脉	common carotid artery	/ˈkɒmən kəˈrɒtɪd ˈɑːtərɪ/
胫侧	tibialis	/ˌtɪbɪˈeɪlɪs/
胫侧副韧带	tibial collateral ligament	/ˈtɪbiəl kɒˈlætərəl ˈlɪgəmənt/
胫骨	tibia	/ˈtɪbɪə/
胫骨粗隆	tibial tuberosity	/ˈtɪbɪəl ˌtjuːbəˈrɒsɪtɪ/
胫骨后肌	tibialis posterior	/ˌtɪbɪˈeɪlɪs pɒˈstɪərɪə/
胫骨前肌	tibialis anterior	/ˌtɪbɪˈeɪlɪs ænˈtɪərɪə/
胫后动脉	posterior tibial artery	/pɒˈstɪərɪə ˈtɪbɪəl ˈɑːtərɪ/
胫前动脉	anterior tibial artery	/ænˈtɪərɪə ˈtɪbɪəl ˈɑːtərɪ/
胫神经	tibial nerve	/ˈtɪbɪəl nɜːv/
静脉	vein	/veɪn/
静脉瓣	venous valve	/ˈviːnəs vælv/
静脉丛	venous plexus	/ˈviːnəs ˈpleksəs/
静脉角	venous angle	/ˈviːnəs ˈæŋgl/
静脉韧带	ligamentum venosum	/ˌlɪgəˈmentəm vɪˈnæsəm/
静脉韧带裂	fissure for ligamentum venosum	/ˈfɪʃə fə ˌlɪgəˈmentəm vɪˈnæsəm/
旧小脑	paleocerebellum	/ˌpælɪəʊˌserɪˈbeləm/
局部解剖学	topographic anatomy	/ˌtɒpəˈgræfɪk əˈnætəmɪ/
局部淋巴结	regional node	/ˈriːdʒənəl nəʊd/
巨视解剖学	macroanatomy	/ˌmækrəˌənætəmɪ/
距腓后韧带	posterior talofibular ligament	/pɒˈstɪərɪə ˌtæləʊˈfɪbjʊlə ˈlɪgəmənt/
距腓前韧带	anterior talofibular ligament	/ænˈtɪərɪə ˌtæləʊˈfɪbjʊlə ˈlɪgəmənt/
距跟关节	talocalcaneal joint	/ˌtæləʊkælˈkeɪnɪəl dʒɔɪnt/
距跟舟关节	talocalcaneonavicular joint	/ˌtæləʊkælkeɪnɪənəˈvɪkjʊlə dʒɔɪnt/
距骨	talus	/ˈteɪləs/
距下关节	subtalar joint	/sʌbˈteɪlə dʒɔɪnt/

距小腿关节	talocrural joint	/ˌteɪləʊˈkrʊərəl dʒɔɪnt/
菌状乳头	fungiform papilla	/ˈfʌndʒɪfɔːm pəˈpɪlə/

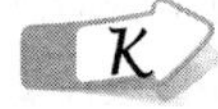

K

颏孔	mental foramen	/ˈmentəl fəˈreɪmen/
颏舌骨肌	geniohyoid	/ˌdʒiːnɪəʊˈhaɪɔɪd/
颏舌肌	genioglossus	/ˌdʒiːnɪəʊˈglɒsəs/
颏下淋巴结	submental lymph node	/sʌbˈmentəl lɪmf nəʊd/
颗粒层	granular layer	/ˈgrænjʊlə ˈleɪə/
髁间隆起	intercondylar eminence	/ˌɪntəˈkɒndɪlə ˈemɪnəns/
髁间窝	intercondylar fossa	/ˌɪntəˈkɒndɪlə ˈfɒsə/
空肠	jejunum	/dʒɪˈdʒuːnəm/
空肠动脉	jejunal artery	/dʒɪˈdʒuːnəl ˈɑːtərɪ/
口唇	oral lip	/ˈɔːrəl lɪp/
口轮匝肌	orbicularis oris	/ɔːˌbɪkjʊˈleərɪs ˈɒrɪs/
口腔	Cavitas oris;oral cavity	/ˈkævɪtəs ˈɒrɪs/;/ˈɔːrəl ˈkævətɪ/
口腔前庭	oral vestibule	/ˈɔːrəl ˈvestɪbjuːl/
口咽	oropharynx	/ˌɒrəʊˈfærɪŋks/
髋骨	coxa;hip bone	/ˈkɒksə/;/hɪp bəʊn/
髋关节	hip joint	/hɪp dʒɔɪnt/
髋臼	acetabulum	/ˌæsəˈtæbjʊləm/
髋臼唇	acetabular labrum	/ˌæsəˈtæbjʊlə ˈleɪbrəm/
眶	orbit	/ˈɔːbɪt/
眶骨膜	periorbita	/ˌperɪˈɔːbɪtə/
眶筋膜	orbital fasciae	/ˈɔːbɪtəl ˈfæʃiːɪ/
眶上裂	superior orbital fissure	/sjuːˈpɪərɪə ˈɔːbɪtəl ˈfɪʃə/
眶上神经	supraorbital nerve	/ˌsjuːprəˈɔːbɪtəl nɜːv/
眶下孔	infraorbital foramen	/ˌɪnfrəˈɔːbɪtəl fəˈreɪmen/
眶下裂	inferior orbital fissure	/ɪnˈfɪərɪə ˈɔːbɪtəl ˈfɪʃə/
眶脂体	adipose body of orbit	/ˌædɪpəʊz ˈbɒdɪ əv ˈɔːbɪt/
阔筋膜张肌	tensor fascia latae	/ˈtensə ˈfeɪʃɪə lætɪ/

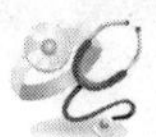

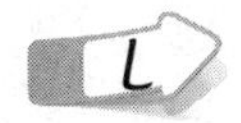

阑尾	vermiform appendix	/ˈvɜːmɪfɔːm əˈpendɪks/
阑尾系膜	mesoappendix	/ˌmesəʊəˈpendɪks/
蓝斑	locus ceruleus	/ˈləʊkəs sɪˈruːlɪəs/
蓝斑核	nucleus ceruleus	/ˈnjuːklɪəs sɪˈruːlɪəs/
肋	rib	/rɪb/
肋膈隐窝	costodiaphragmatic recess	/kɔːstəˌdɪəfrægˈmætɪk rɪˈses/
肋弓	costal arch	/ˈkɒstəl ɑːtʃ/
肋沟	costal groove	/ˈkɒstəl gruːv/
肋骨	rib；costal bone	/rɪb/；/ˈkɒstəl bəʊn/
肋横突关节	costotransverse joint	/ˌkɒstətrænsˈvɜːs dʒɔɪnt/
肋间臂神经	intercostobrachial nerve	/ˌɪntəˈkɒstəbrekɪəl nɜːv/
肋间淋巴结	intercostal lymph node	/ˌɪntəˈkɒstəl lɪmf nəʊd/
肋间内肌	intercostales interni	/ˌɪntəˈkɒsteɪls ɪnˈtɜːnɪ/
肋间内膜	internal intercostal membrane	/ɪnˈtɜːnəl ˌɪntəˈkɒstəl ˈmembreɪn/
肋间神经	intercostal nerve	/ˌɪntəˈkɒstəl nɜːv/
肋间外肌	intercostales externi	/ˌɪntəˈkɒsteɪls ɪksˈtɜːnɪ/
肋间外膜	external intercostal membrane	/ɪkˈstɜːnəl ˌɪntəˈkɒstəl ˈmembreɪn/
肋间最内肌	intercostales intimi	/ˌɪntəˈkɒsteɪls ɪnˈtɪmɪ/
肋角	costal angle	/ˈkɒstəl ˈæŋgl/
肋结节	costal tubercle	/ˈkɒstəl ˈtjuːbəkl/
肋颈	costal neck	/ˈkɒstəl nek/
肋面	costal surface	/ˈkɒstəl ˈsɜːfɪs/
肋软骨	costal cartilage	/ˈkɒstəl ˈkɑːtɪlɪdʒ/
肋体	shaft of rib	/ʃæft əv rɪb/
肋头	costal head	/ˈkɒstəl hed/
肋头关节	joint of costal head	/dʒɔɪnt əv ˈkɒstəl hed/
肋下神经	subcostal nerve	/sʌbˈkɒstəl nɜːv/

肋胸膜	costal pleura	/ˈkɒstəl ˈplʊərə/
肋椎关节	costovertebral joint	/ˌkɒstəʊˈvɜːtɪbrəl dʒɔɪnt/
肋纵隔隐窝	costomediastinal recess	/ˌkɒstəˌmɪdɪˈæstɪnəl rɪˈses/
泪点	lacrimal point	/ˈlækrɪməl pɔɪnt/
泪骨	lacrimal bone	/ˈlækrɪməl bəʊn/
泪湖	lacrimal lacus	/ˈlækrɪməl ˈleɪkəs/
泪囊	lacrimal sac	/ˈlækrɪməl sæk/
泪器	lacrimal apparatus	/ˈlækrɪməl ˌæpəˈreɪtəs/
泪腺	lacrimal gland	/ˈlækrɪməl glænd/
泪腺神经	lacrimal nerve	/ˈlækrɪməl nɜːv/
泪小管	lacrimal ductule	/ˈlækrɪməl ˈdʌktjuːl/
梨状肌	piriformis	/ˌpɪrɪˈfɔːmɪs/
梨状肌上孔	suprapiriform foramen	/ˌsjʊprəˌpɪrəˈfɔːm fəˈreɪmen/
梨状肌下孔	infrapiriform foramen	/ˌɪnfrəˌpɪrəˈfɔːm fəˈreɪmen/
梨状细胞层	piriform cell layer	/ˈpɪrɪfɔːm sel ˈleɪə/
梨状隐窝	piriform recess	/ˈpɪrɪfɔːm rɪˈses/
犁骨	vomer	/ˈvəʊmə/
联合腱	inguinal falx	/ˈɪŋgwɪnəl fælks/
联络神经元	association neuron	/əˌsəʊsɪˈeɪʃən ˈnjʊərɒn/
镰状韧带	falciform ligament of liver	/ˈfælsɪfɔːm ˈlɪgəmənt əv ˈlɪvə/
淋巴导管	lymphatic duct	/lɪmˈfætɪk dʌkt/
淋巴干	lymphatic trunk	/lɪmˈfætɪk trʌŋk/
淋巴管	lymphatic vessel	/lɪmˈfætɪk ˈvesəl/
淋巴结	lymph node	/lɪmf nəʊd/
鳞部	squamous part	/ˈskweɪməs pɑːt/
菱脑	rhombencephalon; hindbrain	/ˌrɒmbenˈsefəlɒn/; /ˈhaɪndbreɪn/
菱形肌	rhomboideus	/rɒmˈbɔɪdɪəs/
菱形窝	rhomboid fossa	/ˈrɒmbɔɪd ˈfɒsə/
隆椎	prominent vertebra	/ˈprɒmɪnənt ˈvɜːtɪbrə/
漏斗	funnel	/ˈfʌnəl/

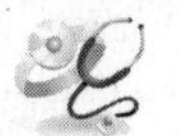

漏斗核	infundibular nucleus	/ˌɪnfʌnˈdɪbjʊlə ˈnjuːklɪəs/
颅	skull	/skʌl/
颅侧的	cranial	/ˈkreɪnɪəl/
颅顶肌	epicranius	/ˌepɪˈkreɪnɪəs/
颅盖	calvarium	/kælˈveərɪəm/
颅后窝	posterior cranial fossa	/pɒˈstɪərɪə ˈkreɪnɪəl ˈfɒsə/
颅前窝	anterior cranial fossa	/ænˈtɪərɪə ˈkreɪnɪəl ˈfɒsə/
颅囟	cranial fontanelle	/ˈkreɪnɪəl ˌfɒntəˈnel/
颅中窝	middle cranial fossa	/ˈmɪdl ˈkreɪnɪəl ˈfɒsə/
卵巢	ovary	/ˈəʊvərɪ/
卵巢动脉	ovarian artery	/əʊˈveərɪən ˈɑːtərɪ/
卵巢固有韧带	proper ligament of ovary	/ˈprɒpə ˈlɪgəmənt əv ˈəʊvərɪ/
卵巢静脉	ovarian vein	/əʊˈveərɪən veɪn/
卵巢门	hilum of ovary	/ˈhaɪləm əv ˈəʊvərɪ/
卵巢伞	ovarian fimbria	/əʊˈveərɪən ˈfɪmbrɪə/
卵巢系膜缘	mesovarian border	/ˌmesəʊˈveərɪən ˈbɔːdə/
卵巢悬韧带	suspensory ligament of ovary	/səˈspensərɪ ˈlɪgəmənt əv ˈəʊvərɪ/
卵圆孔	foramen ovalis	/fəˈreɪmen əʊˈveɪlɪs/
卵圆窝	fossa ovalis	/ˈfɒsə əʊˈveɪlɪs/
轮廓乳头	vallate papilla	/ˈvæleɪt pəˈpɪlə/
轮匝肌	orbicular muscle	/ɔːˈbɪkjʊlə ˈmʌsl/
螺旋襞	spiral fold	/ˈspaɪərəl fəʊld/
螺旋器	spiral organ	/ˈspaɪərəl ˈɔːgən/
裸区	bare area of liver	/beə ˈeərɪə əv ˈlɪvə/

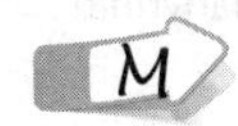

马尾	cauda equina	/ˈkɔːdə ɪˈkwaɪnə/
麦粒软骨	triticeal cartilage	/traɪˈtɪsiːəl ˈkɑːtɪlɪdʒ/
脉络丛前动脉	anterior choroid artery	/ænˈtɪərɪə ˈkɔːrɔɪd ˈɑːtərɪ/
脉络膜	choroid	/ˈkɔːrɔɪd/
盲肠	cecum	/ˈsiːkəm/

盲肠后隐窝	retrocecal recess	/ˌretrəʊˈsiːkəl rɪˈses/
毛细淋巴管	lymphatic capillary	/lɪmˈfætɪk kəˈpɪlərɪ/
毛细血管	blood capillary	/blʌd kəˈpɪlərɪ/
帽状腱膜	epicranial aponeurosis	/ˌepɪˈkrænɪəl ˌæpənjʊəˈrəʊsɪs/
门	hilum;porta	/ˈhaɪləm/;/ˈpɔːtə/
迷走神经	vagus nerve	/ˈveɪgəs nɜːv/
迷走神经背核	dorsal nucleus of vagus nerve	/ˈdɔːsəl ˈnjuːklɪəs əv ˈveɪgəs nɜːv/
迷走神经后干	posterior vagal trunk	/pɒˈstɪərɪə ˈveɪgəl trʌŋk/
迷走神经前干	anterior vagal trunk	/ænˈtɪərɪə ˈveɪgəl trʌŋk/
迷走神经三角	vagal triangle	/ˈveɪgəl ˈtraɪæŋgl/
泌尿系统	urinary system	/ˈjʊərɪnərɪ ˈsɪstəm/
免疫-神经-内分泌网络	immuno-neuro-endocrine network	/ˈɪmjʊnəʊ ˈnjʊərəʊ ˈendəʊkraɪn ˈnetwɜːk/
面动脉	facial artery	/ˈfeɪʃəl ˈɑːtərɪ/
面静脉	facial vein	/ˈfeɪʃəl veɪn/
面深静脉	deep facial vein	/diːp ˈfeɪʃəl veɪn/
面神经	facial nerve	/ˈfeɪʃəl nɜːv/
面神经核	nucleus of facial nerve	/ˈnjuːklɪəs əv ˈfeɪʃəl nɜːv/
面神经丘	facial colliculus	/ˈfeɪʃəl kəˈlɪkjʊləs/
面神经膝	genu of facial nerve	/ˈdʒenjuː əv ˈfeɪʃəl nɜːv/
膜半规管	semicircular duct	/ˌsemɪˈsɜːkjʊlə dʌkt/
膜壁	membranous wall	/ˈmembrənəs wɔːl/
膜部	membranous part	/ˈmembrənəs pɑːt/
膜间部	intermembranous part	/ˌɪntəˈmembrənəs pɑːt/
膜迷路	membranous labyrinth	/ˈmembrənəs ˈlæbərɪnθ/
磨牙	odontoprisis	/əʊˌdɒntəʊˈpraɪsɪs/
末脑	marrowbrain	/ˈmærəʊbrein/
拇长屈肌	flexor hallucis [pollicis] longus	/ˈfleksə həˈljuːsɪs (ˈpɒlɪsɪs) ˈlɒŋgəs/
拇长伸肌	extensor hallucis [pollicis] longus	/ɪkˈstensə həˈljuːsɪs (ˈpɒlɪsɪs) ˈlɒŋgəs/
拇长屈肌	flexor pollicis longus	/ˈfleksə ˈpɒlɪsɪs ˈlɒŋgəs/

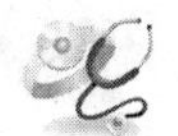

拇长伸肌	extensor pollicis longus	/ɪkˈstensə ˈpɒlɪsɪs ˈlɒŋgəs/
拇长展肌	abductor pollicis longus	/æbˈdʌktə ˈpɒlɪsɪs ˈlɒŋgəs/
拇短屈肌	flexor pollicis brevis	/ˈfleksə ˈpɒlɪsɪs ˈbrevɪs/
拇短伸肌	extensor pollicis brevis	/ɪkˈstensə ˈpɒlɪsɪs ˈbrevɪs/
拇短展肌	abductor pollicis brevis	/æbˈdʌktə ˈpɒlɪsɪs ˈbrevɪs/
拇对掌肌	opponens pollicis	/əˈpəʊnenz ˈpɒlɪsɪs/
拇收肌	mesothenar	/məzəʊˈθiːnə/
拇指腕掌关节	carpometacarpal joint of thumb	/ˌkɑːpəʊˌmetəˈkɑːpəl dʒɔɪnt əv θʌm/

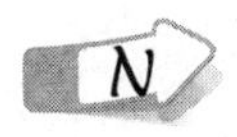

N

男性尿道	male urethra	/meɪl jʊˈriːθrə/
脑	brain；encephalon	/breɪn/；/enˈsefəlɒn/
脑干	brain stem	/breɪn stem/
脑干网状结构	reticular formation of brain stem	/rɪˈtɪkjʊlə fɔːˈmeɪʃən əv breɪn stem/
脑脊液	cerebrospinal fluid,CSF	/ˌserɪbrəʊˈspaɪnəl ˈfluːɪd/
脑脊液-脑屏障	CSF-brain barrier	/siː es ef breɪn ˈbærɪə/
脑膜中动脉	middle meningeal artery	/ˈmɪdl mɪˈnɪndʒɪəl ˈɑːtərɪ/
脑屏障	brain barrier	/breɪn ˈbærɪə/
脑桥	pons	/pɒnz/
脑桥臂	brachium pontis	/ˈbreɪkɪəm ˈpɒntɪs/
脑桥核	pontine nucleus	/ˈpɒntaɪn ˈnjuːklɪəs/
脑桥基底部	basilar part of pons	/ˈbæsɪlə pɑːt əv pɒnz/
脑桥小脑三角	pontocerebellar trigone	/ˌpɒntəʊˌsərɪˈbelə ˈtraɪgəʊn/
脑神经	cranial nerve	/ˈkreɪnɪəl nɜːv/
脑蛛网膜	cerebral arachnoid mater	/ˈserɪbrəl əˈræknɔɪd ˈmeɪtə/
内的	internal	/ɪnˈtɜːnəl/
内侧的	medial	/ˈmiːdɪəl/
内侧半月板	medial meniscus	/ˈmiːdɪəl mɪˈnɪskəs/
内侧带	medial zone	/ˈmiːdɪəl zəʊn/
内侧髁	medial condyle	/ˈmiːdɪəl ˈkɒndɪl/

内侧隆起	medial eminence	/ˈmiːdɪəl ˈemɪnəns/
内侧丘系	medial lemniscus	/ˈmiːdɪəl lemˈnɪskəs/
内侧丘系交叉	decussation of medial lemniscus	/ˌdiːkəˈseɪʃən əv ˈmiːdɪəl lemˈnɪskəs/
内侧韧带	medial ligament	/ˈmiːdɪəl ˈlɪgəmənt/
内侧膝状体	medial geniculate body	/ˈmiːdɪəl dʒɪˈnɪkjʊlɪt ˈbɒdɪ/
内侧楔骨	medial cuneiform bone	/ˈmiːdɪəl ˈkjuːnɪfɔːm bəʊn/
内侧缘	medial border	/ˈmiːdɪəl ˈbɔːdə/
内侧纵束	medial longitudinal fasciculus	/ˈmiːdɪəl ˌlɒndʒɪˈtjuːdɪnəl fəˈsɪkjʊləs/
内耳	internal ear	/ɪnˈtɜːnəl ɪə/
内耳道	internal acoustic meatus	/ɪnˈtɜːnəl əˈkuːstɪk mɪˈeɪtəs/
内耳门	internal acoustic pore	/ɪnˈtɜːnəl əˈkuːstɪk pɔː/
内分泌系统	endocrine system	/ˈendəʊkraɪn ˈsɪstəm/
内分泌腺	endocrine gland	/ˈendəʊkraɪn glænd/
内感受器	interoceptor	/ˌɪntərəʊˈseptə/
内踝	medial malleolus	/ˈmiːdɪəl məˈliːələs/
内上髁	medial epicondyle	/ˈmiːdɪəl ˌepɪˈkɒndɪl/
内髓板	internal medullary lamina	/ɪnˈtɜːnəl meˈdʌlərɪ ˈlæmɪnə/
内脏	viscera	/ˈvɪsərə/
内脏大神经	greater splanchnic nerve	/ˈgreɪtə ˈsplæŋknɪk nɜːv/
内脏感觉神经	visceral sensory nerve	/ ˈvɪsərəl ˈsensərɪ nɜːv/
内脏神经	visceral nerve	/ˈvɪsərəl nɜːv/
内脏神经丛	plexus of visceral nerve	/ˈpleksəs əv ˈvɪsərəl nɜːv/
内脏神经系统	visceral nervous system	/ˈvɪsərəl ˈnɜːvəs ˈsɪstəm/
内脏小神经	lesser splanchnic nerve	/ˈlesə ˈsplæŋknɪk nɜːv/
内脏学	splanchnology	/splæŋkˈnɒlədʒɪ/
内脏运动神经	visceral motor nerve	/ˈvɪsərəl ˈməʊtə nɜːv/
内直肌	rectus medialis	/ˈrektəs ˌmiːdɪˈælɪs/
内眦静脉	angular vein	/ˈæŋgjʊlə veɪn/
尼氏体	Nissl body	/ˈnɪsəl ˈbɒdɪ/
尿道海绵体	cavernous body of urethra	/ˈkævənəs ˈbɒdɪ əv jʊˈriːθrə/

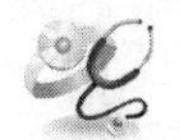

尿道嵴	urethral crest	/jʊˈriːθrəl krest/
尿道括约肌	sphincter of urethra	/ˈsfɪŋktə əv jʊˈriːθrə/
尿道内口	internal urethral orifice	/ɪnˈtɜːnəl jʊˈriːθrəl ˈɒrɪfɪs/
尿道旁腺	Skene gland	/ˈskiːn glænd/
尿道球	bulb of urethra	/bʌlb əv jʊˈriːθrə/
尿道球腺	bulbourethral gland	/ˌbʌlbəʊjʊəˈriːθrəl glænd/
尿道外口	external urethral orifice	/ɪkˈstɜːnəl jʊˈriːθrəl ˈɒrɪfɪs/
尿道阴道括约肌	urethrovaginal sphincter	/jʊəˌriːθrəʊˈvædʒɪnəl ˈsfɪŋktə/
尿生殖膈	urogenital diaphragm	/ˌjʊərəʊˈdʒenɪtəl ˈdaɪəfræm/
尿生殖区	urogenital region	/ˌjʊərəʊˈdʒenɪtəl ˈriːdʒən/
尿失禁	urinary incontinence	/ˈjʊərɪnərɪ ɪnˈkɒntɪnəns/
颞骨	temporal bone	/ˈtempərəl bəʊn/
颞肌	temporalis	/tempəˈreɪlɪs/
颞浅动脉	superficial temporal artery	/ˌsjuːpəˈfɪʃəl ˈtempərəl ˈɑːtərɪ/
颞窝	temporal fossa	/ˈtempərəl ˈfɒsə/
颞下颌关节	temporomandibular joint	/ˌtempərəʊmænˈdɪbjʊlə dʒɔɪnt/
颞下窝	infratemporal fossa	/ˌɪnfrəˈtempərəl ˈfɒsə/
颞支	temporal branch	/ˈtempərəl brɑːntʃ/
女性尿道	female urethra	/ˈfiːmeɪl jʊˈriːθrə/
女阴	female pudendum	/ˈfiːmeɪl pjuːˈdendəm/

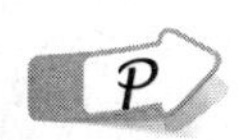

攀缘纤维	climbing fiber	/ˈklaɪmɪŋ ˈfaɪbə/
膀胱	urinary bladder	/ˈjʊərɪnərɪ ˈblædə/
膀胱襞	vesical plica	/ˈvesɪkəl ˈplaɪkə/
膀胱垂	vesical uvula	/ˈvesɪkəl ˈjuːvjʊlə/
膀胱底	fundus of bladder	/ˈfʌndəs əv ˈblædə/
膀胱尖	apex of bladder	/ˈeɪpeks əv ˈblædə/
膀胱颈	neck of bladder	/nek əv ˈblædə/
膀胱前隙	prevesical space	/priːˈvesɪkəl speɪs/
膀胱三角	trigone of bladder	/ˈtraɪgəʊn əv ˈblædə/

膀胱上窝	supravesical fossa	/ˌsjuːprəˈvesɪkəl ˈfɒsə/
膀胱体	body of bladder	/ˈbɒdɪ əv ˈblædə/
膀胱下垂	cystoptosis	/ˌsɪstɒpˈtəʊsɪs/
膀胱子宫陷凹	vesicouterine pouch	/ˌvesɪkəʊˈjuːtəraɪn paʊtʃ/
盆丛	pelvic plexus	/ˈpelvɪk ˈpleksəs/
盆膈	pelvic diaphragm	/ˈpelvɪk ˈdaɪəfræm/
盆内脏神经	pelvic splanchnic nerve	/ˈpelvɪk ˈsplæŋknɪk nɜːv/
盆腔	pelvic cavity	/ˈpelvɪk ˈkævətɪ/
褶痕	crease	/kriːs/
皮质	cortex	/ˈkɔːteks/
皮质核束	corticonuclear tract	/ˈkɔːtɪkənjuːklɪə trækt/
皮质脊髓束	corticospinal tract	/ˌkɔːtɪkəʊˈspaɪnəl trækt/
脾	spleen	/spliːn/
脾动脉	splenic artery	/ˈsplenɪk ˈɑːtərɪ/
脾结肠韧带	splenocolic ligament	/ˌspliːnəʊˈkɒlɪk ˈlɪgəmənt/
脾静脉	splenic vein	/ˈsplenɪk veɪn/
脾门	splenic hilum	/ˈsplenɪk ˈhaɪləm/
脾切迹	splenic notch	/ˈsplenɪk nɒtʃ/
脾肾韧带	splenorenal ligament	/ˌspliːnəˈriːnəl ˈlɪgəmənt/
平衡觉传导通路	equilibrium pathway	/ˌiːkwɪˈlɪbrɪəm ˈpɑːθweɪ/
平面关节	plane joint	/pleɪn dʒɔɪnt/
平行纤维	parallel fiber	/ˈpærəlel ˈfaɪbə/
破裂孔	foramen lacerum	/fəˈreɪmen ˈlæsərəm/

脐动脉	umbilical artery	/ʌmˈbɪlɪkəl ˈɑːtərɪ/
脐环	umbilical ring	/ʌmˈbɪlɪkəl rɪŋ/
脐内侧襞	medial umbilical fold	/ˈmiːdɪəl ʌmˈbɪlɪkəl fəʊld/
脐外侧襞	lateral umbilical fold	/ˈlætərəl ʌmˈbɪlɪkəl fəʊld/
脐正中襞	median umbilical fold	/ˈmiːdɪən ʌmˈbɪlɪkəl fəʊld/
脐正中韧带	median umbilical ligament	/ˈmiːdɪən ʌmˈbɪlɪkəl ˈlɪgəmənt/

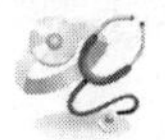

起搏细胞(P细胞)	pacemaker cell	/ˈpeɪsˌmeɪkə sel/
气管	trachea	/trəˈkiːə/
气管杈	bifurcation of trachea	/ˌbaɪfəˈkeɪʃən əv trəˈkiːə/
气管肌	tracheal muscle	/trəˈkiːəl ˈmʌsl/
气管隆嵴	carina of trachea	/kəˈraɪnə əv trəˈkiːə/
气管旁淋巴结	paratracheal lymph node	/ˌpærəˈtreɪkiːəl lɪmf nəʊd/
气管前淋巴结	pretracheal lymph node	/ˌpriːtrəˈkiːəl lɪmf nəʊd/
气管软骨	tracheal cartilage	/trəˈkiːəl ˈkɑːtɪlɪdʒ/
气管支气管淋巴结	tracheobronchial lymph node	/ˌtreɪkɪəʊˈbrɒŋkɪəl lɪmf nəʊd/
髂腹股沟神经	ilioinguinal nerve	/ˌɪlɪəʊˈɪŋgwɪnəl nɜːv/
髂腹下神经	iliohypogastric nerve	/ˌɪlɪəʊˈhaɪpəgæstrɪk nɜːv/
髂股韧带	iliofemoral ligament	/ˌɪlɪəʊˈfemɒrəl ˈlɪgəmənt/
髂骨	ilium	/ˈɪlɪəm/
髂后上棘	posterior superior iliac spine	/pɒˈstɪərɪə sjuːˈpɪərɪə ˈɪlɪæk spaɪn/
髂肌	iliac muscle	/ˈɪlɪæk ˈmʌsl/
髂嵴	iliac crest	/ˈɪlɪæk krest/
髂结节	tubercle of iliac crest	/ˈtjuːbəkl əv ˈɪlɪæk krest/
髂内动脉	internal iliac artery	/ɪnˈtɜːnəl ˈɪlɪæk ˈɑːtərɪ/
髂内静脉	internal iliac vein	/ɪnˈtɜːnəl ˈɪlɪæk veɪn/
髂内淋巴结	internal iliac lymph node	/ɪnˈtɜːnəl ˈɪlɪæk lɪmf nəʊd/
髂前上棘	anterior superior iliac spine	/ænˈtɪərɪə sjuːˈpɪərɪə ˈɪlɪæk spaɪn/
髂外动脉	external iliac artery	/ɪkˈstɜːnəl ˈɪlɪæk ˈɑːtərɪ/
髂外静脉	external iliac vein	/ɪkˈstɜːnəl ˈɪlɪæk veɪn/
髂外淋巴结	external iliac lymph node	/ɪkˈstɜːnəl ˈɪlɪæk lɪmf nəʊd/
髂窝	iliac fossa	/ˈɪlɪæk ˈfɒsə/
髂腰肌	iliopsoas muscle	/ˌɪlɪəʊˈsəʊəs ˈmʌsl/
髂腰韧带	iliolumbar ligament	/ˌɪlɪəʊˈlʌmbə ˈlɪgəmənt/
髂总动脉	common iliac artery	/ˈkɒmən ˈɪlɪæk ˈɑːtərɪ/
髂总静脉	common iliac vein	/ˈkɒmən ˈɪlɪæk veɪn/

髂总淋巴结	common iliac lymph node	/ˈkɒmən ˈɪlɪæk lɪmf nəʊd/
牵涉痛	syndlgia	/sɪnˈældʒə/
前的	anterior	/ænˈtɪərɪə/
前臂骨间膜	interosseous membrane of forearm	/ˌɪntəˈrɒsɪəs ˈmembreɪn əv ˈfɔːrɑːm/
前臂内侧皮神经	medial antebrachial cutaneous nerve	/ˈmiːdɪəl ˌæntɪˈbreɪkɪəl kjuːˈteɪnɪəs nɜːv/
前臂正中静脉	median vein of forearm	/ˈmiːdɪən veɪn əv ˈfɔːrɑːm/
前根	anterior root	/ænˈtɪərɪə ruːt/
前交叉韧带	anterior cruciate ligament	/ænˈtɪərɪə ˈkruːʃɪɪt ˈlɪgəmənt/
前交通动脉	anterior communicating artery	/ænˈtɪərɪə kəˈmjuːnəkeɪtɪŋ ˈɑːtərɪ/
前角	anterior horn	/ænˈtɪərɪə hɔːn/
前锯肌	serratus anterior	/səˈreɪtəs ænˈtɪərɪə/
前列腺	prostate	/ˈprɒsteɪt/
前列腺部	prostatic part	/prɒˈstætɪk pɑːt/
前磨牙	premolar	/priːˈməʊlə/
前脑	forebrain;prosencephalon	/ˈfɔːbreɪn/; /ˌprɒsenˈsefəlɒn/
前脑内侧束	medial forebrain bundle	/ˈmiːdɪəl ˈfɔːbreɪn ˈbʌndl/
前乳头肌	anterior papillary muscle	/ænˈtɪərɪə pəˈpɪlərɪ ˈmʌsl/
前室间沟	anterior interventricular groove	/ænˈtɪərɪə ˌɪntəvenˈtrɪkjʊlə gruːv/
前室间支	anterior interventricular branch	/ænˈtɪərɪə ˌɪntəvenˈtrɪkjʊlə brɑːntʃ/
前庭	vestibule	/ˈvestɪbjuːl/
前庭襞	vestibular fold	/veˈstɪbjʊlə fəʊld/
前庭窗	fenestra vestibuli	/fɪˈnestrə veˈstɪbjʊlaɪ/
前庭大腺	greater vestibular gland	/ˈgreɪtə veˈstɪbjʊlə glænd/
前庭裂	rima vestibuli	/ˈraɪmə ˈvestɪbjʊlaɪ/
前庭球	vestibular bulb	/ˈvestɪbjuːl bʌlb/
前庭区	vestibular area	/veˈstɪbjʊlə ˈeərɪə/
前庭韧带	vestibular ligament	/veˈstɪbjʊlə ˈlɪgəmənt/

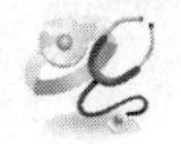

前庭神经	vestibular nerve	/veˈstɪbjʊlə nɜːv/
前庭神经核	vestibular nucleus	/veˈstɪbjʊlə ˈnjuːklɪəs/
前庭神经节	vestibular ganglion	/veˈstɪbjʊlə ˈgæŋglɪən/
前庭蜗器	vestibulocochlear organ	/vesˌtɪbjʊləʊˈkɒklɪə ˈɔːgən/
前庭蜗神经	vestibulocochlear nerve	/vesˌtɪbjʊləʊˈkɒklɪə nɜːv/
前庭小脑	vestibulocerebellum	/veˈstɪbjʊləʊˌserɪˈbeləm/
前斜角肌	scalenus anterior	/skəˈliːnəs ænˈtɪərɪə/
前囟(额囟)	anterior fontanelle	/ænˈtɪərɪə ˌfɒntəˈnel/
前正中线	anterior median line	/ænˈtɪərɪə ˈmiːdɪən laɪn/
前支	anterior branch	/ænˈtɪərɪə brɑːntʃ/
前纵隔	anterior mediastinum	/ænˈtɪərɪə ˌmiːdɪæsˈtaɪnəm/
前纵韧带	anterior longitudinal ligament	/ænˈtɪərɪə ˌlɒndʒɪˈtjuːdɪnəl ˈlɪgəmənt/
浅的	superficial	/ˌsjuːpəˈfɪʃəl/
浅筋膜	superficial fascia	/ˌsjuːpəˈfɪʃəl ˈfeɪʃɪə/
腔静脉沟	sulcus for vena cava	/ˈsʌlkəs fə ˈviːnə ˈkeɪvə/
腔静脉孔	vena caval foramen	/ˈviːnə ˈkeɪvəl fəˈreɪmen/
腔隙韧带(陷窝韧带)	lacunar ligament	/ləˈkjuːnə ˈlɪgəmənt/
鞘膜腔	vaginal cavity	/vəˈdʒaɪnəl ˈkævətɪ/
切牙	incisor	/ɪnˈsaɪzə/
丘脑中央辐射	central radiation of thalamus	/ˈsentrəl ˌreɪdɪˈeɪʃən əv ˈθæləməs/
球海绵体肌	bulbocavernosus	/ˌbʌlbəˌkævəˈnəʊsəs/
球结膜	bulbar conjunctiva	/ˈbʌlbə ˌkɒndʒʌŋkˈtaɪvə/
球囊	saccule	/ˈsækjuːl/
球囊斑	macula sacculus	/ˈmækjʊlə ˈsækjʊləs/
球窝关节	ball-and-socket joint; spheroidal joint	/bɔːl ənd ˈsɒkɪt dʒɔɪnt/; /ˌsfɪəˈrɔɪdəl dʒɔɪnt/
球状核	globose nucleus	/ˈgləʊbəʊs ˈnjuːklɪəs/
屈	flexion	/ˈflekʃən/
屈肌总腱	common flexor tendon	/ˈkɒmən ˈfleksə ˈtendən/
屈戌关节	hinge joint	/hɪndʒ dʒɔɪnt/

躯体神经	somatic nerve	/səʊˈmætɪk nɜːv/
颧骨	zygomatic bone	/ˌzaɪgəʊˈmætɪk bəʊn/
颧神经	zygomatic nerve	/ˌzaɪgəʊˈmætɪk nɜːv/
颧突	zygomatic process	/ˌzaɪgəʊˈmætɪk ˈprəʊses/
颧支	zygomatic branch	/ˌzaɪgəʊˈmætɪk brɑːntʃ/

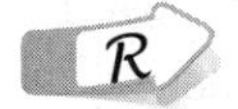

桡侧	radial	/ˈreɪdɪəl/
桡侧副韧带	radial collateral ligament	/ˈreɪdɪəl kɒˈlætərəl ˈlɪgəmənt/
桡侧腕长伸肌	extensor carpus radialis longus	/ɪkˈstensə ˈkɑːpəs reɪdɪˈeɪlɪs ˈlɒŋgəs/
桡侧腕短伸肌	extensor carpus radialis brevis	/ɪkˈstensə ˈkɑːpəs reɪdɪˈeɪlɪs brevɪs/
桡侧腕屈肌	flexor carpus radialis	/ˈfleksə ˈkɑːpəs reɪdɪˈeɪlɪs/
桡尺近侧关节	proximal radioulnar joint	/ˈprɒksɪməl ˌreɪdɪəʊˈʌlnə dʒɔɪnt/
桡尺远侧关节	distal radioulnar joint	/ˈdɪstəl ˌreɪdɪəʊˈʌlnə dʒɔɪnt/
桡动脉	radial artery	/ˈreɪdɪəl ˈɑːtərɪ/
桡骨	radius	/ˈreɪdɪəs/
桡骨粗隆	radial tuberosity	/ˈreɪdɪəl ˌtjuːbəˈrɒsətɪ/
桡骨环状韧带	annular ligament of radius	/ˈænjʊlə ˈlɪgəmənt əv ˈreɪdɪəs/
桡骨颈	neck of radius	/nek əv ˈreɪdɪəs/
桡骨头	head of radius	/hed əv ˈreɪdɪəs/
桡神经	radial nerve	/ˈreɪdɪəl nɜːv/
桡神经沟	sulcus for radial nerve	/ˈsʌlkəs fə ˈreɪdɪəl nɜːv/
桡神经浅支	superficial branch	/ˌsjuːpəˈfɪʃəl brɑːntʃ/
桡腕关节	radiocarpal joint	/ˌreɪdɪəʊˈkɑːpəl dʒɔɪnt/
人中	philtrum	/ˈfɪltrəm/
人字缝	lambdoid suture	/ˈlæmdɔɪd ˈsuːtʃə/
韧带	ligament	/ˈlɪgəmənt/
韧带联结	syndesmosis	/ˌsɪndezˈməʊsɪs/
绒球	flocculus	/ˈflɒkjʊləs/

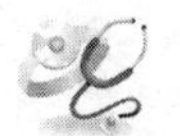

绒球脚	peduncle of flocculus	/pɪˈdʌŋkl əv ˈflɒkjʊləs/
肉膜	dartos coat	/ˈdɑːtɒz kəʊt/
肉柱	trabeculae carneae	/trəˈbekjʊliː kɑːˈniː/
乳房	mamma;breast	/ˈmæmə/; /brest/
乳房悬韧带	suspensory ligament of breast	/səˈspensərɪ ˈlɪgəmənt əv brest/
乳糜池	cisterna chyli	/sɪˈstɜːnə ˈkaɪlaɪ/
乳头	nipple	/ˈnɪpl/
乳头肌	papillary muscle	/pəˈpɪlərɪ ˈmʌsl/
乳头孔	papillary foramen	/pəˈpɪlərɪ fəˈreɪmen/
乳头丘脑束	mammillothalamic tract	/ˌmæmɪlɒˌθəˈælæmɪk trækt/
乳头体	mamillary body	/ˈmæmɪlərɪ bɒdɪ/
乳头体核	mamillary body nucleus	/ˈmæmɪlərɪ bɒdɪ ˈnjuːklɪəs/
乳头区	mamillary region	/ˈmæmɪlərɪ ˈriːdʒən/
乳突	mastoid process	/ˈmæstɔɪd ˈprəʊses/
乳突窦	mastoid antrum	/ˈmæstɔɪd ˈæntrəm/
乳突淋巴结	mastoid lymph node	/ˈmæstɔɪd lɪmf nəʊd/
乳突小房	mastoid cell	/ˈmæstɔɪd sel/
乳腺后间隙	retromammary space	/ˌretrəʊˈmæmərɪ speɪs/
乳腺	mammary gland	/ˈmæmərɪ glænd/
乳牙	deciduous tooth	/dɪˈsɪdjʊəs tuːθ/
乳晕	areola of breast	/əˈrɪəʊlə əv brest/
软腭	soft palate	/sɒft ˈpælət/
软骨间部	intercartilaginous part	/ˌɪntəˌkɑːtɪˈlædʒɪnəs pɑːt/
软骨联结	cartilaginous joint	/ˌkɑːtɪˈlædʒɪnəs dʒɔɪnt/
软脊膜	spinal pia mater	/ˈspaɪnəl ˈpaɪə ˈmeɪtə/
软脑膜	cerebral pia mater	/ˈserɪbrəl ˈpaɪə ˈmeɪtə/

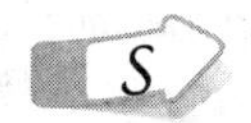

腮腺	parotid gland	/pəˈrɒtɪd glænd/
腮腺管	parotid duct	/pəˈrɒtɪd dʌkt/
腮腺管乳头	papilla of parotid duct	/pəˈpɪlə əv pəˈrɒtɪd dʌkt/

腮腺淋巴结	parotid lymph node	/pəˈrɒtɪd lɪmf nəʊd/
三边孔	trilateral foramen	/traɪˈlætərəl fəˈreɪmen/
三叉丘脑束	trigeminothalamic tract	/traɪˌdʒemɪnəθəˈlæmɪk trækt/
三叉丘系	trigeminal lemniscus	/traɪˈdʒemɪnəl lemˈnɪskəs/
三叉神经	trigeminal nerve	/traɪˈdʒemɪnəl nɜːv/
三叉神经脊束	spinal tract of trigeminal nerve	/ˈspaɪnəl trækt əv traɪˈdʒemɪnəl nɜːv/
三叉神经脊束核	spinal nucleus of trigeminal nerve	/ˈspaɪnəl ˈnjuːklɪəs əv traɪˈdʒemɪnəl nɜːv/
三叉神经节(半月节)	trigeminal ganglion	/traɪˈdʒemɪnəl ˈgæŋglɪən/
三叉神经脑桥核	pontine nucleus of trigeminal nerve	/ˈpɒntaɪn ˈnjuːklɪəs əv traɪˈdʒemɪnəl nɜːv/
三叉神经中脑核	mesencephalic nucleus of trigeminal nerve	/ˌmesensɪˈfælɪk ˈnjuːklɪəs əv traɪˈdʒemɪnəl nɜːv/
三尖瓣	tricuspid valve	/traɪˈkʌspɪd vælv/
三尖瓣复合体	tricuspid valve complex	/traɪˈkʌspɪd vælv ˈkɒmpleks/
三角骨	triquetral bone	/traɪˈkwiːtrəl bəʊn/
三角肌	deltoid	/ˈdeltɔɪd/
三角肌粗隆	deltoid tuberosity	/ˈdeltɔɪd ˌtjuːbəˈrɒsətɪ/
三角胸脏间沟	deltopectoral groove	/ˌdeltəˈpektərəl gruːv/
筛窦	ethmoidal sinus	/eθˈmɔɪdəl ˈsaɪnəs/
筛骨迷路	ethmoidal labyrinth	/eθˈmɔɪdəl ˈlæbərɪnθ/
筛漏斗	ethrnoidal infundibulum	/eθˈmɔɪdəl ˌɪnfʌnˈdɪbjʊləm/
筛泡	ethmoidal bulb	/eθˈmɔɪdəl bʌlb/
筛小房	ethmoidal cellule	/eθˈmɔɪdəl ˈseljuːl/
上的	superior	/sjuːˈpɪərɪə/
上部	superior part	/sjuːˈpɪərɪə pɑːt/
上橄榄核	superior olivary nucleus	/sjuːˈpɪərɪə ˈɒlɪvərɪ ˈnjuːklɪəs/
上颌动脉	maxillary artery	/mækˈsɪlərɪ ˈɑːtərɪ/
上颌窦	maxillary sinus	/mækˈsɪlərɪ ˈsaɪnəs/
上颌骨	maxillary bone	/mækˈsɪlərɪ bəʊn/
上颌神经	maxillary nerve	/mækˈsɪlərɪ nɜːv/

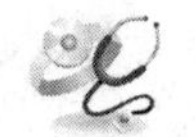

上睑提肌	levator palpebra superioris	/lɪˈveɪtə ˈpælpəbrə sjuːpɪˈraɪərɪs/
上泌涎核	superior salivatory nucleus	/sjuːˈpɪərɪə ˈsælɪvətərɪ ˈnjuːklɪəs/
上腔静脉	superior vena cava	/sjuːˈpɪərɪə ˈviːnə ˈkeɪvə/
上腔静脉口	orifice of superior vena cava	/ˈɒrɪfɪs əv sjuːˈpɪərɪə ˈviːnə ˈkeɪvə/
上切迹	superior notch	/sjuːˈpɪərɪə nɒtʃ/
上丘	superior colliculus	/sjuːˈpɪərɪə kɒˈlɪkjʊləs/
上丘臂	brachium of superior colliculus	/ˈbreɪkɪəm əv sjuːˈpɪərɪə kɒˈlɪkjʊləs/
上丘脑	epithalamus	/ˌepɪˈθæləməs/
上神经节	superior ganglion	/sjuːˈpɪərɪə ˈgæŋglɪən/
上矢状窦	superior sagittal sinus	/sjuːˈpɪərɪə ˈsædʒɪtəl ˈsaɪnəs/
上髓帆	superior medullary velum	/sjuːˈpɪərɪə meˈdʌlərɪ ˈviːləm/
上狭窄	superior stricture	/sjuːˈpɪərɪə ˈstrɪktʃə/
上斜肌	obliquus superior	/əbˈlɪkwəs sjuːˈpɪərɪə/
上牙槽神经	superior alveolar nerve	/sjuːˈpɪərɪə ælˈvɪələ nɜːv/
上牙弓	upper dental arch	/ˈʌpə ˈdentəl ɑːtʃ/
上运动神经元	upper motor neuron	/ˈʌpə ˈməʊtə ˈnjʊərəʊn/
上直肌	superior rectus	/sjuːˈpɪərɪə ˈrektəs/
上、中、下鼻道	superior, middle and inferior nasal meatus	/sjuːˈpɪərɪə ˈmɪdl ənd ɪnˈfɪərɪə ˈneɪzəl mɪˈeɪtəs/
上纵隔	superior mediastinum	/sjuːˈpɪərɪə ˌmiːdɪæˈstaɪnəm/
杓关节面	arytenoid articular surface	/ˌærɪˈtiːnɔɪd ɑːˈtɪkjʊlə ˈsɜːfɪs/
杓斜肌	oblique arytenoid muscle	/əˈbliːk ˌærɪˈtiːnɔɪd ˈmʌsl/
杓状的	arytenoid	/ˌærɪˈtiːnɔɪd/
杓状会厌襞	plica aryepiglottica	/ˈplɪkə ˌærɪˌepɪˈglɒtɪkə/
杓状软骨	arytenoid cartilage	/ˌærɪˈtiːnɔɪd ˈkɑːtɪlɪdʒ/
少突胶质细胞	oligodendrocyte	/ˈɒlɪgəʊˈdendrəsaɪt/
哨位淋巴结	sentinel lymph node	/ˈsentɪnəl lɪmf nəʊd/
舌	tongue	/tʌŋ/

舌扁桃体	lingual tonsil	/ˈlɪŋgwəl ˈtɔːnsɪl/
舌动脉	lingual artery	/ˈlɪŋgwəl ˈɑːtərɪ/
舌根	root of tongue	/ruːt əv tʌŋ/
舌骨	hyoid bone	/ˈhaɪɔɪd bəʊn/
舌会厌正中襞	median glossoepiglottic fold	/ˈmiːdɪən ˌglɒsəʊˌepɪˌglɒtɪk fəʊld/
舌尖	apex of tongue	/ˈeɪpeks əv tʌŋ/
舌盲孔	foramen cecum of tongue	/fəˈreɪmen ˈsiːkəm əv tʌŋ/
舌内肌	intrinsic lingual muscle	/ɪnˈtrɪnsɪk ˈlɪŋgwəl ˈmʌsl/
舌乳头	papilla of tougue	/pəˈpɪlə əv tʌŋ/
舌神经	lingual nerve	/ˈlɪŋgwəl nɜːv/
舌体	body of tongue	/ˈbɒdɪ əv tʌŋ/
舌外肌	extrinsic lingual muscle	/ekˈstrɪnsɪk ˈlɪŋgwəl ˈmʌsl/
舌系带	frenulum of tongue	/ˈfrenjʊləm əv tʌŋ/
舌下襞	sublingual fold	/sʌbˈlɪŋgwəl fəʊld/
舌下阜	sublingual caruncle	/sʌbˈlɪŋgwəl ˈkærəŋkl/
舌下神经	hypoglossal nerve	/ˌhaɪpəˈglɒsəl nɜːv/
舌下神经核	nucleus of hypoglossal nerve	/ˈnjuːklɪəs əv ˌhaɪpəˈglɒsəl nɜːv/
舌下神经三角	hypoglossal triangle	/ˌhaɪpəˈglɒsəl ˈtraɪæŋgl/
舌下腺	sublingual gland	/sʌbˈlɪŋgwəl glænd/
舌咽神经	glossopharyngeal nerve	/ˌglɒsəʊˌfærɪnˈdʒiːəl nɜːv/
舌支	lingual branch	/ˈlɪŋgwəl brɑːntʃ/
射精管	ejaculatory duct	/ɪˈdʒækjʊlətərɪ dʌkt/
伸	extension	/ɪkˈstenʃən/
伸肌总腱	common extensor tendon	/ˈkɒmən ɪkˈstensə ˈtendən/
深的	profundal	/prəʊˈfʌndəl/
深部	deep part	/diːp pɑːt/
深筋膜	deep fascia	/diːp ˈfeɪʃɪə/
深支	deep branch	/diːp brɑːntʃ/
神经	nerve	/nɜːv/
神经递质	neurotransmitter	/ˌnjʊərəʊˌtrænzˈmɪtə/

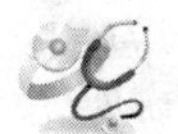

神经核	nerve nucleus	/nɜːv ˈnjuːklɪəs/
神经胶质	neuroglia	/njʊəˈrɒglɪə/
神经节	ganglion	/ˈgæŋglɪən/
神经解剖学	neuroanatomy	/ˌnjʊərəʊəˈnætəmɪ/
神经系统	nervous system	/ˈnɜːvəs ˈsɪstəm/
神经细胞	nerve cell	/nɜːv sel/
神经纤维	nerve fiber	/nɜːv ˈfaɪbə/
神经元	neuron	/ˈnjʊərɒn/
神经原纤维	neurofibril	/ˌnjʊərəʊˈfaɪbrɪl/
肾	kidney	/ˈkɪdnɪ/
肾大盏	major renal calix	/ˈmeɪdʒə ˈriːnəl ˈkeɪlɪks/
肾蒂	renal pedicle	/ˈriːnəl ˈpedɪkl/
肾动脉	renal artery	/ˈriːnəl ˈɑːtərɪ/
肾窦	renal sinus	/ˈriːnəl ˈsaɪnəs/
肾段	renal segment	/ˈriːnəl ˈsegmənt/
肾段动脉	segmental artery	/segˈmentəl ˈɑːtərɪ/
肾后筋膜	retrorenal fascia	/retrəˈriːnəl ˈfeɪʃɪə/
肾筋膜	renal fascia	/ˈriːnəl ˈfeɪʃɪə/
肾静脉	renal vein	/ˈriːnəl veɪn/
肾门	renal hilum	/ˈriːnəl ˈhaɪləm/
肾皮质	renal cortex	/ˈriːnəl ˈkɔːteks/
肾前筋膜	prerenal fascia	/priːˈriːnəl ˈfeɪʃɪə/
肾区	renal region	/ˈriːnəl ˈriːdʒən/
肾乳头	renal papilla	/ˈriːnəl pəˈpɪlə/
肾上腺	suprarenal gland	/ˌsjuːprəˈriːnəl glænd/
肾上腺静脉	suprarenal vein	/ˌsjuːprəˈriːnəl veɪn/
肾上腺能通路	adrenergic pathway	/ˌædrəˈnɜːdʒɪk ˈpɑːθweɪ/
肾髓质	renal medulla	/ˈriːnəl meˈdʌlə/
肾下垂	nephroptosis	/ˌnefrɒpˈtəʊsɪs/
肾小管	renal tubulus	/ˈriːnəl ˈtjuːbjʊləs/
肾小体	renal corpuscle	/ˈriːnəl ˈkɔːpʌsəl/

肾小盏	minor renal calix	/ˈmaɪnə ˈriːnəl ˈkeɪlɪks/
肾盂	renal pelvis	/ˈriːnəl ˈpelvɪs/
肾柱	renal column	/ˈriːnəl ˈkɒləm/
肾锥体	renal pyramid	/ˈriːnəl ˈpɪrəmɪd/
升结肠	ascending colon	/əˈsendɪŋ ˈkəʊlən/
升主动脉	ascending aorta	/əˈsendɪŋ eɪˈɔːtə/
生殖股神经	genitofemoral nerve	/ˌdʒenɪtəʊˈfemərəl nɜːv/
生殖系统	reproductive system	/ˌriːprəˈdʌktɪv ˈsɪstəm/
声襞	vocal fold	/ˈvəʊkəl fəʊld/
声带	vocal cord	/ˈvəʊkəl kɔːd/
声带肌	vocalis	/vəʊˈkeɪlɪs/
声带突	vocal process	/ˈvəʊkəl ˈprəʊses/
声门	glottis	/ˈglɒtɪs/
声门裂	fissure of glottis	/ˈfɪʃə əv ˈglɒtɪs/
声门下腔	infraglottic cavity	/ˌɪnfrəˈglɒtɪk ˈkævətɪ/
声韧带	vocal ligament	/ˈvəʊkəl ˈlɪgəmənt/
绳状体	restiform body	/ˈrestɪfɔːm ˈbɒdɪ/
施万细胞	Schwann cell	/ʃwaːn sel/
十二指肠	duodenum	/ˌdjuːəʊˈdiːnəm/
十二指肠大乳头	major duodenal papilla	/ˈmeɪdʒə ˌdjuːəʊˈdiːnəl pəˈpɪlə/
十二指肠空肠曲	duodenojejunal flexure	/ˌdjuːəʊdiːnəʊˈdʒɪdʒʊnəl ˈflekʃə/
十二指肠球	duodenal bulb	/ˌdjuːəʊˈdiːnəl bʌlb/
十二指肠上襞	superior duodenal fold	/sjuːˈpɪərɪə ˌdjuːəʊˈdiːnəl fəʊld/
十二指肠上曲	superior duodenal flexure	/sjuːˈpɪərɪə ˌdjuːəʊˈdiːnəl ˈflekʃə/
十二指肠上隐窝	superior duodenal recess	/sjuːˈpɪərɪə ˌdjuːəʊˈdiːnəl rɪˈses/
十二指肠下曲	inferior duodenal flexure	/ɪnˈfɪərɪə ˌdjuːəʊˈdiːnəl ˈflekʃə/
十二指肠小乳头	minor duodenal papilla	/ˈmaɪnə ˌdjuːəʊˈdiːnəl pəˈpɪlə/
十二指肠悬肌	suspensory muscle of duodenum	/səˈspensərɪ ˈmʌsl əv ˌdjuːəʊˈdiːnəm/
十二指肠悬韧带	suspensory ligament of duodenum	/səˈspensərɪ ˈlɪgəmənt əv ˌdjuːəʊˈdiːnəm/
十二指肠纵襞	longitudinal fold of duodenum	/ˌlɒndʒɪˈtjuːdɪnəl fəʊld əv ˌdjuːəʊˈdiːnəm/

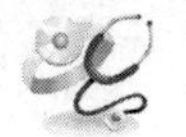

食管	esophagus	/iːˈsɒfəgəs/
食管裂孔	esophageal hiatus	/ɪˌsɒfəˈdʒiːəl haɪˈeɪtəs/
矢状缝	sagittal suture	/ˈsædʒɪtəl ˈsuːtʃə/
矢状面	sagittal plane	/ˈsædʒɪtəl pleɪn/
矢状轴	sagittal axis	/ˈsædʒɪtəl ˈæksɪs/
示指伸肌	extensor indicis	/ɪkˈstensə ˈɪndɪsiːs/
视交叉	optic chiasma	/ˈɒptɪk kaɪˈæzmə/
视交叉上核	suprachiasmatic nucleus	/ˌsjuːprəˌkaɪəzˈmætɪk ˈnjuːklɪəs/
视觉传导路	visual pathway	/ˈvɪʒʊəl ˈpɑːθweɪ/
视器	visual organ	/ˈvɪʒʊəl ˈɔːgən/
视前区	preoptic region	/prɪˈɒptɪk ˈriːdʒən/
视上垂体束	supraopticohypophysial tract	/ˌsjuːprəˈɒptɪkəˌhaɪpəʊˈfɪzɪəl trækt/
视上区	supraoptic region	/ˌsjuːprəˈɒptɪk ˈriːdʒən/
视神经	optic nerve	/ˈɒptɪk nɜːv/
视神经管	optic canal	/ˈɒptɪk kəˈnæl/
视神经盘	optic disc	/ˈɒptɪk dɪsk/
视神经乳头	papilla of optic nerve	/pəˈpɪlə əv ˈɒptɪk ˈnɜːv/
视网膜	retina	/ˈretɪnə/
视网膜中央动脉	central artery of retina	/ˈsentrəl ˈɑːtərɪ əv ˈretɪnə/
室管膜	ependyma	/eˈpendɪmə/
室管膜细胞	ependymal cell	/eˈpendɪməl sel/
室间隔	interventricular septum	/ˌɪntəvenˈtrɪkjʊlə ˈseptəm/
室旁核	paraventricular nucleus, PVN	/ˌpærəvenˈtrɪkjʊlə ˈnjuːklɪəs/
室上嵴	supraventricular crest	/ˌsjuːprəvenˈtrɪkjʊlə krest/
室周带	periventricular zone	/ˌperɪvenˈtrɪkjʊlə zəʊn/
收	adduction	/əˈdʌkʃən/
收肌管	adductor canal	/əˈdʌktə kəˈnæl/
收肌腱裂孔	adductor tendinous opening	/əˈdʌktə ˈtendɪnəs ˈəʊpənɪŋ/
收肌结节	adductor tubercle	/əˈdʌktə ˈtjuːbɜːkl/

手关节	joint of hand	/dʒɔɪnt əv hænd/
手舟骨	scaphoid bone	/ˈskæfɔɪd bəʊn/
枢椎	axis	/ˈæksɪs/
输出小管	efferent ductule of testis	/ˈefərənt ˈdʌktjuːl əv ˈtestɪs/
输精管	spermatic duct	/spɜːˈmætɪk dʌkt/
输精管壶腹	ampulla of deferent duct	/æmˈpʊlə əv ˈdefərənt dʌkt/
输卵管	uterine tube	/ˈjuːtəraɪn tjuːb/
输卵管端	tubal extremity	/ˈtjuːbəl ɪkˈstremətɪ/
输卵管腹腔口	abdominal orifice of uterine tube	/æbˈdɒmɪnəl ˈɒrɪfɪs əv ˈjuːtəraɪn tjuːb/
输卵管壶腹	ampulla of uterine tube	/æmˈpʊlə əv ˈjuːtəraɪn tjuːb/
输卵管漏斗	infundibulum of uterine tube	/ˌɪnfʌnˈdɪbjʊləm əv ˈjuːtəraɪn tjuːb/
输卵管伞	fimbriae of uterine tube	/ˈfɪmbrɪə əv ˈjuːtəraɪn tjuːb/
输卵管峡	isthmus of uterine	/ˈɪsməs əv ˈjuːtəraɪn/
输卵管子宫部	uterine part	/ˈjuːtəraɪn pɑːt/
输卵管子宫口	uterine orifice of uterine tube	/ˈjuːtəraɪn ˈɒrɪfɪs əv ˈjuːtəraɪn tjuːb/
输尿管	ureter	/jʊˈriːtə/
输尿管壁内部	intramural part of ureter	/ˌɪntrəˈmjʊərəl pɑːt əv jʊˈriːtə/
输尿管腹部	abdominal part of ureter	/æbˈdɒmɪnəl pɑːt əv jʊˈriːtə/
输尿管间襞	interureteric fold	/ˌɪntəˌjʊərəˈterɪk fəʊld/
输尿管口	ureteric orifice	/jʊərɪˈterɪk ˈɒrɪfɪs/
输尿管盆部	pelvic part of ureter	/ˈpelvɪk pɑːt əv jʊˈriːtə/
输乳管	lactiferous duct	/lækˈtɪfərəs dʌkt/
输乳管窦	lactiferous sinus	/lækˈtɪfərəs ˈsaɪnəs/
树突	dendrite	/ˈdendraɪt/
树突棘	dendritic spine	/denˈdrɪtɪk spaɪn/
竖脊肌	erector spinae	/ɪˈrektə ˈspaɪniː/
闩	obex	/ˈəʊbeks/
栓状核	emboliform nucleus	/emˈbɒlɪfɔːm ˈnjuːklɪəs/
双极神经元	bipolar neuron	/baɪˈpəʊlə ˈnjʊərɒn/

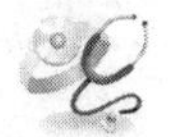

水平	horizontal	/ˌhɒrɪˈzɒntəl/
水平面	horizontal plane	/ˌhɒrɪˈzɒntəl pleɪn/
丝状乳头	filiform papilla	/ˈfɪlɪfɔːm pəˈpɪlə/
四边孔	quadrilateral foramen	/ˌkwɒdrɪˈlætərəl fəˈreɪmen/
松果体	pineal body	/ˈpɪnɪəl ˈbɒdɪ/
随意肌	voluntary muscle	/ˈvɒləntərɪ ˈmʌsl/
髓核	nucleus pulposus	/ˈnjuːklɪəs ˈpʌlpəsəs/
髓腔	medullary cavity；pulp cavity	/meˈdʌlərɪ ˈkævətɪ/；/pʌlp ˈkævətɪ/
髓鞘	myelin sheath	/ˈmaɪəlɪn ʃiːθ/
髓纹	striae medullaris	/ˈstraɪiː ˈmedələrɪs/
髓质	medulla	/meˈdʌlə/
锁骨	clavicle	/ˈklævɪkl/
锁骨上淋巴结	supraclavicular lymph node	/ˌsjuːprəkləˈvɪkjʊlə lɪmf nəʊd/
锁骨上神经	supraclavicular nerve	/ˌsjuːprəkləˈvɪkjʊlə nɜːv/
锁骨下动脉	subclavian artery	/sʌbˈkleɪvɪən ˈɑːtərɪ/
锁骨下动脉丛	subclavian plexus	/sʌbˈkleɪvɪən ˈpleksəs/
锁骨下静脉	subclavian vein	/sʌbˈkleɪvɪən veɪn/
锁骨下淋巴结	infraclavicular node	/ˌɪnfrəkləˈvɪkjʊlə nəʊd/
锁骨中线	midclavicular line	/ˌmɪdkləˈvɪkjʊlə laɪn/

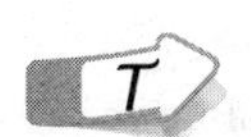

苔藓纤维	mossy fiber	/ˈmɒsɪ ˈfaɪbə/
弹性圆锥	conus elasticus	/ˈkəʊnəs ɪˈlæstɪkəs/
特殊内脏感觉传导通路	special visceral sensory pathway	/ˈspeʃəl ˈvɪsərəl ˈsensərɪ ˈpɑːθweɪ/
提睾肌	cremaster	/krɪˈmæstə/
跳跃韧带	spring ligament	/sprɪŋ ˈlɪgəmənt/
听辐射	acoustic radiation	/əˈkuːstɪk ˌreɪdɪˈeɪʃən/
听结节	acoustic tubercle	/əˈkuːstɪk ˈtjuːbəkl/
听觉传导路	auditory pathway	/ˈɔːdɪtərɪ ˈpɑːθweɪ/

听小骨	auditory ossicle	/ˈɔːdɪtərɪ ˈɒsɪkl/
瞳孔	pupil	/ˈpjuːpl/
瞳孔对光反射通路	pupillary light reflex pathway	/ˈpjuːpɪlərɪ laɪt ˈriːfleks ˈpɑːθweɪ/
瞳孔开大肌	dilator pupillae	/daɪˈleɪtə ˈpjuːpɪliː/
瞳孔括约肌	sphincter pupillae	/ˈsfɪŋktə ˈpjuːpɪliː/
头臂干	brachiocephalic trunk	/ˌbrækɪˌəʊsəˈfælɪk trʌŋk/
头臂静脉	brachiocephalic vein	/ˌbrækɪˌəʊsəˈfælɪk veɪn/
头静脉	cephalic vein	/sɪˈfælɪk veɪn/
头状骨	capitate bone	/ˈkæpɪteɪt bəʊn/
骰骨	cuboid bone	/ˈkjuːbɔɪd bəʊn/
透明软骨结合	synchondrosis	/ˌsɪŋkɒnˈdrəʊsɪs/
突触	synapse	/sɪˈnæps/
突触后部	postsynaptic element	/ˌpəʊstsɪˈnæptɪk ˈelɪmənt/
突触间隙	synaptic cleft	/sɪˈnæptɪk kleft/
突触前部	presynaptic element	/ˌpriːsɪˈnæptɪk ˈelɪmənt/
臀大肌	gluteus maximus	/ˈgluːtɪəs ˈmæksɪməs/
臀肌粗隆	gluteal tuberosity	/ˈgluːtɪəl ˌtjuːbəˈrɒsətɪ/
臀上皮神经	superior gluteal nerve	/sjuːˈpɪərɪə ˈgluːtɪəl nɜːv/
臀下皮神经	inferior gluteal nerve	/ɪnˈfɪərɪə ˈgluːtɪəl nɜːv/
臀小肌	gluteus minimus	/ˈgluːtɪəs ˈmɪnɪməs/
臀中肌	gluteus medius	/ˈgluːtɪəs ˈmiːdɪəs/
臀中皮神经	middle gluteal nerve	/ˈmɪdl ˈgluːtɪəl nɜːv/
椭圆关节	ellipsoidal joint	/ˌelɪpˈsɔɪdəl dʒɔɪnt/
椭圆囊	utricle	/ˈjuːtrɪkl/
椭圆囊斑	macula utriculus	/ˈmækjʊlə ˈjuːtrɪkjʊləs/
椭圆球囊管	utriculosaccular duct	/juːˌtrɪkjʊləʊˈsækjʊlə dʌkt/
唾液腺	salivary gland	/ˈsælɪvərɪ glænd/

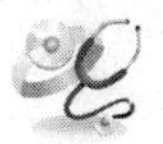

W

外的	external	/ɪkˈstɜːnəl/
外鼻	external nose	/ɪkˈstɜːnəl nəʊz/
外侧的	lateral	/ˈlætərəl/
外侧半月板	lateral meniscus	/ˈlætərəl mɪˈnɪskəs/
外侧带	lateral zone	/ˈlætərəl zəʊn/
外侧沟	lateral sulcus	/ˈlætərəl ˈsʌlkəs/
外侧髁	lateral condyle	/ˈlætərəl ˈkɒndɪl/
外侧淋巴结	lateral lymph node	/ˈlætərəl lɪmf nəʊd/
外侧丘系	lateral lemniscus	/ˈlætərəl lemˈnɪskəs/
外侧丘系核	nucleus of lateral lemniscus	/ˈnjuːklɪəs əv ˈlætərəl lemˈnɪskəs/
外侧韧带	lateral ligament	/ˈlætərəl ˈlɪgəmənt/
外侧膝状体	lateral geniculate body	/ˈlætərəl dʒəˈnɪkjʊlɪt ˈbɒdɪ/
外侧楔骨	lateral cuneiform bone	/ˈlætərəl ˈkjuːnɪfɔːm bəʊn/
外耳	external ear	/ɪkˈstɜːnəl ɪə/
外耳道	external acoustic meatus	/ɪkˈstɜːnəl əˈkuːstɪk mɪˈeɪtəs/
外耳门	external acoustic pore	/ɪkˈstɜːnəl əˈkuːstɪk pɔː/
外感受器	exteroceptor	/ˌekstərəʊˈseptə/
外踝	lateral malleolus	/ˈlætərəl məˈliːələs/
外科解剖学	surgical anatomy	/ˈsɜːdʒɪkəl əˈnætəmɪ/
外科颈	surgical neck	/ˈsɜːdʒɪkəl nek/
外上髁	lateral epicondyle	/ˈlætərəl ˌepɪˈkɒndɪl/
外直肌	rectus lateralis	/ˈrektəs ˌlætəˈreɪlɪs/
豌豆骨	pisiform bone	/ˈpaɪsɪfɔːm bəʊn/
腕骨	carpal	/ˈkɑːpəl/
腕骨间关节	intercarpal joint	/ˌɪntəˈkɑːpəl dʒɔɪnt/
腕管	carpal canal	/ˈkɑːpəl kəˈnæl/
腕掌关节	carpometacarpal joint	/ˌkɑːpəʊˌmetəˈkɑːpəl dʒɔɪnt/
网膜	omentum	/əʊˈmentəm/
网膜孔	omental foramen	/əʊˈmentəl fəˈreɪmen/

网膜囊	omental bursa	/əʊˈmentəl ˈbɜːsə/
网状部	reticular part	/rɪˈtɪkjʊlə pɑːt/
微视解剖学	microanatomy	/ˌmaɪkrəʊəˈnætəmɪ/
尾侧	caudal	/ˈkɔːdəl/
尾骨	coccyx	/ˈkɒksɪks/
尾骨肌	coccygeus	/kɒkˈsɪdʒɪəs/
尾神经	coccygeal nerve	/kɒkˈsɪdʒɪəl nɜːv/
尾状叶	caudate lobe	/ˈkɔːdeɪt ləʊb/
味蕾	taste bud	/teɪst bʌd/
味器	gustatory organ	/gʌˈsteɪtərɪ ˈɔːgən/
胃	stomach	/ˈstʌmək/
胃大弯	greater curvature of stomach	/ˈgreɪtə ˈkɜːvətʃə əv ˈstʌmək/
胃底	fundus of stomach	/ˈfʌndəs əv ˈstʌmək/
胃膈韧带	gastrophrenic ligament	/ˌgæstrəʊˈfrenɪk ˈlɪgəmənt/
胃后支	posterior gastric branch	/pɒˈstɪərɪə ˈgæstrɪk brɑːntʃ/
胃结肠韧带	gastrocolic ligament	/ˌgæstrəˈkɒlɪk ˈlɪgəmənt/
胃脾韧带	gastrosplenic ligament	/ˌgæstrəʊˈsplenɪk ˈlɪgəmənt/
胃前支	anterior gastric branch	/ænˈtɪərɪə ˈgæstrɪk brɑːntʃ/
胃穹隆	fornix of stomach	/ˈfɔːnɪks əv ˈstʌmək/
胃体	body of stomach	/ˈbɒdɪ əv ˈstʌmək/
胃小弯	lesser curvature of stomach	/ˈlesə ˈkɜːvətʃə əv ˈstʌmək/
胃右静脉	right gastric vein	/raɪt ˈgæstrɪk veɪn/
胃左动脉	left gastric artery	/left ˈgæstrɪk ˈɑːtərɪ/
胃左静脉	left gastric vein	/left ˈgæstrɪk veɪn/
蜗窗	fenestra cochleae	/fɪˈnestrə ˈkɒklɪiː/
蜗管	cochlear duct	/ˈkɒklɪə dʌkt/
蜗神经	cochlear nerve	/ˈkɒklɪə nɜːv/
蜗神经核	cochlear nucleus	/ˈkɒklɪə ˈnjuːklɪəs/
蜗神经节(螺旋神经节)	cochlear ganglion	/ˈkɒklɪə ˈgæŋglɪən/

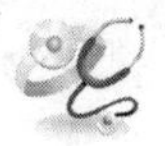

无冠状动脉半月瓣(窦)	non-coronary leaflet (sinus)	/nɒnˈkɒrənərɪ ˈliːflɪt(saɪnəs)/

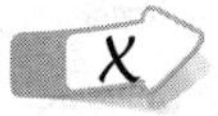

膝关节	knee joint	/niː dʒɔɪnt/
膝交叉韧带	cruciate ligament of knee	/ˈkruːʃɪɪt ˈlɪgəmənt əv niː/
膝神经节	geniculate ganglion	/dʒɪˈnɪkjʊlɪt ˈgæŋglɪən/
系统解剖学	systematic anatomy	/ˌsɪstɪˈmætɪk əˈnætəmɪ/
下	inferior	/ɪnˈfɪərɪə/
下鼻甲	inferior nasal concha	/ɪnˈfɪərɪə ˈneɪzəl ˈkɒŋkə/
下橄榄核	inferior olivary nucleus	/ɪnˈfɪərɪə ˈɒlɪvərɪ ˈnjuːklɪəs/
下颌骨	mandible	/ˈmændɪbl/
下颌后静脉	retromandibular vein	/ˌretrəʊmænˈdɪbjʊlə veɪn/
下颌角	angle of mandible	/ˈæŋgl əv ˈmændɪbl/
下颌颈	neck of mandible	/nek əv ˈmændɪbl/
下颌孔	mandibular foramen	/mænˈdɪbjʊlə fəˈreɪmen/
下颌舌骨肌	mylohyoid	/ˌmaɪləʊˈhaɪɔɪd/
下颌神经	mandibular nerve	/mænˈdɪbjʊlə nɜːv/
下颌头	head of mandible	/hed əv ˈmændɪbl/
下颌窝	mandibular fossa	/mænˈdɪbjʊlə ˈfɒsə/
下颌下淋巴结	submandibular lymph node	/ˌsʌbmænˈdɪbjʊlə lɪmf nəʊd/
下颌下神经节	submandibular ganglion	/ˌsʌbmænˈdɪbjʊlə ˈgæŋglɪən/
下颌下腺	submandibular gland	/ˌsʌbmænˈdɪbjʊlə glænd/
下颌缘支	marginal mandibular branch	/ˈmɑːdʒɪnəl mænˈdɪbjʊlə brɑːntʃ/
下颌支	ramus of mandible	/ˈreɪməs əv ˈmændɪbl/
下泌涎核	inferior salivatory nucleus	/ɪnˈfɪərɪə ˈsælɪvətərɪ ˈnjuːklɪəs/
下腔静脉	inferior vena cava	/ɪnˈfɪərɪə ˈviːnə ˈkeɪvə/
下腔静脉口	orifice of inferior vena cava	/ˈɒrɪfɪs əv ɪnˈfɪərɪə ˈviːnə ˈkeɪvə/
下丘	inferior colliculus	/ɪnˈfɪərɪə kɒˈlɪkjʊləs/

下丘臂	brachium of inferior colliculus	/ˈbreɪkɪəm əv ɪnˈfɪərɪə kɒˈlɪkjʊləs/
下丘脑沟	hypothalamic sulcus	/ˌhaɪpəʊθəˈlæmɪk ˈsʌlkəs/
下丘脑脊髓束	hypothalamospinal tract	/ˌhaɪpəʊˌθæləməʊˈspaɪnəl trækt/
下神经节	inferior ganglion	/ɪnˈfɪərɪə ˈgæŋglɪən/
下矢状窦	inferior sagittal sinus	/ɪnˈfɪərɪə ˈsædʒɪtəl ˈsaɪnəs/
下髓帆	inferior medullary velum	/ɪnˈfɪərɪə meˈdʌlərɪ ˈviːləm/
下狭窄	inferior stricture	/ɪnˈfɪərɪə ˈstrɪktʃə/
下斜肌	inferior oblique muscle; inferior obliquus	/ɪnˈfɪərɪə əˈbliːk ˈmʌsl/; /ɪnˈfɪərɪə əbˈlɪkwəs/
下牙槽神经	inferior alveolar nerve	/ɪnˈfɪərɪə ælˈvɪələ nɜːv/
下牙弓	lower dental arch	/ˈləʊə ˈdentəl ɑːtʃ/
下运动神经元	lower motor neuron	/ˈləʊə ˈməʊtə ˈnjʊərɒn/
下直肌	inferior rectus muscle	/ɪnˈfɪərɪə ˈrektəs ˈmʌsl/
下纵隔	inferior mediastinum	/ɪnˈfɪərɪə ˌmiːdɪæsˈtaɪnəm/
纤维层	fibrous layer	/ˈfaɪbrəs ˈleɪə/
纤维环	anulus fibrosus	/ˈænjʊləs faɪˈbrəʊsəs/
纤维连接	fibrous joint	/ˈfaɪbrəs dʒɔɪnt/
纤维膜	fibrous membrane	/ˈfaɪbrəs ˈmembreɪn/
纤维囊	fibrous capsule	/ˈfaɪbrəs ˈkæpsjuːl/
纤维软骨联合	symphysis	/ˈsɪmfɪsɪs/
纤维束	fibre bundle	/ˈfaɪbə ˈbʌndl/
纤维心包	fibrous pericardium	/ˈfaɪbrəs ˌperɪˈkɑːdɪəm/
项韧带	ligamentum nucha	/ˌlɪgəˈmentəm ˈnjuːkə/
消化管	alimentary canal; digestive tube	/ˌælɪˈmentərɪ kəˈnæl/; /dɪˈdʒestɪv tjuːb/
消化系统	alimentary system; digestive apparatus	/ˌælɪˈmentərɪ ˈsɪstəm/; /dɪˈdʒestɪv ˌæpəˈreɪtəs/
消化腺	digestive gland	/dɪˈdʒestɪv glænd/
小肠	small intestine	/smɔːl ɪnˈtestɪn/
小多角骨	trapezoid bone	/ˈtræpɪzɔɪd bəʊn/
小骨盆	lesser pelvis	/ˈlesə ˈpelvɪs/
小结	nodule	/ˈnɒdjuːl/

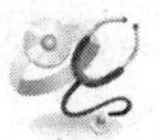

小结节	lesser tubercle	/ˈlesə ˈtjuːbəkl/
小脑	cerebellum	/ˌserɪˈbeləm/
小脑半球	cerebellar hemisphere	/ˌserɪˈbelə ˈhemɪsfɪə/
小脑扁桃体	tonsil of cerebellum	/ˈtɒnsɪl əv ˌserɪˈbeləm/
小脑核	cerebellar nucleus	/ˌserɪˈbelə ˈnjuːklɪəs/
小脑镰	cerebellar falx	/ˌserɪˈbelə fælks/
小脑幕	tentorium of cerebellum	/tenˈtɔːrɪəm əv ˌserɪˈbeləm/
小脑皮质	cerebellar cortex	/ˌserɪˈbelə ˈkɔːteks/
小脑上脚	superior cerebellar peduncle	/sjuːˈpɪərɪə ˌserəˈbelə pɪˈdʌŋkl/
小脑体	corpus of cerebellum	/ˈkɔːpəs əv ˌserɪˈbeləm/
小脑下后动脉	posterior inferior cerebellar artery	/pɒˈstɪərɪə ɪnˈfɪərɪə ˌserɪˈbelə ˈɑːtərɪ/
小脑下脚	inferior cerebellar peduncle	/ɪnˈfɪərɪə ˌserɪˈbelə pɪˈdʌŋkl/
小脑延髓池	cerebellomedullary cistern	/ˌserɪˈbeləʊmedələrɪ ˈsɪstən/
小脑蚓	vermis	/ˈvɜːmɪs/
小脑中脚	middle cerebellar peduncle	/ˈmɪdl ˌserɪˈbelə pɪˈdʌŋkl/
小神经胶质细胞	microglia	/maɪˈkrɒglɪə/
小腿三头肌	triceps surae	/ˈtraɪseps ˈsjʊəriː/
小唾液腺	minor salivary gland	/ˈmaɪnə ˈsælɪvərɪ glænd/
小网膜	lesser omentum	/ˈlesə əʊˈmentəm/
小翼	lesser wing	/ˈlesə wɪŋ/
小阴唇	lesser lip of pudendum	/ˈlesə lɪp əv pjuːˈdendəm/
小隐静脉	small saphenous vein	/smɔːl səˈfiːnəs veɪn/
小鱼际	hypothenar	/haɪˈpɒθənɑː/
小圆肌	teres minor	/ˈteriːz ˈmaɪnə/
小指短屈肌	flexor digiti minimus brevis	/ˈfleksə ˈdɪdʒɪtɪ ˈmɪnɪməs brevɪs/
小指对掌肌	opponens digiti minimus	/əˈpəʊnenz ˈdɪdʒɪtɪ ˈmɪnɪməs/
小指伸肌	extensor digiti minimus	/ɪkˈstensə ˈdɪdʒɪtɪ ˈmɪnɪməs/

小指展肌	abductor digiti minimus	/æbˈdʌktə ˈdɪdʒɪtɪ ˈmɪnɪməs/
小转子	lesser trochanter	/ˈlesə trəʊˈkæntə/
楔束副核	accessory cuneate nucleus	/əkˈsesərɪ ˈkjuːnɪɪt ˈnjuːklɪəs/
楔束核	cuneate nucleus	/ˈkjuːnɪɪt ˈnjuːklɪəs/
楔束结节	cuneate tubercle	/ˈkjuːnɪɪt ˈtjuːbəkl/
协同肌	synergist	/sɪˈnɜːdʒɪst/
斜方肌	trapezius; trapezius muscle	/trəˈpiːzɪəs/; /trəˈpiːzɪəs ˈmʌsl/
斜方体	trapezoid body	/ˈtræpɪzɔɪd ˈbɒdɪ/
斜角肌间隙	scalene fissure	/ˈskeɪliːn ˈfɪʃə/
斜裂	oblique fissure	/əˈbliːk ˈfɪʃə/
斜坡	clivus	/ˈklaɪvəs/
心	heart	/hɑːt/
心包	pericardium	/ˌperɪˈkɑːdɪəm/
心包横窦	transverse sinus of pericardium	/trænzˈvɜːs ˈsaɪnəs əv ˌperɪˈkɑːdɪəm/
心包前下窦	anterior inferior sinus of pericardium	/ænˈtɪərɪə ɪnˈfɪərɪə ˈsaɪnəs əv ˌperɪˈkɑːdɪəm/
心包腔	pericardial cavity	/ˌperɪˈkɑːdɪəl ˈkævətɪ/
心包区	pericardial region	/ˌperɪˈkɑːdɪəl ˈriːdʒən/
心包斜窦	oblique sinus of pericardium	/əˈbliːk ˈsaɪnəs əv ˌperɪˈkɑːdɪəm/
心丛	cardiac plexus	/ˈkɑːdɪæk ˈpleksəs/
心大静脉	great cardiac vein	/greɪt ˈkɑːdɪæk veɪn/
心底	cardiac base	/ˈkɑːdɪæk beɪs/
心肌层	myocardium	/ˌmaɪəʊˈkɑːdɪəm/
心尖	cardiac apex	/ˈkɑːdɪæk ˈeɪpeks/
心尖切迹	cardiac apical incisure	/ˈkɑːdɪæk ˈæpɪkəl ɪnˈsɪʒə/
心内膜	endocardium	/ˌendəʊˈkɑːdɪəm/
心前静脉	anterior vein of heart	/ænˈtɪərɪə veɪn əv hɑːt/
心切迹	cardiac notch	/ˈkɑːdɪæk nɒtʃ/
心外膜	epicardium	/ˌepɪˈkɑːdɪəm/

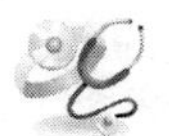

心小静脉	small cardiac vein	/smɔːl ˈkɑːdɪæk veɪn/
心中静脉	middle cardiac vein	/ˈmɪdl ˈkɑːdɪæk veɪn/
心最小静脉	smallest cardiac vein	/smɔːlɪst ˈkɑːdɪæk veɪn/
新小脑	neocerebellum	/ˌniːəʊˌserɪˈbeləm/
星形胶质细胞	astrocyte	/ˈæstrəsaɪt/
星状神经节	cervicothoracic ganglion	/ˌsɜːvɪkəʊθəˈræsɪk ˈgæŋglɪən/
胸背神经	thoracodorsal nerve	/ˌθɔːrəkəʊˈdɔːsəl nɜːv/
胸长神经	long thoracic nerve	/lɒŋ θɔːˈræsɪk nɜːv/
胸大肌	pectoralis major	/ˌpektəˈreɪlɪs ˈmeɪdʒə/
胸导管	thoracic duct	/θɔːˈræsɪk dʌkt/
胸骨	sternum	/ˈstɜːnəm/
胸骨柄	manubrium sterni	/məˈnjuːbrɪəm stɜːniː/
胸骨甲状软骨的	sternothyroid	/ˌstɜːnəʊˈθaɪrɔɪd/
胸骨角	sternal angle	/ˈstɜːnəl ˈæŋgl/
胸骨旁淋巴结	parasternal lymph node	/ˌpærəˈstɜːnəl lɪmf nəʊd/
胸骨旁线	parasternal line	/ˌpærəˈstɜːnəl laɪn/
胸骨舌骨肌	sternohyoid	/ˌstɜːnəʊˈhaɪɔɪd/
胸骨体	body of sternum	/ˈbɒdɪ əv ˈstɜːnəm/
胸骨线	sternal line	/ˈstɜːnəl laɪn/
胸横肌	transverse thoracis	/trænzˈvɜːs ˈθɔːrəsɪs/
胸肌淋巴结	pectoral lymph node	/ˈpektərəl lɪmf nəʊd/
胸廓	thorax	/ˈθɔːræks/
胸廓内动脉	internal thoracic artery	/ɪnˈtɜːnəl θɔːˈræsɪk ˈɑːtərɪ/
胸肋关节	sternocostal joint	/ˌstɜːnəʊˈkɒstəl dʒɔɪnt/
胸肋三角	sternocostal triangle	/ˌstɜːnəʊˈkɒstəl ˈtraɪæŋgl/
胸膜	pleura	/ˈplʊərə/
胸膜顶	cupula of pleura	/ˈkjuːpjʊlə əv ˈplʊərə/
胸膜腔	pleural cavity	/ˈplʊərəl ˈkævətɪ/
胸膜隐窝	pleural recess	/ˈplʊərəl rɪˈses/
胸内侧神经	medial pectoral nerve	/ˈmiːdɪəl ˈpektərəl nɜːv/
胸神经	thoracic nerve	/θɔːˈræsɪk nɜːv/

胸神经节	thoracic ganglion	/θɔːˈræsɪk ˈgæŋglɪən/
胸锁关节	sternoclavicular joint	/ˌstɜːnəʊkləˈvɪkjʊlə dʒɔɪnt/
胸锁乳突肌	sternocleidomastoid	/ˌstɜːnəʊˌklaɪdəʊˈmæstɔɪd/
胸外侧神经	lateral pectoral nerve	/ˈlætərəl ˈpektərəl nɜːv/
胸腺	thymus	/ˈθaɪməs/
胸腺区	region of thymus	/ˈriːdʒən əv ˈθaɪməs/
胸小肌	pectoralis minor	/ˌpektəˈreɪlɪs ˈmaɪnə/
胸腰筋膜	thoraciolumbar fascia	/θɔːˌræsɪkəʊˈlʌmbə ˈfeɪʃɪə/
胸主动脉	thoracic aorta	/θɔːˈræsɪk eɪˈɔːtə/
胸椎	thoracic vertebra	/θɔːˈræsɪk ˈvɜːtɪbrə/
嗅器	olfactory organ；organ of smell	/ɒlˈfæktərɪ ˈɔːgən/；/ˈɔːgən əv smel/
嗅区	olfactory region	/ɒlˈfæktərɪ ˈriːdʒən/
嗅神经	olfactory nerve	/ɒlˈfæktərɪ nɜːv/
旋后	supination	/ˌsjuːpɪˈneɪʃən/
旋后肌	supinator	/ˈsjuːpɪneɪtə/
旋内	medial rotation	/ˈmiːdɪəl rəʊˈteɪʃən/
旋前	pronation	/prəʊˈneɪʃən/
旋前方肌	pronator quadratus	/prəʊˈneɪtə kwɒˈdreɪtəs/
旋前圆肌	pronator teres	/prəʊˈneɪtə ˈteriːz/
旋外	lateral rotation	/ˈlætərəl rəʊˈteɪʃən/
旋支	circumflex branch	/ˈsɜːkəmfleks brɑːntʃ/
旋转	rotation	/rəʊˈteɪʃən/
血管吻合	anastomosis of blood vessel	/ˌænəstəˈməʊsɪs əv blʌd ˈvesəl/
血-脑脊液屏障	blood-cerebrospinal fluid barrier	/blʌd ˌserɪbrəʊˈspaɪnəl ˈfluːɪd ˈbærɪə/
血脑屏障	blood brain barrier	/blʌd breɪn ˈbærɪə/

Y

牙	tooth	/tuːθ/
牙槽骨	alveolar bone	/ælˈvɪələ bəʊn/

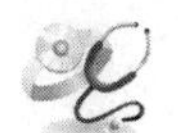

牙槽突	alveolar process	/æl'vɪələ 'prəʊses/
牙根	root of tooth	/ruːt əv tuːθ/
牙根管	root canal	/ruːt kə'næl/
牙根尖孔	apical foramen	/'æpɪkəl fə'reɪmen/
牙骨质	cement;cementum	/sɪ'ment/;/sɪ'mentəm/
牙冠	crown of tooth	/kraʊn əv tuːθ/
牙冠腔	pulp chamber	/pʌlp 'tʃeɪmbə/
牙颈	neck of tooth	/nek əv tuːθ/
牙腔	dental cavity	/'dentəl 'kævətɪ/
牙髓	dental pulp	/'dentəl pʌlp/
牙龈	gingiva	/dʒɪn'dʒaɪvə/
牙质	dentine	/'dentiːn/
牙周膜	periodontal membrane	/ˌperɪəʊ'dɒntəl 'membreɪn/
咽	pharynx	/'færɪŋks/
咽扁桃体	pharyngeal tonsil	/fə'rɪndʒɪəl 'tɒnsɪl/
咽丛	pharyngeal plexus	/fə'rɪndʒɪəl 'pleksəs/
咽鼓管	pharyngotympanic tube	/feˌrɪngəʊtɪm'pænɪk tjuːb/
咽鼓管扁桃体	tubal tonsil	/'tjuːbəl 'tɒnsɪl/
咽鼓管咽口	pharyngeal opening of auditory tube	/fə'rɪndʒɪəl 'əʊpənɪŋ əv 'ɔːdɪtərɪ tjuːb/
咽鼓管圆枕	tubal torus	/'tjuːbəl 'tɔːrəs/
咽后淋巴结	retropharyngeal lymph node	/ˌretrəʊfə'rɪndʒɪəl lɪmf nəʊd/
咽升动脉	ascending pharyngeal artery	/ə'sendɪŋ fə'rɪndʒɪəl 'ɑːtərɪ/
咽峡	isthmus of fauces	/'ɪsməs əv 'fɔːsiːz/
咽隐窝	pharyngeal recess	/fə'rɪndʒɪəl rɪ'ses/
咽支	pharyngeal branch	/fə'rɪndʒɪəl brɑːntʃ/
延髓	medulla oblongata	/me'dʌlə ˌɒblɒŋ'gɑːtə/
延髓脑桥沟	bulbopontine sulcus	/ˌbʌlbəʊ'pɒntaɪn 'sʌlkəs/
岩部(锥部)	petrous part(pyramid)	/'petrəs pɑːt ('pɪrəmɪd)/
岩大神经	greater petrosal nerve	/'greɪtə pe'trəʊsəl nɜːv/

岩小神经	lesser petrosal nerve	/ˈlesə peˈtrəʊsəl nɜːv/
眼动脉	ophthalmic artery	/ɒfˈθælmɪk ˈɑːtərɪ/
眼房	chamber of eyeball	/ˈtʃeɪmbə əv ˈaɪbɔːl/
眼肌筋膜鞘	fascial sheath of ocular muscle	/ˈfeɪʃəl ʃiːθ əv ˈɒkjʊlə ˈmʌsl/
眼睑	palpebra	/ˈpælpəbrə/
眼轮匝肌	orbicularis oculi	/ɔːˌbɪkjʊˈleərɪs ˈɒkjʊlaɪ/
眼球	eyeball	/ˈaɪbɔːl/
眼球筋膜鞘	sheath of eyeball	/ʃiːθ əv ˈaɪbɔːl/
眼球外肌	extraocular muscle	/ˌekstrəˈɒkjʊlə ˈmʌsl/
眼神经	ophthalmic nerve	/ɒfˈθælmɪk nɜːv/
腰丛	lumber plexus .	/ˈlʌmbə ˈpleksəs/
腰大肌	psoas major	/ˈsəʊəs ˈmeɪdʒə/
腰方肌	quadratus lumborum .	/kwɒˈdreɪtəs ˈlʌmbərʌm/
腰肋三角	lumbocostal triangle	/ˌlʌmbəʊˈkɒstəl ˈtraɪæŋgl/
腰淋巴结	lumbar lymph node	/ˈlʌmbə lɪmf nəʊd/
腰内脏神经	lumbar splanchnic nerve	/ˈlʌmbə ˈsplæŋknɪk nɜːv/
腰神经	lumbar nerve	/ˈlʌmbə nɜːv/
腰椎	lumbar vertebra	/ˈlʌmbə ˈvɜːtɪbrə/
咬肌	masseter	/mæˈsiːtə/
叶状乳头	foliate papillae	/ˈfəʊlɪət pəˈpɪliː/
腋动脉	axillary artery	/ækˈsɪlərɪ ˈɑːtərɪ/
腋后线	posterior axillary line	/pɒˈstɪərɪə ækˈsɪlərɪ laɪn/
腋静脉	axillary vein	/ækˈsɪlərɪ veɪn/
腋淋巴结	axillary lymph node	/ækˈsɪlərɪ lɪmf nəʊd/
腋前线	anterior axillary line	/ænˈtɪərɪə ækˈsɪlərɪ laɪn/
腋神经	axillary nerve	/ækˈsɪlərɪ nɜːv/
腋窝	axillary fossa	/ækˈsɪlərɪ ˈfɒsə/
腋中线	midaxillary line	/ˌmɪdˈæksɪlərɪ laɪn/
一般内脏感觉传导通路	general visceral sensory pathway	/ˈdʒenərəl ˈvɪsərəl ˈsensərɪ ˈpɑːθweɪ/
胰	pancreas	/ˈpæŋkrɪəs/

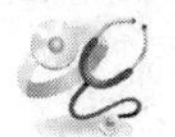

胰岛	pancreatic islet	/ˌpæŋkrɪˈætɪk ˈaɪlɪt/
胰管	pancreatic duct	/ˌpæŋkrɪˈætɪk dʌkt/
胰颈	neck of pancreas	/nek əv ˈpæŋkrɪəs/
胰体	body of pancreas	/ˈbɒdɪ əv ˈpæŋkrɪəs/
胰头	head of pancreas	/hed əv ˈpæŋkrɪəs/
胰尾	tail of pancreas	/teɪl əv ˈpæŋkrɪəs/
移动	translation	/trænsˈleɪʃən/
疑核	nucleus ambiguus	/ˈnjuːklɪəs æmˈbɪgʊəs/
乙状窦	sigmoid sinus	/ˈsɪgmɔɪd ˈsaɪnəs/
乙状结肠	sigmoid colon	/ˈsɪgmɔɪd ˈkəʊlən/
乙状结肠动脉	sigmoid artery	/ˈsɪgmɔɪd ˈɑːtərɪ/
乙状结肠间隐窝	intersigmoid recess	/ˌɪntəˈsɪgmɔɪd rɪˈses/
乙状结肠系膜	sigmoid mesocolon	/ˈsɪgmɔɪd ˌmesəˈkəʊlən/
翼点	pterion	/ˈtiːrɪɒn/
翼腭神经	pterygopalatine nerve	/ˌterɪgəʊˈpælətɪn nɜːv/
翼腭神经节	pterygopalatine ganglion	/ˌterɪgəʊˈpælətɪn ˈgæŋglɪən/
翼腭窝	pterygopalatine fossa	/ˌterɪgəʊˈpælətɪn ˈfɒsə/
翼管	pterygoid canal	/ˈterɪgɔɪd kəˈnæl/
翼静脉丛	pterygoid venous plexus	/ˈterɪgɔɪd ˈviːnəs ˈpleksəs/
翼内肌	medial pterygoid	/ˈmiːdɪəl ˈterɪgɔɪd/
翼突	pterygoid process	/ˈterɪgɔɪd ˈprəʊses/
翼外肌	lateral pterygoid	/ˈlætərəl ˈterɪgɔɪd/
翼状襞	alar fold	/ˈeɪlə fəʊld/
阴部内动脉	internal pudendal artery	/ɪnˈtɜːnəl pjuːˈdendəl ˈɑːtərɪ/
阴部神经	pudendal nerve	/pjuːˈdendəl nɜːv/
阴道	vagina	/vəˈdʒaɪnə/
阴道口	vaginal orifice	/vəˈdʒaɪnəl ˈɒrɪfɪs/
阴道前庭	vaginal vestibule	/vəˈdʒaɪnəl ˈvestɪbjuːl/
阴道穹	fornix of vagina	/ˈfɔːnɪks əv vəˈdʒaɪnə/
阴蒂	clitoris	/ˈklɪtərɪs/
阴蒂海绵体	cavernous body of clitoris	/ˈkævənəs ˈbɒdɪ əv ˈklɪtərɪs/

阴蒂头	glans of clitoris	/glænz əv ˈklɪtərɪs/
阴阜	mons pubis	/mɒnz ˈpjuːbɪs/
阴茎	penis	/ˈpiːnɪs/
阴茎包皮	prepuce of penis	/ˈpriːpjuːs əv ˈpiːnɪs/
阴茎海绵体	cavernous body of penis	/ˈkævənəs ˈbɒdɪ əv ˈpiːnɪs/
阴茎脚	crus of penis	/krʌs əv ˈpiːnɪs/
阴茎头	glans penis	/glænz ˈpiːnɪs/
阴茎悬韧带	suspensory ligament of penis	/səˈspensərɪ ˈlɪgəmənt əv ˈpiːnɪs/
阴囊	scrotum	/ˈskrəʊtəm/
阴囊中隔	septum of scrotum	/ˈseptəm əv ˈskrəʊtəm/
蚓垂	uvula of vermis	/ˈjuːvjʊlə əv ˈvɜːmɪs/
蚓结节	tuber of vermis	/ˈtjuːbə əv ˈvɜːmɪs/
蚓状肌	lumbricalis	/ˌlʌmbrɪˈkeɪlɪs/
蚓锥体	pyramid of vermis	/ˈpɪrəmɪd əv ˈvɜːmɪs/
隐神经	saphenous nerve	/səˈfiːnəs nɜːv/
鹰嘴	olecranon	/əʊˈlekrənɒn/
硬脊膜	spinal dura mater	/ˈspaɪnəl ˈdjʊərə ˈmeɪtə/
硬膜外隙	epidural space	/ˌepɪˈdjʊərəl speɪs/
硬脑膜	cerebral dura mater	/ˈserɪbrəl ˈdjʊərə ˈmeɪtə/
硬脑膜窦	sinus of dura mater	/ˈsaɪnəs əv ˈdjʊərə ˈmeɪtə/
硬脑膜窦	sinus of dura mater	/ˈsaɪnəs əv ˈdjʊərə ˈmeɪtə/
幽门	pylorus	/paɪˈlɔːrəs/
幽门瓣	pyloric valve	/paɪˈlɔːrɪk vælv/
幽门部	pyloric part	/paɪˈlɔːrɪk pɑːt/
幽门窦	pyloric antrum	/paɪˈlɔːrɪk ˈæntrəm/
幽门管	pyloric canal	/paɪˈlɔːrɪk kəˈnæl/
幽门括约肌	pyloric sphincter	/paɪˈlɔːrɪk ˈsfɪŋktə/
右段间裂	right intersegmental fissure	/raɪt ɪntəsegˈmentəl ˈfɪʃə/
右房室瓣	right atrioventricular valve	/raɪt ˌeɪtrɪəʊvenˈtrɪkjʊlə vælv/

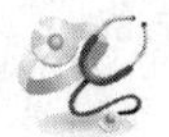

右房室口	right atrioventricular orifice	/raɪt ˌeɪtrɪəʊven'trɪkjʊlə 'ɒrɪfɪs/
右肺动脉	right pulmonary artery	/raɪt 'pʌlmənərɪ 'ɑːtərɪ/
右冠状动脉	right coronary artery	/raɪt 'kɒrənərɪ 'ɑːtərɪ/
右冠状动脉半月瓣(窦)(前半月瓣)	right coronary leaflet (sinus)	/raɪt 'kɒrənərɪ 'liːflɪt ('saɪnəs)/
右结肠动脉	right colic artery	/raɪt 'kɒlɪk 'ɑːtərɪ/
右淋巴导管	right lymphatic duct	/raɪt lɪm'fætɪk dʌkt/
右三角韧带	right triangular ligament	/raɪt traɪ'æŋgjʊlə 'lɪgəmənt/
右束支	right bundle branch	/raɪt 'bʌndl brɑːntʃ/
右心房	right atrium	/raɪt 'ɑːtrɪəm/
右心室	right ventricle	/raɪt 'ventrɪkl/
右叶间裂	right interlobar fissure	/raɪt ˌɪntə'ləʊbə 'fɪʃə/
右主支气管	right principal bronchus	/raɪt 'prɪnsəpəl 'brɒŋkəs/
釉质	enamel	/ɪ'næməl/
鱼际	thenar	/'θiːnɑː/
原裂	primary fissure	/'praɪmərɪ 'fɪʃə/
原小脑	archicerebellum	/ˌɑːkɪˌserɪ'beləm/
圆孔	foramen rotundum	/fə'reɪmen rəʊ'tʌndəm/
远侧	distal	/'dɪstəl/
月骨	lunate bone	/'ljuːneɪt bəʊn/
月状面	lunate surface	/'ljuːneɪt 'sɜːfɪs/
运动(下行)传导通路	motor(descending) pathway	/'məʊtə (dɪ'sendɪŋ) 'pɑːθweɪ/
运动解剖学	locomotive anatomy	/ˌləʊkə'məʊtɪv ə'nætəmɪ/
运动神经元	motor neuron	/'məʊtə 'njʊərɒn/

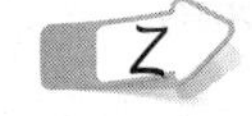

脏层胸膜	visceral pleuron	/'vɪsərəl 'plʊərɒn/
脏腹膜	visceral peritoneum	/'vɪsərəl ˌperɪtəʊ'niːəm/
展	abduction	/æb'dʌkʃən/
展神经	abducent nerve	/æb'djuːsənt nɜːv/

展神经核	nucleus of abducent nerve	/ˈnjuːklɪəs əv æbˈdjuːsənt nɜːv/
掌长肌	palmaris longus	/pælˈmærɪs ˈlɒŋgəs/
掌骨	metacarpal bone; metacarpus	/ˌmetəˈkɑːpəl bəʊn/; /ˌmetəˈkɑːpəs/
掌骨间关节	intermetacarpal joint	/ˌɪntɜːmetəˈkɑːpəl dʒɔɪnt/
掌浅弓	superficial palmar arch	/ˌsjuːpəˈfɪʃəl ˈpælmə ɑːtʃ/
掌深弓	deep palmar arch	/diːp ˈpælmə ɑːtʃ/
掌指关节	metacarpophalangeal joint	/ˌmetəˌkɑːpəʊfəˈlændʒɪəl dʒɔɪnt/
真皮	dermis	/ˈdɜːmɪs/
砧骨	incus	/ˈɪŋkəs/(*pl.* incudes)
枕大神经	greater occipital nerve	/ˈgreɪtə ɒkˈsɪpɪtəl nɜːv/
枕动脉	occipital artery	/ɒkˈsɪpɪtəl ˈɑːtərɪ/
枕骨	occipital bone	/ɒkˈsɪpɪtəl bəʊn/
枕骨大孔	foramen magnum; great occipital foramen	/fəˈreɪmen ˈmægnəm/; /greɪt ɒkˈsɪpɪtəl fəˈreɪmen/
枕淋巴结	occipital lymph node	/ɒkˈsɪpɪtəl lɪmf nəʊd/
枕内隆凸	internal occipital protuberance	/ɪnˈtɜːnəl ɒkˈsɪpɪtəl prəˈtjuːbərəns/
枕外隆凸	external occipital protuberance	/ɪkˈstɜːnəl ɒkˈsɪpɪtəl prəˈtjuːbərəns/
枕下神经	suboccipital nerve	/ˌsʌbɒkˈsɪpɪtəl nɜːv/
枕小神经	lesser occipital nerve	/ˈlesə ɒkˈsɪpɪtəl nɜːv/
正中沟	median sulcus	/ˈmiːdɪən ˈsʌlkəs/
正中神经	median nerve	/ˈmiːdɪən nɜːv/
支气管	bronchus	/ˈbrɒŋkəs/(*pl.* bronchi)
支气管动脉	bronchial artery	/ˈbrɒŋkɪəl ˈɑːtərɪ/
支气管肺段	bronchopulmonary segment	/ˌbrɒŋkəʊˈpʊlmənərɪ ˈsegmənt/
支气管肺淋巴结	bronchopulmonary lymph node	/ˌbrɒŋkəʊˈpʊlmənərɪ lɪmf nəʊd/
支气管树	bronchial tree	/ˈbrɒŋkɪəl triː/
脂肪囊	fatty renal capsule; adipose capsule	/ˈfætɪ ˈriːnəl ˈkæpsjuːl/; /ˈædɪpəʊs ˈkæpsjuːl/

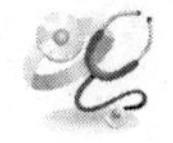

直肠	rectum	/ˈrektəm/
直肠骶曲	flexura sacralis rectalis	/ˈfleksjʊrə sækˈreɪlɪs rekˈteɪlɪs/
直肠壶腹	ampulla of rectum	/æmˈpʊlə əv ˈrektəm/
直肠会阴曲	flexura perinealis rectalis	/ˈfleksjʊrə ˌperɪnɪˈeɪlɪs rekˈteɪlɪs/
直肠膀胱陷凹	rectovesical pouch	/ˌrektəˈvesɪkəl paʊtʃ/
直肠上动脉	superior rectal artery	/sjuːˈpɪərɪə ˈrektəl ˈɑːtərɪ/
直肠子宫襞	rectouterine fold	/ˌrektəʊˈjuːtəraɪn fəʊld/
直肠子宫陷凹	rectouterine pouch	/ˌrektəʊˈjuːtəraɪn paʊtʃ/
直窦	straight sinus	/streɪt ˈsaɪnəs/
植物性神经系统	vegetative nervous system, VNS	/ˈvedʒɪtətɪv ˈnɜːvəs ˈsɪstəm/
跖骨	metatarsal bone	/ˌmetəˈtɑːsəl bəʊn/
跖骨间关节	intermetatarsal joint	/ˌɪntəˌmetəˈtɑːsəl dʒɔɪnt/
跖屈	plantar flexion	/ˈplæntə ˈflekʃən/
跖趾关节	metatarsophalangeal joint	/ˌmetəˌtɑːsəʊfəˈlændʒɪəl dʒɔɪnt/
止点	insertion	/ɪnˈsɜːʃən/
指背腱膜	extensor expansion	/ɪkˈstensə ɪkˈspænʃən/
指骨	phalanges of fingers	/fəˈlændʒɪz əv ˈfɪŋgəz/
指骨间关节	interphalangeal joint of hand	/ɪntɜːˈfəlændʒɪəl dʒɔɪnt əv hænd/
指浅屈肌	flexor digitorum superficialis	/ˈfleksə dɪdʒɪˈtɔːrɪəm ˌsjuːpəˌfɪʃɪˈeɪlɪs/
指伸肌	extensor digitorum	/ɪkˈstensə dɪdʒɪˈtɔːrɪəm/
指深屈肌	flexor digitorum profundus	/ˈfleksə dɪdʒɪˈtɔːrɪəm prəˈfʌndəs/
趾长屈肌	flexor digitorum longus	/ˈfleksə dɪdʒɪˈtɔːrɪəm ˈlɒŋgəs/
趾长伸肌	extensor digitorum longus	/ɪkˈstensə dɪdʒɪˈtɔːrɪəm ˈlɒŋgəs/
趾骨	phalanges of toe; bone of toe	/fæˈlændʒiːz əv təʊ/; /bəʊn əv təʊ/
趾骨间关节	interphalangeal joint of foot	/ˌɪntəfəˈlændʒɪəl dʒɔɪnt əv fʊt/
致密部	compact part	/kəmˈpækt pɑːt/
痔环	anulus hemorrhoidalis	/ˈænjʊləs ˌhemərɔɪˈdeɪlɪs/

智牙	wisdom tooth	/ˈwɪzdəm tuːθ/
中耳	middle ear	/ˈmɪdl ɪə/
中间核	interposed nucleus	/ˌɪntəˈpəʊzd ˈnjuːklɪəs/
中间神经	intermediate nerve	/ˌɪntəˈmiːdɪət nɜːv/
中间神经元	interneuron	/ˌɪntəˈnjʊərɒn/
中间楔骨	intermediate cuneiform bone	/ˌɪntəˈmiːdɪət ˈkjuːnɪfɔːm bəʊn/
中结肠动脉	middle colic artery	/ˈmɪdl ˈkɒlɪk ˈɑːtərɪ/
中脑	midbrain；mesencephalon	/ˈmɪdbreɪn/；/ˌmesenˈsefəlɒn/
中枢神经系统	central nervous system	/ˈsentrəl ˈnɜːvəs ˈsɪstəm/
中狭窄	middle stricture	/ˈmɪdl ˈstrɪktʃə/
中斜角肌	scalenus medius	/skəˈliːnəs ˈmiːdɪəs/
中心腱	central tendon	/ˈsentrəl ˈtendən/
中心纤维体	central fibrous body	/ˈsentrəl ˈfaɪbrəs ˈbɒdɪ/
中央的	central	/ˈsentrəl/
中央凹	central fovea；fovea centralis	/ˈsentrəl ˈfəʊvɪə/；/ˈfəʊvɪə senˈtreɪlɪs/
中央淋巴结	central lymph node	/ˈsentrəl lɪmf nəʊd/
中纵隔	middle mediastinum	/ˈmɪdl ˌmiːdɪæsˈtaɪnəm/
终池	terminal cistern；terminal cisterna	/ˈtɜːmɪnəl ˈsɪstən/；/ˈtɜːmɪnəl sɪˈstɜːnə/
终扣	terminal bouton	/ˈtɜːmɪnəl ˈbuːtɒn/
周围神经系统	peripheral nervous system	/pəˈrɪfərəl ˈnɜːvəs ˈsɪstəm/
轴突	axon；neurite	/ˈæksɒn/；/ˈnjʊəraɪt/
肘关节	elbow joint	/ˈelbəʊ dʒɔɪnt/
肘淋巴结	cubital lymph node	/ˈkjuːbɪtəl lɪmf nəʊd/
肘窝	cubital fossa	/ˈkjuːbɪtəl ˈfɒsə/
肘正中静脉	median cubital vein	/ˈmiːdɪən ˈkjuːbɪtəl veɪn/
蛛网膜粒	arachnoid granulation	/əˈræknɔɪd ˌgrænjʊˈleɪʃən/
蛛网膜下池	subarachnoid cistern	/ˌsʌbəˈræknɔɪd ˈsɪstən/
主动脉	aorta	/eɪˈɔːtə/
主动脉瓣	aortic valve	/eɪˈɔːtɪk vælv/

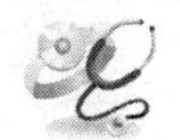

主动脉窦	aortic sinus	/eɪˈɔːtɪk ˈsaɪnəs/
主动脉弓	aortic arch	/eɪˈɔːtɪk ɑːtʃ/
主动脉口	aortic orifice	/eɪˈɔːtɪk ˈɒrɪfɪs/
主动脉裂孔	aortic hiatus	/eɪˈɔːtɪk haɪˈeɪtəs/
主动脉前庭	vestibule of aorta	/ˈvestɪbjʊl əv eɪˈɔːtə/
主动脉肾神经节	aorticorenal ganglion	/eɪˌɔːtəˈriːnəl ˈgæŋglɪən/
主动脉小球	aortic glomerus	/eɪˈɔːtɪk ˈgləʊməs/ (*pl.* glomera)
椎动脉	vertebral artery	/ˈvɜːtɪbrəl ˈɑːtərɪ/
椎动脉丛	vertebral plexus	/ˈvɜːtɪbrəl ˈpleksəs/
椎弓	vertebral arch	/ˈvɜːtɪbrəl ɑːtʃ/
椎弓板	lamina of vertebral arch	/ˈlæmɪnə əv ˈvɜːtɪbrəl ɑːtʃ/
椎弓根	pedicle of vertebral arch	/ˈpedɪkl əv ˈvɜːtɪbrəl ɑːtʃ/
椎骨	vertebra	/ˈvɜːtɪbrə/
椎管	vertebral canal	/ˈvɜːtɪbrəl kəˈnæl/
椎间孔	intervertebral foramen	/ˌɪntəˈvɜːtɪbrəl fəˈreɪmen/
椎间盘	intervertebral disks	/ˌɪntəˈvɜːtɪbrəl dɪsks/
椎孔	vertebral foramen	/ˈvɜːtɪbrəl fəˈreɪmen/
椎内静脉丛	internal vertebral plexus	/ɪnˈtɜːnəl ˈvɜːtɪbrəl ˈpleksəs/
椎旁神经节	paravertebral ganglion	/ˌpærəˈvɜːtɪbrəl ˈgæŋglɪən/
椎前神经节	prevertebral ganglion	/prɪˈvɜːtɪbrəl ˈgæŋglɪən/
椎体	vertebral body;centrum	/ˈvɜːtɪbrəl ˈbɒdɪ/; /ˈsentrəm/
椎体钩	uncus of vertebral body	/ˈʌŋkəs əv ˈvɜːtɪbrəl ˈbɒdɪ/
椎外静脉丛	external vertebral plexus	/ɪkˈstɜːnəl ˈvɜːtɪbrəl ˈpleksəs/
锥体	vertebral body	/ˈvɜːtɪbrəl ˈbɒdɪ/
锥体交叉	decussation of pyramid	/ˌdiːkəˈseɪʃən əv ˈpɪrəmɪd/
锥体束	tractus pyramidalis; pyramidal tract	/træktəs pɪˌræmɪˈdeɪlɪs/; /pɪˈræmɪdəl trækt/
锥体外系统	extrapyramidal system	/ˌekstrəpɪˈræmɪdəl ˈsɪstəm/
锥体系统	pyramidal system	/pɪˈræmɪdəl ˈsɪstəm/
籽骨	sesamoid bone	/ˈsesəmɔɪd bəʊn/
子宫	uterus	/ˈjuːtərəs/
子宫底	fundus of uterus	/ˈfʌndəs əv ˈjuːtərəs/

子宫骶韧带	uterosacral ligament	/ˌjuːtərəʊˈseɪkrəl ˈlɪgəmənt/
子宫动脉	uterine artery	/ˈjuːtəraɪn ˈɑːtərɪ/
子宫端	uterine extremity	/ˈjuːtəraɪn ɪkˈstremətɪ/
子宫附件	uterine appendage	/ˈjuːtəraɪn əˈpendɪdʒ/
子宫颈	neck of uterus; cervix of uterus	/nek əv ˈjuːtərəs/; /ˈsɜːvɪks əv ˈjuːtərəs/
子宫颈管	canal of cervix of uterus	/kəˈnæl əv ˈsɜːvɪks əv ˈjuːtərəs/
子宫颈阴道部	vaginal part of cervix	/vəˈdʒaɪnəl pɑːt əv ˈsɜːvɪks/
子宫颈阴道上部	supravaginal part of cervix	/ˌsjuːprəvəˈdʒaɪnəl pɑːt əv ˈsɜːvɪks/
子宫口	orifice of uterus; uterine orifice	/ˈɒrɪfɪs əv ˈjuːtərəs/; /ˈjuːtəraɪn ˈɒrɪfɪs/
子宫阔韧带	broad ligament of uterus	/brɔːd ˈlɪgəmənt əv ˈjuːtərəs/
子宫旁组织	parametrium	/ˌpærəˈmiːtrɪəm/
子宫腔	cavity of uterus	/ˈkævətɪ əv ˈjuːtərəs/
子宫体	body of uterus	/ˈbɒdɪ əv ˈjuːtərəs/
子宫峡	isthmus of uterus	/ˈɪsməs əv ˈjuːtərəs/
子宫圆韧带	round ligament of uterus	/raʊnd ˈlɪgəmənt əv ˈjuːtərəs/
子宫主韧带	cardinal ligament of uterus	/ˈkɑːdɪnəl ˈlɪgəmənt əv ˈjuːtərəs/
自主神经系统	autonomic nervous system	/ˌɔːtəʊˈnɒmɪk ˈnɜːvəs ˈsɪstəm/
纵隔	mediastinum	/ˌmiːdɪæsˈtaɪnəm/
纵隔后淋巴结	posterior mediastinal lymph node	/pɒˈstɪərɪə ˌmiːdɪæsˈtaɪnəl lɪmf nəʊd/
纵隔面	mediastinal surface	/ˌmiːdɪæsˈtaɪnəl ˈsɜːfɪs/
纵隔前淋巴结	anterior mediastinal lymph node	/ænˈtɪərɪə ˌmiːdɪæsˈtaɪnəl lɪmf nəʊd/
纵隔胸膜	mediastinal pleura; mediastinal part	/ˌmiːdɪæsˈtaɪnəl ˈplʊərə/; /ˌmiːdɪæsˈtaɪnəl pɑːt/
足背动脉	dorsal artery of foot	/ˈdɔːsəl ˈɑːtərɪ əv fʊt/
足底内侧神经	medial plantar nerve	/ˈmiːdɪəl ˈplæntə nɜːv/
足底外侧神经	lateral plantar nerve	/ˈlætərəl ˈplæntə nɜːv/
足关节	joint of foot	/dʒɔɪnt əv fʊt/

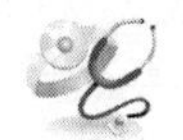

足舟骨	navicular bone	/nəˈvɪkjʊlə bəʊn/
最后公路	final common pathway	/ˈfaɪnəl ˈkɒmən ˈpɑːθweɪ/
最后区	area postrema	/ˈeərɪə pəʊstremə/
最上鼻甲	supreme nasal concha	/sjʊˈpriːm ˈneɪzəl ˈkɒŋkə/
左边的	left	/left/
左段间裂	left intersegmental fissure	/left ˌɪntəsegˈmentəl ˈfɪʃə/
左房室瓣	left atrioventricular valve	/left ˌeɪtrɪəʊvenˈtrɪkjʊlə vælv/
左房室口	left atrioventricular orifice	/left ˌeɪtrɪəʊvenˈtrɪkjʊlə ˈɒrɪfɪs/
左肺动脉	left pulmonary artery	/left ˈpʌlmənərɪ ˈɑːtərɪ/
左肺小舌	lingula of left lung	/ˈlɪŋgjʊlə əv left lʌŋ/
左冠状动脉	left coronary artery	/left ˈkɒrənərɪ ˈɑːtərɪ/
左冠状动脉半月瓣(左后半月瓣)	left coronary leaflet	/left ˈkɒrənərɪ ˈliːflɪt/
左冠状动脉窦	left coronary sinus	/left ˈkɒrənərɪ ˈsaɪnəs/
左结肠动脉	left colic artery	/left ˈkɒlɪk ˈɑːtərɪ/
左三角韧带	left triangular ligament	/left traɪˈæŋgjʊlə ˈlɪgəmənt/
左束支	left bundle branch	/left ˈbʌndl brɑːntʃ/
左心耳	left auricle	/left ˈɔːrɪkl/
左心房	left atrium	/left ˈɑːtrɪəm/
左心室	left ventricle	/left ˈventrɪkl/
左叶间裂	left interlobar fissure	/left ˌɪntəˈləʊbə ˈfɪʃə/
左主支气管	left principal bronchus	/left ˈprɪnsəpəl ˈbrɒŋkəs/
坐股韧带	ischiofemoral ligament	/ˌɪskɪəʊˈfemərəl ˈlɪgəmənt/
坐骨	ischium	/ˈɪskɪəm/
坐骨大切迹	greater sciatic notch	/ˈgreɪtə saɪˈætɪk nɒtʃ/
坐骨肛门窝	ischioanal fossa	/ˌɪskɪəʊˈeɪnəl ˈfɒsə/
坐骨海绵体肌	ischiocavernosus	/ˌɪskɪəʊˌkævəˈnəʊsəs/
坐骨棘	ischial spine	/ˈɪskɪəl spaɪn/
坐骨结节	ischial tuberosity; tuberosity of ischium	/ˈɪskɪəl ˌtjuːbəˈrɒsətɪ/; /ˌtjuːbəˈrɒsətɪ əv ˈɪskɪəm/
坐骨神经	sciatic nerve	/saɪˈætɪk nɜːv/
坐骨小切迹	lesser sciatic notch	/ˈlesə saɪˈætɪk nɒtʃ/

第八章 诊断学

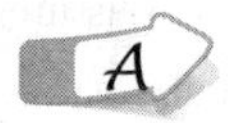

埃博拉病毒	Ebola virus	/ɪˈbəʊlə ˈvaɪərəs/
埃博拉出血热	Ebola haemorrhagic fever, EB0	/iːˈbəʊlə ˌheməˈrædʒɪk ˈfiːvə/
癌抗原 242	cancer antigen 242, CA242	/ˈkænsə ˈæntɪdʒən tuː fɔː tuː/
癌抗原 50	cancer antigen 50, CA50	/ˈkænsə ˈæntɪdʒən faɪv ˈzɪərəʊ/
癌抗原 125	cancer antigen 125, CA125	/ˈkænsə ˈæntɪdʒən wʌn tuː faɪv/
癌抗原 153	cancer antigen 153, CA153	/ˈkænsə ˈæntɪdʒən wʌn faɪv θriː/
癌胚抗原	carcinoembryonic antigen, CEA	/ˌkɑːsɪnəʊˌembrɪˈɒnɪk ˈæntɪdʒən/
氨基转移酶	aminotransferase	/əˌmiːnəʊˈtrænsfəreɪs/

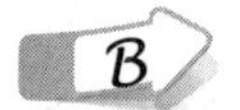

靶细胞	target cell	/ˈtɑːgɪt sel/
白[细胞]介素-2	interleukin-2, IL-2	/ˌɪntəˈljuːkɪn tuː/
白细胞	leukocyte	/ˈljuːkəsaɪt/
白细胞管型	leukocyte cast	/ˈljuːkəʊsaɪt kɑːst/
白细胞减少	leukopenia	/ˌljuːkəʊˈpiːnɪə/
白细胞精子症	leukocytospermia	/ˌljuːkəʊsaɪtəˈspɜːmɪə/
瘢痕	scar	/skɑː/
板状腹	rigidity	/rɪˈdʒɪdətɪ/
棒状小体	auer body	/ˈaʊə ˈbɒdɪ/
包茎	phimosis	/faɪˈməʊsɪs/
包块	mass	/mæs/

包皮	prepuce	/ˈpriːpjuːs/
包皮过长	redundant prepuce	/rɪˈdʌndənt ˈpriːpjuːs/
奔马律	gallop rhythm	/ˈgæləp ˈrɪðəm/
贲门失弛缓症	achalasia of cardia	/ˌækəˈleɪzɪə əv ˈkɑːdɪə/
本-周蛋白	Bence-Jone protein, BJP	/bens dʒəʊn ˈprəʊtiːn/
鼻窦	nasal sinus	/ˈneɪzəl ˈsaɪnəs/
闭合容积	closing volume, CV	/ˈkləʊzɪŋ ˈvɒljuːm/
闭合总量	closing capacity, CC	/ˈkləʊzɪŋ kəˈpæsətɪ/
闭目难立征	Rombergism	/ˈrɒmbəgɪzəm/
壁层胸膜	parietal pleura	/pəˈraɪɪtəl ˈplʊərə/
扁平胸	flat chest	/flæt tʃest/
扁平足	flatfoot	/ˈflætfʊt/
变形颅	deforming skull	/dɪˈfɔːmɪŋ skʌl/
便秘	constipation	/ˌkɒnstɪˈpeɪʃən/
便血	hematochezia	/ˌhemətəʊˈkiːzɪə/
髌阵挛	patellar clonus	/pəˈtelə ˈkləʊnəs/
丙氨酸转氨酶	alanine aminotransferase, ALT	/ˈæləniːn əˌmiːnəʊˈtrænsfəreɪs/
并存病	comorbidity	/ˌkəʊmɔːˈbɪdətɪ/
并发症	complication	/ˌkɒmplɪˈkeɪʃən/
病理解剖诊断	pathological diagnosis	/ˌpæθəˈlɒdʒɪkəl ˌdaɪəgˈnəʊsɪs/
病理生理诊断	pathophysiological diagnosis	/ˌpæθəʊˌfɪzɪəˈlɒdʒɪkəl ˌdaɪəgˈnəʊsɪs/
病理性蛋白尿	pathological proteinuria	/ˌpæθəˈlɒdʒɪkəl ˌprəʊtiːˈnjʊərɪə/
病史采集	history taking	/ˈhɪstərɪ ˈteɪkɪŋ/
病态窦房结综合征	sick sinus syndrome, SSS	/sɪk ˈsaɪnəs ˈsɪndrəʊm/
病因诊断	etiological diagnosis	/ˌiːtɪəˈlɒdʒɪkəl ˌdaɪəgˈnəʊsɪs/
波动感	fluctuation	/ˌflʌktʃʊˈeɪʃən/
波状热	undulant fever	/ˈʌndjʊlənt ˈfiːvə/
补呼气容积	expiratory reserve volume, ERV	/ɪkˈspaɪərətərɪ rɪˈzɜːv ˈvɒljuːm/
补体	complement, C	/ˈkɒmplɪmənt/

补体结合试验	complement fixation test, CFT	/ˈkɒmplɪmənt fɪkˈseɪʃən test/
补吸气容积	inspiratory reserve volume, IRV	/ɪnˈspaɪərətərɪ rɪˈzɜːv ˈvɒljuːm/
不规则热	irregular fever	/ɪˈregjʊlə ˈfiːvə/
不确定电轴	indeterminate axis	/ˌɪndɪˈtɜːmɪnət ˈæksɪs/
不自主运动	involuntary movement	/ɪnˈvɒləntərɪ ˈmuːvmənt/
布-加综合征	Budd-Chiari syndrome	/bʌd kɪˈɑːrɪ ˈsɪndrəʊm/
布氏杆菌凝集试验	Brucella agglutination test	/bruːˈselə əˌgluːtɪˈneɪʃən test/
步态	gait	/geɪt/
部位	location	/ləʊˈkeɪʃən/

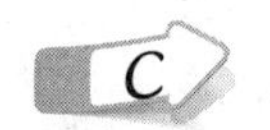

层粘连蛋白	laminin	/ˈlæmɪnɪn/
产超广谱 β-内酰胺酶	extra-spectrum beta lactamase, ESBL	/ˈekstrə ˈspektrəm ˈbeɪtə ˈlæktəmeɪs/
长颅	dolichocephalia	/ˌdɒlɪˌkɒsəˈfeɪlɪə/
肠梗阻	intestinal obstruction	/ɪnˈtestɪnəl əbˈstrʌkʃən/
肠鸣音	bowel sound	/ˈbaʊəl saʊnd/
潮气容积	tidal volume, VT	/ˈtaɪdəl ˈvɒljuːm/
弛张热	remittent fever	/rɪˈmɪtənt ˈfiːvə/
匙状甲	koilonychia	/ˌkɔɪləʊˈnɪkɪə/
尺压试验	ruler pressing test	/ˈruːlə ˈpresɪŋ test/
齿轮呼吸音	cogwheel breath sound	/ˈkɒgwiːl breθ saʊnd/
耻骨联合	pubic symphysis	/ˈpjuːbɪk ˈsɪmfɪsɪs/
冲击触诊法	ballottement	/bəˈlɒtmənt/
抽搐	tic	/tɪk/
出血时间	bleeding time, BT	/ˈbliːdɪŋ taɪm/
初步诊断	initial diagnosis	/ɪˈnɪʃəl ˌdaɪəgˈnəʊsɪs/
除极	depolarization	/diːˌpəʊləraɪˈzeɪʃən/
杵状指(趾)	acropachy	/ˈækrəʊˌpækɪ/

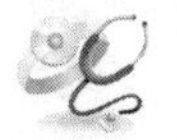

储存延迟型糖耐量曲线	storage delay OTT curve	/ˈstɔːrɪdʒ dɪˈleɪ əʊ tiː tiː kɜːv/
处女膜	hymen	/ˈhaɪmən/
触觉	touch sensation	/tʌtʃ senˈseɪʃən/
触觉震颤	tactile fremitus	/ˈtæktaɪl ˈfremɪtəs/
触诊	palpation	/pælˈpeɪʃən/
传染性感染疾病	communicable infectious disease	/kəˈmjuːnɪkəbl ɪnˈfekʃəs dɪˈziːz/
床旁检测	point of care testing, POCT	/pɔɪnt əv keə ˈtestɪŋ/
刺细胞	spur cell	/spɜː sel/
粗湿啰音	coarse crackle	/kɔːs ˈkrækl/

D

大红细胞	macrocyte	/ˈmækrəʊsaɪt/
大炮音	cannon sound	/ˈkænən saʊnd/
大叶性肺炎	lobar pneumonia	/ˈləʊbə njuːˈməʊnɪə/
大阴唇	greater lip of pudendum	/ˈgreɪtə lɪp əv pjuːˈdendəm/
代偿间歇	compensatory pause	/kəmˈpensətərɪ pɔːz/
单胺氧化酶	monoamine oxidase, MAO	/ˌmɒnəʊəˈmiːn ˈɒksɪdeɪs/
单核细胞	monocyte	/ˈmɒnəʊsaɪt/
单核细胞减少	monocytopenia	/ˌmɒnəʊˌsaɪtəˈpiːnɪə/
单核细胞增多	monocytosis	/ˌmɒnəʊsaɪˈtəʊsɪs/
单克隆抗体血小板抗原固定试验	monoclonal antibody immobilization of platelet antigen, MAIPA	/ˌmɒnəʊˈkləʊnəl ˈæntɪˌbɒdɪ ɪˌməʊbɪlaɪˈzeɪʃən əv ˈpleɪtlɪt ˈæntɪdʒən/
胆固醇	cholesterol, Ch	/kəˈlestərɒl/
胆固醇酯	cholesterol ester; cholesteryl ester, CE	/kəˈlestərɒl ˈestə/; /kəˈlestərəl ˈestə/
胆红素尿	bilirubinuria	/ˌbɪlɪˌruːbɪˈnjʊərɪə/
胆汁酸	bile acid, BA	/baɪl ˈæsɪd/
蛋白 C	protein C, PC	/ˈprəʊtiːn siː/

蛋白酶抑制物	protease inhibitor, Pi	/ˈprəutieis ɪnˈhɪbɪtə/
蛋白尿	proteinuria	/ˌprəutiːˈnjuərɪə/
导联体系	lead system	/liːd ˈsɪstəm/
低调干啰音	sonorous wheeze	/ˈsɒnərəs wiːz/
低分子量肝素	low molecular weight heparin, LMWH	/ləu məuˈlekjulə weɪt ˈhepərɪn/
低级别鳞状上皮内病变	low-grade squamous intraepithelial lesion, LSIL	/ləu greɪd ˈskweɪməs ˌɪntrəˌepɪˈθiːlɪəl ˈliːʒən/
低色素性	hypochromic	/ˌhaɪpəˈkrəumɪk/
低(无)纤维蛋白原血症	hypo(a)fibrinogenemia	/ˌhaɪpəu(eɪ)faɪˌbrɪnəudʒəˈniːmɪə/
低血钾	hypokalemia	/ˌhaɪpəukəˈliːmɪə/
第一秒用力呼气容积	forced expiratory volume in one second, FEV1.0	/fɔːst ɪkˈspaɪərətərɪ ˈvɒljuːm ɪn wʌn ˈsekənd/
电解质紊乱	electrolyte disturbance	/ɪˈlektrəulaɪt dɪˈstɜːbəns/
靛氰绿滞留率试验	indocyanine green retention ratio, ICGR	/ˌɪndəˈsaɪəniːn griːn rɪˈtenʃən ˈreɪʃɪəu/
动脉血气分析	arterial blood gas analysis	/ɑːˈtɪərɪəl blʌd gæs əˈnæləsɪs/
动态心电图	ambulatory electrocardiography, AECG	/ˈæmbjulətərɪ ɪˌlektrəuˌkɑːdɪˈɒgrəfɪ/
动态血压监测	ambulatory blood pressure monitoring	/ˈæmbjulətərɪ blʌd ˈpreʃə ˈmɒnɪtərɪŋ/
动眼神经	oculomotor nerve	/ˌɒkjuləuˈməutə nɜːv/
窦房阻滞	sinoatrial block	/ˌsaɪnəuˈeɪtrɪəl blɒk/
窦性停搏	sinus arrest	/ˈsaɪnəs əˈrest/
窦性心动过缓	sinus bradycardia	/ˈsaɪnəs ˌbrædɪˈkɑːdɪə/
窦性心动过速	sinus tachycardia	/ˈsaɪnəs ˌtækɪˈkɑːdɪə/
窦性心律不齐	sinus arrhythmia	/ˈsaɪnəs əˈrɪðmɪə/
杜勒小体	Dohle body	/ˈdɜːlə ˈbɒdɪ/
端坐呼吸	orthopnea	/ɔːˈθɒpnɪə/
多发性骨髓瘤	multiple myeloma, MM	/ˈmʌltɪpl ˌmaɪəˈləumə/

多功能显微诊断仪	multifunctional microscopy diagnostic instrument, MDI	/ˌmʌltɪˈfʌŋkʃənəl maɪˈkrɒskəpɪ ˌdaɪəgˈnɒstɪk ˈɪnstrʊmənt/
多尿	polyuria	/ˌpɒlɪˈjʊərɪə/
多脏器功能衰竭	multiple organ failure, MOF	/ˈmʌltɪpl ˈɔːgən ˈfeɪljə/

E

额外心音	extra cardiac sound	/ˈekstrə ˈkɑːdɪæk saʊnd/
恶心	nausea	/ˈnɔːzɪə/
耳语音	whispered voice	/ˈwɪspəd vɔɪs/
二尖瓣反流	mitral regurgitation	/ˈmaɪtrəl rɪˌgɜːdʒɪˈteɪʃən/
二尖瓣狭窄	mitral stenosis, MS	/ˈmaɪtrəl stɪˈnəʊsɪs/

F

发绀	cyanosis	/ˌsaɪəˈnəʊsɪs/
发育	development	/dɪˈveləpmənt/
反跳痛	rebound tenderness	/rɪˈbaʊnd ˈtendənɪs/
反响过度	hyperresonance	/ˌhaɪpəˈrezənəns/
方颅	squared skull caput quadratus	/skweəd skʌl ˈkeɪpət kwɒˈdreɪtəs/
房内阻滞	intra-atrial block	/ˌɪntrəˈeɪtrɪəl blɒk/
房室结双径路	dual A-V nodal pathway	/ˈdjuːəl eɪ viː ˈnəʊdəl ˈpɑːθweɪ/
房室结折返性心动过速	A-V nodal reentry tachycardia, AVNRT	/eɪ viː ˈnəʊdəl riːˈentrɪ ˌtækɪˈkɑːdɪə/
房室折返性心动过速	A-V reentry tachycardia, AVRT	/eɪ viː riːˈentrɪ ˌtækɪˈkɑːdɪə/
房室阻滞	atrioventricular block, AVB	/ˌeɪtrɪəʊvenˈtrɪkjʊlə blɒk/
房性期前收缩	premature atrial contraction	/ˌpreməˈtjʊə ˈeɪtrɪəl kənˈtrækʃən/
放射痛	radiating pain	/ˈreɪdɪeɪtɪŋ peɪn/
非 ST 段抬高型心肌梗死	non-ST-elevation myocardial infarction, NSTEMI	/nɒn es tiː ˌelɪˈveɪʃən ˌmaɪəʊˈkɑːdɪəl ɪnˈfɑːkʃən/

非传染性感染疾病	non-communicable infectious disease	/ˌnɒnkəˈmjuːnɪkəbl ɪnˈfekʃəs dɪˈziːz/
非典型鳞状细胞意义不明确	atypical squamous cell of undetermined significance, ASC-US	/eɪˈtɪpɪkəl ˈskweɪməs sel əv ʌndɪˈtɜːmɪnd sɪgˈnɪfɪkəns/
非典型鳞状细胞不除外高级别鳞状上皮内病变	atypical squamous cell cannot exclude HSIL, ASC-H	/eɪˈtɪpɪkəl ˈskweɪməs sel ˈkænɒt ɪkˈskluːd eɪtʃ es aɪ el/
非典型腺细胞	atypical glandular cell	/eɪˈtɪpɪkəl ˈglændjʊlə sel/
非分析性推理	non-analytical reasoning	/nɒnˌænəˈlɪtɪkəl ˈriːzənɪŋ/
非感染性发热	noninfective fever	/ˌnɒnɪnˈfektɪv ˈfiːvə/
非结合胆红素	unconjugated bilirubin, UCB	/ˌʌnˈkɒndʒʊgeɪtɪd ˌbɪlɪˈruːbɪn/
非淋菌尿道炎	non-gonococcal urethritis, NGU	/nɒnˌgɒnəˈkɒkəl ˌjʊərɪˈθraɪtɪs/
非前向运动	non-progressive motility, NP	/ˌnɒnprəʊˈgresɪv məʊˈtɪlətɪ/
非肾小球源性血尿	non-glomerular hematuria	/nɒnˈgləʊmerjʊlə ˌhiːməˈtjʊərɪə/
非选择性蛋白尿	non-selective proteinuria	/ˌnɒnsɪˈlektɪv ˌprəʊtiːˈnjʊərɪə/
非阵发性心动过速	nonparoxysmal tachycardia	/nɒnˌpærɒkˈsɪzməl ˌtækɪˈkɑːdɪə/
肥达反应	Widal reaction, WR	/wɪdəl rɪˈækʃən/
肺活量	vital capacity, VC	/ˈvaɪtəl kəˈpæsətɪ/
肺泡呼吸音	vesicular breathing sound	/vɪˈsɪkjʊlə ˈbriːðɪŋ saʊnd/
肺泡巨噬细胞	pulmonary alveolar macrophage	/ˈpʌlmənərɪ ælˈvɪələ ˈmækrəʊfeɪdʒ/
肺总量	total lung capacity, TLC	/ˈtəʊtəl lʌŋ kəˈpæsətɪ/
分析性推理	analytical reasoning	/ˌænəˈlɪtɪkəl ˈriːzənɪŋ/
粪便	feces	/ˈfiːsiːz/
粪便隐血试验	fecal occult blood test, FOBT	/ˈfiːkəl ɒˈkʌlt blʌd test/
风湿病	rheumatism	/ˈruːmətɪzəm/
浮肋	free rib	/friː rɪb/
脯氨酰羟化酶	prolyl hydroxylase, PH	/ˈprəʊlɪ haɪˈdrɒksɪleɪs/
附睾	epididymis	/ˌepɪˈdɪdɪmɪs/

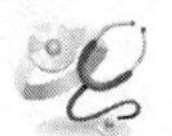

附加音	adventitious sound	/ˌædvenˈtɪʃəs saʊnd/
复层扁平上皮细胞	stratified squamous epithelium	/ˌstrætɪfaɪd ˈskweɪməs ˌepɪˈθiːlɪəm/
复极[化]	repolarization	/riːˌpəʊləraɪˈzeɪʃən/
复视	diplopia	/dɪˈpləʊpɪə/
副神经	accessory nerve	/əkˈsesərɪ nɜːv/
腹壁反射	abdominal reflex	/æbˈdɒmɪnəl ˈriːfleks/
腹部凹陷	abdominal concavity	/æbˈdɒmɪnəl kɒnˈkævətɪ/
腹部膨隆	abdominal distension	/æbˈdɒmɪnəl dɪˈstenʃən/
腹部肿块	abdominal mass	/æbˈdɒmɪnəl mæs/
腹股沟韧带	inguinal ligament	/ˈɪŋgwɪnəl ˈlɪgəmənt/
腹膜刺激征	peritoneal irritation sign	/ˌperɪtəʊˈniːəl ˌɪrɪˈteɪʃən saɪn/
腹上角	upper abdominal angle	/ˈʌpə æbˈdɒmɪnəl ˈæŋgl/
腹水	ascites	/əˈsaɪtiːz/
腹痛	abdominal pain	/æbˈdɒmɪnəl peɪn/
腹泻	diarrhea	/ˌdaɪəˈrɪə/
腹直肌外缘	lateral border of rectus muscle	/ˈlætərəl ˈbɔːdə əv ˈrektəs ˈmʌsl/
腹中线	midabdominal line	/mɪdæbˈdɒmɪnəl laɪn/

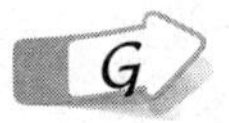

干啰音	rhonchus	/ˈrɒŋkəs/
干呕	vomiturition	/ˌvɒmɪtjʊˈrɪʃən/
干扰素	interferon, IFN	/ˌɪntəˈfɪərɒn/
干扰性房室脱节	interference atrioventricular dissociation	/ˌɪntəˈfɪərəns ˌeɪtrɪəʊvenˈtrɪkjʊlə dɪˌsəʊʃɪˈeɪʃən/
肝功能试验	liver function test, LFTs	/ˈlɪvə ˈfʌŋkʃən test/
肝颈静脉反流征	hepatojugular reflux sign	/ˌhepətəʊˈdʒʌgjʊlə ˈriːflʌks saɪn/
肝纤维化	liver fibrosis	/ˈlɪvə faɪˈbrəʊsɪs/
肝硬化	cirrhosis of liver	/sɪˈrəʊsɪs əv ˈlɪvə/
肝源性水肿	hepatic edema	/hɪˈpætɪk ɪˈdiːmə/
肝震颤	liver thrill	/ˈlɪvə θrɪl/

感染性发热	infective fever	/ɪnˈfektɪv ˈfiːvə/
感染性疾病	infectious disease	/ɪnˈfekʃəs dɪˈziːz/
肛管	anal canal	/ˈeɪnəl kəˈnæl/
肛裂	anal fissure	/ˈeɪnəl ˈfɪʃə/
肛瘘	archosyrinx	/ˌɑːtʃəʊˈsɪrɪŋks/
肛门	anus	/ˈeɪnəs/
肛门闭锁	proctatresia	/ˌprɒktəˈtriːzɪə/
肛门反射	anal reflex	/ˈeɪnəl ˈriːfleks/
高蛋白血(症)	hyperproteinemia	/ˌhaɪpəˌprəʊtiːˈniːmɪə/
高调干啰音	sibilant wheeze	/ˈsɪbɪlənt wiːz/
高级别鳞状上皮内病变	high-grade squamous intraepithelial lesion, HSIL	/haɪ greɪd ˈskweɪməs ˌɪntrəˌepɪˈθiːlɪəl ˈliːʒən/
高凝状态	hypercoagulable state, HCS	/ˌhaɪpəkəʊˈægjʊləbl steɪt/
高球蛋白血症	hyperglobulinemia	/ˌhaɪpəˌglɒbjʊlɪˈniːmɪə/
高血钾(症)	hyperkalemia	/ˌhaɪpəkəˈliːmɪə/
高血糖(症)	hyperglycemia	/ˌhaɪpəglaɪˈsiːmɪə/
睾丸	testis	/ˈtestɪs/
格雷特纳征	Grey Turner sign	/greɪ ˈtɜːnə saɪn/
个人史	personal history	/ˈpɜːsənəl ˈhɪstərɪ/
跟-膝-胫试验	heel-knee-shin test	/hiːl niː ʃɪn test/
跟腱反射	achilles tendon reflection	/əˈkɪliːz ˈtendən rɪˈflekʃən/
弓形足	claw foot	/ˈklɔː fʊt/
功能残气量	functional residual capacity, FRC	/ˈfʌŋkʃənəl rɪˈzɪdjʊəl kəˈpæsətɪ/
肱二头肌反射	biceps tendon reflex	/ˈbaɪseps ˈtendən ˈriːfleks/
肱三头肌反射	triceps tendon reflex	/ˈtraɪseps ˈtendən ˈriːfleks/
宫颈上皮内瘤变	cervical intraepithelial neoplasm, CIN	/ˈsɜːvɪkəl ˌɪntrəˌepɪˈθiːlɪəl ˈniːəʊplæzəm/
巩膜	sclera	/ˈsklɪərə/
共济失调	ataxia	/əˈtæksɪə/
共济运动	coordination	/kəʊˌɔːdɪˈneɪʃən/

佝偻病串珠	rachitic rosary	/rəˈkɪtɪk ˈrəʊzərɪ/
佝偻病胸	rachitic chest	/rəˈkɪtɪk tʃest/
钩指触诊	hook technique	/hʊk tekˈniːk/
钩指触诊法	hook method	/hʊk ˈmeθəd/
谷氨酸脱氢酶	glutamine dehydrogenase, GLDH/GDH	/ˈgluːtəmiːn diːˈhaɪdrəʊˌdʒəneɪs/
骨髓增生异常综合征	myelodysplastic syndrome, MDS	/ˌmaɪəˌləʊdɪsˈplæstɪk ˈsɪndrəʊm/
鼓音	tympany	/ˈtɪmpənɪ/
关节	articulation; joint	/ɑːˌtɪkjʊˈleɪʃən/; /dʒɔɪnt/
关节痛	arthralgia	/ɑːˈθrældʒə/
管型	cast	/kɑːst/
管样呼吸音	tubular breath sound	/ˈtjuːbjʊlə breθ saʊnd/
胱抑素 C	cystatin C, cys C	/sɪsˈteɪtɪn siː/
国际正常化比值	international normalized ratio, INR	/ˌɪntəˈnæʃənəl ˈnɔːməlaɪzd ˈreɪʃɪəʊ/
过氧化物酶	peroxidase	/pəˈrɒksɪdeɪs/

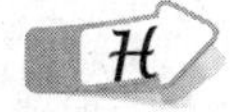

汉滩病毒性肺综合征	Hantavirus pulmonary syndrome, HPS	/ˈhæntəˌvaɪərəs ˈpʌlmənərɪ ˈsɪndrəʊm/
核黄疸	nuclear jaundice	/ˈnjuːklɪə ˈdʒɔːndɪs/
黑粪症	melena	/məˈliːnə/
红细胞	erythrocyte; red blood cell, RBC	/ɪˈrɪθrəʊsaɪt/; /red blʌd sel/
红细胞沉降率	erythrocyte sedimentation rate, ESR	/ɪˈrɪθrəʊsaɪt ˌsedɪmenˈteɪʃən reɪt/
红细胞淡影	blood shadow	/blʌd ˈʃædəʊ/
红细胞管型	red blood cast; erythrocyte cast	/red blʌd kɑːst/; /ɪˈrɪθrəʊsaɪt kɑːst/
红细胞缗线体形成	rouleaux formation	/ruːˈləʊ fɔːˈmeɪʃən/
红细胞渗透脆性试验	erythrocyte osmotic fragility test	/ɪˈrɪθrəʊsaɪt ɒzˈmɒtɪk frəˈdʒɪlətɪ test/

红细胞体积分布宽度	red blood cell volume distribution width, RDW	/red blʌd sel ˈvɒljuːm ˌdɪstrɪˈbjuːʃən wɪdθ/
红细胞增多症	polycythemia; erythrocytosis	/ˌpɒlɪsaɪˈθiːmɪə/; /ɪˌrɪθrəʊsaɪˈtəʊsɪs/
虹膜	iris	/ˈaɪərɪs/
后正中线	posterior median line	/pɒˈstɪərɪə ˈmiːdɪən laɪn/
呼吸过缓	bradypnea	/ˌbrædɪpˈnɪə/
呼吸急促	tachypnea	/ˌtækɪpˈniːə/
呼吸困难	dyspnea	/ˈdɪspnɪə/
胡桃夹现象	nutcracker phenomenon	/ˈnʌtˌkrækə fɪˈnɒmɪnən/
滑车神经	trochlear nerve	/ˈtrɒklɪə nɜːv/
踝反射	ankle reflex	/ˈæŋkl ˈriːfleks/
踝阵挛	ankle clonus	/ˈæŋkl ˈkləʊnəs/
黄疸	jaundice; icterus	/ˈdʒɔːndɪs/; /ˈɪktərəs/
黄染	stained yellow	/steɪnd ˈjeləʊ/
回归热	relapsing fever	/rɪˈlæpsɪŋ ˈfiːvə/
昏迷	coma	/ˈkəʊmə/
昏睡	sopor	/ˈsəʊpə/
婚姻史	marital history	/ˈmærɪtəl ˈhɪstərɪ/
混合管型	mixed cast	/mɪkst kɑːst/
混合性蛋白尿	mixed proteinuria	/mɪkst ˌprəʊtiːˈnjʊərɪə/
混合痔	mixed hemorrhoid	/mɪkst ˈhemərɔɪd/
活动度	mobility	/məʊˈbɪlətɪ/
活化部分凝血活酶时间	activated partial thromboplastin time, APTT	/ˈæktɪveɪtɪd ˈpɑːʃəl ˌθrɒmbəʊˈplæstɪn taɪm/
活化凝血时间	activated clotting time, ACT	/ˈæktɪveɪtɪd ˈklɒtɪŋ taɪm/

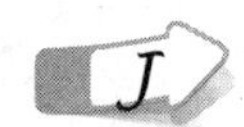

肌红蛋白尿	myoglobinuria	/ˌmaɪəʊˌgləʊbɪˈnjʊərɪə/
肌力	muscle strength	/ˈmʌsl streŋθ/

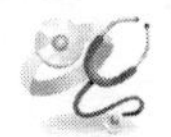

肌酸酐	creatinine, Cr	/kriːˈætɪniːn/
肌张力	muscular tension	/ˈmʌskjʊlə ˈtenʃən/
鸡胸	pigeon chest	/ˈpɪdʒɪn tʃest/
基础肺容积	basal lung volume	/ˈbeɪsəl lʌŋ ˈvɒljuːm/
基础肺容量	basal lung capacity	/ˈbeɪsəl lʌŋ kəˈpæsətɪ/
畸形精子(症)	teratospermia	/ˌterətəʊˈspɜːmɪə/
稽留热	continued fever	/kənˈtɪnjuːd ˈfiːvə/
急性腹膜炎	acute peritonitis	/əˈkjuːt ˌperɪtəʊˈnaɪtɪs/
急性肝损伤	acute hepatic injury	/əˈkjuːt hɪˈpætɪk ˈɪndʒərɪ/
急性阑尾炎	acute appendicitis	/əˈkjuːt əˌpendɪˈsaɪtɪs/
急性肾小球肾炎	acute glomerulonephritis	/əˈkjuːt gləʊˌmerjʊləʊnəˈfraɪtɪs/
急性心肌梗死	acute myocardial infarction, AMI	/əˈkjuːt ˌmaɪəʊˈkɑːdɪəl ɪnˈfɑːkʃən/
急性重症呼吸道综合征	severe acute respiratory syndrome, SARS	/sɪˈvɪə əˈkjuːt ˈrespərətərɪ ˈsɪndrəʊm/
棘红细胞	acanthocyte; burr cell	/əˈkænθəsaɪt/; /bɜː sel/
集合反射	convergence reflex	/kənˈvɜːdʒəns ˈriːfleks/
脊突	spinous process	/ˈspaɪnəs ˈprəʊses/
脊柱侧凸	scoliosis	/ˌskɒlɪˈəʊsɪs/
脊柱后凸	kyphosis	/kaɪˈfəʊsɪs/
脊柱前凸	lordosis	/lɔːˈdəʊsɪs/
既往史	past history	/pɑːst ˈhɪstərɪ/
继发性纤溶	secondary fibrinolysis	/ˈsekəndərɪ ˌfaɪbrɪˈnɒlɪsɪs/
家族史	family history	/ˈfæməlɪ ˈhɪstərɪ/
甲苯胺红不加热血清反应素试验	syphilis toluidine red untreated serum test	/ˈsɪfɪlɪs təˈljuːidiːn red ˌʌnˈtriːtɪd ˈsɪərəm test/
甲胎蛋白	alphafetoprotein, AFP	/ˌælfəˌfiːtəʊˈprəʊtiːn/
甲状腺球蛋白	thyroglobulin, TG	/ˌθaɪrəʊˈglɒbjʊlɪn/
甲状腺素结合前清蛋白	thyroxin binding prealbumin	/θaɪˈrɒksɪn ˈbaɪndɪŋ ˌpriːælˈbjʊmɪn/
假性蛋白尿	false proteinuria	/fɔːls ˌprəʊtiːˈnjʊərɪə/
尖腹	apical belly	/ˈæpɪkəl ˈbelɪ/
尖颅	oxycephaly	/ˌɒksɪˈsefəlɪ/

尖锐湿疣	condyloma acuminatum	/ˌkɒndɪˈləʊmə əˌkjuːmɪˈneɪtəm/
间接叩诊法	indirect percussion	/ˌɪndɪˈrekt pəˈkʌʃən/
间接听诊法	indirect auscultation	/ˌɪndɪˈrekt ˌɔːskəlˈteɪʃən/
间歇热	intermittent fever	/ˌɪntəˈmɪtənt ˈfiːvə/
肩胛骨	scapula	/ˈskæpjʊlə/
肩胛间区	interscapular region	/ˌɪntəˈskæpjʊlə ˈriːdʒən/
肩胛上区	suprascapular region	/ˌsjʊːprəˈskæpjʊlə ˈriːdʒən/
肩胛下角	infrascapular angle	/ˌɪnfrəˈskæpjʊlə ˈæŋgl/
肩胛下区	infrascapular region	/ˌɪnfrəˈskæpjʊlə ˈriːdʒən/
肩胛线	scapular line	/ˈskæpjʊlə laɪn/
检体诊断	physical diagnosis	/ˈfɪzɪkəl ˌdaɪəgˈnəʊsɪs/
碱性磷酸酶	alkaline phosphatase, ALP	/ˈælkəlaɪn ˈfɒsfəteɪs/
碱性磷酸酶同工酶	isoenzyme of alkaline phosphatase	/ˌaɪsəʊˈenzaɪm əv ˈælkəlaɪn ˈfɒsfəteɪs/
剑突	xiphoid process	/ˈzɪfɔɪd ˈprəuses/
浆细胞	plasmacyte	/ˈplæzməsaɪt/
交界性期前收缩	premature junctional contraction	/ˌpreməˈtʃʊə ˈdʒʌŋkʃənəl kənˈtrækʃən/
交替脉	pulsus alternans	/ˈpʌlsəs ɔːlˈtɜːnənz/
焦虑	anxiety	/æŋˈzaɪətɪ/
角膜	cornea	/ˈkɔːnɪə/
角膜反射	corneal reflex	/ˈkɔːnɪəl ˈriːfleks/
结合胆红素	conjugated bilirubin, CB	/ˈkɒndʒʊgeɪtɪd ˌbɪlɪˈruːbɪn/
结晶	crystal	/ˈkrɪstəl/
结晶管型	crystal cast	/ˈkrɪstəl kɑːst/
结膜	conjunctiva	/kənˈdʒʌŋktɪvə/
近反射	near reflex	/nɪə ˈriːfleks/
经验医学	experience-based medicine	/ɪkˈspɪərɪəns beɪst ˈmedɪsɪn/
惊厥	convulsion	/kənˈvʌlʃən/
精浆	seminal plasma	/ˈsemɪnəl ˈplæzmə/
精囊	spermatocyst	/ˈspɜːmətəʊˌsɪst/

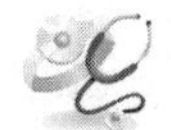

精索	spermatic cord	/spɜːˈmætɪk kɔːd/
精液	semen	/ˈsiːmen/
精液过多	polyspermia	/ˌpɒlɪˈspɜːmɪə/
精子减少(症)	oligospermia	/ˌɔlɪgəʊˈspɜːmɪə/
精液液化时间	semen liquefaction time	/ˈsiːmen ˌlɪkwɪˈfækʃən taɪm/
精子	sperm	/spɜːm/
精子活动力	sperm motility	/spɜːm məʊˈtɪlətɪ/
精子活动率	sperm active rate	/spɜːm ˈæktɪv reɪt/
精子计数	sperm count	/spɜːm kaʊnt/
精子浓度	sperm concentration	/spɜːm ˌkɒnsənˈtreɪʃən/
痉挛状态	spasticity	/spæsˈtɪsətɪ/
静脉葡萄糖耐量试验	intravenous glucose tolerance test, IVGTT	/ˌɪntrəˈviːnəs ˈgluːkəʊs ˈtɒlərəns test/
静止性震颤	static tremor	/ˈstætɪk ˈtremə/
巨红细胞	megalocyte	/ˈmegələsaɪt/
巨颅	large skull	/lɑːdʒ skʌl/
巨血小板综合征	Bernard-Soulier syndrome, BSS	/bəˈnɑːd suːˈljeɪ ˈsɪndrəʊm/
聚合酶链反应	polymerase chain reaction, PCR	/ˈpɒlɪməreɪz tʃeɪn rɪˈækʃən/
军团病	legionnaires' disease	/ˌliːdʒəˈneəz dɪˈziːz/
菌尿	bacteriuria	/bækˌtɪərɪˈjʊərɪə/

K

喀喇音	click	/klɪk/
卡波环	Cabot ring	/ˈkæbət rɪŋ/
咯血	hemoptysis	/hɪˈmɒptɪsɪs/
开瓣音	opening snap	/ˈəʊpənɪŋ snæp/
抗 DNA 抗体	anti-DNA antibody	/ˈæntɪ diː en eɪ ˈæntɪˌbɒdɪ/
抗肝、肾微粒体抗体	liver-kidney microsomal antibody, LKMA	/ˈlɪvə ˈkɪdnɪ ˌmaɪkrəʊˈsəʊməl ˈæntɪˌbɒdɪ/
抗核抗体	antinuclear antibody, ANA	/ˌæntɪˈnjuːklɪə ˈæntɪˌbɒdɪ/

抗甲状腺微粒体抗体	anti-thyroid microsomal antibody	/ˌæntɪˈθaɪrɔɪd ˌmaɪkrəʊˈsəʊməl ˈæntɪˌbɒdɪ/
抗链球菌溶血素O	antistreptolysin O,ASO	/ˌæntɪstrepˈtɒlɪsɪn əʊ/
抗磷脂抗体	anti-phospholipid antibody,APA	/ˌæntɪˌfɒsfəʊˈlɪpɪd ˈæntɪˌbɒdɪ/
抗磷脂抗体综合征	anti-phospholipid (antibody) syndrome, APS	/ˌæntɪˌfɒsfəʊˈlɪpɪd (ˈæntɪˌbɒdɪ) ˈsɪndrəʊm/
抗凝血酶	antithrombin,AT	/ˌæntɪˈθrɒmbɪn/
抗平滑肌抗体	anti-smooth muscle antibody,ASMA	/ˌæntɪˈsmuːð ˈmʌsl ˈæntɪˌbɒdɪ/
抗人球蛋白试验	Coombs test	/kuːmz test/
抗生素压力	antibiotic pressure	/ˌæntɪbaɪˈɒtɪk ˈpreʃə/
抗嗜中性粒细胞胞质抗体	anti-neutrophil cytoplasmic antibody, ANCA	/ˌæntɪˈnjuːtrəfɪl ˌsaɪtəʊˈplæzmɪk ˈæntɪˌbɒdɪ/
抗双链 DNA	double stranded DNA, dsDNA	/dʌbl ˈstrændɪd diː en eɪ/
抗胃壁细胞抗体	parietal cell antibody, PCA	/pəˈraɪɪtəl sel ˈæntɪˌbɒdɪ/
抗线粒体抗体	anti-mitochondrial antibody,AMA	/ˌæntɪˌmɪtəˈkɒndrɪəl ˈæntɪˌbɒdɪ/
抗心肌抗体	anti-myocardial antibody	/ˌæntɪˌmaɪəʊˈkɑːdɪəl ˈæntɪˌbɒdɪ/
抗心脂抗体	anti-cardiolipin antibody, ACA	/ˌæntɪˌkɑːdɪəˈlɪpɪn ˈæntɪˌbɒdɪ/
抗乙酰胆碱受体抗体	anti-acetylcholine receptor antibody,AchRA	/ˌæntɪˌæsətɪlˈkəʊliːn rɪˈseptə ˈæntɪˌbɒdɪ/
颗粒管型	granular cast	/ˈgrænjʊlə kɑːst/
咳嗽	cough	/kɒf/
咳痰	expectoration	/ekˌspektəˈreɪʃən/
可溶性纤维蛋白单体	soluble fibrin monomer, SFM	/ˈsɒljʊbl ˈfaɪbrɪn ˈmɒnəmə/
可溶性纤维蛋白单体复合物	soluble fibrin monomer complex,SFMC	/ˈsɒljʊbl ˈfaɪbrɪn ˈmɒnəmə ˈkɒmpleks/
可提取的核抗原	extractable nuclear antigen,ENA	/ɪkˈstræktəbl ˈnjuːklɪə ˈæntɪdʒən/

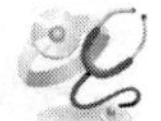

空腹血浆葡萄糖	fasting plasma glucose, FPG	/ˈfɑːstɪŋ ˈplæzmə ˈgluːkəʊs/
空腹血糖	fasting blood glucose, FBG	/ˈfɑːstɪŋ blʌd ˈgluːkəʊs/
空腹血糖过高	impaired fasting glucose, IFG	/ɪmˈpeəd ˈfɑːstɪŋ ˈgluːkəʊs/
空瓮性语音	amphorophony	/æmˈfɒrəʊfənɪ/
口服葡萄糖耐量试验	oral glucose tolerance test, OGTT	/ˈɔːrəl ˈgluːkəʊs ˈtɒlərəns test/
口形红细胞	stomatocyte	/ˈstəʊmətəsaɪt/
叩诊	percussion	/pəˈkʌʃən/
叩诊音	percussion sound	/pəˈkʌʃən saʊnd/
库伦征	Cullen sign	/ˈkʌlən saɪn/
快速轮替动作	rapid alternating movement	/ˈræpɪd ɔːlˈtɜːnətɪŋ ˈmuːvmənt/
快速血浆反应素环状卡片试验	rapid plasma regain circle card test, RPR	/ˈræpɪd ˈplæzmə rɪˈgeɪn ˈsɜːkl kɑːd test/
宽幅管型	broad cast	/brɔːd kɑːst/

蜡样管型	waxy cast	/ˈwæksɪ kɑːst/
狼疮抗凝物质	lupus anticoagulant, LA	/ˈljuːpəs ˌæntɪkəʊˈægjʊlənt/
肋膈窦	phrenicocostalis sinus	/ˌfrenɪkəʊˌkɒsˈteɪlɪs ˈsaɪnəs/
肋弓下缘	costal margin	/ˈkɒstəl ˈmɑːdʒɪn/
肋骨	rib; costal bone	/rɪb/; /ˈkɒstəl bəʊn/
肋间隙	intercostal space	/ˌɪntəˈkɒstəl speɪs/
肋椎角	costovertebral angle	/ˌkɒstəʊˈvɜːtəbrəl ˈæŋgl/
泪滴细胞	dacryocyte; teardrop cell	/ˈdækrɪəʊsaɪt/; /ˈtɪədrɒp sel/
类白血病反应	leukemoid reaction	/ljuːˈkiːmɔɪd rɪˈækʃən/
类风湿因子	rheumatoid factor, RF	/ˈruːmətɔɪd ˈfæktə/
冷球蛋白	cryoglobulin, CG	/ˌkraɪəʊˈglɒbjʊlɪn/
里急后重	tenesmus	/tɪˈnezməs/
利多卡因试验	lidocaine test	/ˈlɪdəʊkeɪn test/

连续性杂音	continuous murmurs	/kən'tɪnjʊəs 'mɜːməz/
联律间期	coupling interval	/'kʌplɪŋ 'ɪntəvəl/
镰形细胞	sickle cell	/'sɪkl sel/
良性前列腺增生	hyperplasia of prostate	/ˌhaɪpə'pleɪzɪə əv 'prɒsteɪt/
两点辨别觉	two-point discrimination	/tuː pɔɪnt dɪˌskrɪmɪ'neɪʃən/
裂细胞	schistocyte	/'ʃɪstəsaɪt/
临床思维	clinical reasoning	/'klɪnɪkəl 'riːzənɪŋ/
临床诊断推理	clinical diagnostic reasoning	/'klɪnɪkəl ˌdaɪəg'nɒstɪk 'riːzənɪŋ/
淋巴细胞	lymphocyte	/'lɪmfəʊsaɪt/
淋巴细胞减少	lymphocytopenia	/ˌlɪmfəʊˌsaɪtəʊ'piːnɪə/
淋巴细胞增多	lymphocytosis	/ˌlɪmfəʊsaɪ'təʊsɪs/
磷脂	phospholipid	/ˌfɒsfəʊ'lɪpɪd/
磷脂酰丝氨酸	phosphatidylserine	/ˌfɒsfəˌtaɪdəl'seriːn/
鳞状上皮癌细胞抗原	squamous cell carcinoma antigen, SCCA	/'skweɪməs sel ˌkɑːsɪ'nəʊmə 'æntɪdʒən/
鳞状上皮内病变	squamous intraepithelial lesion, SIL	/'skweɪməs ˌɪntrəˌepɪ'θiːlɪəm 'liːʒən/
鳞状细胞癌	squamous cell carcinoma, SCC	/'skweɪməs sel ˌkɑːsɪ'nəʊmə/
流式细胞术	flow cytometry, FCM	/fləʊ saɪ'tɒmətrɪ/
硫黄样颗粒	sulfur granule	/'sʌlfə 'grænjuːl/
漏出液	transudate	/'trænsjʊdeɪt/
漏斗胸	funnel chest	/'fʌnəl tʃest/
氯化醋酸 AS-D 萘酚酯酶	naphthol AS-D chloroacetate esterase, AS-D NCE	/'næfθɒl eɪ es diː ˌklɔːrəʊ'æsɪteɪt 'estəreɪz/
卵巢	ovary	/'əʊvərɪ/
卵磷脂胆固醇酰基转移酶	lecithin cholesterol acyltransferase, LCAT	/'lesɪθɪn kə'lestərɒl ˌæsɪl'trænsfəreɪs/
罗夫辛征	Rovsing's sign	/'rɒvsɪŋz saɪn/
啰音	crackle rale	/'krækl rɑːl/

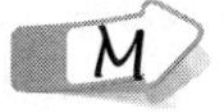

麻痹性斜视	paralytic squint	/ˌpærəˈlɪtɪk skwɪnt/
麦氏点	McBurney point	/məkˈbɜːnɪ pɔɪnt/
脉搏短绌	pulse deficit	/pʌls ˈdefɪsɪt/
慢性闭塞性肺疾病	chronic obstructive pulmonary disease	/ˈkrɒnɪk əbˈstrʌktɪv ˈpʌlmənərɪ dɪˈziːz/
慢性肝损伤	chronic hepatic injury	/ˈkrɒnɪk hɪˈpætɪk ˈɪndʒərɪ/
毛细血管搏动征	capillary pulsation	/kəˈpɪlərɪ pʌlˈseɪʃən/
毛细血管脆性试验	capillary fragility test, CFT	/kəˈpɪlərɪ frəˈdʒɪlətɪ test/
毛细血管抵抗力试验	capillary resistance test, CRT	/kəˈpɪlərɪ rɪˈzɪstəns test/
梅毒螺旋体血凝试验	treponema pallidum hemagglutination assay, TPHA	/ˈtrepəniːmə ˈpælɪdəm ˌhiːməˌgluːtɪˈneɪʃən əˈseɪ/
酶联免疫吸附试验	enzyme-linked immunosorbent assay, ELISA	/ˈenzaɪm lɪŋkt ˌɪmjʊnəʊˈsɔːbənt əˈseɪ/
门静脉高压	portal hypertension	/ˈpɔːtəl ˌhaɪpəˈtenʃən/
弥散性血管内凝血	disseminated intravascular coagulation, DIC	/dɪˈsemɪneɪtɪd ˌɪntrəˈvæskjʊlə kəʊˌægjʊˈleɪʃən/
迷走神经	vagus nerve	/ˈveɪgəs nɜːv/
免疫复合物	immunocomplex, IC	/ˌɪmjʊnəʊˈkɒmpleks/
免疫复合物解离	immune-complex disassociate, ICD	/ɪˈmjuːn ˈkɒmpleks ˌdɪsəˈsəʊʃɪeɪt/
免疫酶染色试验	immunoenzyme staining test, IEST	/ˌɪmjʊnəʊˈenzaɪm ˈsteɪnɪŋ test/
免疫球蛋白	immunoglobulin, Ig	/ˌɪmjʊnəʊˈglɒbjʊlɪn/
免疫球蛋白 A	immunoglobulin A, IgA	/ˌɪmjʊnəʊˈglɒbjʊlɪn eɪ/
免疫球蛋白 E	immunoglobulin E, IgE	/ˌɪmjʊnəʊˈglɒbjʊlɪn iː/
免疫球蛋白 G	immunoglobulin G, IgG	/ˌɪmjʊnəʊˈglɒbjʊlɪn dʒiː/
免疫球蛋白 M	immunoglobulin M, IgM	/ˌɪmjʊnəʊˈglɒbjʊlɪn em/
免疫印迹试验	immunoblot Western blot	/ˈɪmjʊnəʊˌblɒt ˈwestən blɒt/

免疫荧光法	immunofluorescent method, IF	/ˌɪmjʊnəʊˌflʊəˈresənt ˈmeθəd/
面容	facial features	/ˈfeɪʃəl ˈfiːtʃəz/
面神经	facial nerve	/ˈfeɪʃəl nɜːv/
模式识别	pattern recognition	/ˈpætən ˌrekəgˈnɪʃən/
摩擦音	friction sound	/ˈfrɪkʃən saʊnd/
莫氏试验	Mosenthal test	/mɒsənθəl test/
墨非征	Murphy sign	/ˈmɜːfɪ saɪn/

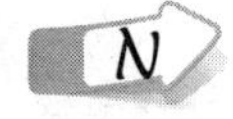

耐甲氧西林葡萄球菌	methicillin resistant staphylococcus, MRS	/ˌmeθəˈsɪlɪn rɪˈzɪstənt ˌstæfɪləʊˈkɒkəs/
耐青霉素肺炎链球菌	penicillin resistant streptococcus pneumonia, PRSP	/ˌpenɪˈsɪlɪn rɪˈzɪstənt ˌstreptəʊˈkɒkəs njuːˈməʊnɪə/
耐万古霉素肠球菌	vancomycin resistant enterococcus, VRE	/ˌvæŋkəʊˈmaɪsɪn rɪˈzɪstənt ˌentərəʊˈkɒkəs/
脑神经	cranial nerve	/ˈkreɪnɪəl nɜːv/
内镜学	endoscopicology	/ˌendəˌskɒpɪkˈɒlədʒɪ/
内生肌酐清除率	endogenous creatinine clearance rate, Ccr	/enˈdɒdʒənəs kriːˈætɪniːn ˈklɪərəns reɪt/
内生致热原	endogenous pyrogen	/enˈdɒdʒənəs ˈpaɪrəʊdʒən/
内痔	internal hemorrhoid	/ɪnˈtɜːnəl ˈhemərɔɪd/
逆钟向转位	counterclockwise rotation	/ˌkaʊntəˈklɒkwaɪz rəʊˈteɪʃən/
捻发音	crepitus	/ˈkrepɪtəs/
尿胆红素	urine bilirubin	/ˈjʊərɪn ˌbɪlɪˈruːbɪn/
尿胆素	urobilin	/ˌjʊərəˈbaɪlɪn/
尿胆素原	urobilinogen	/ˌjʊərəbaɪˈlɪnəʊdʒən/
尿急	urgent of micturition	/ˈɜːdʒənt əv ˌmɪktjʊəˈrɪʃən/
尿量	urine volume	/ˈjʊərɪn ˈvɒljuːm/
尿频	frequency of urination	/ˈfriːkwənsɪ əv ˌjʊərɪˈneɪʃən/
尿渗量	urine osmol, Uosm	/ˈjʊərɪn ˈɒzməʊl/
尿失禁	urinary incontinence	/ˈjʊərɪnərɪ ɪnˈkɒntɪnəns/

尿酸	uric acid,UA	/ˈjʊərɪk ˈæsɪd/
尿痛	urodynia	/ˌjʊərəʊˈdɪnɪə/
尿比重	specific gravity,SG	/spəˈsɪfɪk ˈgrævətɪ/
尿液检测	urine examination	/ˈjʊərɪn ɪgˌzæmɪˈneɪʃən/
尿潴留	urinary retention	/ˈjʊərɪnərɪ rɪˈtenʃən/
凝血酶	thrombin	/ˈθrɒmbɪn/
凝血酶-抗凝血酶复合物	thrombin-antithrombin complex,TAT	/ˈθrɒmbɪn ˌæntɪˈθrɒmbɪn ˈkɒmpleks/
凝血酶时间	thrombin time,TT	/ˈθrɒmbɪn taɪm/
凝血酶调节蛋白	thrombomodulin,TM	/ˌθrɒmbəʊˈmɒdjʊlɪn/
凝血酶原	prothrombin	/prəʊˈθrɒmbɪn/
凝血酶原酶	prothrombinase	/prəʊˈθrɒmbɪneɪs/
凝血酶原时间	prothrombin time,PT	/prəʊˈθrɒmbɪn taɪm/
凝血酶原时间比值	prothrombin ratio,PTR	/prəʊˈθrɒmbɪn ˈreɪʃɪəʊ/
凝血时间	coagulation time;clotting time,CT	/kəʊˌægjʊˈleɪʃən taɪm/; /ˈklɒtɪŋ taɪm/
凝血弹性描记法	thromboelastography, TEG	/ˌθrɒmbəʊˌɪlæsˈtɒgrəfɪ/
牛海绵状脑病	bovine spongiform encephalopathy, BSE	/ˈbəʊvaɪn ˈspʌndʒɪfɔːm enˌsefəˈlɒpəθɪ/
扭转型室性心动过速	torsade de pointes,TDP	/tɔːˈseɪd də pɔɪn/
浓度梯度纸条扩散法	gradient diffusion method	/ˈgreɪdɪənt dɪˈfjuːʒən ˈmeθəd/
脓尿	pyuria	/paɪˈjʊərɪə/

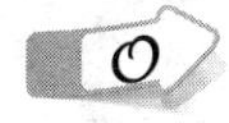

呕吐	vomiting	/ˈvɒmɪtɪŋ/
呕吐中枢	vomiting center	/ˈvɒmɪtɪŋ ˈsentə/
呕血	hematemesis	/ˌhiːməˈteməsɪs/

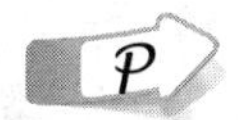

旁路胆红素	shunted bilirubin	/ˈʃʌntɪd ˌbɪlɪˈruːbɪn/

皮肤弹性	skin elasticity	/skɪn ˌelæsˈtɪsətɪ/
皮肤定位觉	skin topesthesia	/skɪn ˌtɒpesˈθiːzɪə/
皮肤回缩	skin retraction	/skɪn rɪˈtrækʃən/
皮肤黏膜出血	mucocutaneous hemorrhage	/ˌmjuːkəʊkjʊˈteɪnɪəs ˈhemərɪdʒ/
皮肤湿度	humidity of skin	/hjuːˈmɪdətɪ əv skɪn/
皮肤书写	graphesthesia	/ˌgræfɪsˈθiːzɪə/
皮肤脱屑	desquamation	/ˌdeskwəˈmeɪʃən/
皮下出血	subcutaneous hemorrhage	/ˌsʌbkjuːˈteɪnjəs ˈhemərɪdʒ/
皮下结节	subcutaneous nodule	/ˌsʌbkjuːˈteɪnjəs ˈnɒdjuːl/
皮下气肿	subcutaneous emphysema	/ˌsʌbkjuːˈteɪnjəs ˌemfɪˈsiːmə/
皮疹	eruption	/ɪˈrʌpʃən/
频率依赖性顺应性	frequency dependent compliance, FDC	/ˈfriːkwənsɪ dɪˈpendənt kəmˈplaɪəns/
平板运动试验	treadmill test	/ˈtredmɪl test/
平均 QRS 心电轴	mean QRS axis	/miːn kjuː ɑː es ˈæksɪs/
平均红细胞血红蛋白量	mean corpuscular hemoglobin, MCH	/miːn kɔːˈpʌskjʊlə ˌhiːməʊˈgləʊbɪn/
平均红细胞血红蛋白浓度	mean corpuscular hemoglobin concentration, MCHC	/miːn kɔːˈpʌskjʊlə ˌhiːməʊˈgləʊbɪn ˌkɒnsənˈtreɪʃən/
平均血细胞体积	mean corpuscular volume, MCV	/miːn kɔːˈpʌskjʊlə ˈvɒljuːm/
平坦型糖耐量曲线	smooth OGTT curve	/smuːð əʊ dʒiː tiː tiː kɜːv/
平卧呼吸	platypnea	/pləˈtɪpnɪə/
葡萄糖耐量试验	glucose tolerance test, GTT	/ˈgluːkəʊs ˈtɒlərəns test/
葡萄糖尿	dextrosuria	/ˌdekstrəʊˈsjʊərɪə/

Q

奇脉	paradoxical pulse	/ˌpærəˈdɒksɪkəl pʌls/
气腹	pneumoperitoneum	/ˌnjuːməʊˌperɪtəʊˈniːəm/

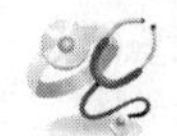

气管	trachea	/trəˈkiːə/
气管呼吸音	tracheal breathing	/trəˈkiːəl ˈbriːðɪŋ/
气胸	pneumothorax	/ˌnjuːməʊˈθɔːræks/
髂前上棘	anterior superior iliac spine	/ænˈtɪərɪə sjuːˈpɪərɪə ˈɪlɪæk spaɪn/
铅管样强直	leadpipe rigidity	/ˈledpaɪp rɪˈdʒɪdətɪ/
前列腺	prostate	/ˈprɒsteɪt/
前列腺酸性磷酸酶	prostatic acid phosphatase, PAP	/prɒˈstætɪk ˈæsɪd ˈfɒsfəteɪs/
前列腺液	prostatic fluid	/prɒˈstætɪk ˈfluːɪd/
前凝血酶原时间	prothrombin time, PT	/prəʊˈθrɒmbɪn taɪm/
前清蛋白	prealbumin, PAB	/priːælˈbjuːmɪn/
前庭蜗神经	vestibulocochlear nerve	/vesˌtɪbjʊləʊˈkɒklɪə nɜːv/
前向运动	progressive motility, PR	/prəʊˈgresɪv məʊˈtɪlətɪ/
前正中线	anterior median line; anterior midline	/ænˈtɪərɪə ˈmiːdɪən laɪn/; /ænˈtɪərɪə ˈmɪdlaɪn/
浅部触诊法	superficial palpation	/ˌsjuːpəˈfɪʃəl pælˈpeɪʃən/
浅反射	superficial reflex	/ˌsjuːpəˈfɪʃəl ˈriːfleks/
枪击音	pistol shot sound	/ˈpɪstəl ʃɒt saʊnd/
清音	resonance	/ˈrezənəns/
球蛋白	globulin, G	/ˈglɒbjʊlɪn/
球形红细胞	spherocyte	/ˈsfɪərəsaɪt/
全身体格检查	complete physical examination	/kəmˈpliːt ˈfɪzɪkəl ɪgˌzæmɪˈneɪʃən/
全血黏度	viscosity of whole blood	/vɪˈskɒsətɪ əv həʊl blʌd/

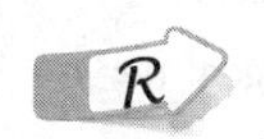

R

染色质小体	Howell-Jolly body	/haʊwel ˈdʒɒlɪ ˈbɒdɪ/
桡骨膜反射	radial periosteal reflex	/ˈreɪdɪəl ˌperɪˈɒstɪəl ˈriːfleks/
人类白细胞抗原	human leukocyte antigen, HLA	/ˈhjuːmən ˈljuːkəʊsaɪt ˈæntɪdʒən/
人类免疫缺陷病毒	human immunodeficiency virus, HIV	/ˈhjuːmən ˌɪmjʊnəʊdɪˈfɪʃənsɪ ˈvaɪərəs/

人乳头瘤病毒	human papilloma virus, HPV	/ˈhjuːmən ˌpæpɪˈləʊmə ˈvaɪərəs/
柔韧感	dough kneading sensation	/dəʊ ˈniːdɪŋ senˈseɪʃən/
蠕动	peristalsis	/ˌperɪˈstælsɪs/
乳房	mamma;breast	/ˈmæmə/;/brest/
乳糜尿	chyluria	/kaɪˈljʊrɪə/
乳头	nipple	/ˈnɪpl/
乳头内陷	inverted nipple	/ɪnˈvɜːtɪd ˈnɪpl/
乳突	mastoid process	/ˈmæstɔɪd ˈprəʊses/
乳晕	areola of breast	/əˈrɪəʊlə əv brest/
软下疳	chancroid	/ˈʃæŋkrɔɪd/
朊病毒	prion	/ˈpriːɒn/

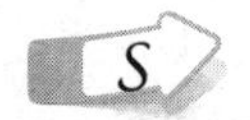

S

三凹征	three concave sign	/θriː kɒnˈkeɪv saɪn/
三叉神经	trigeminal nerve	/traɪˈdʒemɪnəl nɜːv/
三音律	triple rhythm	/ˈtrɪpl ˈrɪðəm/
搔刮试验	scratch test	/skrætʃ test/
色觉	color vision	/ˈkʌlə ˈvɪʒən/
上腹部	epigastric region	/ˌepɪˈgæstrɪk ˈriːdʒən/
上皮细胞	epithelial cell	/ˌepɪˈθiːlɪəl sel/
少精子症	oligozoospermia	/ˌɒlɪgəʊˌzəʊəˈspɜːmɪə/
少尿	oliguria	/ˌɒlɪˈgjʊərɪə/
舌下神经	hypoglossal nerve	/ˌhaɪpəˈglɒsəl nɜːv/
舌咽神经	glossopharyngeal nerve	/ˌglɒsəʊˌfærɪnˈdʒiːəl nɜːv/
深部触诊法	deep palpation	/diːp pælˈpeɪʃən/
深部滑行触诊法	deep gliding palpation	/diːp ˈglaɪdɪŋ pælˈpeɪʃən/
深静脉血栓形成	thrombosis of deep vein	/θrɒmˈbəʊsɪs əv diːp veɪn/
深吸气量	inspiratory capacity, IC	/ɪnˈspaɪərətərɪ kəˈpæsətɪ/
深压触诊法	deep press palpation	/diːp pres pælˈpeɪʃən/
神经源性膀胱	neurogenic bladder	/ˌnjʊərəʊˈdʒenɪk ˈblædə/

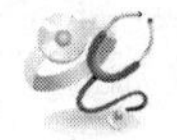

肾病综合征	nephrotic syndrome	/nɪˈfrɒtɪk ˈsɪndrəʊm/
肾上腺皮质功能减退	hypocorticism	/ˌhaɪpəˈkɔːtɪsɪzəm/
肾小管上皮细胞	renal tubular epithelial cell	/ˈriːnəl ˈtjuːbjʊlə ˌepɪˈθiːlɪəl sel/
肾小管上皮细胞管型	renal tubular epithelial cell cast	/ˈriːnəl ˈtjuːbjʊlə ˌepɪˈθiːlɪəl sel kɑːst/
肾小管性蛋白尿	tubular proteinuria	/ˈtjuːbjʊlə ˌprəʊtiːˈnjʊərɪə/
肾小管性酸中毒	renal tubular acidosis，RTA	/ˈriːnəl ˈtjuːbjʊlə ˌæsɪˈdəʊsɪs/
肾小球滤过率	glomerular filtration rate，GFR	/glɒˈmerjʊlə fɪlˈtreɪʃən reɪt/
肾小球性蛋白尿	glomerular proteinuria	/glɒˈmerjʊlə ˌprəʊtiːˈnjʊərɪə/
肾小球源性血尿	glomerular hematuria	/glɒˈmerjʊlə ˌhiːməˈtjʊərɪə/
肾源性水肿	nephrogenic edema	/ˌnefrəˈdʒenɪk ɪˈdiːmə/
渗出物	exudate	/ˈeksjuːdeɪt/
生精细胞	spermatogenic cell	/ˌspɜːəmətəʊˈdʒenɪk sel/
生理无效腔	physiological dead space	/ˌfɪzɪəˈlɒdʒɪkəl ded speɪs/
生命体征	vital sign	/ˈvaɪtəl saɪn/
生物膜	biomembrane	/ˌbaɪəʊˈmembreɪn/
生育史	childbearing history；birth history	/ˈtʃaɪldˌbeərɪŋ ˈhɪstərɪ/；/bɜːθ ˈhɪstərɪ/
生殖器疱疹	genital herpes	/ˈdʒenɪtəl ˈhɜːpiːz/
湿性啰音	moist rale	/mɔɪst rɑːl/
实体觉	stereognosis	/ˌsterɪɒgˈnəʊsɪs/
实验室检查	laboratory examination	/ləˈbɒrətərɪ ɪgˌzæmɪˈneɪʃən/
实验诊断	laboratory diagnosis	/ləˈbɒrətərɪ ˌdaɪəgˈnəʊsɪs/
实音	flatness	/ˈflætnɪs/
视黄醇结合蛋白	retinol-binding protein，RBP	/ˈretɪnɒl ˈbaɪndɪŋ ˈprəʊtiːn/
视力	visual acuity	/ˈvɪzjʊəl əˈkjuːətɪ/
视神经	optic nerve	/ˈɒptɪk nɜːv/
视野	visual field	/ˈvɪʒʊəl fiːld/
视诊	inspection	/ɪnˈspekʃən/

室性期前收缩	ventricular premature beat	/venˈtrɪkjʊlə ˌpreməˈtʃʊə biːt/
室性心动过速	ventricular tachycardia	/venˈtrɪkjʊlə ˌtækɪˈkɑːdɪə/
嗜多色性(多染色性)	polychromatic	/ˌpɒlɪkrəʊˈmætɪk/
嗜碱性点彩	basophilic stippling sel	/ˌbeɪsəˈfɪlɪk ˈstɪplɪŋ sel/
嗜碱性粒细胞	basophilic granulocyte	/ˌbeɪsəˈfɪlɪk ˈgrænjʊləʊsaɪt/
嗜碱性粒细胞增多	basophilia	/ˌbesəˈfɪlɪə/
嗜睡症	hypersomnolence	/ˌhaɪpəˈsɒmnələns/
嗜酸性粒细胞	eosinophil	/ˌiːəʊˈsɪnəʊfɪl/
嗜酸性粒细胞减少	eosinopenia	/ˌiːəʊsɪnəʊˈpiːnɪə/
嗜酸性粒细胞增多	eosinophilia	/ˌiːəʊsɪnəʊˈfɪlɪə/
收缩期杂音	systolic murmur	/sɪˈstɒlɪk ˈmɜːmə/
收缩早期喷射音	early systolic ejection sound	/ˈɜːlɪ sɪˈstɒlɪk ɪˈdʒekʃən saʊnd/
收缩中晚期喀喇音	mid-late systolic click	/mɪd leɪt sɪˈstɒlɪk klɪk/
手足徐动(症)	athetosis	/ˌæθəˈtəʊsɪs/
舒张期杂音	diastolic murmur	/ˌdaɪəˈstɒlɪk ˈmɜːmə/
输卵管	uterine tube	/ˈjuːtəraɪn tjuːb/
双侧心室肥厚	biventricular hypertrophy	/ˌbaɪvənˈtrɪkjʊlə haɪˈpɜːtrəʊfɪ/
双手触诊法	bimanual palpation	/baɪˈmænjʊəl pælˈpeɪʃən/
双向性室性心动过速	bidirectional ventricular tachycardia	/ˌbaɪdɪˈrekʃənəl venˈtrɪkjʊlə ˌtækɪˈkɑːdɪə/
双心房肥大	biatrial enlargement	/baɪˈɑːtrɪəl ɪnˈlɑːdʒmənt/
水冲脉	water-hammer pulse	/ˈwɔːtə ˈhæmə pʌls/
水坑征	puddle sign	/ˈpʌdl saɪn/
水母头	caput medusae	/ˈkeɪpət mɪˈdjuːziː/
水泡音	bubbling sound	/ˈbʌblɪŋ saʊnd/
水平裂	horizontal fissure	/ˌhɒrɪˈzɒntəl ˈfɪʃə/
水肿	edema	/ɪˈdiːmə/

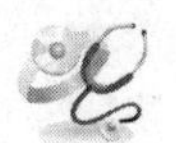

顺钟向转位	clockwise rotation	/ˈklɒkwaɪz rəʊˈteɪʃən/
四肢	four limbs	/fɔː lɪmz/
苏丹黑 B	Sudan black B, SB	/suːˈdæn blæk biː/
酸化溶血试验	acidified serum hemolysis test	/əˈsɪdɪfaɪd ˈsɪərəm hɪˈmɒlɪsɪs test/
锁骨上窝	supraclavicular fossa	/ˌsjuːprəkləˈvɪkjʊlə ˈfɒsə/
锁骨下窝	infraclavicular fossa	/ˌɪnfrəkləˈvɪkjʊlə ˈfɒsə/
锁骨中线	midclavicular line	/ˌmɪdkləˈvɪkjʊlə laɪn/

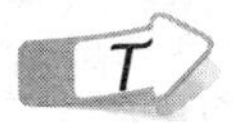

痰液	sputum	/ˈspjuːtəm/
糖化清蛋白	glycated albumin, GA	/ˈglaɪkeɪtɪd ˈælbjʊmɪn/
糖化血红蛋白	glycosylated hemoglobin, GHb	/ˈglaɪkəsɪleɪtɪd ˌhiːməʊˈgləʊbɪn/
糖耐量异常	impaired glucose tolerance, IGT	/ɪmˈpeəd ˈgluːkəʊs ˈtɒlərəns/
糖尿	glycosuria	/ˌglaɪkəʊˈsjʊərɪə/
糖尿病	diabetes mellitus, DM	/ˌdaɪəˈbiːtiːz ˈmelɪtəs/
糖原染色	glycogen staining	/ˈglaɪkəʊdʒən ˈsteɪnɪŋ/
特异性酯酶	specific esterase, SE	/spəˈsɪfɪk ˈestəreɪs/
提睾反射	cremasteric reflex	/ˌkriːmæsˈterɪk ˈriːfleks/
体格检查	physical examination	/ˈfɪzɪkəl ɪgˌzæmɪˈneɪʃən/
体位	position	/pəˈzɪʃən/
体型	habitus	/ˈhæbɪtəs/
体征	sign	/saɪn/
天门冬氨酸氨基转移酶	aspartate aminotransferase, AST	/əˈspɑːteɪt əˌmiːnəʊˈtrænsfəreɪs/
听力	audition	/ɔːˈdɪʃən/
听诊	auscultation	/ˌɔːskəlˈteɪʃən/
听诊器	stethoscope	/ˈsteθəskəʊp/
同工酶	isoenzyme	/ˌaɪsəʊˈenzaɪm/
酮尿	ketonuria	/ˌkiːtəʊˈnjʊərɪə/
酮体	ketone body	/ˈkiːtəʊn ˈbɒdɪ/

瞳孔	pupil	/ˈpjuːpl/
桶状胸	barrel chest	/ˈbærəl tʃest/
痛觉	pain sensation;pain sense	/peɪn senˈseɪʃən/;/peɪn sens/
头发	hair	/heə/
头颅	skull	/skʌl/
头皮	scalp	/skælp/
头痛	headache	/ˈhedeɪk/
透明管型	hyaline cast	/ˈhaɪəlɪn kɑːst/
透明质酸	hyaluronic acid,HA	/ˌhaɪəljʊˈrɒnɪk ˈæsɪd/
吞噬细胞	phagocyte	/ˈfægəʊsaɪt/
吞咽困难	dysphagia	/dɪsˈfeɪdʒɪə/
脱肛	exania	/ekˈseɪnɪə/
驼背	hunchback	/ˈhʌntʃbæk/
椭圆形红细胞	elliptocyte	/ɪˈlɪptəˌsaɪt/

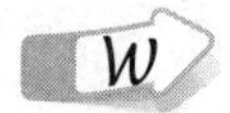

蛙腹	frog-belly	/frɒg ˈbelɪ/
外形	contour	/ˈkɒntʊə/
外源性致热源	exogenous pyrogen	/ekˈsɒdʒənəs ˈpaɪrəʊdʒən/
外痔	external hemorrhoid	/ɪkˈstɜːnəl ˈhemərɔɪd/
网织红细胞	reticulocyte	/rɪˈtɪkjʊləʊsaɪt/
胃泡鼓音区	tympanitic area over gastric bubble	/ˌtɪmpəˈnɪtɪk ˈeərɪə ˈəʊvə ˈgæstrɪk bʌbl/
胃型或肠型	gastral or intestinal pattern	/ˈgæstrəl ɔː ɪnˈtestɪnəl ˈpætən/
无精液症	aspermia	/əˈspɜːmɪə/
无精子症	azoospermia	/eɪˌzəʊəˈspɜːmɪə/
无尿	anuria	/əˈnjʊərɪə/
舞蹈样运动	choreatic movement	/ˌkɔːrɪˈætɪk ˈmuːvmənt/

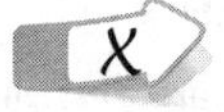

膝反射	patellar reflex	/pəˈtelə ˈriːfleks/
膝内翻	genu varum	/ˈdʒenjuː ˈveərəm/
膝外翻	genu valgum	/ˈdʒenjuː ˈvælgəm/
系统评价	systematic review	/ˌsɪstɪˈmætɪk rɪˈvjuː/
细胞分布直方图	nomogram	/ˈnɒməgræm/
细胞管型	cellular cast	/ˈseljʊlə kɑːst/
细菌管型	bacterial cast	/bækˈtɪərɪəl kɑːst/
细湿啰音	fine crackle	/faɪn ˈkrækl/
下疳	chancre	/ˈʃæŋkə/
纤溶亢进	hyperfibrinolysis	/ˌhaɪpəˌfaɪbrɪˈnɒlɪsɪs/
纤溶酶原激活物抑制物-1	plasminogen activator inhibitor type-1, PAI-1	/plæzˈmɪnədʒən ˈæktɪveɪtə ɪnˈhɪbɪtə taɪp wʌn/
纤维蛋白降解产物	fibrin degradation product, FDP	/ˈfaɪbrɪn ˌdegrəˈdeɪʃən ˈprɒdʌkt/
纤维蛋白肽 A	fibrinopeptide A, FPA	/faɪˌbrɪnəʊˈpeptaɪd eɪ/
纤维蛋白原	fibrinogen, Fg	/faɪˈbrɪnədʒən/
现病史	history of present illness	/ˈhɪstərɪ əv ˈprezənt ˈɪlnɪs/
腺苷脱氨酶	adenosine deaminase, ADA	/əˈdenəsiːn diːˈæmɪneɪs/
消化性溃疡	peptic ulcer	/ˈpeptɪk ˈʌlsə/
小红细胞	microcyte	/ˈmaɪkrəʊsaɪt/
小颅	microcephalia	/ˌmaɪkrəʊsəˈfeɪlɪə/
小阴唇	lesser lip of pudendum	/ˈlesə lɪp əv pjuːˈdendəm/
斜裂	oblique fissure	/əˈbliːk ˈfɪʃə/
心包积液	pericardial effusion	/ˌperɪˈkɑːdɪəl ɪˈfjuːʒən/
心包叩击音	pericardial knock	/ˌperɪˈkɑːdɪəl nɒk/
心包摩擦音	pericardial friction sound	/ˌperɪˈkɑːdɪəl ˈfrɪkʃən saʊnd/
心电图	electrocardiogram, ECG	/ɪˌlektrəʊˈkɑːdɪəʊgræm/
心电图运动负荷试验	ECG exercise test	/iː siː dʒiː ˈeksəsaɪz test/
心房颤动	atrial fibrillation, AF	/ˈeɪtrɪəl ˌfaɪbrɪˈleɪʃən/

心房扑动	atrial flutter, AFL	/ˈeɪtrɪəl ˈflʌtə/
心肌梗死	myocardial infarction, MI	/ˌmaɪəʊˈkɑːdɪəl ɪnˈfɑːkʃən/
心肌缺血	myocardial ischemia	/ˌmaɪəʊˈkɑːdɪəl ɪˈskiːmɪə/
心肌损伤	myocardial injury	/ˌmaɪəʊˈkɑːdɪəl ˈɪndʒərɪ/
心悸	palpitation	/ˌpælpɪˈteɪʃən/
心尖冲动	apex impulse	/ˈeɪpeks ˈɪmpʌls/
心力衰竭	heart failure	/hɑːt ˈfeɪljə/
心律	cardiac rhythm	/ˈkɑːdɪæk ˈrɪðəm/
心律失常	arrhythmia	/əˈrɪðmɪə/
心率	heart rate	/hɑːt reɪt/
心室颤动	ventricular fibrillation	/venˈtrɪkjʊlə ˌfaɪbrɪˈleɪʃən/
心室扑动	ventricular flutter, VF	/venˈtrɪkjʊlə ˈflʌtə/
心音	heart sound	/hɑːt saʊnd/
心音分裂	splitting of heart sound	/ˈsplɪtɪŋ əv hɑːt saʊnd/
心源性水肿	cardiac edema	/ˈkɑːdɪæk ɪˈdiːmə/
心源性哮喘	cardiac asthma	/ˈkɑːdɪæk ˈæsmə/
心脏杂音	cardiac murmur	/ˈkɑːdɪæk ˈmɜːmə/
性病研究实验室试验	venereal disease research laboratory test, VDRL	/vəˈnɪərɪəl dɪˈziːz rɪˈsɜːtʃ ləˈbɒrətərɪ test/
性传播疾病	sexually transmitted disease, STD	/ˈsekʃʊəlɪ trænzˈmɪtɪd dɪˈziːz/
胸壁	chest wall	/tʃest wɔːl/
胸导联	chest lead	/tʃest liːd/
胸骨柄	manubrium sterni	/məˈnjuːbrɪəm stɜːniː/
胸骨角	sternal angle	/ˈstɜːnəl ˈæŋgl/
胸骨旁线	parasternal line	/ˌpærəˈstɜːnəl laɪn/
胸骨上切迹	suprasternal notch	/ˌsjuːprəˈstɜːnəl nɒtʃ/
胸骨上窝	suprasternal fossa	/ˌsjuːprəˈstɜːnəl ˈfɒsə/
胸骨下角	infrasternal angle	/ˌɪnfrəˈstɜːnəl ˈæŋgl/
胸骨线	sternal line	/ˈstɜːnəl laɪn/
胸廓扩张度	thoracic expansion	/θɔːˈræsɪk ɪkˈspænʃən/
胸膜	pleura	/ˈplʊərə/

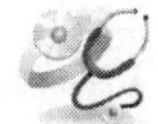

胸膜摩擦感	sense of pleural friction	/sens əv ˈpluərəl ˈfrɪkʃən/
胸膜摩擦音	pleural friction sound	/ˈpluərəl ˈfrɪkʃən saʊnd/
胸膜腔	pleural cavity	/ˈpluərəl ˈkævətɪ/
胸腔积液	pleural effusion	/ˈpluərəl ɪˈfjuːʒən/
胸痛	chest pain	/tʃest peɪn/
胸语音	pectoriloquy	/pektəˈrɪləkwɪ/
嗅神经	olfactory nerve	/ɒlˈfæktərɪ nɜːv/
嗅诊	olfactory examination	/ɒlˈfæktəri ɪɡˌzæmɪˈneɪʃən/
选择性蛋白尿	selective proteinuria	/sɪˈlektɪv ˌprəʊtiːˈnjʊərɪə/
眩晕	vertigo	/ˈvɜːtɪɡəʊ/
血氨	blood ammonia	/blʌd əˈməʊnɪə/
血管性血友病	von Willebrand disease, vWD	/vɒn ˈwɪləbrænd dɪˈziːz/
血管性(假)血友病因子	von Willebrand factor, vWF	/ vɒn ˈwɪləbrænd ˈfæktə/
血管性血友病因子抗原	von Willebrand factor antigen, vWF:Ag	/vɒn ˈwɪləbrænd ˈfæktə ˈæntɪdʒən/
血红蛋白尿	hemoglobinuria	/ˌhiːməʊˌɡləʊbɪˈnjʊərɪə/
血浆清除率	plasma clearance	/ˈplæzmə ˈklɪərəns/
血浆纤溶酶原	plasminogen, PLG	/plæzˈmɪnədʒən/
血浆纤维蛋白(原)降解产物	plasma fibrin(ogen) degradation product, FDP	/ˈplæzmə ˈfaɪbrɪn (faɪˈbrɪnɒdʒən) ˌdegrəˈdeɪʃən ˈprɒdʌkt/
血浆鱼精蛋白副凝试验	plasma protamine paracoaglulation test,3P test	/ˈplæzmə ˈprəʊtəmiːn ˌpærəkəʊˌæɡjʊˈleɪʃən test/
血块回缩试验	clot retraction test, CRT	/klɒt rɪˈtrækʃən test/
血尿	hematuria	/ˌhiːməˈtjʊərɪə/
血尿素氮	blood urea nitrogen, BUN	/blʌd jʊˈriːə ˈnaɪtrədʒən/
血清清蛋白	seralbumin	/ˌsɪərælˈbjuːmɪn/
血清铜	serum copper	/ˈsɪərəm ˈkɒpə/
血清总蛋白	serum total protein, STP	/ˈsɪərəm ˈtəʊtəl ˈprəʊtiːn/
血栓前状态	pre-thrombotic state, PTS	/ˌpriːθrɒmˈbəʊtɪk steɪt/

血栓烷 B_2	thromboxane B_2, TXB_2	/θrɒmˈbɒkseɪn biː tuː/
血栓形成倾向	thrombophilia	/ˌθrɒmbəʊˈfɪlɪə/
血栓性疾病	thrombotic disease	/θrɒmˈbəʊtɪk dɪˈziːz/
血栓性血小板减少性紫癜	thrombotic thrombocytopenic purpura, TTP	/θrɒmˈbɒtɪk ˌθrɒmbəʊˌsaɪtəˈpiːnɪk ˈpɜːpjʊərə/
血细胞比容	hematocrit, HCT	/ˈhemətəʊkrɪt/
血细胞压积	packed-cell volume, PCV	/pækt sel ˈvɒljuːm/
血小板促凝活性	platelet procoagulant activity, PPA	/ˈpleɪtlɪt ˌprəʊkəʊˈægjʊlənt ækˈtɪvətɪ/
血小板分布宽度	platelet distribution width, PDW	/ˈpleɪtlɪt ˌdɪstrɪˈbjuːʃən wɪdθ/
血小板计数	platelet count, PC	/ˈpleɪtlɪt kaʊnt/
血小板聚集试验	platelet aggregation test, PAgT	/ˈpleɪtlɪt ˌægrɪˈgeɪʃən test/
血小板黏附试验	platelet adhesion test, PAdT	/ˈpleɪtlɪt ədˈhiːʒən test/
血小板平均容积	mean platelet volume, MPV	/miːn ˈpleɪtlɪt ˈvɒljuːm/
血小板无力症	thrombasthenia	/ˌθrɒmbəsˈθiːnɪə/
血型	blood group; blood type	/blʌd gruːp/; /blʌd taɪp/
血性乳糜尿	hematochyluria	/ˌhemətəkaɪˈljʊrɪə/
血循环中的免疫复合物	circulating immunocomplex, IC	/ˈsɜːkjʊleɪtɪŋ ˌɪmjʊnəʊˈkɒmpleks/
血压	blood pressure, BP	/blʌd ˈpreʃə/
血液常规检测	blood routine test	/blʌd ruːˈtiːn test/
血友病因子活性	von Willebrand factor activity, vWF:A	/vɒn ˈwɪləbrænd ˈfæktə ækˈtɪvətɪ/
循证医学	evidence-based medicine	/ˈevɪdəns beɪst ˈmedɪsɪn/

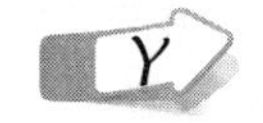

牙痛	dentalgia	/ˈdentældʒɪə/
牙龈	gum	/gʌm/
严重急性呼吸综合征	severe acute respiratory syndrome, SARS	/sɪˈvɪə əˈkjuːt ˈrespərətərɪ ˈsɪndrəʊm/

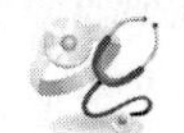

眼球内陷	enophthalmos	/ˌenɒfˈθælməs/
眼球突出	exophthalmos	/ˌeksɒfˈθælməs/
眼球震颤	nystagmus	/nɪˈstægməs/
羊鸣音	egophony	/eˈgɒfəʊnɪ/
洋地黄效应	digitalis effect	/ˌdɪdʒɪˈteɪlɪs ɪˈfekt/
洋地黄中毒	digitalis poisoning	/ˌdɪdʒɪˈteɪlɪs ˈpɔɪzənɪŋ/
腰痛	lumbago	/lʌmˈbeɪgəʊ/
腰大肌征	psoas sign	/ˈsəʊəs saɪn/
叶间裂	interlobar fissure	/ˌɪntəˈləʊbə ˈfɪʃə/
液波震颤	fluid thrill	/ˈfluːɪd θrɪl/
腋后线	posterior axillary line	/pɒˈstɪərɪə ækˈsɪlərɪ laɪn/
腋前线	anterior axillary line	/ænˈtɪərɪə ækˈsɪlərɪ laɪn/
腋窝	axillary fossa	/ækˈsɪlərɪ ˈfɒsə/
腋中线	midaxillary line	/ˌmɪdˈæksɪlərɪ laɪn/
衣原体	Chlamydia	/kləˈmɪdɪə/
医院感染	hospital infection; nosocomial infection	/ˈhɒspɪtəl ɪnˈfekʃən/; /ˌnɒsəˈkəʊmɪəl ɪnˈfekʃən/
胰岛素释放试验	insulin release test	/ˈɪnsjʊlɪn rɪˈliːs test/
移动性浊音	shifting dullness	/ˈʃɪftɪŋ ˈdʌlnɪs/
移行上皮	transitional epithelium	/trænˈzɪʃənəl ˌepɪˈθiːlɪəm/
异常呼吸音	abnormal breathing sound	/æbˈnɔːməl ˈbriːðɪŋ saʊnd/
异常纤维蛋白原血症	dysfibrinogenemia	/ˌdɪsfaɪˌbrɪnəʊdʒəˈniːmɪə/
抑郁	kolyphrenia	/kɒlɪˈfriːnɪə/
逸搏心律	escape rhythm	/ɪˈskeɪp ˈrɪðəm/
意识模糊	confusion	/kənˈfjuːʒən/
意识障碍	disturbance of will	/dɪˈstɜːbəns əv wɪl/
意向性震颤	intentional tremor	/ɪnˈtenʃənəl ˈtremə/
溢出性尿白尿	overflow proteinuria	/ˌəʊvəˈfləʊ ˌprəʊtiːˈnjʊərɪə/
阴道	vagina	/vəˈdʒaɪnə/
阴道分泌物	vaginal discharge	/vəˈdʒaɪnəl dɪsˈtʃɑːdʒ/

阴道前庭	vaginal vestibule	/və'dʒaɪnəl 'vestɪbjuːl/
阴道清洁度	cleaning degree of vagina	/'kliːnɪŋ dɪ'griː əv və'dʒaɪnə/
阴蒂	clitoris	/'klɪtərɪs/
阴阜	mons pubis	/mɒnz 'pjuːbɪs/
阴茎	penis	/'piːnɪs/
阴茎颈	neck of penis	/nek əv 'piːnɪs/
阴茎头	glans penis	/glænz 'piːnɪs/
阴茎头冠	corona of glans of penis	/kɒ'rəʊnə əv glænz əv 'piːnɪs/
阴囊	scrotum	/'skrəʊtəm/
阴囊疝	scrotal hernia	/'skrəʊtəl 'hɜːnɪə/
阴囊湿疹	eczema of scrotum	/'eksɪmə əv 'skrəʊtəm/
阴囊象皮病	chyloderma	/ˌkaɪləʊ'dɜːmə/
阴囊象皮肿	elephantiasis scrotum	/ˌelɪfən'taɪəsɪs 'skrəʊtəm/
隐睾病	cryptorchism	/krɪp'tɔːkɪzəm/
隐血	occult blood	/ɒ'kʌlt blʌd/
荧光密螺旋体抗体吸收试验	fluorescent treponemal antibody absorption test, FTA-ABS t.	/ˌfləʊ'resənt 'trepəniːməl 'æntɪˌbɒdɪ əb'sɔːpʃən test/
营养不良性水肿	nutritional edema	/njuː'trɪʃənəl ɪ'diːmə/
营养状态	state of nutrition	/steɪt əv njuː'trɪʃən/
硬度	consistency	/kən'sɪstənsɪ/
硬度和弹性	consistency and elasticity	/kən'sɪstənsɪ ənd ˌelæs'tɪsətɪ/
优球蛋白	euglobulin	/juː'glɒbjʊlɪn/
游离胆红素	free bilirubin	/friː ˌbɪlɪ'ruːbɪn/
游离蛋白 S	free protein S, ITS	/friː 'prəʊtiːn es/
游离脂肪酸	free fatty acid, FFA	/friː 'fætɪ 'æsɪd/
有核红细胞	nucleated erythrocyte	/'njuːklɪeɪtɪd ɪ'rɪθrəʊsaɪt/
右侧腹部(右腰部)五曲	right abdomen	/raɪt 'æbdəmən/
右上象限	right upper quadrant	/raɪt 'ʌpə 'kwɒdrənt/
右季肋部	right hypochondrium	/raɪt ˌhaɪpəʊ'kɒndrɪəm/

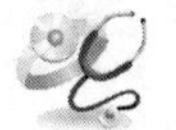

右束支传导阻滞	right bundle branch block，RBBB	/raɪt ˈbʌdl brɑːntʃ blɒk/
右下象限	right lower quadrant	/raɪt ˈləʊə ˈkwɒdrənt/
右下腹部（右髂部）	right iliac region	/raɪt ˈɪlɪæk ˈriːdʒən/
右心房肥大	hypertrophy of right heart	/haɪˈpɜːtrəʊfɪ əv raɪt hɑːt/
右心室肥厚	right ventricular hypertrophy	/raɪt venˈtrɪkjʊlə haɪˈpɜːtrəʊfɪ/
语调	tone	/təʊn/
语音共振	vocal resonance	/ˈvəʊkəl ˈrezənəns/
语音震颤	vocal fremitus	/ˈvəʊkəl ˈfremɪtəs/
预激综合征	preexcitation syndrome	/priːˌeksaɪˈteɪʃən ˈsɪndrəʊm/
原发性巨球蛋白血症	primary macro-globulinemia	/ˈpraɪmərɪ ˌmækrəʊ-ˌglɒbjʊlɪˈniːmɪə/
原发性纤蛋白溶解	primary fibrinolysis	/ˈpraɪmərɪ ˌfaɪbrɪˈnɒlɪsɪs/
月经史	menstrual history	/ˈmenstrʊəl ˈhɪstərɪ/
晕厥	syncope	/ˈsɪŋkəpɪ/

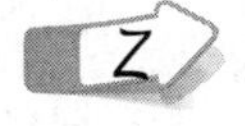

脏层胸膜	visceral pleuron	/ˈvɪsərəl ˈplʊərɒn/
谵妄	delirium	/dɪˈlɪrɪəm/
展神经	abducent nerve	/æbˈdjuːsənt nɜːv/
真性红细胞增多症	polycythaemia vera，PV	/ˌpɒlɪsaɪˈθiːmɪə ˈverə/
阵发性室上性心动过速	paroxysmal supra-ventricular tachycardia	/ˌpærəkˈsɪzməl ˌsjuːprə-venˈtrɪkjʊlə ˌtækɪˈkɑːdɪə/
阵发性睡眠性血红蛋白尿	paroxysmal nocturnal hemoglobinuria，PNH	/ˌpærəkˈsɪzməl nɒkˈtɜːnəl ˌhiːməʊˌgləʊbɪˈnjʊərɪə/
阵挛	clonus	/ˈkləʊnəs/
振水音	splashing sound	/ˈsplæʃɪŋ saʊnd/
震颤	thrill	/θrɪl/
震动觉	vibration sense	/vaɪˈbreɪʃən sens/
正常呼吸音	normal breath sound	/ˈnɔːməl breθ saʊnd/

正铁血红蛋白	methemoglobin	/metˌhiːməʊˈgləʊbɪn/
症状	symptom	/ˈsɪmptəm/
支气管肺泡灌洗	bronchoalveolar lavage, BAL	/ˌbrɒŋkəʊælˈvɪələ ˈlævɪdʒ/
支气管肺泡呼吸音	broncho-vesicular breathing sound	/ˌbrɒŋkəʊ vɪˈsɪkjʊlə ˈbriːðɪŋ saʊnd/
支气管灌洗	bronchial lavage, BL	/ˈbrɒŋkɪəl ˈlævɪdʒ/
支气管呼吸音	bronchial breathing sound	/ˈbrɒŋkɪəl ˈbriːðɪŋ saʊnd/
支气管哮喘	bronchial asthma	/ˈbrɒŋkɪəl ˈæsmə/
支气管语音	bronchophony	/brɒŋˈkɒfənɪ/
肢体导联	limb lead	/lɪm ˈliːd/
脂蛋白 X	lipoprotein-X, LP-X	/ˌlɪpəʊˈprəʊtiːn eks/
脂肪管型	fatty cast	/ˈfætɪ kɑːst/
脂肪颗粒细胞	fatty granule cell	/ˈfætɪ ˈgrænjuːl sel/
脂肪尿	lipiduria	/ˌlɪpɪˈdjʊərɪə/
直肠	rectum	/ˈrektəm/
直肠脱垂	proctoptosis	/ˌprɒktɒpˈtəʊsɪs/
直肠息肉	proctopolypus	/ˌprɒktəʊˈpɒlɪpəs/
直接叩诊法	direct percussion	/dɪˈrekt pəˈkʌʃən/
直接听诊法	direct auscultation	/dɪˈrekt ˌɔːskəlˈteɪʃən/
跖反射	plantax reflex	/plænˈtæks ˈriːfleks/
指鼻试验	finger nose test	/ˈfɪŋgə nəʊz test/
治疗内镜	therapeutic endoscope	/ˌθerəˈpjuːtɪk ˈendəskəʊp/
痔	hemorrhoid	/ˈhemərɔɪd/
中腹部(脐部)	umbilical part	/ʌmˈbɪlɪkəl pɑːt/
中湿啰音	medium crackle	/ˈmiːdɪəm ˈkrækl/
中性粒细胞	neutrophil, N	/ˈnjuːtrəʊfɪl/
中性粒细胞减少	neutropenis	/ˌnjuːtrəʊˈpiːnɪs/
中性粒细胞碱性磷酸酶	neutrophil alkaline phosphatase, NAP	/ˈnjuːtrəfɪl ˈælkəlaɪn ˈfɒsfəteɪs/
中性粒细胞增多症	neutrophilia	/ˌnjuːtrəʊˈfɪlɪə/

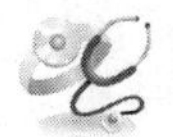

肿瘤坏死因子	tumor necrosis factor, TNF	/ˈtjuːmə neˈkrəʊsɪs ˈfæktə/
肿瘤扑落音	tumor plop	/ˈtjuːmə plɒp/
重点病史采集	focused history taking	/ˈfəʊkəst ˈhɪstərɪ ˈteɪkɪŋ/
舟状腹	scaphoid abdomen	/ˈskæfɔɪd ˈæbdəmən/
主动脉瓣反流	aortic regurgitation	/eɪˈɔːtɪk riːˌgɜːdʒɪˈteɪʃən/
主动脉瓣狭窄	valvular aortic stenosis	/ˈvælvjʊlə eɪˈɔːtɪk stɪˈnəʊsɪs/
主诉	chief complaint	/tʃiːf kəmˈpleɪnt/
转氨酶	transaminase	/trænsˈæmɪneɪs/
转卧呼吸	trepopnea	/ˌtrepɒpˈniːə/
着色过度的	hyperchromatic	/ˌhaɪpəˈkrəʊmætɪk/
浊音	dullness	/ˈdʌlnɪs/
子宫	uterus	/ˈjuːtərəs/
自身免疫性溶血性贫血	autoimmune hemolytic anemia, AIHA	/ˌɔːtəʊɪˈmjuːn ˌhiːməˈlɪtɪk əˈniːmɪə/
总胆固醇	total cholesterol, TC	/ˈtəʊtəl kəˈlestərɒl/
总胆红素	total bilirubin, TB	/ˈtəʊtəl ˌbɪlɪˈruːbɪn/
总蛋白 S	total protein S, TPS	/ˈtəʊtəl ˈprəʊtiːn es/
组织多肽抗原	tissue polypeptide antigen, TPA	/ˈtɪʃjuː ˌpɒlɪˈpeptaɪd ˈæntɪdʒən/
组织凝血活酶	tissue thromboplastin	/ˈtɪʃjuː ˌθrɒmbəʊˈplæstɪn/
组织型纤溶酶原激活剂[物]	tissue type plasminogen activator	/ˈtɪʃjuː taɪp plæzˈmɪnədʒən ˈæktɪveɪtə/
组织性蛋白尿	histic proteinuria	/ˈhɪstɪk ˌprəʊtiːˈnjʊərɪə/
最大呼气流量	peak expiratory flow, PEF	/piːk ɪkˈspaɪərətərɪ fləʊ/
最大呼气中期流量曲线	maximal mid-expiratory flow curve, MMEFC	/ˈmæksɪməl mɪd ɪkˈspaɪərətərɪ fləʊ kɜːv/
最大随意通气	maximal voluntary ventilation, MVV	/ˈmæksɪməl ˈvɒləntərɪ ventɪˈleɪʃən/
最小抑菌浓度	minimal inhibitory concentration, MIC	/ˈmɪnɪməl ɪnˈhɪbɪtərɪ ˌkɒnsənˈtreɪʃən/
左侧腹部(左腰部)	left lumbar region	/left ˈlʌmbə ˈriːdʒən/

左后分支阻滞	left posterior fascicular block, LPFB	/left pɒˈstɪərɪə fəˈsɪkjʊlə blɒk/
左前分支阻滞	left anterior fascicular block, LAFB	/left ænˈtɪərɪə fəˈsɪkjʊlə blɒk/
左上腹部(象限)	left upper quadrant	/left ˈʌpə ˈkwɒdrənt/
左上腹部(左季肋部)	left hypochondriac region	/left ˌhaɪpəʊˈkɒndrɪæk ˈriːdʒən/
左束支阻滞	left bundle-branch block, LBBB	/left ˈbʌndl brɑːntʃ blɒk/
左下腹部(象限)	left lower quadrant	/left ˈləʊə ˈkwɒdrənt/
左下腹部(左髂部)	left iliac region	/left ˈɪlɪæk ˈriːdʒən/
左心房肥大	left atrial hypertrophy	/left ˈeɪtrɪəl haɪˈpɜːtrəʊfɪ/
左心室肥厚	left ventricular hypertrophy	/left venˈtrɪkjʊlə haɪˈpɜːtrəʊfɪ/

附 录

附录1 带特殊符号的医学词汇[1]

1,6-二磷酸果糖	fructose-1, 6-bisphosphate, FDP	/ˈfrʌktəʊs bɪsˈfɒsfeɪt/
1,25-二羟胆钙化醇	1,25-dihydroxycholecalciferol	/ˌdaɪhaɪˌdrɒksɪˌkəʊləkælˈsɪfərɒl/
2,3-二磷酸甘油酸的异构酯	2,3-diphosphoglycerate	/daɪˌfɒsfəʊˈglɪsəreɪt/
25-羟胆钙化醇	25-hydroxycholecalciferol	/haɪˌdrɒksɪˌkəʊləkælˈsɪfərɒl/
2-单酰甘油酯	2-monoglyceride	/ˌmɒnəʊˈglɪsəraɪd/
3,4-二羟苯丙氨酸(也称多巴)	3, 4-dihydroxyphenyl-alanine, DOPA	/ˌdaɪhaɪˌdrɒksɪˌfenɪlˈæləniːn/
3-磷酸甘油醛	glyceraldehyde 3-phosphate	/ˌglɪsəˈrældəhaɪd ˈfɒsfeɪt/
3-磷酸甘油醛脱氢酶	glyceraldehyde 3-phosphate dehydrogenase	/ˌglɪsəˈrældəhaɪd ˈfɒsfeɪt diːˈhaɪdrəʊˌdʒəneɪs/
3-磷酸腺苷-5-磷酸硫酸	3-phospho-adenosine-5-phosphosulfate, PAPS	/ˈfɒsfəʊ əˈdenəsiːn ˌfɒsfəˈsʌlfeɪt/
β-羟(基)-β-甲(基)戊二酸单酰辅酶A	β-hydroxy-3-methyl glutaryl CoA synthase	/haɪˈdrɒksɪ ˈmiːθaɪl ˈgluːtərɪl kəʊˈenzaɪm eɪ ˈsɪnθeɪs/
3-羟-3-甲基戊二酰辅酶A还原酶	3-hydroxy-3-methyl glutaryl coenzyme A reductase, HMG-CoAR	/haɪˈdrɒksɪ ˈmiːθaɪl ˈgluːtərɪl kəʊˈenzaɪm eɪ rɪˈdʌkteɪs/
3-酮基二氢鞘氨醇	3-ketodihydrosphingosine	/ˌkiːtəʊˌdaɪhaɪdrəˈsfɪŋgəsɪn/
3型分泌系统	type 3 secretion system, T3SS	/taɪp θriː sɪˈkriːʃən ˈsɪstəm/

〔1〕 此部分只标注核心词汇音标。

3 型前胶原氨基末端肽	amino terminal procollagen type 3 peptide, P3P	/əˈmiːnəʊ ˈtɜːmɪnəl prɒˈkɒlədʒən taɪp θriː ˈpeptaɪd/
Ⅳ型胶原	collagen Ⅳ, CⅣ	/ˈkɒlədʒɪn fɔː/
5-核苷酸酶	5-nucleotidase, 5-NT	/ˌnjuːklɪəˈtaɪdeɪs/
5-羟色胺	5-hydroxytryptamine, 5-HT	/haɪˌdrɒksɪˈtrɪptəmiːn/
5-羟色胺	serotonin, 5-HT	/ˌsɪərəʊˈtəʊnɪn/
6-磷酸果糖	fructose-6-phosphate, F-6-P	/ˈfrʌktəʊs ˈfɒsfeɪt/
6-磷酸葡萄糖	glucose-6-phosphate, G-6-P	/ˈgluːkəʊs ˈfɒsfeɪt/
6-磷酸葡萄糖酸内酯酶	6-phosphate gluconolactonase	/ˈfɒsfeɪt ˌgluːkəʊnəˈlæktəneɪs/
6-磷酸葡萄糖酸脱氢酶	glucose-6-phosphogluconate dehydrogenase	/ˈgluːkəʊs ˌfɒsfəʊˈgluːkəneɪt diːˈhaɪdrəʊˌdʒəneɪs/
6-磷酸葡萄糖脱氢酶	glucose-6-phosphate dehydrogenase	/ˈgluːkəʊs ˈfɒsfeɪt diːˈhaɪdrəʊˌdʒəneɪs/
16S rRNA 基因序列分析	16S rRNA gene sequence analysis	/dʒiːn ˈsiːkwəns əˈnæləsɪs/
ADP	adenosine diphosphate	/əˈdenəsiːn daɪˈfɒsfeɪt/
AMP	adenosine monophosphate	/əˈdenəsiːn mɒnəˈfɒsfeɪt/
AmpC β-内酰胺酶	AmpC β-lactamase	/ˈlæktəmeɪs/
APC 抵抗	activated protein C resistance, APCR	/ˈæktɪveɪtɪd ˈprəʊtiːn sɪ rɪˈzɪstəns/
AST 同工酶	isoenzyme of AST	/ˌaɪsəʊˈenzaɪm/
ATP	adenosine triphosphate	/əˈdenəsiːn traɪˈfɒsfeɪt/
ATP 合酶	ATP synthase	/ˈsɪnθeɪs/
ATP 敏感性钾离子通道	ATP-sensitive K^+ channel	/ˈsensɪtɪv pəˈtæsɪəm ˈtʃænəl/
Bcl-2 家族	Bcl-2 family	/ˈfæməlɪ/
伯基特淋巴瘤	Burkitt lymphoma	/ˈbɜːkɪt lɪmˈfəʊmə/
B 淋巴细胞	B lymphocyte	/ˈlɪmfəʊsaɪt/

B 群链球菌	group B streptococcus, GBS	/gruːp biː ˌstreptəʊˈkɒkəs/
B 细胞受体	B cell receptor, BCR	/sel rɪˈseptə/
B 型钠尿肽	B-type natriuretic peptide, BNP	/taɪp ˌneɪtrɪjʊəˈretɪk ˈpeptaɪd/
CO_2 麻醉	carbon dioxide narcosis	/ˈkɑːbən daɪˈɒksaɪd nɑːˈkəʊsɪs/
Ca^{2+} 泵	calcium pump	/ˈkælsɪəm pʌmp/
Ca2 + 结合蛋白	calcium binding protein, CaBP	/ˈkælsɪəm ˈbaɪndɪŋ ˈprəʊtiːn/
cAMP 依赖蛋白激酶(蛋白激酶 A)	cAMP dependent protein kinase, PKA	/dɪˈpendənt prəʊtiːn ˈkaɪneɪs/
cAMP 应答元件	cAMP response element, CRE	/rɪˈspɒns ˈelɪmənt/
cAMP 应答元件结合蛋白	cAMP response element binding protein, CREB	/rɪˈspɒns ˈelɪmənt ˈbaɪndɪŋ prəʊtiːn/
CDK 活化激酶	CDK-activating kinase, CAK	/ˈæktɪveɪtɪŋ ˈkaɪneɪs/
CDK 抑制物	CDK inhibitor, CKI	/ɪnˈhɪbɪtə/
CDK 抑制因子	cyclin dependent kinase inhibitor, CKI	/ˈsaɪklɪn dɪˈpendənt ˈkaɪneɪs ɪnˈhɪbɪtə/
cDNA 文库	cDNA library	/ˈlaɪbrərɪ/
CO_2 解离曲线	carbon dioxide dissociation curve	/ˈkɑːbən daɪˈɒksaɪd dɪˌsəʊʃɪˈeɪʃən kɜːv/
C 反应蛋白	C reactive protein, CRP	/siː rɪˈæktɪv ˈprəʊtiːn/
C -肽	connective peptide	/kəˈnektɪv ˈpeptaɪd/
D -二聚体	D-dimer, DD	/ˈdaɪmə/
DNA 复制	DNA replication	/ˌreplɪˈkeɪʃən/
DNA 聚合酶	DNA polymerase	/ˈpɒlɪməreɪs/
DNA 连接酶	DNA ligase	/ˈlaɪgeɪs/
脱氧核糖核酸酶	deoxyribonuclease, DNase	/diːˌɒksɪraɪbəʊˈnjuːklɪeɪs/
DNA 酶 I 超敏位点	DNase I hypersensitive site	/ˌhaɪpəˈsensətɪv saɪt/
DNA 免疫	DNA based immunization	/beɪst ˌɪmjuːnaɪˈzeɪʃən/

DNA 双螺旋	double helix	/ˈdʌbl ˈhiːlɪks/
DNA 损伤	DNA damage	/ˈdæmɪdʒ/
DNA 损伤修复诱导基因 45	growth arrest and DNA damage-inducible gene, GADD45	/grəʊθ əˈrest ənd ˈdæmɪdʒ ɪnˈdjuːsəbl dʒiːn/
DNA 拓扑异构酶	DNA topoisomerase	/ˌtɒpəʊˈaɪsəməreɪs/
DNA 芯片	DNA chip	/tʃɪp/
DNA 修复	DNA repairing	/rɪˈpeərɪŋ/
DNA 疫苗	DNA vaccine	/ˈvæksiːn/
DNA 印迹	Southern blot	/ˈsʌðən blɒt/
DNA 诊断	DNA diagnosis	/ˌdaɪəgˈnəʊsɪs/
D 环复制	D-loop replication	/luːp ˌreplɪˈkeɪʃən/
d-尿胆素	d-urobilin	/ˌjʊərəʊˈbaɪlɪn/
d-尿胆素原	d-urobilinogen	/ˌjʊərəʊbɪˈlɪnəʊdʒən/
EBV 核抗原	EB nuclear antigen, EBNA	/ˈnjuːklɪə ˈæntɪdʒən/
EBV 膜抗原	membrane antigen, MA	/ˈmembreɪn ˈæntɪdʒən/
EBV 衣壳蛋白	viral capsid antigen, VCA	/ˈvaɪrəl ˈkæpsɪd ˈæntɪdʒən/
EBV 早期抗原	early antigen, EA	/ˈɜːlɪ ˈæntɪdʒən/
EB 病毒	Epstein-Barr virus, EBV	/ˈepstaɪn bɑː ˈvaɪərəs/
El Tor 生物型	EL Tor biotype	/iː el tɔː ˈbaɪətaɪp/
ET 受体	endothelin receptor, ETR	/endəʊˈθiːlɪn rɪˈseptə/
F 质粒	fertility plasmid	/fəˈtɪlətɪ ˈplæzmɪd/
G1 期	first gap phase	/fɜːst gæp feɪz/
G2 期	second gap phase	/ˈsekənd gæp feɪz/
G 蛋白	G-protein	/ˈprəʊtiːn/
G 蛋白偶联受体	G protein coupled receptor, GPCR	/ˈprəʊtiːn ˈkʌpld rɪˈseptə/
G 蛋白耦联型受体	G-protein coupled receptor, GPCR	/ˈprəʊtiːn ˈkʌpld rɪˈseptə/
G 蛋白效应器	G protein effector	/ˈprəʊtiːn ɪˈfektə/
HBV 表面抗原	hepatitis B surface antigen, HBsAg	/ˌhepəˈtaɪtɪs biː ˈsɜːfɪs ˈæntɪdʒən/

HBV 核心抗原	hepatitis B core antigen, HBcAg	/ˌhepəˈtaɪtɪs biː kɔː ˈæntɪdʒən/
Hb 氧饱和度	oxygen saturation of Hb	/ˈɒksɪdʒən ˌsætʃəˈreɪʃən/
Hb 氧含量	oxygen content of Hb	/ˈɒksɪdʒən ˈkɒntent/
Huntington 舞蹈症	Huntington disease, HD	/ˈhʌntɪŋtən dɪˈziːz/
i -尿胆素	i-urobilin	/ˌjʊərəʊˈbaɪlɪn/
K^+ 平衡电位	K^+ equilibrium potential, E_k	/pəˈtæsɪəm ˌiːkwɪˈlɪbrɪəm pəʊˈtenʃəl/
K-B 纸片琼脂扩散法	Kirby-Bauer disc agar diffusion method	/ˈkɜːbɪ ˈbaʊə dɪsk ˈeɪgə dɪˈfjuːʒən ˈmeθəd/
LCL 综合征	Lown-Ganong-Levine syndrome	/laʊn ˈgænɒŋ ləˈviːn ˈsɪndrəʊm/
LDL 受体	LDL receptor, LDLR	/rɪˈseptə/
LDL 受体相关蛋白	LDL receptor related protein, LRP	/rɪˈseptə rɪˈleɪtɪd ˈprəʊtiːn/
Leber 遗传性视神经病	Leber hereditary optic neuropathy	/ˈleɪbə hɪˈredɪtərɪ ˈɒptɪk njʊəˈrɒpəθɪ/
LPS 结合蛋白	lipopolysaccharide binding protein	/ˌlɪpəʊˌpɒlɪˈsækəraɪd ˈbaɪndɪŋ ˈprəʊtiːn/
L 谷氨酸脱氢酶	L-glutamate dehydrogenase	/ˈgluːtəmeɪt diːˈhaɪdrəʊˌdʒəneɪs/
L 型钙通道	L type calcium channel, L_{Ca-L}	/taɪp ˈkælsɪəm ˈtʃænəl/
MALT 淋巴瘤	MALT lymphoma	/mɔːlt lɪmˈfəʊmə/
Merkel 细胞癌	Merkel cell carcinoma, MCC	/mɜːkəl sel ˌkɑːsɪˈnəʊmə/
M 蛋白	M protein	/ˈprəʊtiːn/
M 期，有丝分裂期	mitotic phase	/maɪˈtɒtɪk feɪz/
Na^+ – K^+ 泵	Na^+-K^+ pump	/ˈsəʊdɪəm pəˈtæsɪəm pʌmp/
Na^+ – Ca^{2+} 交换体	Na^+-Ca^{2+} exchanger	/ˈsəʊdɪəm ˈkælsɪəm ɪksˈtʃeɪndʒə/
Na^+–耦联的磷酸盐转运体	Na^+-coupled phosphate transporter, NaPi	/ˈsəʊdɪəm ˈkʌpld ˈfɒsfeɪt trænsˈpɔːtə/

Na^+平衡电位	Na^+ equilibrium potential, E_{Na}	/ˈsəʊdɪəm iːkwɪˈlɪbrɪəm pəʊˈtenʃəl/
Na^+-葡萄糖同向转运体	Na^+-glucose transporter	/ˈsəʊdɪəm ˈgluːkəʊs trænsˈpɔːtə/
Na^+-依赖的葡萄糖转运体	Na^+-dependent glucose transporter, SGLT	/ˈsəʊdɪəm dɪˈpendənt ˈgluːkəʊs trænsˈpɔːtə/
Northern 印迹杂交	Northern blot	/ˈnɔːðən blɒt/
N 型乙酰胆碱受体	nicotinic acetylcholine receptor	/ˌnɪkəˈtɪnɪk ˌæsɪtaɪlˈkəʊliːn rɪˈseptə/
N-乙酰谷氨酸	N-acetyl glutamic acid, AGA	/ˈæsɪtɪl gluːˈtæmɪk ˈæsɪd/
P 波终末电势	P-wave terminal force, Ptf	/weɪv ˈtɜːmɪnəl fɔːs/
P-选择素	P-selectin	/sɪˈlektɪn/
Q 热	query fever	/ˈkwɪərɪ ˈfiːvə/
RB 基因	RB gene	/dʒiːn/
RNA 干涉	RNA interference	/ˌɪntəˈfɪərəns/
RNA 酶	ribonuclease	/ˌraɪbəʊˈnjuːklɪeɪs/
RNA 拼接	RNA splicing	/ˈsplaɪsɪŋ/
RNA 疫苗	RNA vaccine	/ˈvæksiːn/
RNA 引物	RNA primer	/ˈpraɪmə/
RNA 诊断	RNA diagnosis	/ˌdaɪəgˈnəʊsɪs/
R 峰时间	R peak time	/piːk taɪm/
R 质粒	resistant plasmid	/rɪˈzɪstənt ˈplæzmɪd/
SARS 冠状病毒	severe acute respiratory syndrome associated coronavirus, SARS-CoV	/sɪˈvɪə əˈkjuːt ˈrespərətərɪ ˈsɪndrəʊm əˈsəʊʃɪeɪtɪd kəˈrəʊnəˌvaɪərəs/
SH2 结构域	Src homology 2 domain	/hɒˈmɒlədʒɪ dəʊˈmeɪn/
SOS 修复	SOS repairing	/ rɪˈpeərɪŋ/
Southern 印迹杂交	Southern blot	/ˈsʌðən blɒt/
ST 段抬高型心肌梗死	ST-elevation myocardial infarction, STEMI	/ˌelɪˈveɪʃən ˌmaɪəʊˈkɑːdɪəl ɪnˈfɑːkʃən/
S 期，DNA 合成期	synthetic phase	/sɪnˈθetɪk feɪz/

S-腺苷甲硫氨酸	S-adenosylmethionine, SAM	/əˈdenəsɪlməˈθaɪəniːn/
T 淋巴细胞	T lymphocyte	/ˈlɪmfəusaɪt/
T 细胞受体	T cell receptor, TCR	/sel rɪˈseptə/
Toll 样受体	Toll like receptor ,TLR	/təʊl laɪk rɪˈseptə/
TT 病毒	Torque Teno virus, TTV	/tɔːk ˈtenəʊ ˈvaɪərəs/
UDPG 焦磷酸化酶	UDPG pyrophosphorylase	/ˌpaɪərəʊˌfɒsˈfɒrɪleɪs/
X 连锁显性遗传	X-linked dominant inheritance, XD	/lɪŋkt ˈdɒmɪnənt ɪnˈherɪtəns/
X 连锁隐性遗传	X-linked recessive inheritance, XR	/lɪŋkt rɪˈsesɪv ɪnˈherɪtəns/
X 线解剖学	X-ray anatomy	/ˈeksreɪ əˈnætəmɪ/
Y 蛋白	protein Y	/ˈprəʊtiːn/
Y 连锁遗传	Y-linked inheritance, YL	/lɪŋkt ɪnˈherɪtəns/
Z 蛋白	protein Z	/ˈprəʊtiːn/
α-1, 4 糖苷键	α-1, 4 glycosidic bond	/ˌglaɪkəʊˈsɪdɪk bɒnd/
α1-抗胰蛋白酶	α1-antitrypsin, AAT	/ˌæntɪˈtrɪpsɪn/
α1-微球蛋白	α1-microglobulin, α1-MG	/ˌmaɪkrəʊˈglɒbjʊlɪn/
α-L-岩藻糖苷酶	α-L-fucosidase, AFU	/fjʊˈkəʊsɪdeɪs/
α 互补	alpha complementation	/ˈælfə ˌkɒmplɪmənˈteɪʃən/
α 僵直	α-rigidity	/rɪˈdʒɪdətɪ/
α-磷酸甘油穿梭	α-glycerophosphate shuttle	/ˌglɪsərəʊˈfɒsfeɪt ˈʃʌtl/
α-螺旋	α-helix	/ˈhiːlɪks/
α-酮酸	α-keto acid	/ˈkiːtəʊ ˈæsɪd/
α-酮戊二酸	α-ketoglutarate	/ˌkiːtəʊgluːˈtɑːreɪt/
α-酮戊二酸脱氢酶复合体	α-ketoglutarate dehydrogenase complex	/ˌkiːtəʊgluːˈtɑːreɪt diːˈhaɪdrəʊˌdʒəneɪs ˈkɒmpleks/
α-酮戊二酸脱氢酶	α-ketoglutarate dehydrogenase, αKGDH	/ˌkiːtəʊgluːˈtɑːreɪt dɪˈhaɪdrəʊˌdʒəneɪs/
$β_2$-糖蛋白 Ⅰ	$β_2$-glucoprotein Ⅰ, $β_2$-GP Ⅰ	/ˌgluːkəʊˈprəʊtiːn/
$β_2$-微球蛋白	$β_2$-microglobulin, $β_2$-MG	/ˌmaɪkrəʊˈglɒbjʊlɪn/

β 地中海贫血	β-thalassemia	/ˌθæləˈsiːmɪə/
β-肌球蛋白重链	β-myosin heavy chain, β-MHC	/ˈmaɪəʊsɪn ˈhevɪ tʃeɪn/
β-内酰胺酶	β-lactamase	/ˈlæktəmeɪs/
β-羟丁酸	β-hydroxybutyric acid	/haɪˌdrɒksɪbjuːˈtɪrɪk ˈæsɪd/
β-折叠	β-pleated sheet	/ˈpliːtɪd ʃiːt/
β-转角	β-turn	/tɜːn/
γ-GT 同工酶	isoenzyme of γ-glutamyl transferase	/ˌaɪsəʊˈenzaɪm əv ˈgæmə ˈgluːtəməl ˈtrænsfəreɪs/
γ-氨基丁酸	γ-aminobutyric acid, GABA	/əˌmiːnəʊbjuːˈtɪrɪk ˈæsɪd/
γ-谷氨酰循环	γ-glutamyl cycle	/ˈgluːtəməl ˈsaɪkl/
γ-谷氨酰转肽酶	γ-glutamyl transpeptidase	/ˈgluːtəməl trænsˈpeptɪdeɪs/
γ-谷氨酰转移酶	γ-glutamyl transferase	/ˈgluːtəməl ˈtrænsfəreɪs/
γ 环路	γ-loop	/luːp/
γ 僵直	γ-rigidity	/rɪˈdʒɪdətɪ/
δ-氨基酮戊酸	δ-aminolevulinic acid, ALA	/əˌmiːnəʊˌlevjʊˈlɪnɪk ˈæsɪd/

附录2 医学英语词汇常用前缀、后缀和复合词缀

a-,ab- 离,无,从	abacterial 非细菌性的;abiotic 无生命的,非生物的
a-,an- 无,却	anamorphic 失真的,变形的;anastic 无腹水的;atypical 非典型的
acid-,acidi-,acido- 酸	acidification 酸化;acidocyte 嗜酸性粒细胞
acou- 听	acoumeter 听力计;acoustics 声学
acro- 肢端	acrocentric(染色体)近端着丝的;acrocephalia 尖头(畸形)
actino- 光射,放射	actinobacillosis 放线杆菌病;actinochemistry 光化学
aden-,adeno- 腺	adenalgia 腺痛;adenase 腺嘌呤酶
adip-,adipo- 脂肪	adipofibroma 脂肪纤维瘤;adipocyte 脂肪细胞
albi-,albo- 白的	albocycline 白环菌素;albinuria 白尿
-algia 痛	arthralgia 关节痛;cradialgia 胃灼痛,心痛;hemialgia 单侧痛
ambi-,ambo- 两,两边	ambilateral 双方面的;ambiopia 复视;ambisexual 两性的
amphi-,ampho- 双,两	amphibious 两栖的;amphoteric 两性的
amylo- 淀粉	amyloclast 淀粉分解酶;amyloid 淀粉质的,淀粉食物
angio- 血管	angiocardiography 心血管造影术;angioma 血管瘤,血管肿
ante- 前	anteflexion 前屈;antenatal 出生前的
anti- 对抗,抑制	antiaging 防衰老的;antiallergic 抗应变性的
aqua-,aqui- 水	aquagel 水凝胶;aquaphobia 恐水症
arteri-,arterio- 动脉	arteriectasia 动脉扩张;arteriopathy 动脉病
arthr-,arthro- 关节	arthrectomy 关节切除术;arthrocele 关节肿大
-ase 酶	dehydrase 脱水酶;enterokinase 肠激酶;fibrinase 纤维形成酶
atropho- 萎缩	atrophodermatosis 皮萎缩病;atropholysis 皮萎缩松解

audi-,audio- 听	audibility 能听度;audible 听得见的
aur-,auric 耳	auricle 外耳;auricularis 耳肌,耳神经
auto- 自己,自身	autoadaptation 自体适应;autoantibody 自身抗体
bacterio- 细菌,菌	bacterioid 细菌样的;bacteriology 细菌学
baro- 重量,压力	barochamber 压力舱;barometry 气压测量法
basi-,baso- 基底,盐基性	basicity 碱度;basoplasm 碏碱胞质
bi- 双,二	biaurite 有两耳的;bilinear 双线性的
bili- 胆汁	bilichol 胆汁醇;bilifuscin 胆褐素
bio- 生活,生命	biocycle 生物环;bioharzard 生化危机
blast-,blasto- 胚,芽	blastocyte 胚细胞,芽胞;blastodisc 胚盘
brachy- 短的,慢的	brachyesophagus 食管过短;brachycephaly 短头[畸形]
brady- 徐缓	bradykinesia 运动徐缓;bradygenesis 发育徐缓
bronch-,broncho- 气管	bronchiectasis 支气管扩张;bronchiole 细支气管
calci- 石灰,钙	calcibilia 钙胆汁;calcifames 缺钙症
card-,cardi-,cardio- 心脏	cardialgia 心痛;cardiataxia 心搏失调
-cardia 心脏	dextrocardia 右位心;exocardia 异位心
cata- 降,下	catabiosis 分解代谢;catalyst 催化剂
cau- 烙,灼,苛	cauma 灼热;causalgia 灼痛
-cele 肿;腔;瘤	enterocele 肠体腔;hepatocele 肝脏脱出
celio- 腹	celiomyositis 腹肌炎;celioscope 腹腔镜
-centesis 穿刺	celiocentesis 腹腔穿刺术;pleurocentesis 胸腔穿刺术
centi- 一百	centile 百分位数;centismal 第一百的
centri-,centro- 中心	centrifugal 离心的;centriciput 头顶,顶中区
cephal-,cephalo- 头	cephalate 有头的;cephalocathartic 清脑药
cereb-,cerebro- 大脑	cerebralgia 脑痛;cerebroma 脑瘤
chemo- 化学	chemomorphosis 化学诱变;chemoradiotherapy 放射性化学疗法
chir-,chiro- 手	chirality 手性;chirismus 手法,按摩;chirobrachialgia 手臂麻痛
chloro- 绿,氯	chloroform 氯仿;chlorophyll 叶绿素

chol-,chole-,cholo- 胆,胆汁	cholagogue 利胆剂;cholangioma 胆管瘤
chondr-,chondro- 软骨	chondrification 软骨化;chondrin 软骨素
chromato-,chromo- 色	chromatodysopia 色盲;chromatogram 色谱图
-chrome 色	bichrome 双色的;polychrome 多彩的;ferrichrome 铁色素
-cida,-cide 杀	feticide 杀胎,堕胎;germicide 杀菌物
circ-,circum- 在周围,环绕	circadian 生理周期的;circumcision 包皮环切术
co- 合,同	coagulant 凝结剂;cooptation 接合
con- 合,同	concatenation 串联;congeal 冻结,凝结
contra- 逆,反	contraband 违法交易,违禁品;contraclockwise 逆时针的
cyano- 青紫,绀,蓝	cyanocarbon 氰碳化合物;cyanochroia 发绀,青紫;cyanospermia 青色黏液症
-cyst 膀胱,袋,囊	cholecyst 胆囊;pneumatocyst 气囊
cysti-,cysto- 膀胱,袋,囊	cystoma 囊瘤;cysticerci 囊状虫;cystiform 囊状的
-cyte 细胞	leucocyte 白细胞;erythrocyte 红血球;fibrocyte 纤维细胞
cyto- 细胞	cytoclasis 细胞坏死;cytotoxin 细胞毒素
de- 离	deoxidant 除氧剂;demasculinization 男性性征丧失
deca- 十(倍)	decacyclene 十环烯;decahedral 十面体的
dent-,denti- 齿,牙	dentale 齿骨;denture 全副假牙
-derma 皮	pyoderma 脓皮病;toxicoderma 中毒性皮病;xeroderma 皮肤干燥症
dermat-,dermato-,dermo- 皮	dermatatrophia 皮肤萎缩;dermatoplasty 皮肤形成术
des-,dis- 分,离	desaccharify 去糖;disacidify 除酸
dextro- 右	dextroglucose 右旋葡萄糖;dextroposition 右移位
di- 二位,二重	disaccharide 二糖;disalicylide 双水杨酸内酯
dia- 透,离	diabatic 透热的;diastasemia 红细胞分解
dipl-,dipol- 双	diplane 双平面的;diplarthrous 双关节的
dolicho- 长	dolichocentrus 长矩的;dolichomorphic 部分肢体特别长的

-duct(ion) 导	conductivity 传导率;superconduction 超导
dynamo- 力	dynamoelectric 发电的;dynamometer 测力计,功率计
-dynia 痛	cardiodynia 心痛;uterodynia 子宫痛
dys- 不良,困难	dysacousia 听觉不良;dysarthrosis 关节变形
-ectasis 扩张	gastrectasia 胃扩张;keratectasia 角膜膨胀
ecto- 外	ectoascus 子囊外膜;ectocanthion 眼外角
-ectomy,-ectomia 割掉	enterectomy 肠切除术;hepatectomy 肝切除术
electro- 电	electrocardiogram 心电图;electrodiagnosis 电诊断法
-emia 血	leukemia 白血病;septemia 败血病
end-,endo- 在内	endoangiitis 血管内膜炎;endobiosis 体内寄生
enter-,entero- 肠	enteraden 肠腺;enteremphraxis 肠阻塞
ento- 在内	entoblast 内胚层;entocranial 颅内的
epi- 在上	epichilium 上唇;epispadias 尿道上裂
equi- 平等	equiamplidute 等幅;equiareal 等积的
erythr-,erythro- 红	erythralosamine 红霉糖胺;erythrodermatitis 红色皮炎
eu- 好,佳	euthanasia 安乐死;eutherapeutic 疗效好的
ex- 外,出,离	exacrinous 外分泌的;exhale 呼气
exo- 外,外部	exoccipital 枕骨外的;exocoele 外腔
extra- 外,在外	extraovate 卵外的;extraporate 具外孔的
febri- 热,发热	febricity 发烧;febrifacient 引起发热的病原
ferri- 铁(高铁化合物)	Ferribacterium 铁杆菌属;ferriferous 含有三价铁的
ferro- 铁(低铁化合物,亚铁化合物)	ferroalloy 铁合金;ferroferrite 纯铁
fibri-,fibro- 线,纤维	fibrillation 心室纤维颤动;fibroelastosis 纤维弹性组织增生
flav-,flavo- 黄的	flavonoid 类黄酮,黄烷类;flavin 黄素
-form 形状,式样	fibriform 纤维状的;foliiform 叶状的;pediform 脚形的
gastr-,gastro- 胃	gastricism 胃黏膜炎;gastrin 胃泌激素
-gen 产生,源	glucogen 糖原;zymogen 酶原

-genesis 起源,发生	glucogenesis 葡萄生成(作用);zymogenesis 酶生成(作用)
-geny 起源,产生	pathogeny 病原;progeny 后裔
gero- 老人	gerontism 老年;geromorphism 未老先衰症
giga-,giganto- 巨大	gigantine 大曲菌素;gigantism 巨人症
glob- 球	globate 球状的;globule 小球,球剂;globulin 球蛋白
-glassia 舌	ankyloglossia 舌粘连;hypoglossal 舌下神经
gluco-,glyco- 甜	glucoamylase 葡萄糖淀粉酶;glucokini 胰岛素;glucose 葡萄糖
-gony 生育	eugonic 繁殖良好的;monogony 无性生殖
-gram 标记,图画	cardiogram 心电图;heliogram 反光信号;zymogram 酶谱
-graph 记录,写	enterograph 肠动描记器;pneumatograph 呼吸描记器
grapho- 记录,写	graphopathology 书写病理学;graphometer 量角器,测距器
gyn-,gyno-,gynae-,gynaeco- 女人	gynaecic 女性的;gynecology 妇科学
haem-,hem-,haemato-,hemato-,haemo-,hemo- 血	haemacytometer 血球计数器;hemachromatosis 血色素沉着症;hemoagglutinin 血色素凝结素
hamarte- 缺点,过错	hamarthritis 全身关节炎;hamartoma 错构瘤
helio- 日,太阳	heliomyelitis 日射性骨髓炎;heliophilous 适阳的,喜阳的
hemi- 半,偏侧,单侧	hemiageusia 半侧失味症;hemianesthesia 半身麻木
hepat-,hepatico-,hepato- 肝	hepatapostema 肝脓肿;hepatatrophia 肝萎缩
heredo- 遗传	heredodiathesis 遗传素质;heredofamilial 家族遗传性的
holo- 全部	holoaxial 全轴的;holoblastic 全裂的
hemeo- homo-,homoeo- 同样的	hemeochronous 发生时期相同的;hemeopathy 同种疗法;hemocaryon 同核体
hydro- 水	hydroatmospheric 水与空气的;hydrotherapy 水疗法
hyper- 超过,在上	hyperacid 胃酸过多的;hyperacoustic 超声波的

hyp- ,hypo- 下,低,少,不足,减退	hypoalimentation 营养不足;hypoadrenalism 肾上腺功能减退
hypno- 睡眠	hypnody 昏睡状态;hypnogenetic 催眠的;hypnopomic 半醒的
hypso- 高	hypsodont 高冠牙的;hypsophobia 恐高症
-iasis 病	cholelithiasis 胆石症;ascariasis 蛔虫病
iatro- 医	iatrochemical 化学疗法的;iatrogenic 医源性的
-ible 可能,易于	diffusible 可被传播的;explosible 可爆炸的;vendible 可被接受的
idio- 自己的,特别的	idioblapsis 自发性食物过敏;idioglossia 独语症
im-,in- 不,非,无	immaculacy 无瑕;immedicable 医不好的;insalutary 不卫生的
infra- 在……的下面	infraclavicular 锁骨下的;infrahuman 类人猿的
inter- 在中间	interacinous 腺泡间的;interatrial 心房间的;interpupillary 瞳孔间的
intra- 在内	intracellular 细胞内的;intracerebral 大脑内的;intravasation 进入血管,内渗
intro- 在内,入内	introflexed 内弯的;introsusception 肠套叠;introflexion 内弯,内曲
-ism 状态	gastricism 胃炎;hydrargyrism 汞中毒;lymphatism 淋巴体质
iso- 同等	isoanabaric 等升压的;isoantibody 同种抗体;isorads 等辐射线
-itis 炎,发炎	conjunctivitis 结膜炎;gastritis 胃炎;nasosinuitis 鼻窦炎
karyo- 核	karyochylema 核液;karyomixis 核融合;karyonide 原核
kata-(= cata-) 降下	catagenesis 退化;catalase 过氧化氢酶;catabolic 分解代谢的
kera-,kerato- 角	keracele 角质瘤;keratoconus 圆锥形角膜;keratoderma 角皮病
kilo- 一千	kiloliter 千升;kilometric 公里的,以公里衡量的
lacto- 乳	lactoprotein 乳蛋白
laryng-,laryngo- 喉	laryngalgia 喉痛;laryngemphraxis 喉阻塞
leuco-,-leuko 白的	leucocidin 杀白细胞素;leukoblastosis 白细胞组织增生

-lith 石	enterolith 肠石;lithagogue 驱石药; lithiasis 结石病; nephrolith 肾结石
litho-,lith- 石	lithemia 结石性血,尿酸血症; litholapaxy 碎石洗出术
-logia,-logy 学,论	dermatology 皮肤病学; loimology 传染病学; pathology 病理学
-logist 专家	bacteriologist 细菌学家;psychologist 心理学家
lys-,lyso- 放松	lysolecithin 溶血卵磷脂;lysorption 溶解吸附(作用)
-lysis 放松,分解	lymphatolysis 淋巴组织破坏; hotcold lysis 冷热溶解
macro- 长的,大的	macrobacterium 大型细菌; macrocephalia 巨头畸形
mal- 不好	malabsorption 吸收障碍; malposed 错位的
-malacia 软化	myelomalacia 骨髓软化;osteomalacia 软骨病
mani-,manu- 手	maniform 手形的; maniphalanx 手指骨; manipulable 可操作的
medico- 医师	medicoathletics 医疗体育; medicobotanical 药用植物学的
mega-,megalo- 巨大	megacine 巨大菌素; megadontia 巨牙; megalocardia 心肥大
-megalia,-megaly 巨大	cardiomegaly 心脏扩大症; hepatomegaly 肝肿大
mela-,melano- 黑的	melasma 黑皮病; melanaemia 黑色素血症
meso- 中	mesobilirubin 中胆红素; mesocephalon 中脑; mesocoele 中脑腔
meta- 变,后	metabasis 病状转移; metabolin 代谢产物
-meter 量器	acidimeter 酸比重计; actinometer 测光表; telemeter 测距器
-metry 量度	pyrometry 测高温;symmetry 对称; hemoglobinometry 血红素测量法
micro- 小的	microanalysis 微量分析; microanatomy 显微解剖学;microbial 微生物的
mono- 单	monobasis 单基; monoblast 成单核细胞; monocaryon 单核
morpho- 形态	morphocytology 细胞形态学; morphology 形态学,形体学

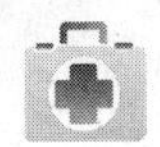

mort- 死	mortification 局部组织坏死；mortality 死亡率
mot- 动	motional 运动的；motoneuron 运动神经元
mult-，multi- 多	multangular 多角的；multeity 多样性；multiarticulate 多节的
-necrosis 死的	angionecrosis 血管坏死；necrobacillosis 坏死菌病；necrotomy 尸体剖检术
neo- 新的	neoantigen 新抗原；neoblast 新胚牙；neocidin 新杀菌素
nephr-，nephrop- 肾脏	nephrectomize 施行肾切除手术；nephridium 肾管
nerv- 神经	nervelet 小神经；nerviduct 神经管；nerve-grafting 神经移植
neur-，neuro- 神经	neuraxitis 脑炎；neuroactive 刺激神经组织的；neurobion 神经微粒(子)
neutro- 中性	neutrocyte 中性白细胞；neutropenia 中性白细胞减少；neutrophil 嗜中性粒细胞
noct-，nocti- 夜	noctalbuminuria 夜蛋白尿；noctalopia 夜盲；noctivagant 夜游的
non- 不	nonabsorbent 无吸收性的；nonactive 稳定的；non-parasitic 非寄生性的
normo- 常规	normochrimatic 正常染色质的；normoglycemia 血糖量正常
nov-，novo- 新	novate 更新；novice 新手
-oid 形	enteroid 肠状的；phylloid 叶状的；tuboid 管状的
-oma 肿，瘤	encephaloma 脑瘤；hematoma 血肿；lymphoma 淋巴瘤
-opia 眼	amblyopia 弱视；hypermetropia 远视眼
os-，oss- 骨	ossein 骨胶原；osteoma 骨瘤
-osis 病态	alkalosis 碱毒症；hematidrosis 血汗症；hepatocirrhosis 肝硬化
osteo- 骨	osteoarthritis 骨关节炎；osteochondritis 骨软骨炎
par-，para-，paro- 旁	paraaortic bodies 主动脉旁体；parabronchus 副支气管
-para 产，分娩	mullipara 未产妇；primipara 初产妇
patho- 病，难受	pathodontia 牙病学；pathology 病理学

-pathy 病,难受	encephalopathy 脑病;arthropathy 关节病
pedia-,pedo- 儿童	pediatric 小儿科的;pedomorphism 稚态
-penia 缺乏,不足	leukopenia 白细胞减少症;lymphopenia 淋巴球减少症; thrombocytopenia 血小板减少(症)
per- 穿过,经由	peracidity 过酸性;peratodynia 穿心痛
peri- 周围,近边	periaementitis 牙周膜炎; perianal 肛门周围的; perispondylitis 椎骨周围炎
-pexy 固定	hepatopexy 肝固定术;nephropexy 肾固定术
phaco- 晶状体	phacoanaphylaxis 晶体过敏症;phacolysin 晶状体溶素
-phage 吃	phagedena 蚀疮,崩蚀性
-phagia 食欲倒错	geophagia 食土癖
phago- 吞噬	phagocyte 噬菌细胞;phagopyrosis 食后胃灼热
-phobia 恐怖	acrophobia 恐高症;photophobia 恐光症
-plasty 成形	anaplasty 整形术;keratoplasty 角膜成形术
-plegia 麻痹,瘫痪	diplegia 两侧瘫;paraplegia 截瘫;quadriplegia 四肢瘫痪
pleuro- 肋,胁	pleurocentrum 椎侧体;pleuroclysis 胸膜腔灌洗术
-poiesis 产生,生,造	hematopoiesis 血细胞生成;leucopoiesis 白细胞生成
poly- 多	polyadenitis 多腺炎; polyalcoholism 混合酒中毒
post- 在后	postabdomen 后腹部;postalbumin 后清蛋白;postpartum 产后的
presby- 老年	presbyophrenia 老年精神病态;presbyopic 老花眼的
pro- 在前	probate 遗嘱检验;prodromal 有前驱症状的;proem 序言;proembryo 原胚
proto- 原始的	protomorph 原始形式;protoplasm 原生质
pseudo- 假的,伪	pseudoleukemia 假白血病;pseudomyopia 假性近视;pseudoparalysis 假瘫
psycho- 灵魂,精神	psychodynamics 精神动力学;psychoanalyst 精神分析家
-ptosis 下垂,落	enteroptosis 肠下垂; hysteroptosis 子宫下垂
pyel-,pyelo- 肾盂	pyelography 肾盂造影术;pyelonephritis 肾盂肾炎

pyo- 脓	pyonephritis 脓性肾炎；pyopericardium 心包积脓；pyophthalmia 脓性眼炎；pyopneumothorax 脓气胸；pyosalpinx 输卵管积脓
quadri-，quadru- 四	quadriceps 四头肌；quadridentate（有）四齿的；quadrifid 四分裂的
re- 再，复	rebound 回弹；recalculate 重新计算；recuperate 复原；recur 复发
recti-，recto- 直肠	rectitis 直肠炎；rectocele 脱肛
reti- 网	retiary 结网的 ；reticula 网状组织的；reticulocyte 网状细胞；reticuloendothelial 网状内皮组织的；reticulum 网状组织；retina 视网膜
retro- 向后	retroact 反作用；retrobronchial 在支气管后面的；retrobulbar 眼球后的；retrocession 退却；retrodisplacement（子宫的）后移位；retrolingual 舌后的
-rhagia，-rrhagia 突然发出，喷出	gastrorrhagia 胃出血；hemorrhage 出血
-rhaphy 缝合	angiorrhaphy 血管缝术；celioorrhaphy 腹壁缝法
-rhea，-rrhea，-rhoea，-rrhoea 流	dysmenorrhea 月经困难；leukorrhea 白带；pyorrhea 脓漏
sapo- 肥皂	saponin 皂角苷；saponated 皂化的
sclero- 硬的	sclerosant 硬化剂；sclerodactylia 指(或趾)硬皮病；scleromyxoedema 硬化性黏液水肿
sclerosis 硬化	arteriosclerosis 动脉硬化；cerebrospinalsclerosis 脑脊髓硬化
-scope 观察	cardioscope 心脏镜；gastroscope 胃窥镜；spiroscope 呼吸量检视器
-scopy 观察	gastroscopy 胃镜检查法；ultramicroscopy 超显微镜检查
semi- 半	semiannual（每）半年的；semiblind 半盲的
seps-，sept- 催腐的	sepsis 脓血症；septicity 腐败性；sepsin 腐败素
spiro- 呼吸	spirometer 肺活量计；spirophore(柜式) 人工呼吸器
-stasis 放置不动	hemostasis 止血法；urinarystasis 尿停滞
-stomy 口	cholecystostomy 胆囊造口术；enterostomy 肠造口术
sub- 在下	subabdominal 腹下的；subarachnoid 蛛网膜下的；subpectoral 胸肌下的；subauricular 耳郭下的；subcapsular 囊下的；subclavian 锁骨下的

super- 上	superaddition 追加,添加物；supercharge 增压；superciliary 眼睛上方的
supra- 在上	supraconscious 超意识的；suprahepatic 肝上的；supramaxilla 上颌；suprarenal 肾脏上的,肾上腺的；supraspinal 脊椎上的
syn- 并连,一起	synaesthesia 联觉；synchronal 同步的；syndrome 症候群
-therapy 治疗	dietotherapy 食物疗法；phototherapy 光疗
therm-,thermo- 热	thermocautery 热烙术；themocoagulation 热凝固术；thermogenesis 生热作用；thermolysin 嗜热菌蛋白酶
-tome 割,切	arthrotome 关节刀；tonsillotomy 扁桃体切开术
-tomy 切开	cardiectomy 心部分切除术；keratectomy 角膜切除术；tenosynovectomy 腱鞘切除术
-tonia 紧张	vagotonia 迷走神经过敏；phototonic 光紧张的；myotonia 肌强直
toxi-,toxo- 毒	toxicide 解毒药；toxicophylaxin 抗毒防御素；toxinemia 毒血症
trans- 通过,经由	transaortic 经主动脉的；transcription 转录
tri- 三	triple 三倍的；triangular 三角形的
tub-,tubo- 管	tubercular 结节的；tuboplasty 输卵管整复术
ultra- 超越	ultrachondriome 超线粒体；ultraluminescence 紫外荧光
un- 不	unabated 不衰退的；undigested 未消化的
uni- 单一,单	uniaxial 单轴的；unicellular 单细胞的；unifactorial 单基因的
-uria 尿	albuminuria 蛋白尿；hypoazoturia 尿氮过低
uro- 尿	urochrome 尿色素；urogenital 泌尿生殖器的；urolithiasis 尿石病
vita- 生命	vitalize 激发；vitamin 维生素；vitameter 维生素分析器
xero- 干硬	xerochasy 干裂；xeroma 干性眼炎
zoo- 动物	zoobiology 动物生物学；zoogony 胎生
-zoo,-zoa 动物	hemozoon 血原虫；protozoa 原生动物
zymo- 酶,发酵	zymocyte 发酵菌；zymohexose 发酵己糖；zymology 发酵学

附录3　医院、研究所、部门及科室名称英汉对照

Hospital, Institute, Center, etc.	**医院、研究所、中心等**
academy of medical sciences	医学科学院
academy of traditional Chinese medicine	中医研究院
affiliated hospital	附属医院
central hospital	中心医院
chest hospital	胸科医院
children's hospital	儿童医院
closed hospital	封闭性医院
country hospital	乡村医院
dental hospital	牙科医院
field hospital	野战医院
general hospital	综合医院
hospital of obstetrics and gynecology	妇产科医院
hospital of traditional Chinese medicine	中医院
infectious diseases hospital; hospital for infectious diseases	传染病医院
maternity hospital	产科医院
medical college	医学院
medical school	医学研究院;医学专科学校
mental hospital; hospital for mental diseases	精神病医院
missionary hospital	教会医院
orthopedic hospital	矫形医院
plastic surgery hospital	整形外科医院
private hospital; for-profit hospital	私立医院
provincial (country) hospital	省(县)医院
public hospital; government hospital	公立医院
stomatology hospital; hospital for stomatology	口腔医院
teaching hospital	教学医院

tuberculosis hospital;hospital for tuberculosis	结核病医院
tumor hospital	肿瘤医院
university of medicine	医科大学
veterinary hospital	兽医院
drug control administration	药品检验所
institute of acupuncture and moxibustion	针灸研究所
institute of basic medical science	基础医学研究所
institute of biochemical products	生物化学制品研究所
institute of medical biology	医学生物学研究所
institute of cardiovascular diseases	心血管疾病研究所
institute of Chinese medicine	中药研究所
institute of dermatology	皮肤病研究所
institute of epidemiology	流行病学研究所
institute of experimental biology	实验生物研究所
institute of experimental medicine	实验医学研究所
institute of industrial hygiene	工业卫生研究所
institute of medical science information	医学情报研究所
institute of occupational diseases	职业病研究所
institute of oncology	肿瘤研究所
institute of parasitic diseases	寄生虫研究所
institute of radiology	放射医学研究所
institute of radio-medicine	放射医学研究所
institute of traditional Chinese medicine	中医研究所
institute of venereology	性病研究所
institute of viruses	病毒研究所
pharmaceutical research institute	医药研究所
research institute of ear,nose and throat	耳鼻喉科研究所
research institute of nutrition	营养卫生研究所
tuberculosis research institute	结核病研究所
center for the prevention and treatment of leprosy	麻风病防治中心
blood-donor center	献血中心

health care center of women and children	妇幼保健中心
international acupuncture training center	国际针灸培训中心
ophthalmological center	眼科中心
preventive medicine center	预防医学中心
anti-epidemic prevention station	防疫站
child and maternal clinic ; care center]	妇幼诊所
clinic	医务室
first-aid station	急救站
health and epidemic prevention station	卫生防疫站
home health agency	家庭保健防疫站
outpatient clinic	门诊所
quarantine station	检疫站
sanatorium	疗养院

Department or Section	**部门及科室**
acupuncture and moxibustion department	针灸科
acupuncture room	针灸室
admission department	入院部
admission office	入院处
allergy section	过敏性病科
anesthesiology department	麻醉科
birth-control department	计划生育科
blood bank	血库
bronchoscopy room	支气管镜室
cardiac surgery department	心脏外科
cardiology department	心脏内科,心脏病科
cardiovascular department	心脏血管科
case history room	病史室,病历存放室
casualty ward	临时病室,重伤病室
center of diagnostic and therapeutic	诊疗中心,中心诊部
central supplement section	中心供应科
chest medicine department	胸腔内科

chiropractic section	脊椎推拿科
clinical laboratory	临床检验科
consulting room	诊察室,诊疗室,会诊室
coronary care unit	冠心病抢救监护病房
cosmetic surgery	美容科
delivery room	分娩室,产房
delivery waiting room	待产室
dental department; department of dentistry	牙科
department of allergy	过敏性病科
department of biochemical laboratory	生化实验科
department of eye	眼科
department of medicine	医疗科,医疗系
dermatology department	皮肤科
dialysis room	透析室
director office	院长办公室
disinfection room	消毒室
dispensary	药房
doctor-nurses' office	医生护士办公室
domestic ward	家庭病房
dressing room	换药室
ear-nose-throat department	耳鼻喉科
electrocardiogram; ECG room	心电图室
electrotherapy room	电疗室
emergency observing ward	急诊观察室
emergency operation room	急诊手术室
emergency room	急诊室
emergency ward	急诊病房
endocrinology	内分泌科
enema room	灌肠室
examination room	诊察室
family ward	家庭病房

gastrointestinal department	肠胃科
general medicine(department)	普通内科
general surgery(department)	普通外科
geriatrics department	老人病科
hematology department	血液科
hepatology department	肝脏(病)科
hospital administration department	医院管理部
infectious diseases department	传染病科
infectious ward	传染病室
inhalation therapy department	呼吸治疗科
injection room	注射室
in-patient department	住院部
intensive care nursery	婴儿监护室(ICN)
intensive care unit	重症监护室(ICU)
internal medicine departemnt	内科
interview room	接待室
isolation room	隔离室
isolation ward	隔离病房,隔离病室
isolope department	同位素科
labor room	待产室,妇科手术室
lazaretto ward	传染病房
lung function room	肺功能室
lying-in room	产后母子休息室
massage room	按摩室
maternity ward	产科病房
medical record room	病案室
medical ward	内科病房
metabolism department	新陈代谢科
minor surgery department	小外科
neonatal intensive care unit(NICU)	新生儿监护病房(NICU)
neonatology department	新生儿科

nephrology department 肾脏科

encephalogram room 脑造影室,脑 X 线照片室

neurology department 神经病科

neurosurgery department 神经外科

nurse station 护士站

nursery room 婴儿室

nursing department 护理部

nutrition department 营养部

observation ward 观察病房

obstetric ward 产科病房

obstetrics and gynecology department 妇产科

operating room 手术室

operating theatre 门诊手术室

ophthalmic treating room 眼科治疗室

ophthalmology department 眼科

orthodontics department 牙齿矫正科

orthopedic surgery department 矫形外科

orthopedics department 矫形科

otolaryngology department 耳鼻喉科

outpatient department 门诊部(OPD)

pathological laboratory 病理化验室

pathology department 病理科

pediatrics department (小)儿科

pharmaceutical preparations department 药物制剂研究室

pharmacy for traditional Chinese medicine 中药房

pharmacy 药房

photo center 照相室

physical therapy department 理疗室

physician consulting room; physiotherapeutic room 内科诊查室

physiotherapy department 理疗科

plaster room 骨科整复室

plastic surgery department	整形外科
pre-delivery room	妇科手术室,待产室
proctology department	直肠肛门科
psychiatry department	精神病科
public ward	普通病房
pulmonary chest department	呼吸胸腔科
pulmonary tuberculosis department	肺结核病科
radiology department	放射线科
radiotherapy department	放射治疗科
radiotherapy room	放射治疗室
receiving ward	接待病室
records office	病案室
recovery room	恢复室
rectal surgency	直肠外科
registration office	挂号室
rehabilitation ward	康复病房
rehabilitation department	康复部
roentgen therapy department	放射治疗科
roentgenology department	放射科,X 线科
sick ward	病区,病房
sickroom	病室,病房
skin ward	皮肤科病房
speech clinic	言语(训练)室(科)
staff clinic	职工医务室
statistic room	统计室
stomtology department	口腔科
store room	储藏室,供应室
surgical department	外科
surgical ward	外科病房
technicians' room	技术员室
therapeutic room	诊疗室

thoracic surgery department	胸(腔)外科
traction room	牵引室
traditional Chinese medicine department	中医科
ultrasonic therapy room	超声波治疗室
urology department	泌尿科
waiting room	接待室,候诊室
ward	病室
X-ray room	放射线室,X 线室